SCORPIO

MICHAEL A. JAWER MARC S. MICOZZI

Die geheime Macht der GEFÜHLE

ÜBER DIE SPIRITUELLE DIMENSION UNSERER EMOTIONEN

Aus dem Englischen übersetzt von Maike und Stephan Schuhmacher

SCORPIO

Die Originalausgabe erschien 2009 unter dem Titel
The Spiritual Anatomy of Emotion
bei Park Street Press / Inner Traditions

Published by Arrangement with INNER TRADITIONS INTERNATIONAL LTD., Rochester, VT, USA
Dieses Werk wurde vermittelt durch die Literarische Agentur Thomas Schlück GmbH, 30827 Garbsen.

Umschlaggestaltung und Motiv: David Hauptmann, Hauptmann & Kompanie Werbeagentur, Zürich
Satz: BuchHaus Robert Gigler, München
Druck und Bindung: GGP Media GmbH, Pößneck
ISBN: 978-3-942166-10-2

www.scorpio-verlag.de

INHALT

GELEITWORT

Isaak Asimov, ein Professor der Biochemie und erstaunlich produktiver Schriftsteller, der im Bereich der Science-Fiction und des naturwissenschaftlichen Sachbuchs mehr als 500 Bücher verfasst und herausgegeben hat, sagte einmal: »Die aufregendste Aussage, die man im Bereich der Naturwissenschaft zu hören bekommt, ist nicht ›Eureka!‹ (Ich hab's!), sondern ›Das ist komisch …‹.«[1]

Mit »komisch« meinte Asimov natürlich nicht etwas Lustiges, sondern etwas, das seltsam oder ungewöhnlich ist, etwas, das nicht ins Bild passt. In der Naturwissenschaft werden komische Dinge oft in den Randbereich des Seriösen verbannt und ignoriert. Aber sie leisten uns einen großen Dienst, denn sie sind die Sonderfälle, die unsere bequemen Vorstellungen von der Realität und dem Status quo infrage stellen. Sie sind die Therapie für die mentalen Schlacken und die Sklerose, die unsere intellektuellen Arterien im Laufe der Zeit verstopfen. Sie sind eine wesentliche Quelle für Durchbrüche und Fortschritte in jedem Bereich menschlichen Wissens, einschließlich der Naturwissenschaft.

Michael Jawer macht in diesem Buch zusammen mit Dr. Marc Micozzi einen mutigen Sprung in diese Region. Er folgt der Fährte der seltsamen Geschehnisse, die unseren konventionellen Vorstellungen von Emotionen, Gefühlen, Geist, Materie, Zeit und Raum und von unserem Platz in der großen Ordnung der Dinge widersprechen. Warum ist es so wichtig, auf diese seltsamen Dinge zu achten? »Die wissenschaftliche Erforschung der Emotionen«, so schreibt er, »sowie der Energie, die uns belebt, mag uns, vielleicht ohne dass wir es ganz realisieren, zu einem entscheidend neuen Verständnis des menschlichen Organismus und seines Platzes im Universum führen.«

Leser, die den Ideen in diesem Buch zum ersten Mal begegnen, mögen diese Behauptung für übertrieben halten. Dazu können auch Naturwissenschaftler gehören, die, zumindest theoretisch, für neue Erkenntnisse offen sein sollten. Warum gibt es solchen Widerstand in den Fachbereichen, mit denen Jawer sich beschäftigt?

In der Biologie macht sich eine arrogante, selbstgefällige Überheblichkeit breit, eine Art von Herdenmentalität, für die es schick geworden ist, sich auf ganz bestimmte Bereiche zu konzentrieren – die Hirnfunktionen und Gene sind heutzutage besonders beliebt – und andere dafür zu ignorieren. Diese absichtliche Ignoranz ist atemberaubend, weil sie Erfahrungen, die ein großer Teil der Menschheit macht, außer Acht lässt. Jawer nennt diese Erfahrungen »anormale Wahrnehmungen und seltsame, unerklärliche Geschehnisse ..., [die] ein Bestandteil des alltäglichen Lebens sind und nicht etwa irgendwelcher Müll, den man ignorieren und gedankenlos wegerklären könnte«.

Diese anormalen Erfahrungen werden gewöhnlich paranormale Ereignisse genannt. Aber »paranormal« ist ein verfängliches Wort, weil an solchen Ereignissen angesichts ihres weitverbreiteten Auftretens nichts »para« ist. Und aus dem gleichen Grund sind sie, streng genommen, auch nicht anormal – dafür sind sie im täglichen Leben zu häufig. Wer sich von diesem Bereich abwendet, braucht einen Weckruf, einen Augenöffner.

Schon seit Jahrzehnten haben ausgeklügelte Untersuchungen von prestigeträchtigen Organisationen wie dem National

Opinion Research der Universität von Chicago (NORC) dokumentiert, dass solche Geschehnisse praktisch die Norm sind.[2]

Sozialwissenschaftler des NORC haben seit 1972 periodisch Amerikaner über ihr inneres Leben befragt. Diese Einzelinterviews wurden mit einer repräsentativen Auswahl von Englisch sprechenden Amerikanern im Alter ab 18 Jahren durchgeführt und gehören zu den bestdokumentierten Ergebnissen in der gesamten Sozialwissenschaft. Sie haben ergeben, dass zwei Drittel der Amerikaner von irgendeiner Art von außersinnlicher Wahrnehmung berichten und fast die Hälfte von einem »Kontakt mit Verstorbenen«.[3]

Fast 30 Prozent der Amerikaner hatten schon einmal »Visionen«, zwei Drittel haben ein Déjà-vu erfahren, und ein Drittel hat Dinge, die außerhalb der Reichweite des normalen Sehvermögens lagen, aus der Ferne gesehen.[4]

Diese Individuen, die einen großen Teil der amerikanischen Gesellschaft repräsentieren, wurden von der wissenschaftlichen Gemeinschaft als Spinner, als einfältige, ungebildete und schwachsinnige Menschen abgetan. Die Sozialwissenschaftler am NORC kamen jedoch zu einem anderen Ergebnis: »Menschen, die Erfahrungen mit dem Paranormalen gemacht haben, ob sie dieses nun intellektuell akzeptieren oder nicht, sind alles andere als religiöse Spinner oder Fälle für die Psychiatrie. Sie sind, zum größten Teil, gewöhnliche Amerikaner mit einer Bildung und einer Intelligenz, die etwas über dem Durchschnitt liegt, und deren religiöse Bindung etwas unter dem Durchschnitt liegt.«[5]

Der Soziologe Andrew Greeley vom NORC hat Menschen getestet, die tiefe mystische Erfahrungen gemacht haben, wie etwa die Erfahrung, plötzlich in weißes Licht getaucht zu sein. Als man diese Personen standardisierten Tests unterzog, welche die psychische Gesundheit messen, schnitten die Mystiker mit besten Ergebnissen ab. Nach dem Psychologen Norman Bradburn von der Universität von Chicago, der diese Tests entwickelt hat, korreliert kein anderer Faktor so stark mit psychischer Ausgeglichenheit wie die mystische Erfahrung.[6]

Also, lieber Leser, wenn Sie diese Art von Dingen erfahren haben, können Sie sich selbst auf die Schulter klopfen, weil Sie wahrscheinlich zu den psychisch ausgeglichenen, gebildeten und intelligenten Menschen gehören!

Einige Wissenschaftler, welche die Themen, die Jawer behandelt, mit offenem Geist untersuchen, werden sie faszinierend finden.[7]

Jawer zitiert als Beispiel den angesehenen Wissenschaftsjournalisten John Horgan, der zu den prominentesten Autoren des Scientific American gehörte und der berichtet, er sei bei seinen Recherchen in letzter Zeit »so vielen intelligenten, vernünftigen Menschen begegnet ..., die an [das Paranormale] glauben oder dieses nicht ausschließen«, dass er gezwungen gewesen sei, seine eigenen Vorurteile zu revidieren.[8]

In der Wissenschaft zählen Beweise, nicht der gute Ruf, die Meinung oder der Glaube eines Menschen. Jawer prüft seine Beobachtungen mit größter Sorgfalt unter dem Mikroskop und konstruiert ein Modell, welches nicht nur dem allseitig beliebten Forschungsobjekt Gehirn, sondern auch den Emotionen, Gefühlen und dem gesamten Körper eine wichtige Rolle zuspricht. Er definiert neu, was es bedeutet, »sensibel« zu sein – ein bezeichnendes Wort, ist es doch vom Lateinischen *sentire* abgeleitet, das »fühlen« bedeutet. Er gibt auch dem alten Konzept der Seele eine neue Legitimität.

Das Kennzeichen einer guten Theorie ist ihre Fähigkeit, Beobachtungen in ein Erklärungsmodell einzubinden, die vorher nicht einzuordnen waren und die unerklärlich schienen. Jawers Theorie leistet ebendies. Er zeigt, dass Gefühle, Emotionen und Empfindungen eine Art von Rosettastein sind, der uns hilft, die Verbindungen zwischen einer Vielzahl von

Krankheiten, Geisteszuständen und seltsamen Ereignissen herzustellen.

Eine der beeindruckendsten Eigenschaften dieses Buches ist der Respekt, den sein Autor vor der wissenschaftlichen Tradition hat. Dieses Buch ist nicht das Werk eines New-Age-Barbaren, der die Zitadelle der Vernunft erstürmt, sondern eines Autoren, der Empirie und rationale Präzision wertschätzt. Jawer fordert uns alle heraus, unsere Augen zu öffnen, den Horizont dessen, womit wir uns zu beschäftigen bereit sind, zu erweitern und die Wirklichkeit nicht länger zu zensieren.

Die geheime Macht der Gefühle ist ein aufregender Streifzug durch ein Land von Ideen, auf denen eines Tages unsere Vorstellungen davon, was es bedeutet, ein Mensch zu sein, basieren werden. Dieses Buch ist ein Meisterwerk.

Dr. med. Larry Dossey

(Larry Dossey arbeitete als Pharmazeut, während er an der Southwestern Medical School der Universität von Dallas zum Doktor der Medizin promovierte. Er gehört zu den Gründern der Dallas Diagnostic Association, der größten Vereinigung von Internisten in dieser Stadt, und war 1982 Chefarzt des Medical City Dallas Hospital. Dr. Dossey war zudem Chefredakteur der Fachzeitschrift *Alternative Therapies in Health and Medicine* und einer der Vorsitzenden des Gremiums der National Institutes of Health, das sich mit Körper/Geist-Interventionen beschäftigte. Heute ist er Chefredakteur von *Explore: The Journal of Science and Healing*.

Larry Dossey ist der Autor von neun Büchern und zahlreicher Artikel über die Rolle des Bewusstseins und der Spiritualität für die Heilung, darunter der New-York-Times-Bestseller *Healing Words: The Power of Prayer and the Practice of Medicine*. Seine Arbeit war sehr einflussreich; fast 80 medizinische Fakultäten in den Vereinigten Staaten haben

Vorlesungen eingerichtet, die der Rolle der religiösen Praxis und des Gebets für die Heilung gewidmet sind. Bevor sein Buch *Healing Words* im Jahre 1993 publiziert wurde, gab es in den Vereinigten Staaten nur drei medizinische Fakultäten, die solche Vorlesungen anboten.)

VORWORT

Unsere wissenschaftlichen Fähigkeiten haben unsere spirituellen Fähigkeiten überholt. Wir haben Raketenleitsysteme und fehlgeleitete Menschen.

Martin Luther King Jr.

Mir wurde bald klar, dass keine Reise weit führen wird, wenn wir dabei nicht die gleiche Distanz in die innere Welt zurücklegen wie in die äußere um uns herum.

Lillian Smith, amerikanische Schriftstellerin und Gesellschaftskritikerin

Während ich diese Zeilen schreibe, scheinen die niederen Instinkte des Menschen wieder einmal völlig außer Kontrolle geraten zu sein. In jener Ecke der Welt, die wir den Mittleren Osten nennen – die Wiege des Monotheismus, aus der die westliche Zivilisation hervorgegangen ist –, beschießen sich Menschen unterschiedlicher Nationalitäten über ihre Grenzen hinweg mit Raketen und bringen wahllos Unglück über das Leben Unschuldiger. Ihre Leidenschaften – ein krankhaftes und hochexplosives Gemisch von Furcht, Stolz, Ehrgeiz, Zorn und verletzten Gefühlen – werden von reinem Männlichkeitswahn angestachelt. Während Frauen im Angesicht der verkohlten Überreste ihrer Familien weinen, gehen Beleidigungen, Feindseligkeit und Raketenbeschuss weiter.

Auf der anderen Seite der Welt schütteln wir den Kopf und machen weiter mit unseren Alltagsgeschäften, einerseits in dem beruhigenden Gefühl, dass wir über solch primitiven Unsinn hinausgewachsen sind, und andererseits doch mit der heimlichen Frage, ob unsere lebendige demokratische Gesellschaft eines Tages vielleicht von einem ähnlich giftigen Gebräu umgestürzt werden wird. Wir lesen über die neuesten wissenschaftlichen Fortschritte – besonders was unsere Gehirnfunktionen betrifft – und schätzen uns glücklich, solche Auseinandersetzungen transzendiert zu haben. Uns geht es um die wirklich wichtigen Dinge: ein größeres Verständnis der menschlichen Evolution, ein genaueres Bild unserer Neurologie und Physiologie, ein Gefühl für unseren Platz im Kosmos. Die explosiven Traumata des Mittleren Ostens scheinen, daran gemessen, weit entfernt zu sein.

Und doch gibt es da Widersprüche, die wir nicht ignorieren können. Bedenken Sie, dass die 1990er-Jahre vom weltweiten wissenschaftlichen Establishment das »Jahrzehnt des Gehirns« genannt wurden. Unsummen wurden als Forschungsgelder in die Gehirnforschung investiert, was zu einer massiven Zunahme unserer kollektiven Wertschätzung des Gehirns, dieses faszinierendsten aller menschlichen Organe, geführt hat. Wir schienen eine glänzende Zukunft vor uns zu haben. Gerald Edelman, ein angesehener Hirnforscher und Nobelpreisträger auf dem Gebiet der Immunologie, formulierte es folgendermaßen: »Wir stehen am Anfang der neurowissenschaftlichen Revolution. An ihrem Ende werden wir wissen, wie unser Geist funktioniert, was unsere Natur beherrscht und wie wir die Welt erkennen. In der Tat können wir das, was heute in der Neurowissenschaft geschieht, als das Vorspiel zur größtmöglichen wissenschaftlichen Revolution betrachten.«[9]

Die 1990er-Jahre werden jedoch wegen anderer, hässlicherer Dinge in die Geschichte eingehen. Der amerikanische Präsident Bill Clinton erlag auf dem Höhepunkt seiner Popularität den Reizen einer Praktikantin, und sein guter Ruf war bald dahin. Die wirtschaftliche Dotcomblase führte zu auf die Dauer nicht tragbaren (und in vielen Fällen auch völlig unbegründeten) Profiten; ihr Platzen machte Millionen von Menschen arbeitslos. Der Name Enron wird für künftige Generationen eine ähnliche Bedeutung haben wie für uns Heutige die grotesken Entwicklungen der »Goldenen Zwanziger« des letzten Jahrhunderts, die zur Weltwirtschaftskrise führten. Zur gleichen Zeit brachen ruhmsüchtige, mit Steroiden vollgepumpte Sportler frühere, von härter trainierenden Sporthelden aufgestellte Rekorde. All dies gehört zum Erbe der 1990er-Jahre. Im Jahrzehnt des Gehirns machten Menschen in den unterschiedlichsten Führungspositionen sich gründlich zum Narren.

Wenn wir unsere heutige Situation betrachten, können wir sehen, dass unsere westlichen Torheiten – auch wenn sie im Vergleich zum intensiven und fortdauernden Hass im Mittleren Osten zu verblassen scheinen – von vergleichbarer Größenordnung sind. Sie entspringen derselben Quelle. Wir alle sind immer noch das, was der Zoologe Desmond Morris »nackte Affen« genannt hat. Wir sind nicht deshalb fehlgeleitet, weil wir unsere menschliche Natur besser verstehen wollen (wir müssen sie sogar besser verstehen, wenn wir als Spezies überleben wollen), aber wir gehen tatsächlich in die Irre, wenn wir hoffen, die menschliche Natur allein dadurch ergründen zu können, dass wir neuronale Netzwerke studieren. Wir sind sehr viel mehr als das. Unser intellektuelles, emotionales und spirituelles Leben – unsere Wünsche, unsere Träume, unsere Moral, unsere Bestrebungen und unsere Unternehmungen – werden vom Körper genährt und angetrieben. Ja, natürlich ist das Gehirn etwas Physisches, aber es ist eingekapselt in einen Körper, der es durch sensorische Reize unterstützt und nährt, durch eine Informationseingabe, die, wie sich immer deutlicher zeigt, die Gehirnfunktion nicht nur unterstützt, sondern formt.

Das verlockendste all jener Phänomene, mit denen die heutigen Philosophen und Hirnforscher sich beschäftigen, ist zweifellos das Bewusstsein – jene Funktion, die angeblich ihren Ursprung im Gehirn hat. Das Bewusstsein ist der Heilige Gral unserer Tage, das Thema zahlloser Konferenzen und wissenschaftlicher Studien, die versuchen, den menschlichen Geist besser zu verstehen. Das Bewusstsein lässt sich am treffendsten als die subjektive Natur der eigenen Erfahrung definieren, als Verbund der Gefühle, Empfindungen und der damit verbundenen Eigenschaften, die einen jeden von uns als Person ausmachen.[10]

Aber woraus besteht das Bewusstsein? Aus Gefühlen, Wahrnehmungen, Sinneseindrücken – dem Datenverkehr des Körpers.

Hier ist eine Analogie: Wenn Sie die Vereinigten Staaten von Amerika verstehen wollen, würden Sie sich dann auf Washington, D.C. allein konzentrieren? Natürlich ist Washington die Hauptstadt und Sitz der Regierung der Vereinigten Staaten sowie ihr politisches Nervenzentrum. Aber sind hier die wahren USA zu finden? Nicht mehr als in Wichita, Kansas, oder in St. Petersburg, Florida, oder in Philadelphia, Pennsylvania, oder in Bismarck, North Dakota – vielleicht sogar weniger als dort. Um das Land als Ganzes zu ergründen, müssten Sie in verschiedene Städte und Ortschaften reisen, dort für eine Weile wohnen, ein »Gefühl für die Lage« bekommen und die dortigen Einwohner beobachten und mit ihnen umgehen. Es würde natürlich helfen, das Nervenzentrum der Nation zu kennen, aber damit wäre die Natur des Landes noch längst nicht erklärt. Ein Land ist mehr als seine Hauptstadt. Und so ist auch eine Person – und sein oder ihr Bewusstsein – mehr als das Gehirn.

Trotzdem ist die Vorstellung, das Bewusstsein sei ein Produkt des Gehirns (oder eine Funktion, die nur dem Gehirn eigen ist) unter den führenden Denkern unserer Zeit weit verbreitet. Dies ist eine irrige Vermutung. Es ist, wie ich meine, sogar eine total falsche Mutmaßung, weil sie die körperlichen Prozesse und das üppige sensorische Festmahl, in dessen Genuss wir in jedem einzigen Augenblick kommen, zu sehr außer Acht lässt. Eine Philosophie, die das Gehirn mit dem Ich gleichsetzt, übersieht vollkommen den Common Sense [wörtlich übersetzt: »allgemeine Empfindung«] also das, was unserer Wahrnehmung und dem, was wir für selbstverständlich halten, zugrunde liegt. Wir täten besser daran, das Empfindungsvermögen zu würdigen, den tragenden Grund, dass wir unseres Lebendigseins gewahr sind.

Dieses Buch behauptet, dass Fühlen ein wesentlicher Bestandteil des Empfindungsvermögens ist. Wir werden zeigen, dass die Dynamik des Fühlens im Körper und im Gehirn – oder, genauer gesagt, das Maß, zu dem der Fluss der Gefühle unsere organische Verbundenheit erzeugt – ein definierendes Charakteristikum unserer Individualität darstellt. Diese Sichtweise, die von neuesten Forschungsergebnissen gestützt wird, bietet uns ein neues Verständnis solcher Themen wie Immunität, Gesundheit und Stress und psychosomatische Zustände. Dieser Ansatz schenkt uns außerdem noch einen unerwarteten Bonus: die Fähigkeit, anormale Wahrnehmungen (zum Beispiel Geistererscheinungen, Poltergeister, sogenannte außerkörperliche Erfahrungen) besser zu verstehen – Wahrnehmungen, die lange Zeit lächerlich gemacht, ignoriert oder abgetan wurden, weil wir nicht in der Lage waren, sie in einen rationalen Bezugsrahmen einzuordnen. Auch wenn sich Kognitionswissenschaftler an solchen Anomalien die Zähne ausbeißen, in Begriffen des Fühlens lassen sie sich decodieren. Dies ist meine These in diesem Buch.

Interessanterweise hat die Erforschung von Gefühlen und Emotionen (parallel zu Fortschritten im Bereich der Hirnszintigrafie) erst während der vergangenen 10 bis 15 Jahre wissenschaftliche Respektabilität erlangt. Es hat sich gezeigt, dass Emotionen, ein Phänomen, das man lange Zeit als rein subjektiv und deshalb der wissenschaftlichen Erforschung nicht würdig betrachtet hat, komplexe Interaktionen zwischen Gehirn und Körper darstellen, von denen wir sehr viel lernen können. Damit einhergehend hat man ein dringend benötigtes besseres Verständnis solcher, lange Zeit rätselhafter, Erscheinungen wie dem chronischen Erschöpfungssyndrom, dem posttraumatischen Stress und der Synästhesie (der Überlappung von Sinneswahrnehmungen) gewonnen. Jetzt ist es an der Zeit, sogar noch rätselhaftere Anomalien des Geistes zu verstehen. Der Körper, das Empfindungsvermögen selbst, liefert uns den Schlüssel.

Ein skeptischer, aber unvoreingenommener Beobachter hat gesagt: »Es ist die Erforschung von Anomalien, die die Wissenschaft vorantreibt. ... Die seltsamen und fesselnden Erfahrungen, von denen Menschen in allen Zeitaltern berichtet haben, sind ein wichtiger und faszinierender Forschungsbereich für Psychologen, Neurologen, Anthropologen und andere. Wenn es uns gelingt, die Entstehung solcher Erfahrungen zu verstehen, können wir damit nur unser Wissen um die Funktionsweise [des Menschen] erweitern ... und unsere Theorien der Kognition ausweiten.«[11]

Ich kann dieser Einschätzung nur zustimmen. Außerdem bin ich bereit zu wetten, dass das, was man den promissorischen Materialismus genannt hat – die Vorstellung, dass ein Wissen um die Gehirnfunktionen uns die wahre menschliche Natur offenbaren wird –, seine hochgesteckten Ziele unweigerlich verfehlen wird, weil wir mehr sind als die Gesamtsumme unserer neuronalen Netzwerke. Aufgrund unseres Körpers »sind wir wild ... Energie wallt in uns auf wie aus einer unerschöpflichen Quelle und drängt uns, umherzustreifen und zu spielen, herumzustöbern und zu lernen, einen Partner zu suchen, Körper mit Körper zu vereinen und die Geschichte weiter zu schreiben«.[12] Durch ein umfassenderes Verständnis des Empfindungsvermögens können wir als Individuen ein erfüllteres Leben führen. Sind wir außerdem mit größerer Wertschätzung der Feinheiten unserer animalischen Natur ausgestattet, werden wir ein größeres Mitgefühl füreinander entwickeln können, damit es uns möglich ist, als Nachbarn friedlicher auf diesem immer kleiner werdenden, immer stärker verstörten und zerbrechlichen Planeten zusammenzuleben.

Eine Vielzahl von Disziplinen – Biologie, Physiologie, Neurologie, Immunologie, Psychologie und Selbstanthropologie – liefert uns ein Fundament an Wissen, das wir brauchen, um neu einzuschätzen, was es bedeutet, ein Mensch zu sein. Was wir dabei finden werden, mag vernünftiger sein, als wir gedacht haben, und doch erstaunlicher, als wir es uns jemals hätten vorstellen können.

Michael Jawer
Washington, D.C.

EINFÜHRUNG

Emotionen werden zuerst und vor allem in Beziehung zum Körper erfahren, und sie werden durch den Körper zum Ausdruck gebracht.[13]

Rhawn Joseph, Neurologe

Was Rhawn Joseph da sagt, scheint selbstverständlich zu sein, nicht wahr? Wenn Sie Liebe für jemanden empfinden, haben Sie ein warmes offenes Gefühl in der Brust – vielleicht sogar im ganzen Körper. Doch wenn Sie sich fürchten, wird Ihre Atmung flach, Ihr Magen zieht sich zusammen, und Ihre Arme und Beine zittern vielleicht. Wenn Sie ärgerlich sind, spüren Sie, wie die Wut durch Ihren Bauch, Ihren Nacken und Ihre Schultern aufsteigt, bis Sie beinahe platzen. Sind Sie dagegen überglücklich, tragen Sie ein strahlendes Lächeln, Ihre Augen funkeln, und vielleicht hüpfen Sie sogar vor Freude auf und ab. Wenn Sie traurige Nachrichten erhalten, bekommen Sie einen niedergeschlagenen Ausdruck, Ihre Kehle zieht sich zusammen, und Tränen beginnen zu strömen. So etwas nennt man menschlich sein.

Gefühle – deren Wahrnehmung, die Entscheidungen, was wir damit anfangen wollen, ihre Wurzeln, ihre Konsequenzen und vor allem ihre unvergleichliche Wirklichkeit – sind die Triebfedern unseres Lebens. Sie sind auch, das ist nicht zu leugnen, die Triebfedern unseres Körpers.

Die moderne Neurowissenschaft macht große Fortschritte beim Verständnis von Gefühlen. Die Technologie der Hirnszintigrafie liefert uns flackernde Bilder, die zeigen, welche Schaltkreise in Ihrem Kopf die elektrochemischen Botschaften verarbeiten, die das neuronale Substrat von Emotionen sind. Je mehr wir lernen, desto größer wird das Versprechen, dass wir eines Tages uralte Dämonen, die den Menschen seit jeher heimsuchen, kontrollieren oder in ihrer Auswirkung zumindest abmildern können – etwa die Depression, die Zwangsneurose, Schizophrenie und Epilepsie. Unsere Fähigkeit, in das Gehirn hineinzusehen, bringt außerdem eine bemerkenswerte neue Disziplin hervor, die Neurophilosophie. Sie versucht, die großen Fragen zu beantworten, die seit Langem von der westlichen Philosophie gestellt werden, Fragen wie: »Was heißt es, bewusst zu sein?« – »Was sind die Wurzeln des Ichs?« – »Wie unterscheidet sich der Mensch von den anderen Tieren?« Patricia Churchland, Professorin an der Universität von Kalifornien in San Diego, formuliert es folgendermaßen: »Das Aufregende ist, dass die einst von den Griechen aufgeworfenen philosophischen Fragen heute zum Gegenstand der Naturwissenschaften werden.«[14]

Das ist in der Tat aufregend – aber wir sollten vorsichtig sein mit dem, was wir uns wünschen.

Emotionen, dieses Phänomen des Körpers, werden zunehmend durch die Linse des Gehirns betrachtet, und der Körper kommt dabei zu kurz. Das ist an sich nicht überraschend, denn es sind die Neurowissenschaftler, die die Gefühle betrachten, und aufgrund ihrer Spezialisierung kümmern sie sich zuerst und vor allem um das Gehirn. Doch die greifbare Wahrheit dessen, was in unserem Körper geschieht, wenn wir uns freuen, wenn wir lüstern sind, wenn wir wütend, einsam, schuldbewusst, überrascht oder ängstlich sind, gilt als nebensächlich. Die Neurowissenschaftler sind dermaßen von den Gehirnfunktionen fasziniert, dass sie die Funktionen des Körpers als eine Konsequenz der Gehirnaktivität ansehen. Der Körper ist der an seinen Herrn gebundene Diener, sein treu ergebener Begleiter.

Ein typisches Beispiel: Im Jahre 2002 hörte ich am Smithonian Institut in Washington, D. C., einen Vortrag des angesehenen Neurowissenschaftlers Rodolfo Llinas. Es war eine großartige Darlegung. Er machte einem Laienpublikum seine Theorien, Thesen und Forschungsergebnisse verständlich, indem er sie mit großer Klarheit, einem leichten Understatement und einer Prise Humor präsentierte. Während des gesamten Vortrags sprach Llinas ständig vom Gehirn: wie bestimmte Wahrnehmungen, Sinnestäuschungen und Geistesverwirrungen zustande kommen und wie man sie, eines Tages, vielleicht korrigieren kann. Und die Zuhörer waren gekommen, um genau diese Art von Vortrag von ihm zu hören. Während der anschließenden Frage-und-Antwort-Sitzung fragte jedoch eine Frau in den Siebzigern (die sicherlich niemand für eine angehende Neurowissenschaftlerin gehalten hätte): »Dr. Llinas, müssen Sie jemals auf die Toilette gehen? Verspüren Sie manchmal den Ruf der Natur mitten in einem Vortrag wie diesem?« Nun, das war sicher eine, sagen wir, ungewöhnliche Frage. Llinas antwortete, nicht im Geringsten irritiert: »Sicherlich, manchmal.« – »Dann«, entgegnete die Dame, »wissen Sie also, dass es nicht immer das Gehirn ist, welches die Signale sendet.«

Und noch ein weiteres Beispiel dafür, wie der Körper weiß. Ein Jahr zuvor hatte ich eine Konferenz für etwa 150 Experten organisiert. Als der Hauptorganisator arbeitete ich hinter den Kulissen; ich hatte die Vortragenden eingeladen und den Ablauf der Konferenz festgelegt. Am Morgen des Ereignisses begann der Saal sich zu füllen, eine leicht aufgeregte Erwartungshaltung lag in der Luft – und ein wesentlich aufgeregterer Schwarm von Schmetterlingen machte sich in meinem Bauch bemerkbar. Von mir aus konnte die Show beginnen.

Gerade einmal 20 Minuten bevor die Konferenz anfangen sollte, meinte mein Ko-Organisator wohlwollend, ich solle doch, da ich so viel Mühe mit den Vorbereitungen gehabt hätte, als Erster das Podium betreten und eine Begrüßungsansprache halten. Ich fühlte mich natürlich geschmeichelt, war aber zugleich total von den Socken. Ich wahrte jedoch mein Pokergesicht und stimmte dem Vorschlag zu. Dann setzte ich mich auf den nächstbesten Stuhl, öffnete meine Aktenmappe und kritzelte hastig einige Notizen nieder – ich bin nämlich nicht der Typ, dem es angenehm ist, aus dem Stegreif zu sprechen, besonders zu Beginn einer Veranstaltung. Fünf Minuten bevor es losging, hatte ich meine Notizen fertig und war bereit loszulegen. Ich fühlte mich aufgeregt, aber doch auch einigermaßen gefasst. Als ich jedoch an einer Kollegin vorbeikam, nahm sie mich zur Seite und sagte: »Nur keine Panik. Beruhige dich, und es wird schon alles gut laufen.« Gott sei Dank sagte sie das, denn im selben Augenblick wurde mir klar, dass ich mir selbst etwas vormachte. Ich wollte mich ruhig und gelassen fühlen, aber mein Gesichtsausdruck verriet mich. Dass meine Kollegin mich auf meine Panik aufmerksam machte, half mir, meine Fassung wiederzufinden. Zwar hatte mein Gehirn mir die Botschaft geschickt »Alles in Ordnung«, aber mein Gesicht – und wahrscheinlich mein ganzer Körper – sagte etwas völlig anderes.

Ist es nicht seltsam, dass die Neurologen bei der Erforschung des elektrochemischen Prozesses der Emotionen sich nicht um die Rolle des Körpers, der der »Wirt« dieser Gefühle ist, kümmern? Seit Jahrhunderten hat die Wissenschaft das Mechanische, das Materielle und das Vorhersagbare betont. Also haben westliche Wissenschaftler Leichen seziert, um herauszufinden, wo die verschiedenen Körperorgane lokalisiert sind, und um abzuleiten, wie das Kreislaufsystem funktioniert. Die Emotionen galten jedoch angesichts ihrer flüchtigen Natur und ihrer offensichtlichen Nichtreproduzierbarkeit als nicht der Erforschung würdig. Heute, wo man mit den bildgebenden Verfahren der Magnetresonanztomografie sowie der Positronenemissionstomografie und mit ähnlichen Methoden genau verfolgen kann, entlang welcher Bahnen sich die emotionalen Signale ausbreiten, wird das Gehirn als der König verehrt. Nicht etwa das ganze Reich, sondern nur der mächtigste Herrscher.

Nehmen Sie die folgende Aussage, die diese drastische Verlagerung der Perspektive gut zusammenfasst: »Die Gedanken und Emotionen, die unsere Realität zu färben scheinen, sind das Resultat komplexer elektrochemischer Wechselwirkungen innerhalb der Nervenzellen und zwischen diesen. Die ... Gefühle von Wertlosigkeit und Selbsthass, die mit der Depression einhergehen, scheinen zwar auf Wirklichkeit zu beruhen, sind aber nicht mehr als elektrochemische Entgleisungen im Gehirn.«[15]

Betrachten Sie im Vergleich dazu einige Aussagen, die Sie vielleicht über Ihre eigenen Gefühle und Geisteszustände (oder über die anderer Menschen) machen:

- »Bei dieser Szene in dem Film bekam ich eine Gänsehaut.«
- »Was du gesagt hast, hat mich tief bewegt.«
- »Wenn ich ihn sehe, läuft mir die Galle über.«
- »Sie fühlt sich wohl in ihrer Haut.«
- »Die Sache stinkt zum Himmel.«
- »Er schultert eine Menge Verantwortung.«
- »Mit dieser Aussage bin ich ihm ganz schön auf die Zehen getreten.«
- »Mensch, jetzt zeige doch mal Rückgrat!«
- »Es ging mir durch Mark und Bein.«
- »Ich war so erleichtert, es war, als würde mir eine Last von der Brust genommen.«
- »Die Angelegenheit hinterlässt einen bitteren Nachgeschmack.«

- »Ich muss zugeben, dass mir die Knie weich wurden, als ich sie sah.«
- »Mein Herz ist so voll.«
- »Diese Erfahrung ist mir auf den Magen geschlagen.«
- »Es war ein atemberaubender Anblick.«

Solche Aussagen sind natürlich Metaphern, aber sie spiegeln zugleich eine ganz reale, sinnliche körperliche Erfahrung wider. Bereits seit jener Zeit, da wir uns noch im Mutterleib befanden, prägen solche Erfahrungen unser mentales Leben, unsere Wahrnehmungen, unsere Urteile, unsere Vorlieben und Abneigungen, unsere Theorien und Ideologien, ja sogar unsere Spekulationen darüber, was das Bewusstsein ist oder nicht ist. Der Kognitionswissenschaftler George Lakoff von der Universität von Kalifornien in Berkeley hat das folgendermaßen formuliert: »Unser Gehirn bekommt seine Informationseingabe vom Rest des Körpers. Wie unser Körper beschaffen ist und wie er in der Welt funktioniert, das strukturiert somit ebenjene Begriffe, die wir zum Denken gebrauchen. ... Der Geist ist grundsätzlich verkörpert ... Das müssen wir berücksichtigen, wenn wir unsere Theorien aufstellen.«[16]

Ich behaupte in diesem Buch, dass Gefühle nicht einfach nur Manifestationen unterschiedlicher Gehirnzustände sind, sondern dass sie ein Eigenleben besitzen – als Produkt der Wechselwirkung zwischen roher Empfindung einerseits und mentaler Aktivität andererseits. Um es anders zu sagen: Wir müssen zuerst etwas empfinden (also sinnlicher Wahrnehmung fähig sein), bevor wir bewusst (unserer selbst gewahr) sein können. Wie wir sehen werden, ist das Fühlen die erste Komponente des Bewusstseins, nicht, wie Sie vielleicht denken, das Denken. Das Fühlen geht dem Denken in unserer Evolution voraus, und es unterstreicht immer noch fast alles, worüber wir nachdenken, woran wir herumkauen, worauf wir reagieren, was wir lernen, was wir schlussfolgern und was wir predigen. Um bewusst sein zu können, müssen wir zuerst und vor allem einmal bemerken, was wir fühlen. Und was wir fühlen, hat sehr viel mit dem Körper zu tun, von dem das Gehirn nur ein Teil ist. Sicherlich ein sehr wichtiger Teil – in vieler Hinsicht der Hauptdarsteller –, aber dennoch ein Teil des gesamten körperlichen Ensembles.

Warum also sollten wir uns über diese Dinge Gedanken machen? Haben diese Streitfragen irgendwelche Bedeutung für unser Leben? Sind sie nicht nur für das Gespräch zwischen Wissenschaftlern und Philosophen relevant? Was geht es uns an, ob das Bewusstsein nun auf diese oder auf jene Weise definiert wird? Die Welt drehr sich so oder so weiter.

Ja, natürlich dreht sich die Welt weiter. Aber vielleicht gefallen uns die Voraussetzungen, auf denen sie basiert, nicht besonders. Und die Konsequenzen sind vielleicht auch nicht nach unserem Geschmack, wenn nicht gar ausgesprochen bitter. Wenn wir die Wirklichkeit des Körpers herunterspielen oder den Körper nur als eine Erweiterung von Gehirnprozessen betrachten, geht etwas Wesentliches verloren. Nämlich Sie. Ihre Gefühle werden nicht verletzt, sie werden beiseitegefegt. Ihre Sorgen, Ihre Schmerzen, Ihr Stress, Ihre Unsicherheit, Ihre Triumphe, Ihre Konflikte, Ihre Verdrängungen, Ihre Lieben, Ihre Ängste und Begeisterungen werden neurologisch wegerklärt. Oder sie werden pharmakologisch »in Ordnung gebracht«. Vielleicht auch beides. Bei diesen Transaktionen ist der Körper, die Grundlage Ihres Ichs, der Verlierer. Er verliert die eigenständige Gültigkeit seiner eigenen Gefühle.

Und noch etwas anderes ist in Gefahr, verloren zu gehen. Etwas, das seit jeher in den Randbereich der Wissenschaft abgedrängt worden ist und das anscheinend wenig mit den diskutierten Themen zu tun hat, mit Emotionen, dem Körper, der Persönlichkeit und dem Bewusstsein. Ich spreche hier von einer Art von Erfahrung, die Menschen auf der ganzen Welt gelegentlich machen, in jedem Zeitalter und in jedem Lebensalter, Erfahrungen, von denen man ihnen dennoch sagt, sie sollten sie nicht beachten, sollten daran zweifeln oder sie abtun. Es sind »anormale« Wahrnehmungen: das Gefühl einer Präsenz oder ein Bild, ein Klang oder ein Geruch, den wir deutlich wahrnehmen, aber nicht einzuordnen wissen. Diese Dinge verschwinden so schnell und geheimnisvoll, wie sie gekommen sind, und sie lassen die Personen, die sie wahrgenommen haben, erstaunt, bewegt oder vielleicht sogar erschüttert zurück.

Was soll man von solchen Wahrnehmungen halten? Sollte man sie einfach abtun? Wir neigen dazu. Schließlich kommen und gehen sie wie die Gefühle. Im Allgemeinen schaden sie nicht, und manchmal kann man sie sogar als hilfreich, sinnvoll oder spirituell erhebend ansehen. Und trotzdem sind sie beunruhigend. Wir wissen nicht, was sie verursacht und was für einen Zweck sie haben.

Jeder, dem wir von solchen Erfahrungen erzählen – vielleicht mit Ausnahme eines engen Freundes oder eines Familienmitglieds – wird uns wahrscheinlich schräg ansehen, wird zusammenzucken oder den Kopf schütteln und seufzen. »Was denn, hast du nicht mehr alle Tassen im Schrank? Mensch, komm zurück in die Wirklichkeit.« Zurück zum Geschäft, zum Fernsehprogramm oder zu was auch immer.

Weil wir keine wirklichen Antworten haben (und noch nicht einmal wissen, welche Fragen wir stellen sollen), ist es verständlich, dass solche Erfahrungen an den Rand gedrängt werden. Da sie nicht ins Konzept der Wissenschaften passen, werden anormale Wahrnehmungen als Aberglaube oder Dummheit, Einbildung oder Wahnvorstellung bezeichnet. Sie können so etwas sein – oder auch nicht. Auf jeden Fall sind sie ein realer Zug des menschlichen Lebens. Meinungsumfragen zeigen immer wieder, dass zwischen einem und zwei Dritteln der Amerikaner öffentlich bekunden, sie hätten eine mystische

Erfahrung gehabt, Erscheinungen gesehen oder außersinnliche Erfahrungen gemacht.[17]

Ich möchte behaupten, dass die raschen Fortschritte in der Gehirnforschung ein neues Licht auf solche anormalen Erfahrungen werfen werden. Indem wir neue Einsichten über das Gehirn erwerben, wird nicht nur unser Wissen über Emotionen, wenn nicht gar unser Verständnis der Emotionen, zunehmen, sondern wir werden auch, wie dringend nötig ist, mehr Klarheit darüber gewinnen, was genau während einer anormalen Wahrnehmung geschieht. Und wir werden nicht nur mehr Klarheit darüber erlangen, was im Gehirn passiert. Idealerweise sollten wir auch in der Lage sein festzustellen, was im Körper geschieht. Wie die Emotionen scheinen nämlich auch die anormalen Erfahrungen ein Produkt des Zusammenwirkens von auf dem Körper basierenden Gefühlen und mentaler Wahrnehmung zu sein.

Wiederum könnten Sie fragen: Was geht mich das an? – besonders, wenn Sie jemand sind, der niemals solche Erfahrungen gemacht hat. Meine Antwort darauf ist: Alles, was uns hilft zu verstehen, was es bedeutet, ein Mensch zu sein, ist letztlich hilfreich. Wenn es für mich nicht hilfreich ist, dann vielleicht für Sie; wenn es für Sie nicht hilfreich ist, dann vielleicht für Ihren Freund, Ihren Nachbarn oder Kollegen; wenn es für diese nicht hilfreich ist, dann vielleicht für deren Kinder oder für die Gesellschaft als ganze. Der Gewinn liegt darin, dass wir etwas lernen, und diese Gelegenheit sollten wir uns nicht entgehen lassen.

Der Kognitionswissenschaftler Steven Pinker von der Harvard-Universität sagt dazu: »Oft stößt man auf verstörende Tatsachen, die man einfach unter den Teppich kehrt, wobei man sich sagt, es gäbe sicherlich eine Antwort darauf, wenn man nur die Zeit hätte, diese Dinge genauer zu untersuchen. Was einem dabei nicht klar wird, ist, dass diese Tatsachen manchmal den Schlüssel zu einem Geheimnis enthalten, und genau aus diesem Grund muss man sie ernst nehmen, weil sie nämlich alles verändern können.«[18]

Die »verstörenden Tatsachen«, die wir in dieser Hinsicht ernst nehmen sollten, sind die Berichte über anormale Erfahrungen von ganz gewöhnlichen, gesunden Individuen aus allen Lebensbereichen rund um den Globus. Sie werden wohl nicht alle nur halluziniert haben, geisteskrank sein oder gelogen haben. Gibt es in der Dynamik der Gehirn-Körper-Interaktion dieser Menschen vielleicht einige Übereinstimmungen, die uns helfen könnten, zu erklären, was sie von Zeit zu Zeit zu erfahren behaupten? Sie werden sehen, dass die Antwort »Ja« lautet – und Sie werden sehen, warum Emotionen der Schlüssel sind.

1
EINE NEUE SICHT DER EMOTIONEN

[Diese] geheimnisvollen und dominanten Gefühle, die aus einer unbekannten Quelle in uns aufwallen – sind sie nicht alleine Störungen der »Psyche«?[19]

Walter Cannon,
Physiologe und Pionier der Erforschung von Emotionen

Finde in jedem Fachbereich das seltsamste Phänomen und erforsche dieses dann.[20]

John Wheeler, Physiker

Sehen Sie sich einmal die folgenden Berichte an (nur die Namen der betreffenden Personen wurden geändert, mit Ausnahme des letzten Berichts, in dem die wahren Namen benutzt werden).

Adam

Adam, ein frühreifes Kind von 18 Monaten, liegt nach dem Abendessen in seiner Badewanne. Er liebt das warme, seifige Wasser und die entspannte Zuwendung seiner Eltern. Plötzlich setzt er sich in der Badewanne kerzengerade auf und schreit: »Die Männer! Die Männer! Sie kommen! Sie kommen!« Seine Augen scheinen auf ein entferntes Objekt fixiert zu sein, und er scheint sich in diesem Moment nicht bewusst zu sein, wo er ist und sogar wer er ist.

Als seine Mutter ihn mit verständlicher Sorge fragt, wer »sie« denn sind, spricht er mit zunehmender Hysterie von bewaffneten Männern in Uniform, die kommen, um ihn zu holen. Seine Mutter, eine Psychotherapeutin, die sich der frühreifen Entwicklung ihres Sohnes sehr wohl bewusst ist (er lernte im Alter von drei Monaten sprechen und konnte bereits an seinem ersten Geburtstag lesen), versucht ihr Bestes, ihm zu versichern, dass er in seiner Badewanne und in Gegenwart seiner Mutter und seines Vaters sicher sei.

Dann ist die Episode so plötzlich vorüber, wie sie begonnen hat, und der kleine Junge ist sich offenbar nicht bewusst, dass irgendetwas Außergewöhnliches geschehen ist.[21]

Susanne

Susanne, eine 44-jährige Frau, hat eines Abends in ihrer Wohnung plötzlich das deutliche Gefühl, dass jemand mit ihr im selben Zimmer ist. In der folgenden Nacht wacht sie mit dem starken Gefühl auf, dass ihr Vater im Schlafzimmer anwesend ist. Sie kann nicht mehr einschlafen.

In der nächsten Nacht wacht sie mit demselben Gefühl auf, nur dass sie jetzt auch das Rasierwasser ihres Vaters zu riechen meint. Sie versichert sich, dass sie wirklich wach ist, und sieht ihren Vater an der Tür ihres Schlafzimmers stehen. Er sieht gesund und wohlbehalten aus, nicht so kränklich wie damals, bevor er starb. Die Tatsache, dass ihr Vater allein war, als er starb, hat sie seither belastet. Jetzt hat sie den Eindruck, dass alles in Ordnung ist und sie sich keine Sorgen machen muss.[22]

Christa

Seltsame Dinge geschehen im Haus von Maria. Sie (eine Frau von 62 Jahren), ihre Mutter Lillian, ihr Sohn Keith und ihre Enkelin Christa haben aus mehreren Wänden ihres Hauses Kratzgeräusche gehört. Außerdem sind verschiedene kleine

Gegenstände verschwunden und später an Stellen wieder aufgetaucht, wo niemand sie vermutet hätte. Außerdem haben die Einwohner seltsame kalte Flecken und ungewöhnliche Gerüche wahrgenommen, und, was besonders beunruhigend ist, in mehreren Bereichen des Hauses sind Wasserpfützen aufgetaucht.

Während der folgenden Monate nimmt die Häufigkeit und Stärke der Wasser-»Dusche« zu, und alle Familienmitglieder werden durchnässt. Lillian scheint es besonders zu treffen; sie wird immer wieder durchnässt. Außerdem wird sie beinahe von einem großen Spiegel mit vergoldeten Rahmen getroffen, der von der Wand fällt, obwohl er seit Jahren fest über der Couch angebracht war. Es lässt sich kein Grund dafür ausmachen, denn der Draht und die Schrauben, mit denen der Spiegel an der Wand befestigt war, sind intakt.

Die Familie ruft einen Installateur zu Hilfe, aber der kann sich nicht erklären, wo das viele Wasser herkommt. Einer seiner Arbeiter wird jedoch gründlich durchnässt, während er im Wohnzimmer steht – was ihn dermaßen erschreckt, dass er aus dem Haus flieht und sich weigert, dorthin zurückzukehren. Eine weitere Firma wird gerufen, die die Klimaanlage inspiziert, aber ebenfalls keinen Ursprung des Wassers ausmachen kann; allerdings werden ihre drei Monteure alle durchnässt.

Ein Parapsychologe kommt, um den Fall zu untersuchen. Maria erzählte ihm, dass die Phänomene nur auftauchen, wenn die elfjährige Christa zu Hause ist. Die Familienmitglieder füllen psychologische Fragebogen aus und werden interviewt, was dem Forscher deutlich macht, dass es in der Familie große Spannungen gibt, auch wenn man versucht, nach außen das Bild einer »glücklichen Familie« aufrechtzuerhalten. Die Spannungen zwischen Christa und ihrer Urgroßmutter sind besonders deutlich. Christa scheint sowohl passiv-aggressiv als auch verschlossen zu sein (sie hat sogar schon einmal an Selbstmord gedacht und einen Abschiedsbrief geschrieben), während Lillian ständig über ihre Urenkelin verärgert ist.

Der Parapsychologe rät der Familie, in einer Gruppentherapie an der verdrängten Feindseligkeit zu arbeiten. Schließlich hören die ungewöhnlichen Manifestationen von Wasser auf – ohne dass jemals die Ursache identifiziert wurde.[23]

Robert

Robert ist 29 Jahre alt und kürzlich erst Vater geworden. Er träumt in zwei aufeinanderfolgenden Nächten von seinem eigenen Vater. In den Träumen erscheint sein Vater in einem günstigen Licht, obwohl er tatsächlich ein Alkoholiker ist, der die Familie verlassen hat, als Robert noch ein Kleinkind war (und sie haben seither kaum noch Kontakt gehabt). Die beiden Träume kommen Robert seltsam vor, und er führt sie darauf zurück, dass er selbst erst gerade Vater geworden ist.

Am folgenden Tag ruft Roberts Onkel an (mit dem er ebenfalls seit Jahren wenig Kontakt gehabt hat) und informiert Robert, dass sein Vater in einem Krankenhaus im Sterben liegt; er drängt Robert, seinen Vater zu besuchen. Robert entgegnet sofort sehr heftig: »Würde er denn kommen und mich besuchen, wenn ich im Sterben läge?« Er sagt seinem Onkel, er sei absolut nicht interessiert daran, seinen Vater zu sehen. Aber nachdem er für eine Weile mit dem Zorn, den dieses Telefongespräch heraufbeschworen hat, sowie mit seinen bitteren Erinnerungen gerungen hat, entschließt sich Robert, zusammen mit seiner Frau und ihrem Baby ins Krankenhaus zu fahren.

Dort angekommen, erkennt er den Mann kaum, der aschfahl und mit Schläuchen an Maschinen angeschlossen im Bett liegt, und sein Zorn und sein Selbstmitleid verfliegen. Stattdessen fühlt er eine überwältigende Traurigkeit und verabschiedet sich unter Tränen von seinem Vater. Dies ist das letzte Mal, dass er seinen Vater sieht, denn dieser stirbt wenige Tage später. In der Nacht nach dem Besuch im Krankenhaus träumt Robert jedoch von einem eleganten, schwarz lackierten alten Auto, das ihn zum Haus seines Großvaters fährt (wo er in seiner Kindheit gewohnt hat). Obwohl er diesen kurzen Traum nicht versteht, ist er doch irgendwie tröstlich.

20 Jahre später findet Robert zufällig ein altes Foto, auf dem er und sein Vater sowie das schwarze Auto zu sehen sind, und er erinnert sich daran, dass er das Foto in seiner Kindheit gesehen hat. Es ist das einzige Foto, das ihn mit seinem Vater zusammen zeigt.[24]

Melanie

Die 21-jährige Melanie, die am College Biologie studiert, wird beim Joggen über eine Brücke von einem Lastwagen erfasst und auf den Zementboden des Seitenstreifens geschleudert. Zur gleichen Zeit nehmen ihre Eltern auf der anderen Seite des Kontinents an einem Treffen teil. Ihre Mutter springt plötzlich auf und sagt zu ihrem Ehemann: »Glen, Melanie ist gerade etwas zugestoßen.« Sie hat recht, und da die Unterbrechung mit Uhrzeit im Protokoll des Treffens festgehalten wurde, erinnert man sich an die Begebenheit.[25]

Ruth

Ruth, eine Frau von 25 Jahren und Mutter von drei Kindern, sieht Erscheinungen ihres Vaters. Sie lebt in England und er in den Vereinigten Staaten. Sie hat seit etlichen Jahren keinen Kontakt zu ihrem Vater, er ist ein Alkoholiker und hat sie als Kind missbraucht. Sie sieht die Erscheinung jetzt zu verschiedenen Tageszeiten und auch in der Nacht. Sie sind äußerst lebensecht: Die Erscheinung redet sie an und bewegt sich wie eine lebende Person, und Ruth kann sogar den Schweiß ihres Vaters riechen. Manchmal überlagert das Gesicht ihres Vaters das ihres Ehemanns, wenn dieser anwesend ist. Weder ihr Ehemann noch sonst jemand sieht, was sie sieht. Zunehmend verängstigt und schlaflos, wendet sich Ruth an einen Psychiater.

Anfänglich vermag der Psychiater keine offensichtliche Fehlfunktion in ihrem Gehirn oder ihrer Wahrnehmung festzustellen. Er findet jedoch etwas Interessantes heraus, was mit der Verarbeitung visueller Eindrücke im Gehirn von Ruth zu tun hat. Wenn Ruth angibt, sie habe eine Erscheinung, lässt ihre Retina eine normale Reaktion auf Licht erkennen – aber irgendwo in ihrem Gehirn wird das Signal unterbrochen.

Ruth entscheidet sich mithilfe ihres Psychiaters, dass sie versuchen wird, diese Erscheinungen zu kontrollieren, indem sie sie ignoriert und/oder sich ihnen stellt. Nach einigen Monaten gelingt es Ruth, mit den Erscheinungen umzugehen. Sie spricht die Erscheinung ihres Vaters an und hält ihr entgegen, dass sie nicht real sei und ihr nichts anhaben könne. Schließlich ist sie fähig, die Vision ihres Vaters willentlich hervorzurufen und abzustellen. Sie entwickelt gleichzeitig die Fähigkeit, lebensechte Bilder ihrer Freunde und Verwandten aufzurufen. Sie und ihr Arzt betrachten die Therapie als erfolgreich.[26]

Bob und Don

In den Jahren 1973 und 1974 sehen Passagiere und Besatzungsmitglieder in Flugzeugen des Typs L-1011 der Fluggesellschaft Eastern Airlines körperlich solide wirkende Erscheinungen, die sie auch hören und mit denen sie sprechen können. Es handelt sich um Flugkapitän Bob Loft und seinen zweiten Offizier Don Repo, die am 29. Dezember 1972 beim Absturz des Eastern-Airlines-Fluges 401 in den Everglades bei Florida schwer verletzt wurden und bald darauf starben. »Sie ... erscheinen, gewöhnlich während des Fluges, plötzlich und völlig unerwartet vor den Piloten, den Flugingenieuren und den Flugbegleitern und verschwinden ebenso plötzlich wieder.«[27]

Die Erscheinungen hören Mitte 1974 auf, nachdem Eastern Airlines alle der aus dem Wrack von Flug 401 geborgenen Teile, die in andere Maschinen vom Typ L-1011 eingebaut worden waren, wieder entfernt hatte.[28]

EMOTION IST DER KATALYSATOR

Die obigen Berichte haben zwei Dinge gemeinsam. Erstens: Wenn man sie für wahr hält, kann man mit gutem Grund behaupten, dass hier etwas außerordentlich Seltsames geschieht. Zweitens: Sie alle enthalten Elemente starker Emotionen.

- Adam, der sich in seiner Badewanne entspannt, fürchtet sich plötzlich und aus unerklärlichem Grunde – so sehr, dass er nicht mehr zu wissen scheint, wo er ist.
- Susanne, die ihren Vater gesehen hat und sogar sein Rasierwasser riechen konnte, wird von den Schuldgefühlen befreit, die sie wegen seines einsamen Sterbens verfolgt haben.
- Marias Enkelin Christa ist unglücklich und verschlossen und offensichtlich besonders ihrer Urgroßmutter gegenüber feindselig. Die Spannungen in der Familie, in der vier Generationen unter einem Dach zusammenleben, sind offensichtlich.
- Robert wird von Wut, Bitterkeit und Selbstmitleid überflutet, als er aufgefordert wird, seinen sterbenden Vater zu besuchen. Diese Gefühle weichen einer überwältigenden Traurigkeit, als er sieht, wie der Sterbende leidet.
- Melanies Mutter, die Tausende von Kilometern von ihrer Tochter entfernt an einem Treffen teilnimmt, ist plötzlich außer sich, weil sie sicher ist, dass ihrer Tochter ein Unglück geschehen ist.
- Ruth ist äußerst verstört durch die Erscheinungen, die in ihr Leben eindringen. Die Beziehung zu ihrem Ehemann

und ihren Kindern wird durch das belastende Erbe der Missbrauchserfahrung während ihrer Kindheit gestört.

- Gleich nach dem Absturz von Flug 401 in den Everglades bei Florida wissen der Kapitän und sein zweiter Offizier, dass sie schwer verletzt sind. Sie sind gewiss voller Schmerzen, Angst und Schrecken über das, was ihnen, ihrem Flugzeug und ihren Passagieren geschehen ist.

Bei meiner Untersuchung angeblicher Anomalien fällt mir immer wieder auf, wie oft intensive Emotionen eine Schlüsselrolle zu spielen scheinen. Dies ist nicht nur mir aufgefallen. Schon seit Langem haben Parapsychologen festgestellt, dass häufig starke Emotionen in den Berichten der involvierten Personen geschildert sind. Einer dieser Berichte – ein besonders interessanter Fall unter den von der British Society for Psychical Research (SPR) gesammelten Fällen – stammt aus dem Jahr 1863. In diesem Fall scheint die Besorgnis einer Frau über das Schicksal ihres Ehemannes der springende Punkt zu sein.

Das Ehepaar

Wie ihr Ehemann erzählt, befand er sich gerade auf einer Reise über den Atlantik von Liverpool nach New York, als ein schwerer Sturm aufzog, der neun Tage lang dauerte. Am neunten Tag träumte der Mann von seiner Frau, die sich zu dieser Zeit zusammen mit ihren Kindern in den Vereinigten Staaten befand, um ihre Eltern zu besuchen. In dem Traum erschien die Frau im Nachthemd an der Tür seiner Kabine, zögerte einen Moment, weil sie sah, dass sich noch ein weiterer Passagier in dem Raum befand, und kam dann zu ihm herüber, um ihm einen Kuss zu geben. Als der Mann aufwachte, erzählte ihm der Passagier, mit dem er die Kabine teilte, er habe während der Nacht an der Kabinentür eine Frau erscheinen sehen, die zu dem schlafenden Mann hinüberging, um ihn zu küssen. Der Zeuge gab auch zum Ausdruck, er sei eifersüchtig auf so viel weibliche Zuwendung!

Als der Mann in New York angekommen und wieder mit seiner Familie vereint war, fragte er seine Frau, sobald sie ein paar Minuten allein waren, ob sie ihn während der Reise besucht habe. Sie erzählte, sie sei über die Nachrichten von dem Sturm, der ein anderes Schiff hatte sinken lassen, äußerst besorgt gewesen. In der fraglichen Nacht hätte sie wach gelegen und an ihn gedacht. Etwas später sei es ihr vorgekommen, als sei sie weit über den Ozean gereist, hätte das Schiff und dann die Kabine ihres Mannes gefunden, sei zu ihm gegangen und hätte ihn umarmt. Sie erstaunte ihren Mann außerdem damit, dass sie ihm das Schiff und seine Kabine detailliert beschreiben konnte.[29]

DIE MISSACHTUNG VON EMOTIONEN

Im Laufe der Jahre haben Forscher viele ähnliche Berichte zusammengetragen, in denen starke Gefühle – besonders unterdrückte Gefühle oder das Ringen mit Gefühlen – ein wichtiger Faktor zu sein scheinen. Manche Forscher haben spekuliert, hier könne eine Art von »emotionalem Fußabdruck« oder »emotionaler Resonanz« im Spiel sein. Im Allgemeinen jedoch neigten die Forscher dazu, sich entweder auf den Versuch zu konzentrieren, Anomalien im Laboratorium zu erzeugen, oder Messungen an den Orten vorzunehmen, wo angeblich ungewöhnliche Phänomene auftraten (also zum Beispiel Fotos von leuchtenden Kugeln zu machen oder Schwankungen in der Raumtemperatur zu messen).

Bei diesen Herangehensweisen scheint man stillschweigend von zwei allgemeinen Annahmen auszugehen, die beide die Möglichkeit, dass Emotion eine zentrale Rolle spielt, außer Acht lassen. Einerseits (im Fall von Labortests) geht man davon aus, dass es sich nicht lohne, sich um das zu kümmern, was man nicht im Labor untersuchen und reproduzieren kann. Emotionen sind sicherlich unvorhersehbar und lassen sich im Labor nur schwer erzeugen und nachverfolgen – ganz zu schweigen von der Reproduktion unter identischen Bedingungen, die als das »Gütesiegel« wissenschaftlicher Untersuchungen gilt. Beim zweiten Ansatz (der Feldforschung) neigen die Forscher dazu, an einem Ort physische Messungen vorzunehmen und sich auf greifbare Beweise zu konzentrieren, wobei sie die Gefühle, Intuitionen und Einsichten der Menschen, die an den Ereignissen beteiligt waren, nur unzureichend in Betracht ziehen.

Mir ist nur ein Fall untergekommen, in dem Emotionen ausdrücklich als potenzielle »psychische Auslöser« untersucht wurden. Bernard Carr, ein führendes Mitglied der SPR, hielt im Jahre 1985 einen Vortrag zu diesem Thema.[30]

Er legte einige Indizien vor, stellte dann aber eine naheliegende Frage: Da starke Gefühle doch zum Alltagsleben eines jeden Menschen gehören, warum treten anormale Wahrnehmungen dann nicht häufiger auf?

Nehmen Sie zum Beispiel Poltergeist-Erscheinungen. In der Literatur taucht immer wieder die Beobachtung auf, dass ein psychisch labiler Jugendlicher (wie Christa im oben zitierten Beispiel) Teil des Gesamtbildes ist. Doch gewiss haben viele Jugendliche psychische Probleme; sie sind, was wir »überreizt« nennen, fühlen sich isoliert oder verfolgt, sind unsicher in Hinsicht auf ihren Platz in der Welt oder hassen ihre Eltern. Wenn heftige Gefühlsschwankungen – in der Adoleszenz noch kombiniert mit der Überflutung durch Hormone – Poltergeist-Fälle verursachen, dann sollten wir erwarten, dass, wie es ein Witzbold formulierte, »jedes Jahr zur Zeit der Prüfungen die Schulgebäude zu Dutzenden einstürzen«.[31]

Ebenso könnte man fragen, warum Trauernde nicht häufiger Erscheinungen verstorbener Angehöriger erfahren. Und sollten im Umkreis des Tatorts von Gewaltverbrechen, nach einem Erdbeben oder anderen Naturkatastrophen – und natürlich auch auf jedem ehemaligen Schlachtfeld – nicht zuhauf anormale Ereignisse auftreten?

Dies ist in der Tat ein signifikantes Problem, wenn wir davon ausgehen, dass starke Gefühle eine Schlüsselrolle für die Auslösung der Dynamik von Anomalien spielen. Wie alle guten Fragen führt uns auch diese zu erhellenden Antworten. Aber lassen Sie uns im Vorfeld einige andere Fragen klären: Was ist denn überhaupt eine Emotion? Wie unterscheidet sie sich von einem Gefühl? Warum existieren Emotionen und was leisten sie für uns als Individuen und als Spezies? Was geschieht im Gehirn und im Körper, wenn wir ein Gefühl haben? Was ist die Beziehung zwischen Emotion und Kognition? Eine Untersuchung dieser Fragen wird uns in sehr interessante Bereiche der Geist-Körper-Wechselwirkung führen.

2
GEFÜHLE UND EMOTIONEN – DER SCHLÜSSEL ZU ALLEM

Stellen Sie sich vor, Sie wären ein Schauspieler oder eine Schauspielerin und wollten für eine bestimmte Rolle auf der Bühne engagiert werden. Lassen Sie beiseite, ob Sie jemals zuvor als Schauspieler(in) agiert haben. Stellen Sie sich einfach vor, Sie hätten ein Skript in den Händen, läsen die Handlung des Stückes und schätzten die einzelnen Charaktere ein. Es gibt da eine ganz bestimmte Person, die Sie gern spielen möchten. Sie stellen sich deren Charakter vor und studieren, was er oder sie im Laufe des Stückes tut. Es ist Ihr Ziel, nicht einfach nur den Text vorzutragen – das würde Ihnen die Rolle nicht verschaffen. Nein, Sie wollen Eindruck machen, Sie möchten den Regisseur und das Publikum im Sturm erobern. Also müssen Sie in den Kopf oder besser noch in das Herz dieses Charakters eindringen. Sie fragen sich: Was ist an dieser Stelle meine Motivation? Was treibt diesen Mann oder diese Frau an? Worum geht es ihm oder ihr? Welche Emotionen muss ich zeigen, um der Rolle gerecht zu werden? Diese Entscheidungen werden letztlich auf Ihre Körperhaltung abfärben, darauf, wie Sie den Text vortragen und wie Ihre Einstellung dazu ist – und die Energie, die Sie auf der Bühne manifestieren, wird das widerspiegeln.

Nun, haben Sie die Rolle bekommen? Für diese Übung in Imagination nehmen wir einmal an, dass Sie sie bekommen und dass Sie das Publikum an jeden Abend während der Spielzeit hingerissen haben. Stellen wir uns einmal vor, wie die Kritiken aussehen würden: »[Ihr Name] hat [Name der Person im Stück] lebendig werden lassen. [Ihr Name] IST [Name der Person im Stück]!« Solche Lobeshymnen würden ein wichtiges Prinzip widerspiegeln: Emotionen sind der Kern des Charakters eines Menschen, auch der Rolle in einem Theaterstück. Weiterhin lassen Emotionen einen jeden von uns lebendig werden. Auf andere Weise wird damit gesagt: Emotion kommt aus dem Körper und wird durch den Körper zum Ausdruck gebracht.

In seinem Buch *The Heart's Code* schreibt der verstorbene Psychologe Paul Pearsall: »Während Sie diese Worte lesen, nehmen Sie einmal eine Hand von diesem Buch und deuten Sie auf sich selbst. Wohin zeigt Ihre Hand? Bei den meisten Menschen weist die Hand auf die Gegend ihres Herzens. ... Ganz gleich, für wie wichtig das Gehirn, welches diese Bewegung koordiniert, sich auch hält, es scheint zu wissen, wo eine wesentliche Komponente des Ichs, das es mit dem Körper gemeinsam hat, residiert.«[32]

Pearsalls Übung ist aufschlussreich, weil Sie erstens wahrscheinlich auf Ihre Brust gezeigt haben (selbst wenn Sie ein Neurowissenschaftler sind) und weil zweitens das Herz schon immer als Sitz der Emotionen und als das Zentrum unserer Menschlichkeit angesehen wurde. Das mag dem Gehirn vielleicht nicht gefallen, aber es ist eine kulturelle und historische Realität, schon im alten Ägypten und Griechenland, wenn nicht bereits früher in unserer Evolution als Jäger und Sammler.[33]

Wenn Sie also Begriffe wie das »Ich«, die »Seele«, das »Ego« und das »bewusste Selbst« verstehen wollen, ist es sinnvoll, zuerst und vor allem die Emotion zu betrachten. Gefühle liegen vielleicht tatsächlich im Zentrum dessen, was wir sind.

WAS SIND GEFÜHLE?

Wir wollen zuerst einmal den Begriff »Gefühl« von dem Begriff »Emotion« unterscheiden. Das hat einen ganz pragmatischen Grund: Ich möchte zwei verschiedene Konzepte herausarbeiten. Im weiteren Verlauf der Diskussion werde ich davon ausgehen, dass Sie wissen, was die beiden Begriffe bedeuten sollen. Es mag so aussehen, als sei der Unterschied gering, aber er ist doch bedeutsam. Beginnen wir also im Erdgeschoss.

Der Körper hat verschiedene Sinneswahrnehmungen, deren fünf wichtigste Schmecken, Tasten, Sehen, Hören und Riechen sind. Dies sind die Fähigkeiten, durch die wir die Welt wahrnehmen (und unserer selbst gewahr werden, zum Beispiel des Knurrens unseres Magens). Auch wenn diese fünf Sinne uns besonders vertraut sind, gibt es wahrscheinlich noch weitere Sinne. Der verstorbene Autor Guy Murchie hat sehr eingehend darüber nachgedacht und hat schließlich 32 Sinne aufgelistet, die er in fünf Hauptkategorien unterteilt hat:[34]

1. Die Sinne der Wahrnehmung von Strahlung, einschließlich des Sehvermögens (die Empfindlichkeit unserer Augen für sichtbares Licht), aber auch die Empfindlichkeit für andere Strahlung als die des sichtbaren Lichts, das Fühlen von Temperatur und die Sensibilität für elektrischen Strom oder auch Magnetismus. Ein Beispiel für die Sensibilität für Strahlung neben der für das sichtbare Licht ist die menschliche Fähigkeit – unter experimentellen Bedingungen oder während des Weltraumflugs –, tatsächlich kosmische Strahlung als Lichtpunkte oder Lichtstrahlen wahrzunehmen.[35]

   Was elektrische Ströme und Magnetismus angeht, hat sich gezeigt, dass so viele verschiedene Spezies von Tieren eine Sensibilität für diese Phänomene besitzen, dass ein Autor meint: »Es wäre sehr viel überraschender zu entdecken, dass ausgerechnet der Mensch … [elektromagnetisch blind ist], als dass er es nicht ist.«[36]

2. Die Sinne des Fühlens, einschließlich des Hörens, das Spüren von Druck, Gewichts- oder Gleichgewichtssinn, Gewahrsein der Nähe zu etwas oder jemandem im Raum oder das, was Murchie »feel« nennt: »Insbesondere eine Berührung der Haut … Gewahrsein innermuskulärer oder zwischenmuskulärer Bewegung, Kitzeln, Vibration … Wahrnehmung des Herzschlags, der Zirkulation des Blutes, der Atmung und so weiter.« (Wie wir später sehen werden, ist dies eine besonders wichtige Gruppe von Sinneswahrnehmungen.)
3. Die chemischen Sinne, wozu der Geruchssinn, der Geschmackssinn, Appetit, Durst und die Empfindung von Feuchtigkeit gehören. Geruch und Geschmack sind sehr eng miteinander verbunden, was Sie an der Tatsache erkennen, dass Ihr Geschmackssinn beeinträchtigt ist, wenn Sie erkältet sind, weil Ihre Nase dann nicht so gut funktioniert. Außerdem: »Vieles von dem, was wir als Geschmack erfahren, ist in Wirklichkeit eine Geruchserfahrung. Das ist der Grund, warum … Weinkenner an ihrem Wein schnuppern, weil dieser ohne seinen Geruch ziemlich geschmacklos wäre.«[37]
4. Die mentalen Sinne, zu denen der Schmerz (und, wie ich hinzufügen würde, auch sein Gegenteil, die Lust) sowie Angst und Schrecken gehören, die Sexualität und Schlaf, der Sinn für Humor und spielerische Leichtigkeit, der Sinn für Zeit und ein bestimmtes Territorium, der ästhetische Sinn (die Würdigung von Schönheit sowie der Künste) und Intuition.
5. Der spirituelle Sinn, zu dem das Gewissen gehört, sowie die Fähigkeit, sich aufzuopfern, die Fähigkeit, Ekstase, religiöse Glückseligkeit und/oder Einheit mit dem Kosmos zu erfahren.

Auch wenn Sie nicht mit dem System von Murchie und seiner Aufzählung der verschiedenen Sinne einverstanden sein sollten – soweit es darum geht zu zeigen, dass der Mensch mehr als die rudimentären fünf Sinne, deren wir uns am meisten bewusst sind, besitzt, ist dies doch eine faszinierende Auflistung.

Von Murchies System inspiriert, möchte ich den Begriff »Gefühl« als eine Untergruppe der sensorischen Wahrnehmungen, die er beschrieben hat, verstehen – nämlich jener Wahrnehmungen, die am engsten mit dem Körper und seiner Verarbeitung von Sinnesreizen verbunden sind:

- Gewahrsein von Druck und Vibration
- Gewichts- und Gleichgewichtssinn
- Gewahrsein der eigenen Nähe zu etwas oder jemanden im Raum
- Berührung der Haut
- Gewahrsein innermuskulärer oder zwischenmuskulärer Bewegung
- Wahrnehmung des Herzschlags, des Zirkulierens des Blutes, der Atmung, der Gedärme usw.
- Empfindung von Temperatur und Feuchtigkeit
- Empfindlichkeit für Strahlung, Elektrizität und Magnetismus
- Hören
- Geruchssinn und Tastsinn
- Appetit und Durst
- Schmerzempfindung
- Lustempfindung
- Empfindung von Gefahr
- Sexualität
- Entspannung und Schläfrigkeit
- Zeitgefühl
- Sinn für Humor und spielerische Leichtigkeit
- Ästhetischer Sinn
- Intuition

Vom Standpunkt des gesunden Menschenverstandes gesehen, können wir uns wohl darauf einigen, dass viele dieser Sinne in der Tat eine Form des Fühlens darstellen. Sehen wir uns jedoch einige Sinne an, die nicht so offensichtlich sind – angefangen mit der Empfindlichkeit für Strahlung, Elektrizität und Magnetismus. Eine einleuchtende Illustration, warum wir eine solche Sensibilität mit berücksichtigen sollten, ist das Gefühl, das ein elektrischer Schlag in unserem Körper erzeugt. Es ist nicht besonders angenehm. Aufgrund von Erfahrungen, die wir viel häufiger machen, wird Umgebungslicht (eine Form von Strahlung) nicht nur mit Temperatur, sondern auch mit einer Berührung der Haut assoziiert. Denken Sie etwa an ein Sonnenbad: Sie fühlen zweifellos die Sonne auf Ihrer Haut. Dieses Gefühl ist ein Resultat der Reaktion der Haut auf die von der Energie des Lichtes hervorgerufenen Wirkungen.

Ein weiterer fragwürdiger Punkt in meiner Liste ist das Hören. Warum sollte das Hören, das ein eigener Sinn zu sein scheint, unter das Fühlen eingeordnet werden? Der erste Grund ist, dass ein Geräusch im Grunde eine Vibration ist. Beim Dröhnen einer Bassgitarre können wir tatsächlich die Klangwellen auf unserer Haut spüren. Ein Geräusch zu hören vermittelt uns außerdem ein Gewahrsein unserer Nähe zur Quelle des Geräuschs. (Im Fall des knurrenden Magens sind wir selbst die Quelle.) Klänge haben also eine enge Beziehung zum Körper, für den es vor allem um das Fühlen geht. Wie Mona Lisa Schulz in *Awakening Intuition* sagt: »Unser Körper wird ... schon lange vor seiner Geburt in Musik gebadet, da wir den Herzschlag unserer Mutter hören sowie das rhythmische Geräusch des Einströmens der Luft in ihre Lunge und des Wiederausströmens. Sind wir erst einmal geboren, füllen musikalische Klänge unsere Ohren ... sie wiegen uns im Schlaf ... Musik kann uns dazu inspirieren, in die Hände zu klatschen, mit den Fingern zu schnippen, zu marschieren oder mit den Füßen zu wippen ... Sie kann unseren Pulsschlag beschleunigen, unseren Blutdruck heben oder senken ... und sie kann unsere Stimmung und unsere Gefühlsverfassung beeinflussen.«[38]

Ich habe die Aufzählung von Murchie ein wenig modifiziert, indem ich in meinem Schema der Gefühle statt Gefahr »Furcht und Schrecken« verwendet habe. Letzteres entspricht meiner Empfindung nach eher der Definition einer Emotion.

Was einige andere der Gefühle auf meiner Liste angeht, so wird jeder, der schon einmal sexuell erregt war, mir zustimmen, dass Sex auf die Liste gehört. Dasselbe gilt für Entspannung und Schläfrigkeit, die Formen des Fühlens sind (man könnte auch sagen, einer »Verringerung des Fühlens«), die wir jeden Tag erfahren oder zumindest jeden Abend. Weniger offensichtlich ist das Zeitgefühl. Doch gibt es unter den Lebenden irgendjemanden, der noch nie gefühlt hat, dass die Zeit schnell oder langsam verging oder stillzustehen schien? Die Verbindung von Zeit zum Körper ist ein faszinierendes Thema, das in einem späteren Kapitel ausführlicher behandelt werden wird.

Schließlich könnte man auch argumentieren, dass der ästhetische Sinn, ein Sinn für Humor und spielerische Leichtigkeit, der Sinn für ein Territorium und der Sinn der Intuition zu mental sind, als dass wir sie als Gefühle bezeichnen könnten. Doch der Körper, so behaupte ich, spielt bei diesen Wahrnehmungen eine zentrale Rolle. Die Sprache gibt uns hier wichtige Hinweise. Wenn wir zum Beispiel von einem Gemälde, einer Skulptur oder einer musikalischen Komposition sprechen, mögen wir Ausdrücke gebrauchen wie: »Das haut mich um.« – »Das ist überwältigend.« – »Das fühlt sich genau richtig an.« Solche Aussagen sind natürlich von unserem Intellekt gefärbt, aber sie spiegeln auch ein Gefühl wider, das wir aus Jahren der Erfahrung gewonnen haben und das etwas darüber aussagt, welche Form eines Reizes wir attraktiv finden (oder nicht). Die ästhetische Form – ob wir sie nun auf einer Leinwand finden, in einer Konzerthalle oder auf der Bühne eines Theaters – ist das, was das Gefühl erzeugt.

Selbst Orte können ein ganz bestimmtes Gefühl hervorrufen. Manche Plätze sind meditativ, laden zur Reflexion ein oder werden gar als spirituell erhebend oder heilig angesehen. Sicher fallen den meisten von uns bestimmte Gebäude ein, die sie in irgendeiner Hinsicht innerlich bewegen. Das geht uns natürlich mit allen Kunstformen so. Der berühmte Architekt Daniel Liebeskind bringt das sehr gut zum Ausdruck: »Musik und Architektur sind sich sehr ähnlich. Bei beiden geht es um Tonalität, Ausgeglichenheit und Harmonie.«[39]

Und der Neurologe Oliver Sacks schreibt: »Wir könnten genauso gut sagen, dass Musik Architektur in Bewegung ist« – und er fügt noch Rhythmus und Symmetrie als weitere Eigenschaften, die beiden Kunstformen gemeinsam sind, hinzu.[40]

Der Ton oder die Saite, die ein Kunstwerk im Betrachter anklingen lässt, ist in der Tat das Gleiche wie ein Gefühl. Nicht umsonst ist die Wurzel des Begriffs »Ästhetik« ein griechisches Wort, das »gefühlsmäßig« oder »Gefühle betreffend« bedeutet (wie auch sein Gegenteil, »Anästhesie«, »Abwesenheit von Gefühlen« bedeutet).[41] Der Körpertherapeut David Lauterstein schreibt: »Kunst ist eine körperlich gefühlte Erfahrung, die einem Schauer über den Rücken jagen und die sich als die Erhebung des Herzens durch eine Melodie oder die Inspiration und die Begeisterung über einen schönen Anblick manifestieren kann.«[42] Er behauptet außerdem, dass eine Person wahrscheinlich ein umso ausdrucksstärkerer und besserer Künstler ist, je mehr diese Person Zugang zu ihren Gefühlen besitzt und diese in ihr Leben integriert hat.[43]

Es ist in der Tat anzunehmen, dass das lange Leben, dessen sich einige unserer bekanntesten Schriftsteller, Bildhauer, Architekten, Komponisten und Dirigenten erfreut haben, zumindest zum Teil auf die belebende Wirkung ihrer Kunst zurückzuführen ist – auf eine die Gesundheit fördernde Wirkung der Vermählung der eigenen tiefsten Gefühle mit intellektuellem Scharfsinn. Das künstlerische Werk solcher Menschen ist oft inspirierend, ja tatsächlich atemberaubend, wie es der kreative Prozess für diese Künstler selbst sicherlich gewesen ist.

Eine umfassende Studie der kreativsten Individuen in der Geschichte der Menschheit zeigt, dass körperliches Fühlen und emotionaler Ausdruck im Allgemeinen mit dem Denken und der Vorstellungskraft Hand in Hand gehen. In seinem Buch *Sparks of Genius* schreibt Professor Robert Root-Bernstein von der Michigan State University: »Der Prozess der Erfindung ist immer emotional und sinnlich, und die daraus hervorgehenden Ideen werden [von großen Schriftstellern oder Wissenschaftlern] nur in Worte oder Zahlen übersetzt, damit sie anderen Menschen kommuniziert werden können.« Bei besonders kreativen Personen, so sagt er, »tauchen Ideen in der Form von Gefühlen, Emotionen, Bewegungen, Bildern und Strukturen auf. Wenn wir etwas wirklich verstehen, dann können wir es nicht nur mit Worten erklären, es in Zahlen oder eine Kunstform fassen, sondern wir können es auch spüren und fühlen.« So haben zum Beispiel viele kreative Menschen betont, sie seien zu dem Gegenstand ihrer Kreativität »geworden« – zu dem Baum oder dem Tier, das sie gemalt haben, zu den Elektronen, Sternen, Genen oder Viren, die sie erforscht haben, oder zu den Charakteren in den Büchern, die sie geschrieben haben. Zum Prozess der Kreativität gehört deshalb, die Bilder und Gefühle, die man in sich spürt, in Worte, Gleichungen, Skulpturen, Tänze oder irgendeine andere Sprache, die andere Menschen nachvollziehen können, zu übersetzen. Und diese Ausdrucksformen waren oft nur ein Teil der Persönlichkeit dieser Menschen. Root-Bernstein weist darauf hin, dass der Dichter e. e. cummings, wie viele bekannte Schriftsteller, auch Maler war, und dass Albert Einstein, wie viele Nobelpreisträger, auch Musiker gewesen ist.[44]

Was die Übrigen von uns angeht, weist unser Sprachgebrauch bereits auf zugrunde liegende Gefühle hin. »Das ist ja zum Totlachen« mögen Sie nach einem »herzhaften« Lachanfall sagen und sich gleichzeitig aufgrund dieser Lösung von Spannungen besser fühlen. »Ich bin heute in einer spielerischen Laune« bringt einen anderen Gefühlszustand (ebenso wie einen mentalen Zustand) zum Ausdruck. Wir mögen sagen: »Ich fühle mich verantwortlich für sie«, und wenn wir sagen: »Ich hatte das starke Gefühl, meinen Standpunkt verteidigen zu müssen«, so bringt das einen körperlich beeinflussten Sinn für das eigene Territorium zum Ausdruck. Selbst die Intuition ist nichts, wenn sie nicht körperlich vermittelt wird. So sagen wir zum Beispiel: »Ich kann den Finger nicht darauf legen – aber es fühlt sich einfach nicht richtig an.«

Zu diesem Katalog von Gefühlen möchte ich noch eine wichtige Einschränkung hinzufügen: Es mag sein, dass Sie sich Ihrer Gefühle nicht vollständig bewusst sind. Es mag Wahrnehmungen geben, die Ihr Körper erkennt, Ihr Gehirn jedoch – zumindest auf einer bewussten Ebene – nicht erkennt. Die besten Beispiele hierfür sind der Herzschlag, der Blutkreislauf und die Atmung. Diese Aktivitäten laufen die ganze Zeit ab – Sie wären nicht lebendig, wenn sie das nicht täten –, aber wie oft sind Sie ihrer gewahr? Sie geschehen im Allgemeinen unterschwellig, in einer nicht beachteten Ecke Ihres Bewusstseins. Wenn diese Prozesse jedoch aus irgendeinem Grund gestört werden (wenn Sie zum Beispiel Kurzatmigkeit erfahren), werden Sie sich ihrer sofort bewusst. Wie meine Frau, die Asthmatikerin ist, zu sagen pflegt: »Nichts wird dir so schnell bewusst wie das Unvermögen zu atmen.« Dasselbe gilt für zahlreiche andere körperliche Prozesse, die im Allgemeinen unterhalb der Schwelle unseres bewussten Gewahrseins ablaufen.

Es kann aber auch sein, dass ein bestimmtes Gefühl so flüchtig war, dass unser Bewusstsein es nie registriert hat. Oder es war uns einmal bewusst, steht aber jetzt nicht mehr im Vordergrund. Jeder von uns hat schon einmal unangenehme Gefühle blockiert oder verdrängt, typischerweise solche Gefühle, die mit schmerzlichen oder erschreckenden Erfahrungen zu tun hatten. Der Körper jedoch erkennt letztlich alle Gefühle. Schließlich sind die Gefühle seine Sprache und sein Handwerkszeug.

WAS IST EMOTION?

Eine Emotion, wie ich sie definiere, ist ein Gefühl, das sein Vorhandensein durch ein Bedürfnis, einen Wunsch oder die Neigung, es auszudrücken, kundtut – durch Lachen, Weinen, Schreien, Gestikulieren, Kämpfen, Flüchten, durch eine Umarmung oder einen Kuss. Die Ausdrucksmittel mögen auch künstlerischer Natur sein, etwa das Schreiben über eine schmerzliche Erfahrung oder das Zeichnen oder Malen von etwas, das wir als bedeutungsvoll empfinden. Ein Gedicht kann ebenso ein Ausdrucksmittel sein wie eine musikalische Komposition, wie Singen, Marschieren oder Tanzen. Selbst, dass man etwas Schlechtes, das man getan hat, eingesteht oder sich dafür entschuldigt, kann ein solches Ausdrucksmittel sein. All diese Dinge bringen etwas zum Ausdruck, das wir fühlen.

Meine Definition erscheint auch dann sinnvoll, wenn wir das Wort »Emotion« genauer betrachten. Eine Emotion ist nämlich ein Gefühl in Bewegung (englisch motion = Bewegung) innerhalb unseres Körpers. Und wenn wir sagen, jemand sei »emotional«, dann meinen wir, dass er oder sie seine Gefühle gern zum Ausdruck bringt. Die Person kann das ganz direkt tun, indem sie mit jemand anderem redet oder dessen Hand drückt, oder indirekt, indem sie in ein privates

Tagebuch schreibt, auf einen Sandsack einschlägt, vor sich hin murmelt oder sich durch Schreien Luft macht.

Das Folgende ist eine Liste von Emotionen; sie soll weder erschöpfend noch allumfassend sein und wird auch nicht in einer ganz bestimmten Reihenfolge präsentiert. Wichtig ist hierbei nur, dass Sie sehen, wie diese Emotionen – im Gegensatz zu den einfacheren Gefühlen – sowohl eine Bewegung im Körper als auch das Bedürfnis nach irgendeiner Weise des Ausdrucks implizieren:

- Zorn
- Verachtung
- Sorge
- Überraschung
- Furcht
- Qual
- Traurigkeit
- Kummer
- Glück
- Freude
- Verzweiflung
- Dankbarkeit
- Lust
- Ekel
- Hoffnungslosigkeit
- Aufmüpfigkeit
- Verlegenheit
- Schuldbewusstsein
- Hass
- Frustration
- Bedauern
- Ehrfurcht
- Entsetzen
- Erleichterung
- Einsamkeit
- Mitgefühl
- Fröhlichkeit
- Hoffnung
- Niedergeschlagenheit
- Sehnsucht
- Neid
- Mitleid
- Resignation
- Stolz
- Scham
- Unentschlossenheit

Wie schon früher erwähnt, fallen Furcht und Schrecken in die Kategorie der Emotionen, denn sie bringen eine Person eher dazu, zu handeln als ein Gefühl von Gefahr. Etwas kann sich gefährlich anfühlen und Sie können sich trotzdem dazu entschließen, damit weiterzumachen. Furcht und Schrecken werden Sie dagegen eher nötigen, den Status quo zu ändern.

Ich möchte hinzufügen, dass ich Depressionen – ein Thema, über das heute viel gesprochen wird – nicht für Emotionen halte. Depression ist ein Zustand, das Resultat von nicht zum Ausdruck gebrachten Emotionen. In diesem Sinne ist sie eine Anti-Emotion, ein Beispiel für das, was jemandem geschehen kann, wenn er sich von machtvollen Gefühlen abspaltet oder sie verdrängt. In vielen Fällen – vielleicht sogar in allen – hat die Depression auch eine genetische Komponente, ist sie eine latente Veranlagung.

Warum, so mögen Sie fragen, steht dann die Unentschlossenheit auf der Liste? Eine unentschlossene Person agiert das, was sie fühlt, selten aus – Shakespeares Hamlet mit seinen ständigen zweideutigen Reden ist ein gutes Beispiel dafür. Die Unentschlossenheit wird manchmal mit der Depression in Verbindung gebracht: Depressive Menschen scheinen oft genug unentschlossen zu sein. Ich meine jedoch, dass die Unentschlossenheit ein Zusammentreffen miteinander wettstreitender oder einander widersprechender Emotionen ist. Man könnte deshalb sagen, dass die Person durchaus dazu neigt, etwas zum Ausdruck zu bringen, dass diesem Impuls jedoch etwas entgegenwirkt. Unentschlossenheit ist daher ein emotionaler Zustand. Meistens ist sie nur ein vorübergehender Zustand; wird er aufgelöst, kommt die Emotion oft umso nachdrücklicher zum Ausdruck.

Inzwischen sollte klar geworden sein, dass Emotionen selten einfach, rein und unkompliziert sind. So wie die allermeisten Farben, die wir in der Welt wahrnehmen, eine Mischung von Primärfarben sind, so kann man die meisten Emotionen als eine Mischung von primären Gefühlen betrachten. Die komplexesten Emotionen sind wahrscheinlich ein Amalgam von Gefühlen, die einander widersprechen (oder die zumindest nicht natürlich miteinander harmonieren). Nehmen wir als Beispiel den Selbsthass. Zu den Anteilen, aus denen er besteht, könnten Begehren, Sehnsucht, Angst, Verzweiflung und

Scham gehören. Das Resultat kann eine sehr komplexe Emotion sein, deren Anerkennung und Ausdruck ein ziemliches Problem darstellen kann.

WELCHEN WERT HABEN EMOTIONEN?

So wie ich zwischen Gefühlen und Emotionen unterscheide, haben diese beiden Konzepte für menschliche Wesen auch unterschiedlichen Wert. Der zentrale Wert des Gefühls ist die Selbsterhaltung und die Selbstlenkung. Jedes Tier, das sensorische Nervenbahnen und einen Körper besitzt, fühlt. Diese Kreatur mag bewusst – das heißt ihrer selbst gewahr – sein oder nicht; aber sie ist definitiv lebendig, eindeutig fühlend. Und ihre Gefühle gestatten es ihr, in der Welt zu überleben und sich in ihr zurechtzufinden.

Im Gegensatz dazu muss ein Wesen bewusst sein, damit es in der Lage ist, seine Gefühle zu erkennen und dementsprechend zu handeln. Ich unterscheide hier zwischen Tieren, die einfach auf ihren biologischen Drang oder Instinkt reagieren, und solchen, die sich bewusst dafür entscheiden, eine Emotion zum Ausdruck zu bringen. Menschenwesen sind die einzigen Kreaturen, von denen wir mit Gewissheit wissen, dass sie Gefühle, die sich in ihrem Körper bewegen, erkennen und sie ihren Artgenossen gegenüber zum Ausdruck bringen (oder sich selbst bewusst machen) können. Es gibt jedoch starke Indizien dafür, dass Schimpansen, Delfine, Wale und Elefanten – neben Spezies, die wir noch besser kennen als diese, nämlich Katzen und Hunde – dies ebenfalls können.

Welchem Zweck dienen Emotionen also? Im Folgenden führe ich die wichtigsten Theorien an. Wir beginnen mit den fundamentalsten (biologischen) Funktionen und gehen zu den fortgeschritteneren Funktionen weiter.

Sich selbst gewahr sein

Emotionen ermöglichen es Individuen, »sich selbst« von »anderen« zu unterscheiden (der Aspekt des Selbstgewahrseins). Schon früh in unserem Leben sind wir anhand zweier sich ergänzender Maßstäbe fähig, das Innere vom Äußeren zu unterscheiden. Maßstab ist einerseits, was wir in jedem gegebenen Moment in Reaktion auf äußere Reize fühlen, und andererseits die Reaktionen anderer Menschen auf unseren eigenen Ausdruck von Emotion. Emotionen – diejenigen, die von einem Individuum selbst ausgehen, ebenso wie diejenigen, die von anderen ausgehen – helfen dem Individuum also, eine Empfindung für das eigene Ich zu entwickeln. (Psychologen sprechen von der Notwendigkeit, wohldefinierte Grenzen zu haben. Dies ist nicht nur ein wichtiges, sondern auch ein sehr nützliches Konzept, auf das wir in diesem Buch immer wieder zurückkommen werden.)

Anpassungs- und Reaktionshilfe

Emotionen ermöglichen es dem Individuum, schnell und angemessen auf Veränderungen in seiner Umgebung zu reagieren (der Aspekt der Anpassung). Emotionen treiben ihrer Definition nach Bewegung an. Dieser Prozess ist offensichtlich eine Hilfe bei der Entscheidungsfindung. Piero Scaruffi sagt dazu: »Wenn ich mich vor einer Situation fürchte, bedeutet dies, dass sie gefährlich ist. [Das Gefühl der] Furcht hat mir bereits geholfen, mir darüber klar zu werden, wie ich mit der Situation umzugehen habe. Wäre ich nicht fähig, Furcht zu empfinden, müsste mein Gehirn die Situation analysieren, logisch schlussfolgern, was an der Situation gut für mich und was schlecht für mich ist, und schließlich zu einer Entscheidung gelangen. Bis es so weit gekommen ist, könnte es bereits zu spät sein.«[45]

Kommunikationsfördernd

Emotionen ermöglichen es Individuen, einander etwas Wichtiges mitzuteilen (der Aspekt der Gemeinsamkeit). Sowohl der individuellen Integrität als auch dem Funktionieren der Gruppe ist gedient, wenn Emotionen verwendet werden. Körperliche Botschaften wie »Ich bin glücklich«, »Mir geht es schlecht«, »Ich will deine Banane« oder »Achtung!« lassen sich schnell und unzweideutig zum Ausdruck bringen, was sie zu einem idealen Kommunikationsmittel macht.[46] Charles Darwin war der Erste, der den Vorrang von Emotionen bei der Mitteilung von Gefühlen und Absichten erkannte und dokumentierte.[47] Wäre Darwin nicht so berühmt als Autor von *Die Entstehung der Arten*, dann hätte sein Buch *Der Ausdruck der Gemütsbewegungen bei dem Menschen und den Tieren* wahrscheinlich sehr viel mehr Anerkennung gefunden.[48]

Sozialisation und Bindung

Emotionen festigen die Bande zwischen Menschen, insbesondere zwischen Eltern und Kindern (der interpersonale Aspekt). Der psychologische Terminus »Bindung« wird benutzt, um die auf Liebe und Zuneigung basierende Stärke der Identifikation zwischen Kindern und ihren Bezugspersonen zu beschreiben. Gefühle, die über die Augen, den Klang der Stimme und die Qualität von Berührung mitgeteilt werden, sind, wie die Entwicklungspsychologen festgestellt haben, ganz wichtig für die Ich-Empfindung des Kindes, die Entwicklung seines Selbstwertgefühls sowie seine Fähigkeit, später in seinem Leben enge und sinnvolle Bindungen einzugehen und aufrechtzuerhalten.[49]

Allgemeiner gesehen, ermöglichen Emotionen die Einfühlung zwischen Individuen, weil jeder von uns schon früh in seinem Leben lernt, Gesichtsausdrücke und andere Hinweise, die wir erhalten, zu assoziieren und daraus zu decodieren, was andere Menschen fühlen.[50]

Verstärker für Gedächtnis und Merkfähigkeit

Emotionen als integrale Bestandteile von Gedächtnis und Lernen (der Aspekt der Kontinuität). Wenn man Emotionen fühlt und zum Ausdruck bringt, zirkulieren chemische Stoffe des Gehirns (Neurotransmitter) und Hormone durch den Körper. Im Zusammenwirken mit neuronalen Strukturen, Körperorganen und Muskulatur erzeugen diese Chemikalien buchstäblich Gedächtnis als Strukturen von Gehirnaktivität und von Bewegung (oder Mangel an Bewegung) im restlichen Körper.[51] Eine bestehende Erinnerung kann natürlich bewusst oder unbewusst sein, das heißt, sie ist entweder unserem Denken und unsere Einsicht zugänglich, oder sie ist auf eine Weise gespeichert, die sie relativ – aber nicht unbedingt vollständig – unzugänglich macht. Gedächtnis und Lernen werden zudem sehr verstärkt, wenn eine Erfahrung, die wir im Rahmen unserer Erziehung oder in einer Lernsituation machen, von einer starken Emotion begleitet wird. Was ein Lehrer mit großer Leidenschaft vermittelt, wird von seinen Schülern sehr viel leichter gelernt.

Gradmesser unserer Motivation

Emotionen sind ein Barometer, das anzeigt, ob unsere Bedürfnisse unerfüllt oder unsere Ziele verwirklicht werden (der Aspekt der Motivation). Furcht kann man zum Beispiel als ein Maß des Mangels an Sicherheit ansehen. Kummer oder Niedergeschlagenheit kann man als Maß der Empfindung von Verlust betrachten. Zorn und Aufmüpfigkeit kann man als Gegengewicht gegen einen Mangel an Befriedigung sehen. Gier, Hoffnung und Sehnsucht lassen sich alle als ein Streben nach Lust verstehen.[52] Eine Variation dieser Idee ist die Vorstellung, dass Emotionen auf sehr grundlegende Weise dazu dienen, ein Individuum zur Annahme oder Ablehnung der äußerlichen Wirklichkeit, der es begegnet, anzutreiben.[53]

Wächter des Sozialverhaltens
Emotionen führen zu sozial akzeptiertem Verhalten und dienen als machtvolle Erinnerung, wenn unser Verhalten nicht den Standards entspricht, seien es innere oder äußere Standards (der ethische Aspekt). Als zwei wesentliche Beispiele führt der Autor Willard Gaylin Scham und Schuldgefühl an – zwei »soziale Emotionen«, die einen Verstoß gegen die Verhaltensregeln widerspiegeln. Er schreibt: »Scham und Schuldgefühl ... definieren das Menschenwesen ganz besonders und sind wesentlich für die Aufrechterhaltung einer zivilisierten Gesellschaft ... Sie sind die Bausteine des Gewissens, des Kerns des moralischen Tiers.«[54]

Entwicklungshelfer
Emotionen sind wesentlich für die persönliche Entwicklung und Selbstverwirklichung (der Entwicklungs-Aspekt). So wie Fieber signalisiert, dass der Körper eine Infektion abwehrt, machen schmerzliche oder negative Emotionen uns deutlich, dass wir uns mitten in einer schwierigen Situation befinden und etwas lernen müssen, wenn wir wachsen wollen.[55]

Die emotionale Rückkopplungsschleife, zu der das Erkennen dessen gehört, was wir und unsere Mitmenschen fühlen, treibt den Fortschritt unserer Spezies voran (der evolutionäre Aspekt). Im Gegensatz zu der Vorstellung, dass das Menschenwesen buchstäblich ein weißes Stück Papier sei – die Erfahrung füllt nur vorgegebene genetische Pfade aus –, gibt es die Vorstellung, dass die emotionale Interaktion zwischen Menschenwesen der Antrieb für die schnelle intellektuelle und kulturelle Entwicklung unserer Spezies ist.[56]

Fördern die Selbsterkenntnis
Im Zusammenwirken mit dem Denken bestimmen Emotionen die Qualität, den Wert und letztlich auch den Sinn des Platzes eines Menschenwesens in seinem Leben (der qualitative As-

pekt). Wie wir später in diesem Buch zeigen werden, beseelt Emotion den Intellekt. Fühlen ging dem Denken in der Evolution voraus und ist bis heute wesentlich. Ohne Emotion – das heißt ohne die Wahrnehmung und den Ausdruck von Gefühlen – würden die höheren Gehirnfunktionen in einem Vakuum fungieren, wenn sie überhaupt funktionieren würden. Jede Einschätzung unseres Lebens muss also auf emotionaler Erfahrung basieren. Mehrere Autoren haben diese Idee sehr schön formuliert. Gaylin sagt, dass Emotionen »unsere Persönlichkeit zutiefst formen und der innerste Kern des Menschseins sind«.[57] Sein Kollege, der Psychiater Elio Frattaroli, meint, wir könnten »vor allem in unserem Gewahrsein von Gefühlen … entdecken, wer wir wirklich sind. … Im simplen Akt des Aufmerkens auf Ihre innere Welt, auf die fein abgestimmten Schichten und Eigenschaften innerer Erfahrung … kristallisieren sich die Kernbedeutungen Ihres Lebens heraus.«[58]

Für eine Person, die ein gegebenes Gefühl oder eine Gruppe von Gefühlen erfährt und sich emotional zum Ausdruck bringt, wird in jeder Situation wenigstens einem der oben genannten Zwecke gedient.

Wenn wir einmal in Betracht ziehen, was Emotionen sind und was sie alles für uns leisten, als Individuen und als Gemeinschaft, so sind sie wirklich etwas Wunderbares. Können Sie sich vorstellen, ohne sie ein Mensch zu sein?

EMOTIONEN VERLAUFEN IN ZWEI RICHTUNGEN

Man kann natürlich geteilter Meinung darüber sein, was Sinneswahrnehmungen, Gefühle und Emotionen sind. Dieses Buch liefert nur einen allgemeinen Bezugsrahmen. Ich glaube allerdings, dass es zutreffend darstellt, wie wir Menschenwesen funktionieren und dass es dabei den Körper – in dem jeder von uns wohnt, sich Fragen stellt und Vermutungen anstellt – angemessen berücksichtigt.

Eine weitere Ausarbeitung unseres Konzepts ist nötig. Zuerst einmal ist offensichtlich, dass Emotionen nicht allein durch eine Aktion oder Situationen entstehen, in die wir direkt involviert sind – wenn also jemand eine Überraschungsparty für uns arrangiert, was Freude und/oder Dankbarkeit bei uns hervorruft; wenn wir in einen Streit hineingezogen werden und Zorn oder Frustration in uns hervorgerufen werden; wenn wir etwas Ungehöriges sagen und deshalb verlegen werden oder uns schuldig fühlen; oder wenn wir einfach einen wunderbaren Sonnenuntergang betrachten und darüber Ehrfurcht empfinden. Emotionen können auch von innen, aus weniger greifbaren Quellen auftreten, etwa wenn Sie …

- sich an etwas erinnern
- über etwas nachdenken
- eine Nachricht hören
- sich in Fantasien oder Tagträumen ergehen
- während des Schlafes träumen

Es stellt sich die Frage, ob in all diesen Fällen unbedingt zuerst eine körperliche Wahrnehmung (Gefühl) ausgelöst wird oder ob Ihr Gehirn zuerst in Aktion tritt und dann Ihren Körper aktiviert. Sie mögen sich sagen: »Na und? Was soll's? Es läuft ja doch alles so schnell ab, dass man nicht zwischen beiden Möglichkeiten unterscheiden kann.« Da haben Sie durchaus recht. Im Alltagsleben spielt diese Frage keine Rolle, aber in der Welt der Neurowissenschaft und der Neurophilosophie ist sie durchaus wichtig. Die Frage: »Was kommt zuerst, körperliche Empfindung oder Denken?« ist so alt wie die Philosophie. Oder so alt wie die Einsicht des Menschen, dass er sowohl eine physische als auch eine mentale Kreatur ist. Was unsere Theorien angeht, steht viel auf dem Spiel. Die unbezweifelbare Tatsache, dass Gefühle sowohl im Gehirn als auch im Körper »geschehen«, bedeutet, dass wir aus dem Studium der Emotionen viele Aufschlüsse hinsichtlich der letzten Fragen über die menschliche Natur gewinnen können. Unser zunehmendes Vermögen, die emotionale Aktivität im Gehirn mit spezialisierten Geräten, die bereits ein kurzes Aufflackern neuronaler Aktivität im Gehirn registrieren können, zu beobachten, lässt uns vermuten, dass es nicht mehr lange dauern wird, bis wir definitive Antworten erhalten.

Eine an Einfluss gewinnende Schule des Denkens behauptet, dass die Gehirnaktivität auf jeden Fall zuerst kommt. Die führenden Forscher in diesem Bereich sind Antonio Damasio von der Universität von Südkalifornien und J. Allan Hobson von der medizinischen Fakultät der Harvard-Universität. Ihre Grundidee ist, dass das Gehirn unterhalb der Schwelle des Bewusstseins körperliche Reaktionen auslöst, die dann wiederum Gehirnaktivitäten auf einer höheren Ebene in Gang setzen, was schließlich zu einer bewussten Wahrnehmung dessen führt, was wir fühlen.

Die Terminologie, die Damasio und Hobson verwenden, steht im Gegensatz zu den von mir verwendeten Begriffen. Für sie ist Emotion ein Hintergrundzustand des Gehirns. Sie ist, anders gesagt, eine fortlaufende Einschätzung der äußeren Umgebung und des inneren körperlichen Zustands einer Person. Nach Hobson ist Emotion »ein unablässiger Fluss lebenswichtiger Information aus unserem tiefen Inneren ... nicht nur eine Reaktion auf die Welt, sie ist eine spontane und durchgängig vorhandene Komponente unserer subjektiven Erfahrung ... die andere auffangen, lesen und als unsere Persönlichkeit beschreiben«.[59] Wir senden demnach unablässig unseren emotionalen Zustand (in meinem Bezugsrahmen würde ich eher »unseren Hintergrund-Gefühlszustand« sagen) durch unseren Gesichtsausdruck, durch unsere Haltung und den Klang unserer Stimme an andere aus. Das Endprodukt – das, was Damasio und Hobson »Gefühle« nennen – ist im Gegensatz dazu Privatsache. Ein Gefühl, so behaupten sie, ist das, was Sie bewusst registrieren, was Sie nach seinem Sinn befragen, woran Sie sich erfahrungsgemäß erinnern und wovon Sie zu lernen versuchen.

Diese Theoretiker haben gewiss sehr gründlich über diese Angelegenheit nachgedacht, und sie legen scharfsinnig entwickelte Argumente sowie experimentelle Belege vor. Ihre Arbeit hat, zusammen mit der anderer Pioniere wie Joseph LeDoux von der medizinischen Fakultät der Cornell Universität, eine neue Ära in der Erforschung und Würdigung der Emotionen eingeleitet. Trotzdem frage ich mich, ob ihre Ausbildung als Neurologe sie nicht dafür prädisponiert hat, das Gehirn in allen Fällen als die treibende Kraft anzusehen. Damasio zum Beispiel macht ständig Aussagen wie:

- »Das Gehirn ruft Emotionen hervor ...«[60]
- »... Gehirn-Repräsentationen ... erzeugen ein Gefühl.«[61]
- »Emotionen sind komplizierte Muster chemischer und neuronaler Reaktionen.«[62]
- »... neuronale Muster ... werden schließlich zu Gefühlen.«[63]

Auch wenn Damasio anerkennt, dass der Körper »die Hauptbühne für Emotionen«[64] darstellt, und er sich sehr darum bemüht zu zeigen, dass der Körper ein integraler Bestandteil der Emotion-Gefühl-Rückkoppelungsschleife ist, ist er dennoch davon überzeugt, dass es keinen im Körper beginnenden Gefühlszustand geben kann.[65] Hobson ist hier noch wesentlich deutlicher; seiner Meinung nach können Emotionen nicht im Körper angesiedelt sein. Sein Argument ist, dass unsere Träume voller Emotionen sind und dass in der REM-Phase des Schlafs (der »Phase der schnellen Augenbewegungen«), welche die durch Träume charakterisierte Phase des Schlafs ist, körperliche Empfindungen blockiert sind. Wenn wir unseren Körper während eines Traums also nicht fühlen können, wie können die unbestreitbar lebhaften Emotionen dann mit dem Körper zu tun haben?[66]

Auf den ersten Blick erscheint diese Argumentation schlüssig. Es gibt jedoch eine Antwort darauf, eine Antwort, die vielleicht illustriert, dass die Entwicklung von Emotionen in zwei Richtungen gehen kann. Die Traumemotionen, so behaupte ich, gleichen einerseits der Art von Emotionen, die wir im wachen Leben erfahren, gleichen ihr andererseits aber auch nicht. Meine Begründung hat mit meiner ursprünglichen These zu tun, dass

a) Sinneswahrnehmungen das Rohmaterial von Gefühlen sind,
b) Gefühle bewusst werden können oder auch nicht,
c) Gefühle, die ausgedrückt werden müssen – also das, was ich Emotionen nenne –, bewusst werden, indem wir ihnen anderen oder uns selbst gegenüber Ausdruck verleihen.

Dies ist die Richtung des Verlaufs von Emotionen, die zuerst und vor allem eine körperliche Informationseingabe verlangt. Das Gehirn kommt erst später ins Spiel.

Es ist der Verlauf, den Emotionen typischerweise nehmen, wenn etwas Greifbares geschieht, in das Sie direkt involviert sind. Wir haben oben bereits die Beispiele der Freude über eine Überraschungsparty, des Zorns über einen Streit, der Scham über eine ungehörige Aussage oder der Ehrfurcht angesichts eines wunderbaren Sonnenuntergangs angeführt. In diesen Fällen gibt es reichlich sensorische Reize zur Auslösung des Prozesses.

Es gibt aber auch viele Gelegenheiten, bei denen Emotionen auftauchen, ohne dass Ihr Körper greifbare Reize empfängt, wenn die Reize also ungreifbar sind oder im Inneren erzeugt werden. Hierfür haben wir die Beispiele der Erinnerung an etwas, des Hörens von schlechten Nachrichten, des Tagträumens und des Träumens während des Schlafs angeführt. Der relative Mangel von körperlicher Informationseingabe weist hierbei auf eine andere Richtung des Verlaufs von Emotionen hin – auf den vom Gehirn erzeugten Ablauf, von dem Damasio und Hobson sprechen. Dieser zweite Verlauf liegt vor, wenn wir mental von einem Bild bewegt werden. Doch woher kommt das Bild? Im Falle der Erinnerung sind wir bereits mit dem Bild vertraut, haben es nur in unserem Gedächtnisspeicher abgelegt.

Sehen wir uns das folgende Beispiel an: Kürzlich erinnerte mich meine Frau an einen Song, den wir vor 20 Jahren gemeinsam gehört haben und den sie liebte, den ich aber hasste. Dabei geschahen sehr schnell hintereinander die folgenden Dinge:

1. Ich hörte, was meine Frau sagte.
2. Ich dachte an den Song und den Sänger, der ihn damals sang.
3. Ich zog unwillkürlich eine Grimasse und hörte mich selbst »Igitt!« sagen.
4. Mir wurde wieder einmal klar, wie sehr ich diesen Song hasste.

Hier lag also der von Damasio beschriebene Verlauf von Emotion vor. Die Emotion basierte auf Bildern, die bereits in meinem Geist gespeichert waren, sowie auf Gefühlen, die sich früher mit diesen Bildern verbunden hatten. Doch wie kamen diese Bilder ursprünglich zustande? Sie oder ihre Vorläufer müssen in der ersten Richtung des Verlaufs von Emotionen entstanden sein, als vom Körper erzeugte Bilder. Wir können ein Bild nicht einfach aus dem Nichts erzeugen. Jedes Bild muss auf irgendeiner Art von Erfahrung basieren, und Erfahrung entspringt dem Körperlichen, dem Greifbaren und dem Sinnlichen.

Wenn eine Person also in der REM-Phase des Schlafs

träumt und mental (aber nicht körperlich) Gefühle wahrnimmt, leistet das Gehirn tatsächlich die ganze Arbeit. Dies bedeutet jedoch nicht, wie Hobson folgert, dass Gefühle niemals im Körper erzeugt werden. Es bedeutet einfach nur, dass die Traumemotion, so wie sie ist, die zweite Richtung des Verlaufs von Emotionen nimmt, und nicht die erste.

Ich würde in der Tat Widerspruch gegen die Vorstellung erheben, dass der Inhalt unserer Träume – oder unserer Fantasien, Tagträume oder anderer Prozesse, die hauptsächlich mit Bildern zu tun haben – notwendigerweise unbedingt ein Gefühl oder eine Emotion sein müssen. Wenn kein körperlicher Ablauf mit einem Bild verbunden ist, muss es affektneutral sein. Um es anders zu sagen: Wenn das Bild keinerlei Reaktion in Ihnen hervorruft, ist wohl kaum ein Gefühl involviert. Und ein Gefühl kann, nach meiner Vorstellung, nur zu einer Emotion werden, wenn es zum Ausdruck gebracht wird.

Während des Traums geschieht also Folgendes: Unsere Repräsentationen sind tatsächlich in unserem Kopf; sie sind allein neuronale Muster. Wenn wir aufwachen, erkennen wir, dass wir Freude, Schrecken, Ärger, Liebe, Begehren, Schuld oder jede andere Kombination von Gefühlen erfahren haben, die wir in dem Traum zum Ausdruck gebracht haben oder nicht. Aber haben wir diese Gefühle wirklich gefühlt? Nein. Sie sind erstaunlich akkurate Reproduktionen echter Gefühle. Sie sind Kopien oder Fassaden, aber sie sind keine Gefühle in dem Sinne, in dem ich den Begriff benutze, und ganz gewiss keine Emotionen.

DAS PRIMAT DES FÜHLENS

Ganz gleich, was Forscher (oder sonst irgendjemand) mit den Begriffen »Gefühle«, »Emotionen« oder »Gefühlszustände« meinen, wir sollten uns alle darüber einig werden können, dass dieser Aspekt des Daseins nicht einfach nur eine wesentliche Komponente des Bewusstseins ist. Unsere tiefsten Gefühle diktieren unweigerlich, wer wir als Individuen sind, was in unserem Leben wichtig ist, was zu tun wir uns entscheiden und wozu wir werden. »Für ein Menschenwesen«, sagt José Antonio Jáuregui, »ist die Realität, die letztlich zählt, die Realität seiner Gefühle.«[67]

Diese Realität ist zweifellos materiell. Gefühle werden auf viele unterschiedliche Weisen verkörpert, zum Beispiel »... durch Myriaden Veränderungen im chemischen Zustand des Körpers; durch Veränderungen im Zustand der Eingeweide und durch Veränderungen im Grad der Kontraktion verschiedener ... Muskeln des Gesichts, der Kehle, des Rumpfes und der Glieder. ... [Gefühle] verursachen auch andere signifikante Veränderungen im Zustand verschiedener neuronaler Schaltkreise in Gehirn selbst.«[68]

So weiß denn auch ein jeder von uns, was geschieht, wenn Gefühle nicht zum Ausdruck gebracht werden. »Die Muskeln entspannen sich vielleicht nicht mehr oder werden in Anspannung gehalten, die Muskulatur wird hart und verspannt ... Die Fähigkeit, intellektuell und körperlich effektiv zu funktionieren, kann beeinträchtigt werden. Als Konsequenz erfahren diejenigen, die ihre Gefühle unterdrücken ... oft äußerst unangenehme Muskel-, Rücken- und Kopfschmerzen.«[69]

Die andere Seite der Münze ist die Lust, die Befriedigung oder zumindest die Erleichterung, die mit dem emotionalen Ausdruck einhergeht. Wer hat sich nicht schon einmal wesentlich besser gefühlt, wenn er oder sie dieser ganz besonderen Person endlich seine/ihre Liebe gestanden hat? Und wer kennt nicht das Gefühl, dass einem eine Last von den Schultern genommen wurde, wenn man etwas gebeichtet hat, das man als eine Missetat empfunden hat? Alle Welt sagt, es gäbe kein besseres Gefühl als Sex: Hier ist vielleicht der Orgasmus gemeint, der sowohl als psychische Glückseligkeit als auch als körperliche Entspannung erfahren wird, oder auch die bloße Intimität (fragen Sie nur einmal eine Frau). Und denken Sie einmal an das Hochgefühl, das Ihnen eine öffentliche Aufführung vermitteln kann: der Ballettabend, das Konzert oder die improvisierte Darbietung eines Kollegen am Arbeitsplatz, der sich als Stand-up-Komiker erweist. So etwas ist das emotionale und körperliche Gegenteil des Zurückhaltens, Leugnens oder Ignorierens von starken Gefühlen.

In diesem Buch wird es darum gehen, wie wir zu unseren Gefühlen kommen, angefangen bei dem, was wir über unseren Zustand im Mutterleib wissen (oder schlussfolgern können), und weiter verfolgt durch unsere frühe Kindheit und Jugend. Wir werden sehen, wie sich das Ich dank der Strukturen im Gehirn, der Hormone im Körper und der Berührungen auf der Haut entwickelt. Wir werden das Konzept von Gefühlen als Energie erkunden, werden betrachten, wie es zu Heilung kommt, und werden untersuchen, welch wichtige Rolle unser Immunsystem für Gesundheit, Stress und Krankheit spielt. Wir werden das uns vertraute Phänomen der Elektrizität untersuchen und – weniger vertraut – wie diese unserer mentalen und körperlichen Aktivität zugrunde liegt. Wir werden uns mit so unterschiedlichen Phänomenen beschäftigen wie der Sensibilität für Umweltbedingungen (etwa extreme Anfälligkeit für Allergien, Migräne und Ähnliches), der Synästhesie (der Überlappung von Sinneswahrnehmungen wie etwa dem Hören einer Farbe oder dem Schmecken einer Form) und der Versunkenheit (dem Verlust des Ichs in einer intensiven und oft fantasievollen Aktivität). Wir werden betrachten, auf welche Weise Gedächtnis im Körper und im Gehirn erzeugt wird, und werden lernen, was während einer traumatischen Erfahrung geschieht, wenn der bewusste Geist sich von dieser Erfahrung abtrennt, wenn also das Fühlen zurückgezogen wird und die Erinnerung »in den Untergrund« geht.

Immer wieder werden wir uns auch mit Anomalien beschäftigen wie etwa Erscheinungen, telepathischen Träumen und Poltergeistern, und wir werden uns fragen, inwieweit diese tatsächliche Wahrnehmungen sein können und welcher Typ von Personen wahrscheinlich am ehesten solche Erfahrungen macht (oder sie auslöst). Wir werden das Rätsel der Phantomschmerzen und der posttraumatischen Belastungsstörung sowie der sogenannten außerkörperlichen Erfahrung betrachten und Licht auf diese höchst rätselhaften, jedoch sehr intensiv gefühlten Erfahrungen werfen. Wir werden solch unterschiedliche Zustände wie Autismus, Synästhesie, das chronische Erschöpfungssyndrom und die Fibromyalgie (chronische Schmerzerkrankung) in einem völlig neuen Licht sehen. Außerdem werden wir das vielleicht rätselhafteste aller Phänomene untersuchen: die Zeit und die unterschiedlichen Weisen, auf die sie sich dem Menschen manifestiert.

Auf unserer Reise durch diese faszinierenden Bereiche werden wir uns daran erinnern, dass wir, wie der Anthropologe Desmond Morris betont, »immer noch sehr weitgehend ein einfaches biologisches Phänomen sind. Trotz unserer grandiosen Ideen und unserer hochfliegenden Selbstüberschätzung sind wir doch immer noch einfache Tiere.«[70] Wir werden erkennen, dass der genaueste und nützlichste Maßstab dieser unserer Natur die Emotion ist. Ohne unsere Gefühle und den Drang, sie auszudrücken, würden das Bewusstsein und der Intellekt nicht existieren und alle unsere Bemühungen, uns selbst und die Welt, in der wir leben, zu verstehen, wären gegenstandslos.

Die Emotion ist also der springende Punkt dieses Buches. Wir werden zeigen, dass ihre Dynamik all die verschiedenen Themen, die wir untersuchen, durchzieht – Themen, die jedes für sich genommen bereits aufregend genug sind, in der Zusammenschau aber ein neues Verständnis dessen ergeben, was es bedeutet, ein Mensch zu sein. Ich lade Sie ein, sich mit mir auf diese Reise zu begeben.

3
GEFÜHLE ALS INTEGRATOR VON GEHIRN, KÖRPER UND SELBST

Gefühle zeugen vom Zustand der Lebendigkeit im tiefsten Inneren.[71]

Antonio Damasio, Neurowissenschaftler

»Ich denke, also bin ich« ist die Aussage eines Intellektuellen, der Zahnschmerzen unterschätzt.[72]

Milan Kundera, Romancier

Die ungeheure Bandbreite dessen, was wir fühlen können, ist erstaunlich – ganz zu schweigen von unserer Fähigkeit, die Gefühle zu artikulieren und sie auszuagieren. Die Breite und Tiefe unseres Intellekts ist ebenso erstaunlich. Doch einsichtige Denker wie zum Beispiel der Philosoph Baruch Spinoza haben in allen Zeitaltern verstanden, dass Gefühle das Denken prägen. Große Literatur zum Beispiel, hochfliegende Dichtung und sogar monumentale Deklarationen politischer Ideale wie etwa die Magna Charta, die amerikanische Unabhängigkeitserklärung oder die Verfassung der Vereinigten Staaten sind nicht nur Werke des Intellekts. Durch die Adern der Menschen, die sie geschrieben haben, pulsierte Blut, sie fühlten intensiv und handelten ihren Überzeugungen entsprechend. Und bei jedem von uns Heutigen ist das ebenfalls der Fall. Was wir fühlen, ist der Grundstein unserer Wahrnehmungen, unserer Träume, unsere Motivationen, unserer Überlegungen und unserer Werte – dessen, was wir sind.

Und da Gefühle und Emotionen dermaßen wichtig sind, tun wir gut daran, sie aus einer evolutionären Perspektive näher zu betrachten. Warum nehmen sie den zentralen Platz in unserer Psyche ein? Wir werden uns einige der Dinge ansehen, die im Gehirn und im ganzen Körper ablaufen, wenn wir uns fürchten, wenn wir traurig, erfreut, überrascht und so weiter sind. Wir werden die Gehirn-Körper-Verbindung untersuchen und werden einen Eindruck davon bekommen, wie sehr wir in vielfältiger Hinsicht einheitliche Wesen sind. Und wir werden betrachten, welch wichtige Implikationen die Emotion für jedes Konzept des Geistes hat. All dies wird uns eine Grundlage geben für die Beschäftigung mit einer der größten Fragen, die sich dem Menschen stellen: Wie kommt ein Ich zustande?

EMOTIONEN HABEN EINE LANGE GESCHICHTE

Unsere Spezies, der Homo sapiens, ist Zehntausende von Jahren alt; sie hat sich aus einer heute ausgestorbenen Primatenlinie der Säugetiere entwickelt, die Millionen von Jahren älter ist. Während der ersten 97 Prozent des Existenzzeitraums unserer Spezies entwickelte sich fast all das, was für ein Menschenwesen charakteristisch ist; während des gesamten Zeitraums der aufgezeichneten Geschichte nur etwa die letzten 3 Prozent.[73]

Während unserer frühen Evolution müssen Emotionen hauptsächlich mit dem Überleben zu tun gehabt haben. Furcht und Zorn mobilisierten unsere Vorfahren dazu, entweder vor den Tieren, die ihnen nachstellten, zu fliehen oder mit ihnen zu kämpfen. Unsere Neurologie und Physiologie war ursprünglich auf das reine Überleben ausgerichtet.[74]

Erst vor etwa 10.000 Jahren begannen die Menschen, sich in Gemeinschaften anzusiedeln, den Ackerbau zu erlernen und Tiere zu domestizieren. Schließlich zeigte sich, dass ihre Mitmenschen als die schwierigste und gefährlichste Herausforderung im Alltag an die Stelle der Raubtiere getreten waren. Die ziemlich einfachen Gefühle, die dem Flucht-oder-Kampf-Reflex zugrunde lagen, mussten nun ausgebaut werden zu der Fähigkeit, die Motivation anderer Individuen einzuschätzen und darauf zu reagieren.[75] Der große Erfolg unserer Spezies ist wahrscheinlich auf die Tatsache zurückzuführen, dass wir, wie ein Autor es formuliert, »die kooperativsten Kreaturen auf der Erde sind: Menschen sind bereits vor langer Zeit dauerhafte Bindungen zu anderen Menschen eingegangen, Menschen, die zuerst Fremde waren und die später zu Partnern in intimen Beziehungen wurden« – Beziehungen, die von Ehen bis zu geschäftlichen Partnerschaften reichen.[76] Innerhalb dieses Kontextes muss sich ein breites Spektrum von Gefühlen entwickelt haben, die uns einerseits mit dem notwendigen Bauchgefühl ausgestattet haben, das wir brauchen, um erfolgreich festzustellen, wem wir trauen können und wem nicht, und die uns andererseits ermöglichen, durch unseren Gesichtsausdruck, unsere Haltung, den Ton unserer Stimme und Ähnliches anderen Menschen Bedeutungsschattierungen zu übermitteln.

Nehmen wir zum Beispiel das Spiel der Emotionen auf dem Gesicht. Wie William Allman, der Autor von *Mammutjäger in der Metro: Wie das Erbe der Evolution unser Denken und Verhalten prägt*, schreibt: »Die Emotionen, die sich im Gesicht eines Menschen zeigen, spielen eine wesentliche Rolle bei unserer Beurteilung seiner Ziele, Absichten, seiner Stimmung und Verlässlichkeit. ... [Solche] Hinweise sind so wichtig für das menschliche Überleben, dass sich eine universale Grammatik der Gesichtsausdrücke entwickelt hat.«[77]

Charles Darwin war der Erste, der im Jahre 1872 darüber

geschrieben hat, dass Menschenwesen gewisse Gesichtsausdrücke gemeinsam haben, von denen sie manche sogar mit den Primaten und anderen Tieren teilen.[78] Jüngere Untersuchungen, die der Neurowissenschaftler Paul Ekman von der Universität von Kalifornien in San Francisco durchgeführt hat, haben Darwins Beobachtungen bestätigt. Zeigte man Menschen auf der ganzen Welt, auch in solch primitiven Kulturen wie der der Eingeborenen von Neuguinea, Fotos von Individuen mit einem bestimmten Gesichtsausdruck, so erkannten diese die »Botschaften« sofort. Ekman kam zu dem Ergebnis, dass zumindest vier Gesichtsausdrücke universell menschlich sind: Furcht, Zorn, Fröhlichkeit und Traurigkeit.[79]

DAS AUTONOME NERVENSYSTEM

Emotionen sind nicht nur dazu da, unseren Mitmenschen etwas Wichtiges zu kommunizieren. Sie sind auch mit physiologischen Reaktionen verbunden, die uns, wenn wir nur genug darauf achten, viel darüber sagen, was wir selbst zu einem bestimmten Zeitpunkt erfahren. Betrachten Sie die folgende Aussage über das Schmerzgefühl: »Wenn wir Schmerzen haben, dann tut uns eine bestimmte Stelle des Körpers weh, aber der gesamte Körper reagiert darauf. Wir beginnen zu schwitzen, unsere Pupillen weiten sich, unser Blutdruck schnellt in die Höhe. ... Dasselbe passiert, wenn wir zornig sind oder uns fürchten. Der Schmerz hat also eine tiefe emotionale Komponente.«[80]

Diese physiologischen Aktivitäten werden vom autonomen Nervensystem (ANS) kontrolliert, welches die grundlegenden körperlichen Prozesse reguliert, einschließlich der Atmung, des Blutkreislaufs, des Herzschlags, der Verdauung, der Ausscheidung, der Aktivität unserer Drüsen und der Reaktionen unserer Pupillen. Die Funktionen des autonomen Nervensystems stehen nicht unter bewusster Kontrolle; sie laufen unwillkürlich ab, weshalb man vom »autonomen« Nervensystem spricht. Das autonome Nervensystem hat zwei Zweige, nämlich das sympathische und das parasympathische Nervensystem. Das Erstere beschleunigt die körperlichen Prozesse, das Letztere verlangsamt sie. In Situationen, in denen wir Schmerz oder eine Bedrohung empfinden (zumindest das, was das Individuum als Bedrohung empfindet), mobilisiert der sympathische Zweig über Nervenbahnen, die direkt mit den Nebennieren verbunden sind, unsere Ressourcen, damit wir mit der Notsituation umgehen können. Die Sinne schalten auf Alarmbereitschaft, die Pupillen weiten sich, der Herzmuskel wird stimuliert, der Blutdruck steigt, und die Aufnahme und Verteilung von Sauerstoff wird intensiviert. Am anderen Ende des Spektrums bekommt der parasympathische Zweig (durch den Vagusnerv, mehr darüber später) die Oberhand, wenn man sich nach einer stressgeladenen Situation wieder beruhigt oder bereits entspannt und fröhlich ist.

Man könnte diese beiden Zweige des autonomen Nervensystems als das Yin und Yang des Körpers bezeichnen (siehe Abbildung 1). Wir werden sie im nächsten Kapitel genauer untersuchen. Für den Moment ist nur wichtig, sich daran zu erinnern, wie eng das Fühlen mit den autonomen Funktionen verbunden ist. Gefühle können natürlich bewusst sein; wann immer wir emotional sind, liegen unsere Gefühle blank und können wahrgenommen werden. Aber die Wurzel der Gefühle ist weitgehend biologisch, weitgehend physiologisch und zumindest anfangs unbewusst.

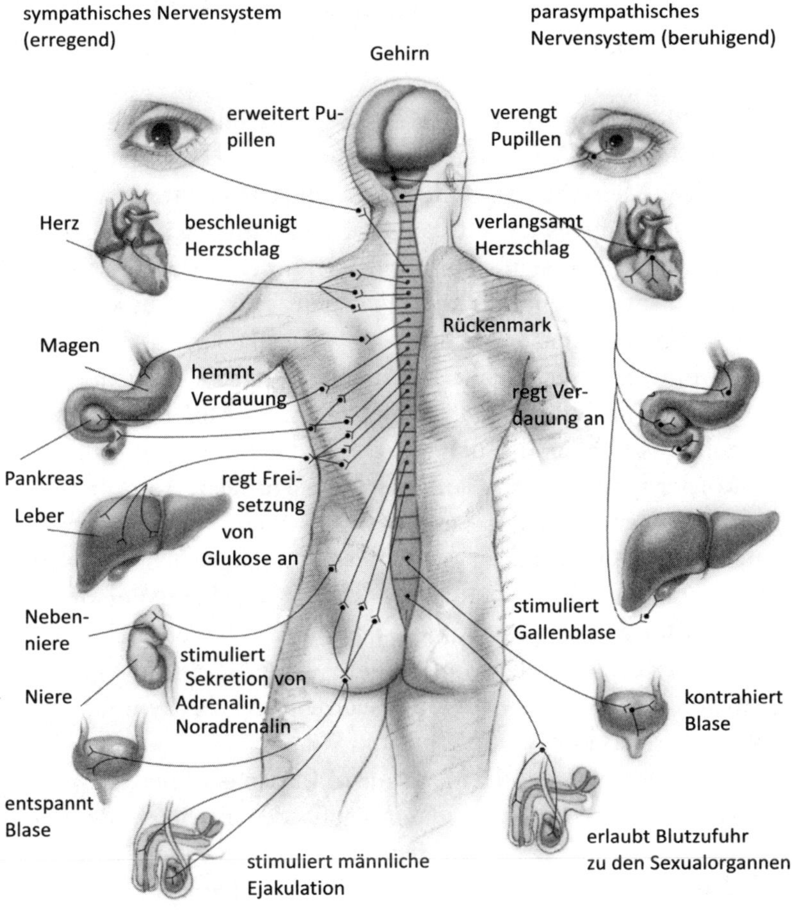

Abbildung 1. Das autonome Nervensystem

Abbildung zur Verfügung gestellt von W. H. Freeman and Company/Worth Publishers.

GEFÜHLE LIEGEN DEM BEWUSSTSEIN ZUGRUNDE

Das Fühlen selbst ist die Basis des Bewusstseins und liegt dem höheren Denken zugrunde. Diese Aussage widerspricht dem, was viele Menschen (besonders die mit stark intellektuellen Neigungen) über sich selbst glauben möchten, aber sie wird immer mehr allgemein akzeptiert. Hier ist ein recht poetisches Bild, das aber dennoch die Wahrheit sehr gut beschreibt: »Wie ein Korken, der auf der Oberfläche des Ozeans schwimmt, hebt und senkt sich das Bewusstsein mit jeder Gefühlswelle, die durch den Körper läuft.«[81] Außerdem haben sowohl das Fühlen als auch das Denken gemeinsame Wurzeln in körperlichen Zuständen oder Bewegungen. Der Prozess wurde folgendermaßen beschrieben: »Wenn die Nervenimpulse, die von körperlichen Bewegungen ausgelöst werden, [die niederen Gehirn-] Zentren erreichen, wird eine Person ihrer Gefühle gewahr. Der Impuls macht jedoch nicht bei diesen niederen Zentren halt, sondern geht weiter … in die Gehirnhemisphären, wo Bilder erzeugt werden und das symbolische Denken stattfindet.«[82]

Der Neurowissenschaftler Antonio Damasio, der seit zwei Jahrzehnten an der vordersten Front der Erforschung von Emotionen arbeitet, vertritt diese Meinung in seinem wegweisenden Buch *Descartes' Irrtum: Fühlen, Denken und das menschliche Gehirn* sehr eloquent. Gefühle, behauptet er, sind aufs Engste mit dem Körper verbunden – und bilden die Grundlage für das bewusste Denken. »Unser Geist«, so schreibt Damasio, »wäre nicht so, wie er ist, hätte es während der Evolution nicht das Wechselspiel von Körper und Gehirn gegeben. … Der Geist hatte zuerst mit dem Körper zu tun, sonst hätte er gar nicht entstehen können.«[83]

Parallel dazu stellt der Evolutionspsychologe und Philosoph Nicholas Humphrey zwei Axiome auf:

1. Bewusstsein rührt daher, dass wir Empfindungen haben.
2. Das Subjekt des Bewusstseins, das »Ich«, ist ein verkörpertes Ich.[84]

Dies ist das Gegenteil von dem, was die Naturwissenschaften und die Philosophie seit Hunderten von Jahren angenommen haben. Seit der Zeit von Descartes, der postulierte, Geist und Körper seien zwei wesenhaft verschiedene Dinge, haben sich die Philosophen auf den Geist und die Naturwissenschaftler auf die Materie konzentriert. Das Mentale wurde als erhaben oder verfeinert betrachtet sowie als der Bereich reiner Spekulation. Das Physische, seien es nun unser Körper oder Aspekte unserer Umwelt wie etwa Licht, Schwerkraft und so weiter, wurde handfester Untersuchung und Experimenten unterworfen. In diesem Spannungsfeld gingen die Gefühle unglücklicherweise verloren. Auch wenn sie körperlich sind, sind sie doch offensichtlich nicht im gewöhnlichen Sinne materiell. Und Gefühle wie Zorn, Neid, Gier und so weiter wurden nie als der Aufmerksamkeit der Philosophen würdig betrachtet. Ganz im Gegenteil: Gefühle und ihr emotionaler Ausdruck wurden als etwas Niederes, als animalisch und der seriösen Erforschung unwert angesehen.[85] Schließlich hatte Descartes ja gesagt: »Ich denke, also bin ich«, nicht »Ich fühle, also bin ich«.[86] Seit der Zeit der Aufklärung fanden es die Forscher interessanter (und fanden damit auch mehr allgemeine Anerkennung), wenn sie Dinge wie den Blutkreislauf im Körper oder das Kreisen der Planeten im Universum erforschten. Das führte zweifellos zu Errungenschaften – etwa durch Harvey, Kepler, Faraday oder Watt –, die viele Menschen aufregend fanden. Aber die Aufregung selbst erforschen? Die Motivation dazu fehlte, ganz zu schweigen von den nötigen Methoden.

Dementsprechend wurde das Bewusstsein während der vergangenen 300 Jahre studiert, ohne dass man dabei der Tatsache, dass »es niemals eine gut fundierte Demonstration eines Geistes ohne einen Körper gegeben hat«[87], viel Beachtung schenkte. Diese Situation ändert sich heute endlich. Humphrey zum Beispiel weist darauf hin, dass ein Geist Grenzen braucht. Bedenken wir, so sagt er, dass primitive Tiere – einschließlich unserer eigenen Vorfahren – alle über Mittel verfügen, sich selbst vom anderen zu unterscheiden. Eine physische Grenze (wie etwa die Haut oder jede andere Membran) bildet zwangsläufig eine Schwelle, über die hinweg der Austausch von Materie und Energie stattfindet. Sensorische Reize werden verarbeitet. Ob es nun um Temperatur, Druck, Schmerz oder irgendeinen anderen Aspekt geht – einige Formen von Reizen sind für den Organismus förderlich, andere sind schädlich, und wieder andere sind neutral. »Jedes Tier, das über die Mittel verfügte, das Gute vom Schlechten zu unterscheiden – sich dem Guten anzunähern oder es hereinzulassen und das Schlechte zu vermeiden oder zu blockieren – hatte unweigerlich einen biologischen Vorteil. Die natürliche Auslese selektierte deshalb mit Wahrscheinlichkeit die ›Sensiblen‹«, schreibt Humphrey.[88]

Im Lauf der Jahrhunderte entstand durch die Verfeinerung dieser Funktion der Unterscheidung eine Grundlage für den Geist. Manche Tiere wurden fähig, wie Humphrey es formuliert, vermittels ihres Nervensystems »handlungsbasierte Repräsentationen der Auswirkungen von Umweltreizen auf ihren eigenen Körper« zu speichern, zu erinnern und zu bearbeiten.[89] Die Natur stattete sie mit den Mitteln aus, nicht nur die Frage »Was geschieht mit mir?« zu beantworten, sondern auch festzustellen, ob es gut oder schlecht war und wie darauf zu reagieren war. Ihr Apparat der Entscheidungsfindung musste also das widerspiegeln, was sie erfuhren. So »hören« Sie zum Beispiel, wie Ihre Gedanken in Ihrem Kopf ausgesprochen werden, während Sie denken oder lesen.[90] Die Wahrnehmung von Klang – sinnvollem Klang – wurde somit internalisiert.

Je weiter sich die Spezies entwickelte, desto besser vermochte sie zu verstehen, was ihr geschah. Sie war nicht nur in der Lage, ankommende Reize aufzunehmen, sondern diese auch mit ihrer Quelle in Verbindung zu bringen, Neugier hinsichtlich dieser Quelle zu entwickeln und sich zu fragen, was darüber hinaus sonst noch »dort draußen« vorzufinden war, wie es sich von dem unterschied, was sich »hier drinnen« befand, und ob es mit diesem harmonierte oder im Widerspruch zu diesem stand. In diesem Stadium ist das »Ich« sehr viel mehr als ein passiver Empfänger von Umweltreizen: Es wird zum Zeugen der eigenen unabhängigen körperlichen Existenz.[91] Empfindungsvermögen wandelt sich zu Bewusstsein. Man besitzt jetzt ein wirkliches Ich, ist in der Lage, sich selbst zu identifizieren, und weiß, dass man eigenständig existiert. Jetzt kann sich eine Persönlichkeit bilden und abstrakteres Denken (zum Beispiel Symbolbildung oder Kategorisierung) sowie kreativer Ausdruck (zum Beispiel Sprache oder Kunst) werden möglich.

Gleichzeitig beginnen wir zu verstehen, dass Empfindungen, Gefühle und Gedanken nicht endlos weitergehen: Sie haben alle eine gewisse Qualität und eine bestimmte Zeitdauer.[92] Daher wissen wir, dass wir in der Zeit existieren. Nach unserer Wahrnehmung betreffen Vergangenheit, Gegenwart und Zukunft sowohl uns selbst als auch die Welt im Allgemeinen. Wir wissen jetzt die Zeit zu benennen. Und auf dem Höhepunkt des Selbstbewusstseins realisieren wir, dass wir sterben werden.[93] Dieses Wissen macht unsere individuelle Existenz und unseren Austausch mit unseren Mitmenschen noch kostbarer.

Nichts davon gäbe es, so sagt Humphrey, ohne verkörperte Gefühle. *Sentio, ergo sum* (Ich fühle, also bin ich).[94]

DAS »ALTE GEHIRN«

Heute wissen wir etwas Wichtiges, das die früheren Theoretiker, darunter auch Descartes, nicht wussten. Wir wissen, dass das Gehirn über Millionen Jahre der Evolution von unten nach oben gewachsen ist, wobei sich die höheren, dem Denken gewidmeten Zentren aus niederen, älteren Teilen des Gehirns entwickelt haben.[95]

Sehen wir uns den primitivsten Teil des Gehirns, den Gehirnstamm, an. Er umgibt das obere Ende der Wirbelsäule und regelt grundlegende Funktionen wie die Atmung, den Stoffwechsel, den Instinkt und die Reflexe. Er wird oft etwas abschätzig das Reptiliengehirn genannt. Doch aus diesem bescheidenen Anfang gingen die emotionalen Zentren hervor sowie, Jahrtausende später, der Neokortex oder das denkende Gehirn. Wie Daniel Goleman, der Autor des Bestsellers *Emotionale Intelligenz*, sagt: »Lange bevor es ein rationales Gehirn gab, gab es bereits ein emotionales Gehirn.«[96]

Je mehr wir über den Gehirnstamm lernen, desto deutlicher wird, wie wichtig er für unser Menschsein ist. Denken wir nur an jene Kinder, deren Gehirn sich aufgrund medizinischer Probleme kurz vor oder nach ihrer Geburt mit Gehirn-Rückenmarksflüssigkeit statt mit grauer Masse gefüllt hat. Neurologen würden erwarten, dass Kinder, bei denen dieser Zustand (der Hydranenzephalie genannt wird) vorliegt, bis zu ihrem Tod in einem rein vegetativen Zustand verbleiben. Doch dies ist nicht der Fall. Die Beobachtung solcher Kinder (im Alter von ein bis fünf Jahren) hat gezeigt, dass sie nicht nur gewahr sind, sondern auch Glück, Aufregung, Trauer und Schmerz empfinden – eine ganze Palette von Emotionen. Einem Beobachter fiel auf, dass sich »der Mund eines dreijährigen Mädchens weit öffnete und sein Gesicht in einer Mischung von Freude und Aufregung erstrahlte, als seine Eltern ihm seinen kleinen Bruder im Säuglingsalter in die Arme legten«. Ein anderes Kind im Alter von fünf Jahren »begann zu strahlen, wenn es fröhliche Lieder hörte, weinte jedoch oft während trauriger Lieder. ... Sie mochte das laute Geräusch des Staubsaugers und des Haarföhns nicht. Sie ließ erkennen, dass sie einige wenige Wörter verstand, wie etwa Hoppelhäschen für eines ihrer Stofftiere.« Andere dieser Kinder übernehmen Verhaltensinitiativen; sie lernen zum Beispiel, ein Spielzeug einzuschalten.[97] Diese Kinder sind kein bloßes »Gemüse«. Sie besitzen Bewusstsein. Ihr Gehirn mag schwer geschädigt sein, aber sie können sich des Lebens freuen und tun es auch. Vielleicht, so könnten wir spekulieren, besitzen sie auch irgendeine Form von Selbstgewahrsein.

Der schwedische Forscher Björn Merker nimmt an, dass der Gehirnstamm für das, was er »Primärbewusstsein« nennt, eine wichtige Rolle spielt. Das Primärbewusstsein ist die Fähigkeit, aus der Umgebung aufgenommene Empfindungen in die Entscheidungsfindung für das Verhalten einzubeziehen. Er meint: »Der menschliche Gehirnstamm ist spezifisch menschlich.« Er ist also weit mehr als der im Keller des Gehirns verstaute Überrest eines Reptils.[98]

GERUCHSSINN, GEDÄCHTNIS UND GEFÜHLE

Zu den Wurzeln des Bewusstseins gehört noch eine weitere primitive Gehirnstruktur. Der olfaktorische Lappen, unser »riechendes Gehirn«, wuchs gemeinsam mit dem Gehirnstamm. Um die Oberseite des Gehirnstammes herum entwickelte sich eine Schicht von Zellen, die registrierten, was der Organismus roch, und dies in relevante Kategorien einordneten: essbar oder giftig, sexuell verfügbar, Feind oder Mahlzeit. Eine zweite Schicht von Zellen sandte reflexive Botschaften durch das Nervensystem, sodass entsprechendes Handeln eingeleitet werden konnte: Schmecken, Ausspucken, Annähern, Flüchten oder Jagen.[99]

Diese Unterscheidungsfähigkeit entwickelte sich bereits, bevor unsere Vorfahren an Land lebten. Die Naturforscherin Diane Ackerman weist darauf hin, dass im Ozean …

»… viele Formen des maritimen Lebens darauf warten und aufpassen müssen, dass etwas Fressbares sie berührt oder sich in ihre Fangarme verirrt. Doch vom Geruchssinn geführt, wurden wir zu Nomaden, die nach Nahrung suchen und diese jagen konnten und die sogar das, worauf sie Hunger hatten, auszuwählen vermochten. In unserer früheren, fischigen Version der Menschheit benutzten wir den Geruchssinn auch, um einen Partner zu finden oder die Annäherung eines Barrakuda zu bemerken. Außerdem war der Geruchssinn von unschätzbarem Wert als ein Testinstrument, welches es uns ermöglichte zu verhindern, dass wir etwas Giftiges in den Mund nahmen. … Der Geruchssinn war der erste unserer Sinne, und er war so erfolgreich, dass der kleine Klumpen von olfaktorischem Gewebe am oberen Ende des Nervenbündels zu einem Gehirn heranwuchs. Unsere Gehirnhemisphären waren ursprünglich Knospen an den olfaktorischen Stängeln. Wir denken, weil wir gerochen haben.«[100]

Auch heute noch sind unsere Gefühle – und die Erinnerungen an Gefühle – eng mit dem Geruchssinn verknüpft. Da außerdem nur zwei Synapsen den olfaktorischen Lappen von der Amygdala trennen, also von einem Teil des Gehirns, der wesentlich ist für die Wahrnehmung von Gefühlen und über den wir gleich mehr lernen werden, haben die mit einem Geruch verbundenen Erinnerungen stärkere Durchschlagskraft als die von anderen Sinnen ausgelösten Erinnerungen. Marcel Proust wusste das aus eigener Erfahrung und verstand die enge Beziehung zwischen Geruch, Gedächtnis und Gefühl sehr wohl.

Darum machte er auch in seinem Roman *Auf der Suche nach der verlorenen Zeit* einen Duft zum zentralen Thema der Kindheitserinnerungen des Erzählers.

Selbst die höchsten und am meisten geschätzten Gedankenprozesse des Menschen – die Meinungen – aktivieren, so konnte gezeigt werden, eine mit dem Geruchssinn verbundene Gehirnregion. Die Forschung zeigte insbesondere, dass falsche Behauptungen wie etwa »Folter ist gut« eine Aktivierung der vorderen Insula auslösen, eines Bereichs, der eine Rolle dabei spielt festzustellen, ob Gerüche angenehm oder unangenehm sind. Wenn man also von einer Situation sagt, sie sei »anrüchig«, so ist hier wahrscheinlich mehr als eine bloße Metapher im Spiel. Der Teil des Gehirns, der uns »bähhh!« sagen lässt, ist in Aktion. Dies impliziert, dass unsere Reaktionen auf fast jede Idee, die wir für falsch halten, durch neuronale Vernetzungen konditioniert werden, die nicht nur mit uralten Geruchserfahrungen, sondern auch mit eng damit verbundenen gefühlten Erinnerungen zu tun haben. »Wenn jemand etwas sagt, das man nicht glauben mag«, so sagt der Neurowissenschaftler Sam Harris, »so hat dies eine Art von emotionaler Färbung ... [es] fühlt sich wie etwas an.«[101]

Diese Verbindung mit dem Fühlen lässt mich vermuten, dass unser Geruchssinn auch für das Studium anormaler Wahrnehmung einige Implikationen hat. Wir werden später in diesem Buch auf dieses Thema zurückkommen.

DIE EVOLUTION DES NEOKORTEX

Über die Jahrtausende hinweg hat das Gehirn neue Schichten entwickelt. Angrenzend an den Gehirnstamm und in unmittelbarer Nähe des olfaktorischen Lappens wuchsen die Amygdala, der Hippocampus (der für das Gedächtnis von entscheidender Bedeutung ist) und andere Teile dessen, was man heute das limbische System nennt. (Das lateinische Wort *limbus* bedeutet »Ring«, was darauf hinweist, dass dieses System das Stammhirn umringt.) Das limbische System – das auch das Säugetier-Gehirn genannt wird, weil es, wie man annimmt, zur Zeit des Auftretens der ersten Säugetiere entstanden ist – fügte dem Repertoire des Gehirns echte Emotionalität hinzu.[102] Es ist der Sitz der Unterscheidung von Lust und Schmerz, unserer rudimentärsten Gefühle (zum Beispiel Überraschung, Furcht, Zorn, Abscheu) und der Erinnerung an diese. (Abbildung 2 zeigt unter anderem einige der Schlüsselelemente des limbischen Systems.)

Aus dieser Region erwuchs der zweischichtige Kortex und die jüngste Region des Gehirns, der Neokortex. Hier ist der Sitz des Denkens: Der Neokortex enthält die Bereiche, die das, was unsere Sinne wahrnehmen, zusammensetzen und verstehen und die diesen Wahrnehmungen letztlich eine Bedeutung oder einen Wert zuschreiben. Ideen, Kunst, Symbole, Imagination und Moralität gehen alle aus dem Neokortex hervor. Außerdem fügte der Neokortex unseren Gefühlen Nuancen hinzu. Liebe, Vertrauen, Dankbarkeit, aber auch Misstrauen, Bitterkeit und Schuldgefühl sowie viele andere komplexe Kombinationen von Gefühlen und Denken haben ihren Ursprung in diesem Teil des Gehirns.[103]

DIE AMYGDALA – DER EMOTIONALE WACHTPOSTEN

Was geschieht genau, wenn ein primäres Gefühl wie etwa Furcht erzeugt wird? Um die Antwort zu finden, müssen wir uns der Amygdala zuwenden, einem mandelförmigen Gebilde (Amygdala ist das griechische Wort für »Mandel«) in der Nähe der Unterseite des limbischen Rings. Es gibt in der Tat zwei Amygdalas, eine auf jeder Seite des Gehirns. Es gibt viele Hin-

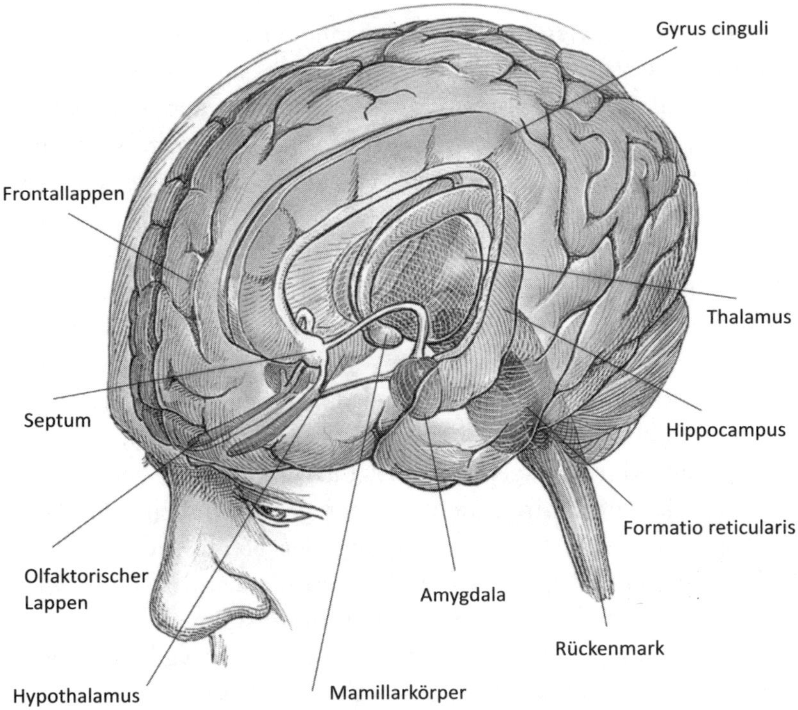

Abbildung 2. Das limbische System

weise darauf, dass diese Struktur der Spezialist des Gehirns für die Verarbeitung elementarer Gefühle ist. Tiere, denen man ihre Amygdala entfernt hat, verspüren danach keine Furcht oder Wut mehr und verlieren ihren Drang, mit anderen in Wettstreit zu treten oder zu kooperieren. In diesen Tieren sind so gut wie keine Manifestationen von Emotionen vorhanden.[104]

Abbildung zur Verfügung gestellt von W. H. Freeman and Company/Worth Publishers

Der Neurowissenschaftler Joseph LeDoux von der New York University hat nachgewiesen, dass die Amygdala ein emotionaler Wachtposten ist. Ob sie nun den emotionalen Ausdruck unserer Mitmenschen interpretiert oder vor körperlicher Gefahr auf der Hut ist, die Amygdala, so sagte er,

»... überprüft jede Erfahrung auf etwas Problematisches. ... ›Ist dies etwas, das ich hasse? Das mir wehtut? Etwas, das ich fürchte?‹ Wenn das der Fall ist – wenn im vorliegenden Moment also mit ›Ja‹ entschieden wird –, reagiert die Amygdala augenblicklich wie ein neuronaler Stolperdraht. ... Wenn sie einen Alarm, sagen wir der Furcht, auslöst, sendet sie dringende Botschaften an jedes der größeren Teile des Gehirns aus: Sie löst die Freisetzung der Kampf-oder-Flucht-Hormone des Körpers aus, mobilisiert die Zentren für Bewegung und aktiviert das Herz-Kreislauf-System, die Muskeln und die Eingeweide. Über andere von der Amygdala ausgehende Nervenbahnen geht das Signal zur Sekretion des Hormons Noradrenalin aus, wodurch die Reaktionsfähigkeit von Schlüsselbereichen des Gehirns erhöht wird, einschließlich jener Bereiche, die die Sinne schärfen. So wird das Gehirn in Alarmbereitschaft versetzt.«[105]

Dieser Prozess braucht nur Tausendstel einer Sekunde. Der »Alarm« überrennt eine Person, bevor sie sich dessen bewusst wird und bevor der Neokortex zu beurteilen vermag, ob die angenommene Bedrohung real ist, bevor er sie einzuordnen und mögliche Handlungsalternativen einzuschätzen vermag sowie zu einer rationalen Entscheidung gelangt. Der evolutionäre Wert dieser Geschwindigkeit liegt sicher in der Notwendigkeit, in einer Gefahrensituation in Sekundenbruchteilen reagieren zu können – etwa wenn ein Raubtier zum Sprung ansetzt.[106]

Erinnern Sie sich bitte einmal an eine Situation, in der Sie in Panik gerieten, weil Sie glaubten, etwas Gefährliches wahrgenommen zu haben. War es eine Bewegung, die Sie an eine Spinne erinnerte? War es etwas Seltsames, das vor Ihrem Auto auf der Straße lag? War es das leise Geräusch von Schritten hinter Ihnen oder ein lauter Schrei oder Knall? Es ist sehr gut möglich, dass die Überprüfung einer Situation auf Gefahr durch die Amygdala auf bestimmten Wahrnehmungen beruht, die die Evolution in unsere Schaltkreise eingebaut hat. Wir reagieren vielleicht auf Elemente wie die Größe (wie bei einem großen Raubtier), die Flügelspanne (eine Erinnerung an Gefahr, die dem Menschen früher von fliegenden Kreaturen drohte), die Art einer Bewegung (etwa die schlängelnde Bewegung von Reptilien oder das Krabbeln von giftigen Insekten) oder auf bestimmte Geräusche (wie etwa Knurren oder Schreien).[107] In solchen und ähnlichen Fällen verlässt sich unsere Amygdala auf den ersten Eindruck und verarbeitet das Gesamtbild oder herausragende Aspekte; sie reagiert dabei auf eine gegenwärtige Bedrohung so, als sei sie identisch mit etwas, dem wir uns zuvor schon einmal ausgesetzt sahen.[108]

Es ist jedoch wichtig zu bemerken, dass das Individuum, bevor es zu einer Kampf-oder-Flucht-Entscheidung kommt, für einen sehr kurzen Zeitraum erstarrt, während es sozusagen seinen Motor auf Touren bringt. Diese kurzfristige Unbeweglichkeit ist in unsere Schaltkreise eingebaut – in der Tat in die aller Säugetiere – und tritt ein, bevor das sympathische Nervensystem anspringt. Auch dieses Verhalten wird von der Amygdala gelenkt. Bei manchen Tieren – denken Sie nur an das Reh im Scheinwerferlicht – ist diese Unbeweglichkeit sehr drastisch. Wir werden zu diesem vorübergehenden »Einfrieren« in diesem Buch immer wieder zurückkehren, da es faszinierende Implikationen hat.

EMOTIONALES GEDÄCHTNIS

Die Amygdala spielt auch für das emotionale Gedächtnis eine katalytische Rolle. Je intensiver der Alarm oder je lebhafter die Begegnung, desto stärker ist der Eindruck. Dies zeigt sich an der Tatsache, dass Erfahrungen, die uns Furcht einjagen, die uns schockieren oder die besonders aufregend sind, zu den unvergesslichsten im Laufe unseres Lebens gehören.

Diese Erinnerungen sind Ganzkörpererinnerungen, aber sie beginnen in der Amygdala. Die Amygdala aktiviert den Vagusnerv, der sich vom Gehirn bis zu den Nebennieren oberhalb der Nieren erstreckt. (*Vagus* ist lateinisch für »Wanderer«.) Die Nebennieren sondern dann wieder die Hormone Adrenalin und Noradrenalin ab, zusammen mit vielen anderen Hormonen, die mit unserer Kampf-oder-Flucht-Reaktion assoziiert sind. Sie fluten durch den Körper und aktivieren ihn für eine Notsituation. Vermittels derselben Hormone und des Nervensystems werden Signale aus dem Körper an das Gehirn zurückgesandt.[109] Die Existenz dieser Informations-Rückkoppelungsschleife – kombiniert mit der Tatsache, dass der Vagusnerv fast sämtliche inneren Organe erreicht – macht verständlich, dass unsere lebhaftesten Erinnerungen nicht nur kognitiv im Gehirn gespeichert sind, sondern auch tief in unserem Körper.[110] Goleman weist darauf hin, dass »viele machtvolle emotionale Erinnerungen aus den ersten Jahren unseres Lebens stammen, aus der Beziehung zwischen dem Kleinkind und seinen Bezugspersonen. Dies trifft besonders zu für traumatische Ereignisse wie Schläge oder eklatante Vernachlässigung.« Die Tatsache, dass die Amygdala schneller reift als andere Gehirnstrukturen – sie ist bereits bei der Geburt in voller Funktion –, macht verständlich, warum solche Traumata besonders herausragend bleiben.[111]

Dies ist auch dann der Fall, wenn man keine bewusste Erinnerung an ein Trauma besitzt. Interessanterweise scheint eine starke Verbindung zwischen Kindheitstraumata und anormaler Wahrnehmung zu bestehen. Wir werden diese Verbindung später noch erkunden.

KOMPLEXERE GEFÜHLTE WAHRNEHMUNGEN

Menschenwesen fühlen und reagieren natürlich nicht nur. Wir wissen auch, dass wir fühlen, und sind deshalb unserer selbst bewusst. Dank unseres Kortex und Neokortex erfahren wir vielfältige Arten und Schattierungen von Gefühlen, von denen manche (wie zum Beispiel Bewunderung oder Vertrauen) mit urteilenden Gedanken oder Werten verschmolzen sind. Diese eher mental gefühlten Wahrnehmungen werden auf ganz andere Weise erzeugt als die oben betrachteten Wahrnehmungen durch das grundlegende Alarmsystem. Damasio illustriert den Unterschied folgendermaßen:

»Stellen Sie sich vor«, sagt er, »wie Sie sich fühlen würden, wenn Sie einen Freund träfen, den Sie lange Zeit nicht mehr gesehen haben, oder wenn man Ihnen erzählte, dass eine Person, mit der Sie eng zusammengearbeitet haben, gestorben sei. Erinnerungen an diese Menschen würden auftauchen, und je nach deren Inhalt könnte sich Ihr Herzschlag beschleunigen (vor freudiger Erwartung) oder Sie könnten blass werden (vor Schreck). Durch die Aktivierung des Hormonsystems, das Hormone in Ihren Blutkreislauf freisetzt, würden damit verbundene chemische Veränderungen in verschiedenen Teilen des Körpers und Gehirns ausgelöst werden. Zudem würde die neuronale Aktivität durch aus dem Stammhirn freigesetzte Neurotransmitter direkt modifiziert.[112] An einem bestimmten Punkt würden Sie sich wahrscheinlich Ihrer in Reaktion auf das Ereignis auftauchenden Gefühle bewusst werden. (Im Falle des von der Amygdala ausgelösten Alarms würde es nicht zu solch bewusstem Gewahrsein kommen, wenigstens nicht, ehe die Herausforderung vorüber ist und Sie Gelegenheit hatten, darüber nachzudenken.) Wenn Zentren des Kortex stärker involviert sind, würden Sie sich der Gefühle schneller bewusst werden, und sie würden wahrscheinlich komplexer sein.«

Dies ist der Prozess, der Gefühle wie Verlegenheit und Stolz, Sorgen und Bedauern, Frohsinn und Gefahr, Hoffnung und Enttäuschung hervorbringt. Im Gegensatz zu unseren primären Gefühlen – Furcht, Zorn, Freude und Traurigkeit – sind diese Gefühle Überlagerungen oder Variationen eines Themas. Damasio sagt dazu: »Euphorie und Ekstase sind Variationen der Freude, Melancholie und Schwermut sind Variationen der Traurigkeit, Panik und Schüchternheit sind Variationen der Furcht.«[113]

Alternativ kann eine Person bewusst ein Gefühl hervorrufen, etwa wenn Eifersucht erregt wird, indem man über etwas nachgrübelt, das man nicht besitzt. Schauspieler machen in ihrem Beruf Gebrauch von dieser Fähigkeit, wenn sie sich echte Gefühle vorstellen, sie simulieren oder auf andere Weise aufrufen.[114] Außerdem kann eine Person eine bewusste Einschätzung treffen, etwa wenn sie denkt: »Dieser Taxifahrer betrügt mich« oder: »Dieses Baby ist eine Wonne«, und dann eine entsprechende emotionale Reaktion darauf erfolgt.[115] Auf ähnliche Weise kann es zu einem sozial gefärbten Gefühl wie Schuldgefühl oder Scham kommen, wenn man an die Werturteile anderer denkt.[116]

DIE FUNKTION DER INSULA

In jüngerer Vergangenheit haben die Neurowissenschaftler eine Insula genannte Struktur im Kortex als den Ort identifiziert, an dem die komplexeren Gefühlswahrnehmungen hauptsächlich verarbeitet werden. Dass die Insula beim Menschen im Vergleich zu anderen Säugetieren und sogar den Primaten relativ groß ist, weist bereits auf ihre Bedeutung hin.[117] Die Insula ist heute als Quelle der oben erwähnten sozialen Gefühle anerkannt, von Gefühlen wie Stolz und Voreingenommenheit, Dankbarkeit und Geringschätzung, Begeisterung und Ekel, Schuld und Scham. Braucht man jedoch ein Beispiel dafür, wie solche Gefühle im Körper verwurzelt bleiben, so liefert uns die Insula eine perfekte Illustration.

Dieser Teil des Gehirns ist im Wesentlichen eine rezeptive Zone, die den physiologischen Zustand des gesamten Körpers liest, und zwar über Nervenrezeptoren, die Hitze und Kälte, Hunger und Durst, Schmerzen, Geschmäcker und Gerüche, Bauchgefühle, Jucken auf der Haut und andere Körperempfindungen entdecken. Diese Information wird im vorderen Teil der Insula aus einer rein sensorischen Einspeisung in soziale Gefühle umgewandelt, Gefühle, die der Kern des Ichbewusstseins sind.[118]

Auch wenn sie kein Teil des limbischen Gehirns ist, gestaltet die Insula dennoch körperliche Informationen zu gefühlten Wahrnehmungen um, die uns zweifellos sehr deutlich auffallen.

AM STEUER – DIE PRÄFRONTALEN LAPPEN

In alltäglichen Situationen, in denen keine unmittelbare Gefahr droht, lenkt eine Serie von Schaltkreisen im Neokortex – in den präfrontalen Lappen gleich hinter der Stirn – effektiv unser Verhalten. Dieser Stirnbereich moduliert die Amygdala und macht deshalb Unterscheidungsvermögen in unserer emotionalen Reaktion möglich. Wenn wir zum Beispiel bedacht haben, was jemand gesagt hat, wird uns vielleicht klar, dass wir verletzt oder zornig sind, und wir entwickeln eine

Gegenstrategie. Der Neokortex führt im Wesentlichen eine Risiko-Nutzen-Analyse der möglichen Reaktionen durch und trifft eine Auswahl zwischen diesen.[119] Goleman nennt diesen gezielteren Weg der Verarbeitung den »hohen Weg« im Gegensatz zum »niederen Weg« der automatischen Reaktion innerhalb von Sekundenbruchteilen, wenn unser Gehirn Gefahr empfindet.[120] Manchmal setzt sich die Stirnregion über einen von der Amygdala erzeugten Alarm hinweg, um die Situation neu einzuschätzen. Dies verleiht uns ein gewisses Maß an Selbstkontrolle und Beherrschung im Hinblick auf mögliche heftige Reaktionen.[121]

Der präfrontale Kortex ist der Gehirnbereich, in dem die meisten der bei einer gefühlten Reaktion involvierten Schaltkreise zusammenlaufen. Man könnte ihn als eine Art von Autobahnkreuz betrachten, einen Bereich, in dem verschiedene Bahnen der Verarbeitung sich überschneiden und miteinander verbunden sind. In dieser Konvergenz hat ein Bereich, der der orbifrontale Kortex genannt wird, besonders starken Einfluss. Er bildet die Unterseite des präfrontalen Kortex und ist gleich oberhalb der Augensockel lokalisiert. In seinem Buch *Emotionale Intelligenz* erklärt Goleman:

»Dies ist der Bereich, der für die Einschätzung emotionaler Reaktionen besonders wesentlich ist, wenn wir uns bereits mitten in der Reaktion befinden und sie korrigieren wollen. Der orbifrontale Kortex empfängt einerseits Signale von der Amygdala, hat aber auch sein eigenes weitreichendes und kompliziertes Netzwerk von Nervenbahnen im gesamten limbischen Gehirn. Durch dieses Netzwerk spielt er eine Rolle bei der Regulierung emotionaler Reaktionen – einschließlich der Hemmung von Signalen aus dem limbischen Gehirn, wenn diese andere Bereiche des Kortex erreichen, wodurch die neuronale Dringlichkeit dieser Signale abgemildert wird.«[122]

Ich vermute, dass die dämpfende Aktivität des orbifrontalen Kortex bei der Erzeugung von Anomalien eine Rolle spielt. Behalten Sie diesen Gedanken im Hinterkopf; wir werden später darauf zurückkommen.

GEFÜHLE IM EINHEITLICHEN ORGANISMUS

Wann immer wir ein Gefühl haben, kommt es zu chemischen Veränderungen in uns. In den Blutkreislauf freigesetzte Hormone und vom Gehirnstamm ausgeschüttete Neurotransmitter spiegeln den sich ständig ändernden Stand der Dinge wider, doch dieser ist ein Stand der Dinge innerhalb eines einheitlichen Organismus.

So wie unsere lebhaftesten Erinnerungen neben der kognitiven auch eine deutlich körperliche Komponente haben, ist die Grenze zwischen dem Gehirn und dem Rest des Körpers keine wirkliche Grenze. Chemische Botenstoffe überschreiten sie die ganze Zeit. Auch wenn die Wissenschaft vom Nervensystem oder dem Immunsystem spricht, sollten wir uns doch dessen bewusst sein, dass diese Konzepte metaphorischer Natur sind. Die Wissenschaft glaubte einmal, diese Systeme würden unabhängig voneinander arbeiten, doch heute glaubt man das nicht mehr.

Der neue Forschungsbereich der Psychoneuroimmunologie wirft Licht auf diese Verbindungen. Und je weiter die Forschung fortschreitet, desto mehr beginnen wir zu sehen, wie weitgehend diese Bereiche sich überlappen. Der Begriff »Psychoneuroimmunologie« verdeutlicht dies bereits: »Psycho-« steht für den Geist, »neuro-« für das neuronale System sowie das Hormonsystem und »immuno« für das Immunsystem.[123]

Der Psychologe Robert Ader von der Universität von Rochester zeigte im Jahre 1975 erstmals auf, dass das Immunsystem des Körpers vom Gehirn beeinflusst werden kann – eine wahrhaft wegweisende Entdeckung. Er und seine Kollegen entwickelten später die Idee weiter, dass die Zellen an ihrer Oberfläche viele spezifische Rezeptoren besitzen, an die nur spezifische Moleküle andocken können. Diese chemischen Botenstoffe zirkulieren durch den Körper und sind das Vehikel, durch das das Nervensystem, das Hormonsystem und das Immunsystem miteinander kommunizieren.

Eine solche Kommunikation geht weit über die unmittelbare physische Verbindung von Neuron zu Neuron hinaus. Innerhalb des gesamten Körpers übermittelt eine Vielzahl von »Informationssubstanzen« ständig zahllose Botschaften.[124] Zu diesen Substanzen gehören die Peptide, das sind Ketten von Aminosäuren, die selbst die Bausteine von Proteinen sind. Die Botschaft eines bestimmten Peptids wird durch Rezeptoren übermittelt, Stellen an der Oberfläche von Nervenzellen, durch die eine bestimmte Botschaft in den Zellkern weitergeleitet wird.[125]

Ihnen ist vielleicht schon einmal aufgefallen, dass eine über längere Zeit anhaltende Traurigkeit die Wahrscheinlichkeit vergrößern kann, dass man sich erkältet oder eine Infektion bekommt. Damit haben Sie, vielleicht ohne sich dessen wirklich bewusst zu werden, erkannt, wie unser Gefühlszustand unser Immunsystem beeinflussen kann. Durch die Auswirkungen von Adrenalin und Noradrenalin im Zusammenwirken mit anderen von den Nebennieren freigesetzten Substanzen kann Stress ebenfalls die Funktionen des Immunsystems unterdrücken.[126]

Psychoneuroimmunologen haben gefunden, dass diese chemischen Botenstoffe eine reziproke Wirkung auf das Gehirn und den Rest des Körpers haben und dass ihre Rezeptoren besonders in den Gehirnregionen, die mit Gefühlen zusammenhängen, in großer Dichte auftreten. Candace Pert, eine Molekularbiologin, die an der Georgetown University gearbeitet hat, stellte fest, dass der limbische Bereich des Gehirns bis zu 85 Prozent der Neuropeptidrezeptoren, die ihr Team erforschte, enthielt.[127] Weiterhin fanden Pert und ihre Kollegen eine hohe Konzentration dieser Rezeptoren »an praktisch allen Orten, an denen Information von einem der fünf Sinne ... in das Nervensystem eintritt«. Nach Ansicht von Pert kann man deshalb den gesamten Körper als ein einziges empfindungsfähiges und führendes Organ bezeichnen: ein weitreichendes, einheitliches psychosomatisches Netzwerk.[128]

Je nach der Art eines präzisen äußeren oder inneren Reizes in einem ganz bestimmten Moment fließt eine bestimmte Informationssubstanz durch unseren Körper und dockt an spezifischen Rezeptoren an. Wenn es zu diesem Andocken kommt, fühlen wir ein bestimmtes Gefühl, speichern wir eine bestimmte Erinnerung ab oder fühlen uns zu ganz bestimmten Emotionen gedrängt.[129] Pert vermutet außerdem, dass die Organe unseres Körpers auf der Grundlage der spezifischen Rezeptoren, die sie besitzen, und der Natur der chemischen Botschaften, die sie empfangen, emotionale Erinnerungen speichern. Das Gedächtnis, so behauptet sie, ist praktisch in jedem Teil unseres Körpers angesiedelt.[130]

EINE NEUE DEFINITION DES GEISTES

Indem die Neurowissenschaftler immer weiter in die komplexe und integrierte Natur unserer Wahrnehmung eindringen, wird ihnen klar, dass der Kopf durchaus nicht vom Herzen oder dem Bauch getrennt ist und dass unsere körperlichen Gefühle tatsächlich den weiter fortgeschrittenen Gedankenprozessen zugrunde liegen und diese stützen. Damasio ist der Meinung, dass »Emotionen und Gefühle die Brücke zwischen rationalen und nicht-rationalen Prozessen bilden, zwischen kortikalen und subkortikalen Strukturen«.[131] Pert ist geneigt, dies in stärker metaphysischen Begriffen zu formulieren. Sie behauptet, dass Emotionen »der Nexus zwischen Materie und Geist sind, zwischen den beiden hin und her gehen und beide beeinflussen«.[132]

Es wird immer deutlicher, dass wir unsere Definition des Geistes modifizieren müssen. In der Naturwissenschaft und in unserer Gesellschaft spricht man weiterhin von der Geist-Körper-Beziehung. Leider verewigt der Bindestrich zwischen »Geist« und »Körper« die längst überholte Unterscheidung, die einst Descartes getroffen hat. Eine Sichtweise, die den Geist und den Körper als zwei unterschiedliche Kategorien betrachtet, ist nicht nur unzutreffend, sondern auch alles andere als hilfreich, wenn wir beim Verständnis des menschlichen Tieres wirkliche Fortschritte machen wollen. Ader formuliert es folgendermaßen: »Niemand, der in diesem Forschungsbereich arbeitet, glaubt noch, dass es irgendeine Trennung [zwischen Geist und Körper] gibt. Es ist alles eins.«[133]

Noch ein paar Worte zu dem Begriff »psychosomatisch«. In der Vergangenheit wurde er eher in einem pejorativen Sinn gebraucht, etwa wenn man sagte: »Diese Symptome existieren nur in Ihrem Kopf; sie sind nicht wirklich real – sie sind psychosomatisch.« Auf diese Weise verwendet, meint der Begriff, dass etwas entweder materielle Realität besitzt oder eingebildet, irrational und imaginär ist. Die falsche kartesianische Dualität wird aufrechterhalten. In Wirklichkeit bezieht sich das Wort »psychosomatisch« auf die Ganzheit dessen, was wir sind: Psyche (also die mentalen, emotionalen und psychischen Aspekte) und Soma (also die molekularen, körperlichen, materiellen Aspekte). Richtig verstanden, macht der Begriff uns klar, dass jedermann psychosomatisch ist. Psychosomatisch ist normal.[134]

In seinem wegweisenden Buch *Körperbewusstsein* (engl. *Bodymind* = »Körpergeist«) formulierte Ken Dychtwald ein

Konzept, das ich weiter ausbauen möchte.[135] Der Geist, so möchte ich sagen, ist die Kombination von Gehirn und Körper und umfasst jeden Aspekt dessen, was wir sind und was wir fühlen, denken, wissen, intuitiv erfassen, erinnern oder vergessen haben. In diesem Konzept ist der Körper von zentraler Bedeutung für den Geist, und die Gefühle sind es ebenfalls. Ich behaupte, dass Gefühle tatsächlich von überragender Bedeutung sind, weil sie es uns, wie Damasio es so treffend formuliert, ermöglichen, »to mind the body«, also den Körper geistig zu erfassen.[136]

Die Gefühle sind nichts Geringeres als das biologische Substrat des Geistes. Sie sind untrennbar von unserer Gesundheit und der Qualität unseres Lebens – und absolut essenziell für jede Betrachtung der Frage, was es bedeutet, ein verkörpertes Menschenwesen zu sein.

Auf der Grundlage dieser Neuformulierung der traditionellen Vorstellung vom Geist werde ich von jetzt an in Anlehnung an Dychtwald den Begriff »Körpergeist« verwenden, wenn ich mich auf die gesamte Person beziehe. »Körpergeist« wird also eine Kurzformel sein für das Amalgam dessen, was jeder von uns körperlich, mental, emotional und (wie zunehmend klar werden wird) spirituell ist.

DAS BAUCHGEHIRN

Um den körperlichen Aspekt des Geistes überzeugend zu illustrieren, wollen wir uns nun dem Bauch zuwenden. Erinnern Sie sich an das letzte Mal, als Ihnen richtig schlecht war: Vielleicht lagen Sie zu Hause mit einer Grippe im Bett, auf jeden Fall fühlten Sie sich miserabel. Wie gut vermochten Sie in dieser Situation zu denken? Die Antwort ist wahrscheinlich »nicht besonders gut«. Wenn jemand in einem erbärmlichen Zustand im Bett liegt, total verschwitzt ist und sich nur noch übergeben möchte, ist das Gehirn nicht von besonderem Nutzen. Das Denken wird dem Fühlen untergeordnet und ist davon abhängig, wie viel Energie wir noch für nützliche mentale Aktivität aufbringen können. Darum sollten wir unsere Aufmerksamkeit vielleicht einmal dem Teil von uns zuwenden, der in solchen Situationen das Heft in der Hand hat. Es ist die Region, in der wir auch Schmetterlinge fühlen, wenn wir nervös sind, in der wir ein flaues Gefühl haben, wenn wir uns Sorgen machen, und von der wir dann, wenn uns etwas Furcht einjagt, das Gefühl haben, dass sie nach unten absackt. Es geht um unseren Bauch oder die Magengrube. Was geschieht dort unten?

Der Bauch besitzt tatsächlich sein eigenes, eigenständiges Nervensystem, welches das enterische Nervensystem genannt wird. Es kann ohne jegliche Einspeisung aus dem Gehirn oder sogar aus dem Rückenmark funktionieren. Es ist riesig und umfasst mehr als 100 Millionen Nervenzellen allein im Dünndarm. Nimmt man noch die Nervenzellen der Speiseröhre, des Magens und des Dickdarms hinzu, so läuft dies darauf hinaus, dass die Gedärme mehr Nervenzellen enthalten als das Rückenmark. Dies macht das enterische Nervensystem praktisch zu unserem »zweiten Gehirn«.[137] Wofür sind all diese Nervenzellen also verantwortlich? Ein Journalist bemerkte: »Wenn jemand ein Mittagessen auslässt, ist der Bauch mehr oder weniger still. Isst er ein Schinkensandwich, dann vermischen Kontraktionen entlang des Dünndarms die Nahrung mit Enzymen und bewegen sie in die Kerkring-Falten, damit die Absorption beginnen kann. Ist der Schinken jedoch verdorben, dann drängen Kontraktionen in der Gegenrichtung die Nahrung zurück in den Magen und mit hoher Geschwindigkeit durch die Speiseröhre nach außen. In jeder Situation muss der Darm die Umstände einschätzen, sich für einen Weg des Handelns entscheiden und einen Reflex in Gang bringen.«[138]

Das enterische Nervensystem ist zudem eine riesige Chemiefabrik, in der man jede Art von Neurotransmittern findet, die auch im Gehirn anzutreffen ist. (95 Prozent des Serotonins im Körper wird in den Gedärmen hergestellt, von wo es in den Kopf weiterwandert.) Stellen Sie sich die Neurotransmitter als die Wörter vor, die die Nervenzellen zu ihrer Kommunikation benutzen. Die Gedärme sprechen also fließend die Sprache des Gehirns.[139] Tatsächlich ist der Strom von Botschaften zwischen den beiden so durchgängig, dass einige Wissenschaftler begonnen haben, die beiden als eine Einheit anzusehen – die Gehirn-Darm-Achse. Der Dialog zwischen Kopf und Bauch wird durch den Vagusnerv gefördert. Die Tatsache, dass 95 Prozent seiner Fasern vom Bauch nach oben verlaufen, unterstreicht, dass es nicht nur eine Floskel ist, wenn wir vom »Bauchgefühl« sprechen.[140] Die enge Verbindung sollte uns auch deshalb nicht überraschen, weil sowohl die Gedärme als auch das Gehirn während der Entwicklung des Fötus aus demselben Klumpen von Zellen entstehen.[141]

Trotz dieser wechselseitigen Kommunikation kann das System der Gedärme selbstständig agieren und tut es auch. Der Grund für diese Fähigkeit ist einfach. Die Evolution hat sich dafür entschieden, dass die Verdauung – eine einigermaßen primitive Funktion – nicht vom Denken abhängig sein sollte. So kann der Magen-Darm-Trakt also, zusammen mit allen anderen Aspekten unseres autonomen Nervensystems, von seinem Autopiloten gelenkt werden. Wir sind uns nur selten seines Funktionierens bewusst, solange wir nicht aus irgendeinem Grund auf ihn aufmerksam werden – etwa durch Krämpfe, Magengeschwüre, Durchfall oder Sodbrennen.[142]

Werden wir jedoch erst einmal unseres Bauches gewahr, dann ziehen die primitiven Eingeweide meist auch die ganze Aufmerksamkeit des Gehirns auf sich.

Da das enterische Nervensystem eine zweifache Rolle spielt (Solist oder Kopilot), sollten wir in Betracht ziehen, ob es nicht seine eigenen psychosomatischen Krankheiten entwickeln kann, welche man dann erkennen und (Sie entschuldigen den Ausdruck) bewusst »durchkauen« kann. Vielleicht liegen die Empfindungen von Vollsein und Unwohlsein und alle Schattierungen dazwischen komplizierteren Kognitionen zugrunde. Dieses Konzept »mag allzu simpel aussehen, aber es wird sich wahrscheinlich als ebenso revolutionär und richtungsgebend erweisen wie die Entdeckungen von Kopernikus«, meint der Anatomieprofessor Michael Gershon von der Columbia University, der einen großen Teil seines Lebens der Erforschung des zweiten Gehirns gewidmet hat. Allerdings ist das erste Gehirn besonders faszinierend und schlägt eine Armee von Neurowissenschaftlern in seinen Bann. So sagt Gershon: »Jedes Mal, wenn ich die National Institutes of Health anrufe, um mich nach der Entscheidung über einen Antrag auf Forschungsgelder zu erkundigen, werde ich mir schmerzlich des Einflusses bewusst, den das Gehirn auf den Bauch hat.«[143]

Dies ist ein Ungleichgewicht, das wahrlich nicht leicht zu korrigieren ist. Doch der Forschungsbereich der Neurogastroenterologie – die Erforschung der Verbindung von Gehirn und Bauch – ist auf dem besten Wege, und hier kommt es zu ähnlich großen Fortschritten wie im Bereich der Psychoneuroimmunologie. Beide haben mit Vernetzung zu tun, und beide versprechen, zu einem umfassenderen Bild dessen beizutragen, was es bedeutet, ein Mensch zu sein.

BESCHWERDEN AUF DER EBENE DES BAUCHES

Wenn wir einmal versuchen, ein Stück weit in die Zukunft zu sehen, scheint es wahrscheinlich, dass die beiden Forschungsbereiche miteinander verschmelzen werden. Denken Sie als Erstes an die Tatsache, dass die Gedärme an sich eines der wichtigsten Immunorgane sind; sie enthalten mehr Immunzellen als der ganze Rest des Körpers zusammen.[144] Nehmen Sie die neuesten Forschungsergebnisse hinzu, die zeigen, dass der bereits erwähnte Vagusnerv eine wichtige Rolle für das Immunsystem spielt. Alle wichtigen Organe des Körpers (etwa das Herz, die Milz, die Leber und die Nieren) sind im Kontakt mit diesem Nerv, und die meisten Zellen des Immunsystems sind innerhalb dieser Organe aktiv. Auch wenn wir die Kommunikation noch nicht ganz verstehen, hat zumindest ein Experiment den Vagusnerv als einen elektrochemischen Katalysator für die Immunreaktion des Körpers identifiziert.[145]

So gibt es denn heute auch Fortschritte im Verständnis einer der häufigsten Beschwerden im Bauchbereich (und einer besonders rätselhaften Erkrankung des Magen-Darm-Systems), des Reizdarmsyndroms. (Frühere Generationen sprachen hier von einem verdorbenen Magen oder von Bauchschmerzen.) Etwa ein Fünftel aller Amerikaner ist zu irgendeinem Zeitpunkt von einer Form des Reizdarmsyndroms betroffen.[146] Wie es bei einer anderen Erkrankung der Fall ist, die etwa genauso viele Menschen heimsucht, der Depression, hat auch das Reizdarmsyndrom mit Serotonin zu tun; Menschen mit Reizdarmsyndrom neigen zu einem Mangel an Serotonin. Allgemeiner gesehen haben die Ärzte erkannt, dass viele Bauchbeschwerden mit Veränderungen im autonomen Nervensystem zu tun haben und dass es hier auch Verbindungen zum Immunsystem gibt. So aktiviert das erste Gehirn zum Beispiel während einer Stressreaktion die sogenannten Mastzellen im Darm, die Histamine und andere Entzündungssubstanzen freisetzen. Wird der Stress chronisch, weicht entzündetes Gewebe im Darm auf, was zu Problemen führt.[147]

Ein autonomes Nervensystem, das sich ständig in einem Alarmzustand befindet, wird wahrscheinlich zu einem überempfindlichen Magen-Darm-Trakt führen.[148] Wie wir im nächsten Kapitel sehen werden, programmiert eine frühe

Traumatisierung – in der Kindheit und sogar schon vor der Geburt – das Stressaktivierungssystem des Körpergeistes, die sogenannte Hypothalamus-Hypophysen-Nebennierenrinden-Achse, die ein Teil des HP-Antigen-Systems ist. Der Sollwert liegt bei Personen mit früher Traumatisierung niedriger, was dazu führt, dass sie überempfindlich sind und von allen möglichen unangenehmen Beschwerden betroffen werden, wie zum Beispiel von Migränekopfschmerzen, chronischen Schmerzen und allen möglichen Allergien. Es gibt viele Hinweise auf diese Verbindung: Viele (vielleicht die meisten) Patienten, die wegen chronischer Magen-Darm-Beschwerden in Behandlung sind, haben Kindheitstraumata wie etwa eine Scheidung der Eltern, eine schwere Erkrankung, einen schweren Unfall oder den Tod eines geliebten Menschen erfahren.[149] Eine Überlappung allgemeiner Überempfindlichkeit mit Beschwerden wie dem Reizdarm wurde auch auf systematischere Weise belegt.[150]

Ob die Wurzelursache für solche Beschwerden nun mehr den Genen oder der Umwelt zugeschrieben wird, spielt letztlich keine große Rolle. Der springende Punkt ist, dass Erbgut und Umwelt zusammen unsere Persönlichkeit, unsere Psyche und unsere Physiologie hervorbringen. Auf dieselbe Weise sind unsere Gedanken, Gefühle und Wahrnehmungen – ob sie nun bewusst oder unbewusst sind – mit unserem körperlichen und mentalen Wohlbefinden, unserer Immunfunktion und sogar unserer Ichempfindung verbunden. Der Körpergeist in seiner ganzen Komplexität agiert im Wesentlichen als Einheit.

EMOTIONALE ENERGIE

Einige asiatische Praktiken (zum Beispiel Qigong, Tai-Chi, Kundalini-Yoga und tantrischer Yoga) betonen, dass der Unterbauch ein Speicher von Energie ist. Angesichts dessen, was wir heute über das enterische Nervensystem wissen, erscheint uns der Gedanke der engen Verbundenheit des Bauches mit dem Rest von uns sehr vernünftig.[151] Doch wie steht es mit dem Konzept, dass der Bauch ein Speicher latenter Energie ist?

Ich möchte behaupten, dass Gefühle Energie enthalten, und werde das im fünften Kapitel weiter erläutern. Für den Augenblick reicht es, wenn Sie sich einfach einmal eine Zeit in Erinnerung rufen, zu der Sie frustriert oder ärgerlich waren und impulsiv mit der Hand auf eine Tischplatte oder gegen eine Wand geschlagen haben. Oder denken Sie daran, wie sehr es eine Person schwächen kann, wenn sie sich ständig Sorgen um einen geliebten Menschen macht, um dessen Gesundheit es nicht gut bestellt ist. Wir können Freude auch so verstehen, dass dabei die glückliche Energie eines Menschen in seine Umgebung ausstrahlt, und können Verzweiflung als etwas ansehen, das Energie hemmt, wenn eine Person sich in sich selbst zurückzieht. Eine solche Kontraktion, besonders wenn sie chronisch oder irreversibel ist, gefährdet zweifellos die Gesundheit. Ein Mensch kann vor lauter Sorge dahinsiechen oder sterben; ein »gebrochenes Herz« ist mehr als eine blumige Metapher. Ein prominenter Kardiologe, der solche Fälle untersucht hat, meinte: »Das [Herz-]Gewebe ist lebendig. *Es bewegt sich nur einfach nicht.*«[152] (meine Hervorhebung)

Das Wort »Emotion« kommt vom lateinischen *emovere*, was »sich aus etwas heraus bewegen« bedeutet. Erinnern Sie sich daran, dass Gefühle aus einer Veränderung des körperlichen Zustands entstehen und dass eine Emotion (zumindest in meiner Terminologie) ein Gefühl ist, das von einem Individuum zum Ausdruck gebracht wird. Veränderung bedeutet Bewegung und Bewegung bedeutet Energie. Bedenken Sie, wie viel Energie beim Weinen gelöst oder beim Sex freigesetzt wird. Es kann eine enorme Menge von Energie sein, und die Wirkung einer solchen Freisetzung ist fast immer wohltuend.

Spannung im Körper wird reduziert, und der Körper kehrt zu einer gesünderen Funktionsweise zurück.[153]

Über Kalorien als Maßeinheit hinaus gibt es gegenwärtig keine Möglichkeit, emotionale Energie zu messen. Aber in vielen Kulturen haben zahlreiche Denker versucht, sie wenigstens sprachlich zu definieren. Die Hindus nennen sie Prana, die Chinesen Qi, und Freud bezeichnete sie als Libido.[154] Einige Parapsychologen sprechen von psychischer Energie. Meiner Ansicht nach meinen sie alle dieselbe Sache.

WEINEN UND LACHEN

Zwei der stärksten Formen emotionalen Ausdrucks, die der Mensch kennt, sind das Weinen und das Lachen. Da sie dermaßen universal sind, kann man wohl annehmen, dass sie eine fundamentale biologische und/oder verhaltensmäßige Rolle spielen müssen. Wir werden hier beide Rollen erkunden und dabei viel darüber herausfinden, was es heißt, ein Mensch zu sein.

Beginnen wir mit dem Weinen, nicht irgendeinem Weinen, sondern dem Weinen vor Freude, dem Schluchzen vor Erleichterung, dem Beben vor Schrecken, dem Weinen vor Kummer – kurz gesagt, dem Weinen als der Auflösung intensiver Gefühle. Wussten Sie bereits, dass die chemische Zusammensetzung solch emotionaler Tränen anders ist als die von Tränen, die zum Beispiel beim Schneiden von Zwiebeln fließen? Emotionale Tränen enthalten mehr Mangan und mehr Proteine, einschließlich der Stresshormone Prolaktin und des adrenokortikotropen Hormons (ACTH).[155]

Das Ergebnis ist oft unverkennbar. Im Allgemeinen fühlen sich die Menschen besser, nachdem sie geweint haben, und sehen dann auch besser aus.[156] Bei einer Untersuchung sagten 85 Prozent der Frauen und 73 Prozent der Männer aus, sie würden sich weniger traurig oder ärgerlich fühlen, nachdem sie geweint hätten.[157] Mehrere Studien bringen die Fähigkeit zu weinen mit einer Verbesserung der Gesundheit in Verbindung.[158] Weinen und Lachen, so behauptet ein Forscher, »sind im Grunde zwei natürliche Heilmittel. Wir können den inneren Druck verringern, negative Gefühle herauslassen und neu auftanken. Sie ... sind die besten Hilfsquellen, die dem Körper eigen sind.«[159]

Die Neigung, Tränen zu vergießen, ist bei verschiedenen Menschen sehr unterschiedlich. William Frey, ein Biochemiker in Minneapolis, hat ermittelt, dass die Häufigkeit des Weinens bei normalen, gesunden Individuen zwischen null und sieben Episoden pro Monat bei den Männern und zwischen null und 29 Episoden pro Monat bei den Frauen schwankt.[160] Der Durchschnitt ist 1,4-mal pro Monat bei den Männern und 5,3-mal pro Monat bei den Frauen.[161]

Während mehr als die Hälfte der befragten Männer sagten, sie würden niemals weinen, behaupteten das nur 6 Prozent der Frauen. Im Gegensatz zu dem, was Sie vielleicht erwarten würden, fand Frey heraus, dass depressive Menschen nicht unbedingt häufiger weinen als andere und dass das Weinen bei Frauen nicht unbedingt mit ihrem Hormonlevel zusammenhängt.[162] Es trifft zu, dass die Tränendrüsen der beiden Geschlechter sich strukturell unterscheiden, was dazu führt, dass Frauen wesentlich mehr Tränen produzieren, wenn sie weinen. Und während Männer dazu neigen, sich zusammenzureißen und still für sich zu weinen, ist das Weinen bei Frauen sehr viel lautstärker und sichtbarer.[163]

Freys Untersuchung zeigt auch, dass Traurigkeit für 49 Prozent der Tränen verantwortlich ist, Glück für 21 Prozent, Wut für 10 Prozent, Furcht oder Angst für 9 Prozent und Mitgefühl für 7 Prozent.[164] Wir können mit einiger Begründung sagen, dass das Weinen im Säuglingsalter als ein Indikator dafür entsteht, dass etwas nicht in Ordnung ist (ähnlich ist es bei den Jungen von Säugetieren und Vögeln, die ebenfalls Notrufe aussenden, um ihre Eltern auf sich aufmerksam zu machen). Eine Untersuchung deutet sogar darauf hin, dass dieses Verhalten bis in den Mutterleib zurückgeht.[165]

Wie dem auch sei, wenn das Erwachsenenalter erreicht ist, ist das Weinen deutlich zu etwas viel Komplizierterem und Markanterem geworden. Einerseits gibt es Hinweise darauf, dass nur Menschenwesen emotionale Tränen vergießen. (Damit soll nicht gesagt sein, dass Tiere keinen Schmerz oder keine anderen Gefühle verspüren, sondern einfach nur, dass sich ihre Emotionen nicht durch Tränen äußern. Die einzige Kreatur, bei der man beobachtet hat, dass sie Tränen vergießt, die Ausdruck von Traurigkeit sein könnten, ist der Elefant. Es besteht jedoch kein Konsens darüber, ob dies wirklich der Fall ist.)[166] Außerdem ist es so, dass Menschen zwar durchaus vor anderen Menschen weinen, dass sie es aber auch tun, wenn sie allein sind. Man mag sich also fragen: Hat das einsame Weinen trotzdem noch eine kommunikative Funktion? Ich meine, ja. Wie Tom Lutz anmerkt, »tritt das Weinen … in Momenten auf, in denen man komplexe, überwältigende [Gefühle] nicht in Worte zu fassen vermag. Tränen können die Artikulation ersetzen; darum bringen sie auch Erleichterung.«[167]

Weint jemand für sich allein, möchte ich hinzufügen, so mag das sogar mehr sein als eine Form der Erleichterung; es kann eine Weise des Körpergeistes sein, uns selbst eine zutiefst gefühlte Botschaft über das, was geschieht, zu übermitteln. Eine Person wird zum Beispiel bei einem Film, einem Theaterstück, einem Musikstück oder einer Erzählung nicht weinen, wenn die Szene oder Passage nicht mit irgendetwas tief im eigenen Inneren in Resonanz ist. Dann wäre das Weinen nicht echt. Doch ein herzhaftes Weinen wird jedem Anwesenden signalisieren – auch wenn nur wir selbst anwesend sind –, dass hier etwas Wichtiges stattfindet. »Hier muss man aufmerken«, wie die Frau von Willy Loman wiederholt in Arthur Millers *Tod eines Handlungsreisenden* sagt. Unser Körpergeist, unsere Psyche, spricht.

Liebe, Tod, Verlassenheit, Begeisterung – das sind wichtige Themen in unserem Leben, die oft in Tränen Ausdruck finden. Unsere Gefühle sind die ganze Zeit vorhanden, doch bei einem bestimmten Auslöser – vielleicht einer Nachricht, die uns in einem Briefumschlag erreicht, einem wunderschönen Anblick in der Natur, einem bewegenden Kunstwerk oder auf dem Höhepunkt eines großen persönlichen Einsatzes – werden uns unsere Gefühle plötzlich intensiv bewusst. Denken Sie nur daran, wie eine Symphonie von Beethoven viele Menschen in einen Zustand der Verzückung versetzen kann. »Was hier vielleicht geschieht«, sagt ein Psychiater (und Musikliebhaber), »ist, dass Beethoven [den Zuhörern] eine Sprache für machtvolle Gefühle gibt, die ... sie selbst nicht zum Ausdruck bringen konnten. Die [augenblickliche] Reaktion ist: ›Genau das ist es.‹« Beim Erwachsenen ist das Weinen also eine »Kundgebung des Körpers, die in den untergründigen Bewegungen unseres Herzens wurzelt«.[168]

Wäre der Körpergeist nicht in der Lage, solche Botschaften zu senden und eine solche emotionale Lösung herbeizuführen, so wäre er nicht so gesund. Sir Henry Maudsley, einer der Väter der britischen Psychiatrie im späten 19. Jahrhundert, bemerkte: »Kummer, der kein Ventil in Tränen findet, kann schon bald andere Organe weinen machen.« Allerdings kann eine Person auch bitterlich weinen und sich trotzdem nicht besser fühlen. Menschen, die unter einer Depression leiden, können zum Beispiel fast ununterbrochen weinen, ohne dadurch Erleichterung zu finden; es mag sogar sein, dass es ihren Zustand noch verschlimmert. Der Grund hierfür ist, dass die Depression eine Form der inneren Erstarrung ist, die wenig Linderung oder Erleichterung zulässt. Traurigkeit dagegen überkommt unseren Körpergeist auf natürliche Weise und spiegelt einen Zustand innerer Vitalität wider, in dem Gefühle fließen können.[169]

DER SOZIALE WERT DES WEINENS

Man kann den Zweck des Weinens noch aus einer anderen Perspektive betrachten: der der sozialen Kommunikation, der Intimität und der Herstellung einer Bindung. Wenn eine andere Person in unserer Gegenwart weint, neigen wir oft ganz spontan dazu, die weinende Person zu berühren oder zu umarmen und zu versuchen, sie zu trösten. Zwischen Menschen, die einander besonders nahestehen, kann das Weinen ein Signal sein, dass ein Aspekt ihrer Beziehung gefährdet ist – dass sie einander nicht verstehen oder Gefahr laufen, in einer wichtigen Angelegenheit getrennte Wege zu gehen. Der Psychologe Randolph Cornelius vom Vassar College betrachtet das Weinen in diesem Kontext als Suche nach einer Lösung. Menschen, denen es nottut, umarmt zu werden, die getröstet werden wollen oder die möchten, dass man ihnen in Schwierigkeiten beisteht, weinen nicht nur, um dieses Bedürfnis anderen mitzuteilen, sondern auch, um Fortschritt in Richtung auf eine Lösung zu machen. Wenn es nicht zu einer Lösung kommt, so sagt Cornelius, werden sie sich wahrscheinlich nicht besser fühlen.[170]

Ganz gleich, welche Funktion das Weinen bei einem Erwachsenen zu einem bestimmten Zeitpunkt hat, man kann wohl mit einiger Berechtigung sagen, dass »unser Geist weint und nicht nur unsere Tränendrüsen«.[171] Das Weinen rührt an den Kern dessen, worum es uns geht, worum wir uns bemühen und was uns letztlich bewegt. Haben wir Grund zu weinen, können es aber nicht oder tun es nicht, dann bleibt die Botschaft, die unser Körpergeist sendet, in unserem Inneren eingeschlossen: Weder wir selbst noch die Menschen in unserer Umgebung werden darauf hören. Dieser Verlust emotionalen Ausdrucks ist nicht nur bedauerlich, er hat auch sehr reale Auswirkungen auf unsere Gesundheit. Er kann sich auch für sehr lange Zeit auf unsere Psyche auswirken. Von vielen Geistern heißt es interessanterweise, dass sie äußerst kläglich stöhnen und weinen, weil sie, so könnte man schlussfolgern, eine Lösung suchen.[172] Während es in der Volksüberlieferung heißt, dass diese verlorenen Seelen einer Sache nachweinen, die sie in dieser Welt zurückgelassen haben, vermute ich, dass der Prozess etwas mit Biologie zu tun hat. Eine Person, in der die Energie der Gefühle blockiert ist – sowohl körperlich als auch durch ungelöste Probleme zwischen dem Neokortex und dem emotionalen Gehirn –, ist sehr oft ein Auslöser für anormale Erscheinungen. Wir wissen, dass das Weinen Wechselwirkungen von höheren Teilen des Gehirns mit elementareren Strukturen impliziert, mit Strukturen, die unsere grundlegenden physiologischen Vorgänge kontrollieren (zum Beispiel mit dem limbischen System oder dem Gehirnstamm).[173]

Eine Hemmung des Weinens muss mindestens ebenso komplex sein und könnte in einigen außergewöhnlichen Fällen ernsthafte Konsequenzen haben, die über das hinausgehen, was gegenwärtig wissenschaftlich akzeptiert ist.

EIN HERZHAFTES (UND EIN NICHT SO HERZHAFTES) LACHEN

Auch das Lachen ist ein noch unvollständig verstandenes Phänomen, obwohl es, ebenso wie emotionale Tränen, ein essenzieller Zug des Menschen ist. (Schimpansen lachen zwar in Reaktion auf Kitzeln, aber sie lachen offensichtlich nicht, wenn sie allein sind, oder unter einem der zahllosen anderen Umstände, die Menschen dazu bringen, zu lachen.)[174]

Es gibt allerdings auch signifikante Unterschiede zwischen dem Lachen und dem Weinen. Während das Weinen nach seiner Entstehung in der Kindheit zu ganz anderen Formen mutiert und es außerdem in den unterschiedlichsten Kontexten auftritt, ähnelt das Lachen beim Erwachsenen in Form und Funktion seinem kindlichen Vorläufer. Außerdem sind die Gründe dafür, dass wir lachen, nicht so vielfältig wie die Gründe für das Weinen. Wir können aus einem Gefühl der Vertrautheit, der Freundschaft, der Frivolität, der Heiterkeit oder der Absurdität lachen, aber nicht aufgrund stärkerer Gefühle wie etwa Furcht, Zorn, Liebe oder Freude. Wir lachen auch nicht aus irgendeiner ästhetischen Empfindung heraus, zum Beispiel wenn wir eine beeindruckende Komposition hören oder wenn wir von der spirituellen Kraft eines Ortes oder einer Erfahrung bewegt sind. Und auch wenn ein herzhaftes Lachen als willkommene Lösung von Stress gilt, ist das Lachen an sich nicht annähernd so tief wie das Weinen. Es bringt uns, mit anderen Worten, nicht in Berührung mit unserem innersten Selbst.

Nichtsdestoweniger festigt das Lachen soziale Bande. Es ist allgegenwärtig – am Getränkeautomaten im Büro, in der Cafeteria und am heimischen Esstisch. Es ist auch ein Zeichen für unsere Menschlichkeit: Menschen ohne Sinn für Humor werden als kalt, distanziert, selbstbezogen und gleichgültig angesehen. Dies wird verständlich, wenn man daran denkt, dass das Lachen seinen Ursprung in der frühen Kindheit hat, in der man oft von den Eltern oder nahen Verwandten gekitzelt wird. Das Lachen entspringt also der Berührung selbst.[175] Menschen, die als Kinder nicht oft berührt wurden, werden wahrscheinlich nicht so häufig lachen oder werden nicht so viel »Gefühl« für andere Menschen haben.

Außerdem fühlt man sich nach einem herzhaften Gelächter tatsächlich besser, sobald einem die Seiten nicht mehr wehtun und die Röte aus dem Gesicht gewichen ist. Die Auswirkungen auf die Gesundheit sind messbar; sie reichen von einer Entspannung der Muskulatur und einer Senkung des Blutdrucks bis hin zur Reduzierung von Stresshormonen und einer besseren Funktion des Immunsystems. Ein kräftiges Lachen fördert die Aufnahme von Sauerstoff, lockert das Zwerchfell und erhöht das Vermögen des Körpers, den Sauerstoff zu verarbeiten. Das Resultat ist, dass wir uns nach einem herzhaften Lachen gereinigt fühlen.[176] Tatsächlich fördert das tiefe Atmen, das mit häufigem Lachen einhergeht, das Austreiben von restlichem Kohlendioxid aus der Lunge und ersetzt es durch sauerstoffreiche Luft.[177]

Wir werden später in diesem Buch noch betrachten, in welcher Hinsicht die Atmung ein Schlüssel zur Hypnose ist und welche Beziehung der Blutkreislauf zur Wirksamkeit von Akupunktur hat. In diesen beiden Fällen wird, genauso wie beim Lachen und Weinen, der Stoffwechsel verändert. Die von den Zellen übertragene Energie wird umgeleitet, woran das Gehirn und der Rest des Körpers aktiv beteiligt sind. Dies alles sind wahrhaft psychosomatische Phänomene. Darum überrascht es mich nicht, dass auch das Lachen in der parapsychologischen Literatur auftritt, wenn auch wesentlich seltener als das Weinen (es werden wesentlich weniger Fälle eines entkörperten Lachens berichtet als Fälle ätherischen Weinens).[178]

Das Ungleichgewicht, so vermute ich, hat wohl einiges mit dem Grad zu tun, zu dem das Lachen im Gegensatz zum Weinen essenzielle Belange des Ichs widerspiegelt. Wir lachen zwar nicht aus denselben tiefen Gründen, aus denen wir weinen, aber wir lachen, weil wir in der Lage sind, unsere eigenen Schwächen (zum Beispiel Gier, Überheblichkeit, Neid, Stolz, Ignoranz) bei anderen Menschen, über die wir uns lustig machen, wiederzuerkennen. (Die großen Komiker haben immer darum gewusst.) Es könnte also möglich sein, dass das Lachen, von dem einige Berichte über anormale Erfahrungen künden, auf ebendem Prozess beruhen, den ich oben bereits umrissen habe. Man könnte das Gelächter als Ironie interpretieren, als das energetische Äquivalent der Erkenntnis, dass man selbst, bedauerlicherweise, den eigenen hohen Ansprüchen nicht gerecht zu werden vermochte.

Dass Lachen fast immer in einer Gruppe auftritt – ein anormales Gelächter ist da keine Ausnahme –, könnte man so interpretieren, dass eine Person in der lachenden Gruppe sich irgendwann einmal inmitten der allgemeinen Heiterkeit zutiefst schuldig gefühlt hat. Dies wäre eine Variation der oben diskutierten chronischen Hemmung des Weinens: eine Person, die ihre Traurigkeit in freudloses Lachen umwandelt. (Sie haben zweifellos schon einmal die Redewendung von den »Tränen eines Clowns« gehört.) Das Resultat wäre dann allerdings nicht das gleiche; es wäre ein Körpergeist mit unaufgelöster physischer Energie und ambivalenten mentalen Schaltkreisen.

GEFÜHLE: DER WEG ZUM ICH

Wie Naturwissenschaftler und Philosophen heute erkennen, hat Descartes sich geirrt. Es müsste heißen: »Ich fühle, also bin ich.« Tatsächlich entstammen nicht nur die menschlichen Kernerfahrungen des Lachens und des Weinens der körperlichen Verwurzelung des Geistes in den Gefühlen, sondern alle unsere Fähigkeiten, bis hinauf zum Denken, der Einsicht und der fortgeschrittenen Schlussfolgerung, gehen darauf zurück.

Dieses Spektrum ist gleichbedeutend mit unserem Körpergeist, auch wenn dieser Begriff sich auf die allgemeine menschliche Struktur bezieht. Wenn ich von bestimmten Individuen und ihrer Persönlichkeit spreche, ziehe ich das übliche Wort »Ich« vor.

Wie entsteht ein Ich? Warum unterscheiden sich der Charakter, die Anlagen, die Gewohnheiten und Neigungen eines

Menschen so dramatisch von denen anderer Menschen? Diese Frage ist eine Herausforderung; doch mit dem Verständnis, das wir in diesem Kapitel gewonnen haben, sind wir gewappnet, uns dieser Herausforderung zu stellen.

Die Rolle des Fühlens wird sich, wie Sie sich wahrscheinlich bereits denken können, als zentral für das Rätsel erweisen. Sie zu verstehen wird uns auch darauf vorbereiten zu begreifen, wie es zu Anomalien kommt, und wird uns helfen, uns ein Bild davon zu machen, wer solche Anomalien auslösen kann, wer sie wahrscheinlich wahrnimmt und warum das Ich dabei unweigerlich eine Rolle spielt.

4
DER URSPRUNG DES ICHS IN EMPFINDUNG, STRESS UND IMMUNITÄT

Die Gucklöcher des Lebens. Sinne zur Entdeckung der Welt. ... Die Gucklöcher beginnen sich vor der Geburt zu öffnen. Sie sind gleichbedeutend mit Leben. ... Unser Leben lang, bis die Gucklöcher der Sinne sich schließen, sind wir empfindende Wesen; wir spüren die Energie und die Chemikalien und die Objekte in unserer Umgebung.[179]

Jilny Smith, Wissenschaftsjournalistin

Wir würdigen oft nicht, wie wundervoll komplex wir Menschenwesen sind, und wir wissen auch die Komplexität unserer tierischen Freunde, mit denen wir diesen Planeten teilen und am Leben teilhaben, nicht zu schätzen. Wir alle sind fühlende Wesen: Wir nehmen durch unsere verschiedenen Sinnesorgane wahr, wir fühlen und wir reagieren. Was die Empfindungsfähigkeit angeht, besteht eine große Gleichheit. Zwar unterscheidet sich das Vermögen der einzelnen Sinne von Spezies zu Spezies, doch die grundlegende Fähigkeit, Informationen aus der Umgebung aufzunehmen und sich ein Bild von der Welt zu machen, ist ein allen Lebensformen auf der Erde gemeinsamer Zug.

Das Denken andererseits ist nicht so weit verbreitet und die Ichempfindung ist es ebenfalls nicht. Das Leben so vieler anderer Kreaturen wird vom Instinkt und dem Reflex beherrscht; Denken gibt es bei ihnen nur in ganz rudimentärer Form. Das Reich des Bewusstseins ist im Vergleich zum Spektrum der Sinneswahrnehmung, das das gesamte Tierreich umfasst, ziemlich klein. Das Empfindungsvermögen sowie das Fühlen, das ein wesentlicher Bestandteil des Empfindungsvermögens ist, charakterisieren all jene Wesen – Menschen oder Tiere –, die wir für Individuen halten.

Im vorigen Kapitel sind wir zu dem Schluss gekommen, dass es heißen muss: *Sentio, ergo sum* (Ich fühle, also bin ich). Wenn diese Formel korrekt ist, kann man sie neu formulieren als: »Ich fühle, deshalb bin ich ein Ich.« Wenn wir also die Ursprünge des Ichseins suchen, dann sollten wir uns zuerst die sensorischen Grundlagen des Fühlens ansehen.

Es ist ein weitverbreitetes Missverständnis, dass das Leben mit der Geburt beginnt. Ich will hier nicht in die kontroverse Diskussion darüber einsteigen, wann genau das Leben beginnt, aber der menschliche Fötus und die ihm entsprechenden Formen bei anderen Tieren funktionieren bereits eine ganze Weile vor der Geburt – mit Sinnesorganen, einem Kreislauf und Verdauungssystem, einem Nervensystem und anderen Teilen seiner sich entwickelnden Form. Je mehr wir in der Lage sind, die Ursprünge des individuellen Lebens mit unserer Technologie zu erforschen, desto mehr begreifen wir, wie außerordentlich komplex und Ehrfurcht gebietend diese Prozesse sind. Doch wie entsteht eigentlich das Ich? Mit Ich meine ich hier den einzigartigen zusammengesetzten Organismus, der letztlich lebt, der sich aufmacht, die Welt zu erkunden, der wächst und lernt. Die Erforschung der Wurzeln des Ichseins ist eines der faszinierendsten Themen, die wir uns vorstellen können, und hier beginnt alles mit der grundlegenden Sinneswahrnehmung, der Berührung.

BERÜHRUNG

Der Sinn für Berührung oder der Tastsinn ist der erste Sinn, der sich entwickelt. Im sechsten Monat, wenn der Embryo noch keine Augen oder Ohren hat, ist seine Haut schon vergleichsweise gut ausgebildet. Wird er in diesem Alter leicht berührt, dann wird sich der Embryo von der Quelle des Reizes fort krümmen.[180] Im Mutterleib, umgeben von Fruchtwasser der Mutter, muss die Haut des Embryos – und später des Fötus – »die Fähigkeit besitzen, Widerstand gegen die Aufnahme von zu viel Wasser zu leisten ... angemessen auf physische, chemische und neuronale Veränderungen und auf Veränderungen der Temperatur zu reagieren«.[181]

Haut ist grundlegend für unsere Existenz: Was würde uns umhüllen, wenn es sie nicht gäbe? Wir sind nicht nur von Haut bedeckt, sondern unsere Haut stülpt sich auch nach innen, um Bereiche wie die Augen, Ohren, den Mund, die Nase und den Analkanal auszukleiden. In diesem Sinne ist die Haut die »Mutter« all der anderen Sinne.[182] Außerdem kann man sagen, dass die Haut das äußere Nervensystem des Organismus darstellt, denn sowohl die Haut als auch das innere Nervensystem entstehen aus der Oberfläche des Embryos, dem Ektoderm. Während sich das Gehirn und das Rückenmark aus dem nach innen gekehrten Teil des Ektoderms entwickeln, werden die anderen Anteile zu unserem Haar, zu unseren Zähnen und zu unseren Sinnesorganen. Der verstorbene Anthropologe Ashley Montagu, der Autor eines wegweisenden Werkes über den Tastsinn, sagt: »Von ihrer frühesten Differenzierung an bleibt [die Haut] in enger Beziehung zu dem inneren oder zentralen Nervensystem.«[183] Er schreibt weiterhin: »Die Haut selbst denkt nicht, doch ihre Sensibilität ist so groß und ihre Fähigkeit, ein außerordentlich weites Spektrum von Signalen aufzufangen und zu übermitteln sowie auf sehr unterschiedliche Weise darauf zu reagieren, geht so weit über die Fähigkeit aller anderen Sinnesorgane hinaus, dass man die Haut, was die Vielseitigkeit angeht, hinter dem Gehirn auf den zweiten Platz setzen muss.«[184]

Montagu spricht auch vom »Geist der Haut«, was ebenfalls auf die Nähe der Haut zum Gehirn hinweist.[185] Seine Formulierung ging dem Begriff des »Körpergeistes« voraus, der in den 1970er-Jahren in Gebrauch kam, und sie bleibt, wie wir sehen werden, eine sehr genaue Darstellung der wechselseitigen Verbundenheit von Gehirn und Körper.[186] Wie wir auch erkennen werden, wird diese wechselseitige Verbundenheit durch unsere Gefühle vermittelt.

Beim typischen Erwachsenen hat die Oberfläche der Haut eine riesige Zahl von Sinnesrezeptoren, die an der Wahrnehmung von Hitze, Kälte, Druck und Schmerz beteiligt sind. Ein Stück Haut von der Größe einer Euromünze enthält mehr als 3 Millionen Zellen, 100 Schweißdrüsen, 50 Nervenenden und etwa einen Meter Blutgefäße. Man schätzt, dass sie etwa 50 Rezeptoren pro 100 Quadratmillimeter enthält, was auf eine Gesamtsumme von 640.000 Sinnesrezeptoren hinausläuft.[187] Interessanterweise leitet die Haut auch Elektrizität. Ihre Sinnesrezeptoren werden elektrisch aktiviert, wenn sie stimuliert werden. Dieser Prozess lässt sich mit einem sogenannten Lügendetektor nachweisen, der in Wirklichkeit nicht misst, inwieweit eine Person die Wahrheit sagt, sondern der darüber Auskunft gibt, wie die Person physiologisch auf einen bestimmten Gedanken, auf eine Idee oder auf eine Erinnerung reagiert. Die Menge an Elektrizität, die typischerweise erzeugt wird, liegt im Bereich von 10–100 Millivolt (ein Millivolt ist ein Tausendstel eines Volts).[188] Wie es auch bei den anderen Fähigkeiten der Fall ist, unterscheiden sich die Menschen in dieser Hinsicht; einige Individuen scheinen in der Lage zu sein, beträchtlich stärkere elektrische Ladungen zu erzeugen. (Diese interessante Möglichkeit wird im sechsten Kapitel näher betrachtet.)

Wie zu erwarten ist, sind jene Bereiche des Gehirns, die Tastreize registrieren und verarbeiten (nicht allein die Berührung an sich, sondern auch die Bewegung der Luft, Veränderungen im Druck und der Feuchtigkeit und andere Empfindungen), dementsprechend groß. Die Bruttozahlen zeigen ebenfalls, wie wichtig dieses Sinnesorgan für unser Leben ist. Die Haut des durchschnittlichen männlichen Erwachsenen wiegt etwa 3,6 Kilogramm, grob gerechnet 6 bis 8 Prozent seines gesamten Körpergewichts.[189]

Die Sprache gibt uns einen weiteren Hinweis auf die überragende Bedeutung des Tastsinns für unser Leben. Was wir zueinander sagen, zeigt, wie wir uns selbst in der Welt wahrnehmen. Denken Sie nur einmal daran, wie allgegenwärtig die folgenden Redewendungen sind:

- Jemanden erreichen.
- Einen Tatbestand festhalten.
- Eine Sache in den Griff bekommen.
- Jemandem eine Stütze sein.
- Lass uns in Kontakt bleiben.
- Sei nicht so dünnhäutig.
- Die Sache ist schwierig zu handhaben.
- Sie ist kratzbürstig.
- Wir haben handfeste Beweise.
- Ich brauche etwas Greifbares.
- Es tut mir weh, dich das sagen zu hören.
- Schüttle es einfach ab.
- Sie ist zartfühlend.
- Hast du es begriffen?
- Er ist ein kalter Typ.
- Die Frau ist heiß.
- Es fühlt sich einfach richtig an.

Das Leben von Helen Keller ist ein weiteres Beispiel für die herausragende Bedeutung des Tastsinns für unser Leben. Helen Keller war seit ihrer Kindheit blind und taub und führte trotzdem ein erfülltes und exemplarisches Leben. Montague meinte, ein Menschenwesen könne »sein Leben blind und taub und gänzlich ohne die Sinne von Geruch und Geschmack leben, doch ohne die von der Haut erbrachten Funktionen vermag es nicht zu überleben«.[190]

Schon vor 400 Jahren schrieb der Philosoph Thomas Hobbes: »Das Kleinkind bildet die Gestalt und Form und den Raum der äußeren Welt der Wirklichkeit, ihre Figuren sowie den Hintergrund, aus dem diese hervortreten, allmählich aus den Bausteinen seiner Erfahrung heraus, der Erfahrung, die es durch alle seine Sinne aufnimmt und die immer vom Kriterium der Berührung bedingt, mit ihm korreliert, durch es gemessen und bewertet wird.«[191]

Wie also sieht die Erfahrung des Kleinkindes – und gehen wir noch einen Schritt weiter zurück, des Neugeborenen – aus? Eine der führenden Forscherinnen auf diesem Gebiet, Sibylle Escalona, sagt: »Das Leben des Babys ist eine Abfolge von ... Berührungen, Klängen, Anblicken, Bewegungen, Temperaturen und Ähnlichem.«[192] Auf der Grundlage solcher Erfahrungen beginnt das Kleinkind sich selbst von der Welt »da draußen« zu differenzieren. Das Baby reagiert, und man reagiert auf das Baby und so weiter. Es beginnt ein Gefühl für sich selbst zu bekommen als jemand, dem Dinge geschehen und der Dinge geschehen lassen kann.[193] Dies ist der Anfang eines Ichs. Der Prozess wird in der frühen Kindheit offensichtlich, er beginnt aber bereits im Mutterleib.

GERUCHSSINN

So wie der Tastsinn der erste Sinn ist, der sich im Individuum entwickelt, war er sehr wahrscheinlich auch das erste solche Vermögen, das in der Evolution der Menschheit entstand.[194] Ihm musste allerdings der Geruchssinn auf den Fersen folgen. Warum? Weil die älteste Form der Kommunikation auf dieser Erde chemischer Natur ist. Die chemischen Sinne, Geruchssinn und Geschmackssinn, erlauben es selbst den primitivsten Organismen, sich selbst von anderen zu unterscheiden und potenzielle Nahrungsquellen, Partner und Freunde von dem zu unterscheiden, was giftig, feindlich oder einfach nur irrelevant sein könnte.[195] Der Sinn für Territorium, Dominanz, Paarungsbereitschaft, Ernährung und Gesundheit wird durch chemische Signale übertragen, für deren Erzeugung nur wenig Energie aufgewandt werden muss und die wegen der enormen Wirkung, die sie auch in niedriger Konzentration haben können, besonders effizient sind.[196]

Eine Schätzung besagt, dass es in unserer Welt mehr als eine halbe Million Gerüche gibt. Die meisten davon haben einen biologischen Ursprung und übermitteln den unterschiedlichen Spezies lebenswichtige Informationen.[197] Um diese Informationen »lesen« zu können, muss man jedoch die richtige Spezies am richtigen Ort und zur richtigen Zeit sein. Hunde zum Beispiel haben einen wesentlich feineren Geruchssinn als Menschen, und sie können ihre Nase in den Wind halten oder auf dem Boden schnüffeln und daraus so viel erfahren wie ein Mensch aus seiner Tageszeitung. Wie auch einige andere Säugetiere, zum Beispiel Löwen und Wölfe, können Hunde besonders gut Spuren verfolgen, und sie sind in der Lage, einzelne Menschen und andere Hunde an ihrer chemischen Signatur zu erkennen.[198]

Andere Tiere bekommen ihre Nachrichten auf andere Weise. Schlangen und Eidechsen fangen durch schnelles Züngeln durch die Luft herumfliegende Moleküle auf und legen die Zunge dann gegen eine chemisch sensible Struktur an der Oberseite ihres Maules.[199] Gerüche, die abgesondert werden, wenn ein Tier sich bedroht fühlt, können verräterisch sein. Es ist bekannt, dass Antilopen einen moschusartigen Geruch absondern, wenn sie aufgeschreckt werden, und eine verschreckte Hausmaus hinterlässt in ihrer Umgebung so deutliche Spuren ihrer Not, dass diese Fluchtwege von anderen Mäusen bis zu acht Stunden danach gemieden werden.[200] Und natürlich verbreitet sich der Geruch eines gestörten Stinktiers in einem Umkreis von mehreren Kilometern.

Die chemischen Sinne werden, zusammen mit dem Tastsinn, als die Nahsinne bezeichnet, das Sehen und das Hören dagegen als die Fernsinne. Diese Unterscheidung ist bedeutsam, wenn wir bedenken, dass die angenehmsten und ekelhaftesten Empfindungen, die wir kennen, durch Tastsinn, Geruchs- und Geschmackssinn registriert werden.[201] Wir können zwar »unsere Augen vor einem beunruhigenden Bild verschließen oder uns die Ohren zuhalten, um etwas Unangenehmes nicht hören zu müssen, ... aber wir müssen weiter atmen«.[202] Und um nicht zu verhungern, müssen wir auch weiterhin schmecken. Gerüche sind für uns ganz besonders stark aufgeladen, weil die Nase über Nervenbahnen direkt mit dem limbischen System, jenem alten Teil unseres Gehirns, verbunden ist. Der limbische Teil des Gehirns ist fast ausschließlich mit Ernährung, Sex, Kampf und Flucht befasst. Der Rest des Gehirns entwickelte sich auf dieser Grundlage.[203] Gerüche jeder Art sind deshalb eng mit unseren Instinkten, unseren Gelüsten, unseren Emotionen, unserem sexuellen Verhalten und unserer Reaktion auf Stress verbunden.[204]

Gerüche zu unterscheiden ist eine sehr komplexe Angelegenheit: »Wenn wir schnüffeln, atmen wir Geruchsmoleküle ein, die an Rezeptoren in der Nase andocken. Wir können mindestens 3000 Moleküle unterscheiden, und wir haben wenigstens 1000 Geruchsrezeptoren in unserer Nase. Verschiedene Arten von Geruchsmolekülen aktivieren verschiedene Kombinationen von Rezeptoren und machen uns auf das aufmerksam, was wir riechen.«[205] Diese Fähigkeit ist bei Neugeborenen schon früh erkennbar. Ein sechs Tage altes Baby kann im Wachzustand zwischen seiner Mutter und Fremden unterscheiden.[206] Natürlich begann dieser Prozess schon lange zuvor im Mutterleib.

Dasselbe kann man vom Hören sagen. Neben dem eigenen Herzschlag des Fötus ist da noch der Herzschlag der Mutter und der Rhythmus ihrer Atmung. Der Fötus lebt in einer flüssigen Welt rhythmischer Geräusche.[207] Es ist zudem wohl bekannt, dass der Fötus fähig ist, auf Geräusche außerhalb des Körpers der Mutter zu reagieren. Darauf beruht die Empfehlung, im Umfeld schwangerer Frauen klassische Musik zu spielen, da man glaubt, dass dies die Gehirnentwicklung des Babys fördern wird. Diese Vorstellung, auch wenn sie wahrscheinlich unzutreffend ist, erkennt die Beziehungen zwischen unseren sensorischen »Gucklöchern« und der Entschlüsselung, Interpretation und Erinnerung der durch diese Gucklöcher gewonnenen Information durch das Gehirn an. Durch das Gehirn wird rohe Empfindung zu Wahrnehmung.

KRITISCHE STADIEN IN DER ENTWICKLUNG DES GEHIRNS

Damit wir überhaupt Wahrnehmungen haben – ja, damit wir realisieren können, dass ein »Ich« existiert, welches mehr ist als bloß die Gesamtsumme unserer körperlichen Empfindungen –, ist ein Gehirn notwendig. Aber natürlich existiert das Gehirn nicht abgetrennt und eigenständig. Seine Strukturen und Fähigkeiten entwickeln sich im Zusammenhang mit der Einspeisung durch die Sinnesorgane. Die Aktivierung dieser

Sinne regt Nervenzellen (auch Neuronen genannt) dazu an, zu wachsen und miteinander zu interagieren.[208] Und Sie besitzen eine unglaubliche Zahl von Neuronen! Ihr Gehirn besteht aus bis zu 100 Milliarden Neuronen, von denen ein jedes mit Tausenden von anderen Neuronen vernetzt ist. Trotzdem machen die Neuronen nur 10 Prozent der Zellen im Gehirn aus.[209] Die restlichen 90 Prozent sind Stützzellen, sogenannte Gliazellen.[210] Wir verstehen die Funktion der Gliazellen bisher noch nicht genau, doch einer ihrer signifikanten Aspekte scheint zu sein, dass sie die »Leitungskabel« oder Axone, die die elektrochemischen Impulse zwischen den Neuronen übertragen, isolieren. Indem sie diese Übermittlungsbahnen umgeben, schützen und nähren, helfen die Ansammlungen von Gliazellen, die Ausbreitung von Botschaften im Gehirn zu beschleunigen.[211]

Im ersten Jahr nach der Geburt wächst das Gehirn des Kleinkinds stärker, als es das jemals wieder tun wird, und erreicht 70 Prozent seines Endgewichts.[212] Mit Beendigung des dritten Lebensjahres hat das Gehirnwachstum 90 Prozent erreicht.[213] Diese bemerkenswerte Entwicklung wird nur vom spektakulären Wachstum des Gehirns im Mutterleib übertroffen, auf dessen Höhepunkt Nervenzellen in einer Größenordnung von 250.000 pro Minute erzeugt werden.[214] Es nimmt also nicht wunder, dass das Gehirn des Fötus sehr anfällig ist für »Einflüsse aus seiner Umgebung, die auf den Verlauf seiner Entwicklung einwirken und die im schlimmsten Fall strukturelle oder funktionale Schäden anrichten können, die vielleicht erst nach einigen Jahren offensichtlich werden«.[215]

In der frühesten Phase der Entwicklung des Gehirns bewegen sich die Nervenzellen rastlos umher, wobei eine jede an ihren einzigartigen, von unserer genetischen Blaupause vorgesehenen Ort wandert. Doch ebenso wie beim Bauplan eines Hauses können sich Elemente der endgültigen Konstruktion von dem unterscheiden, was der Plan ursprünglich vorsah, beim Hausbau abhängig von den verwendeten Baumaterialien, von den vor Ort vom Baumeister getroffenen Entscheidungen, vom Einfluss intensiver oder unvorhergesehener Wetterbedingungen und so weiter.[216] Auf vergleichbare Weise können Schlüsselfaktoren wie die Ernährung der Mutter, Gewohnheiten der Mutter wie Rauchen oder Trinken, ihre Gefühle in Bezug auf das Baby, ihr Stressniveau und ihr allgemeiner Gesundheitszustand sich auf die Entwicklung des Fötus auswirken. Der Hormonspiegel, die Konzentration von Sauerstoff im Blut und die Versorgung mit Glukose und anderen Nährstoffen, das sind alles Einflussgrößen, die sich nützlich oder schädlich auf den Fötus auswirken können. Peter Nathanielsz, ein prominenter Forscher auf dem Gebiet der pränatalen Entwicklung, benutzt den Begriff »Programmierung«, um die langfristigen Auswirkungen auf das biologische Funktionieren, die durch äußere Einflüsse hervorgerufen werden können, zu beschreiben. Er sagt: »In der fötalen Phase und im Leben des Neugeborenen gibt es im Wachstum und der Entwicklung jedes Organs in unserem Körper kritische Phasen. In diesen kritischen Zeiträumen ist jedes einzelne Organ besonders sensibel für Herausforderungen, die das Potenzial besitzen, die Entwicklung dieses Organs und damit des gesamten Körpers permanent zu verändern. ... Wird dazu noch eine kritische Phase ... verpasst oder aus irgendeinem Grund deutlich verzögert, dann kann der nächste Schritt behindert werden ... Jeder Meilenstein interagiert mit dem folgenden. Timing ist alles.«[217]

Hier ist ein Beispiel aus dem Tierreich: Injiziert man neugeborenen weiblichen Ratten am fünften Tag ihres Lebens eine einzige Dosis des männlichen Geschlechtshormons, dann werden sie niemals ovulieren. Ihre für die Fortpflanzung zuständigen Gehirnzentren sind dann umprogrammiert und permanent verändert. Injiziert man weiblichen Ratten dasselbe Hormon jedoch am zwanzigsten Tag ihres Lebens oder später, dann werden sie beim Erreichen ihrer Pubertät ganz normal fruchtbar sein. Den Unterschied macht, in diesem Fall, nicht das fremde Hormon, sondern das Timing seiner Zuführung. Am zwanzigsten Tag ist das kritische Fenster der Verwundbarkeit, zumindest für diese Substanz, vorüber.[218]

Beim Menschen kann eine Vielzahl von Bedingungen zu bleibenden Veränderungen in der Entwicklung des Gehirns und des Rückenmarks führen. Kehren wir zu der oben erwähnten Bewegung der Nervenzellen im sehr frühen Stadium des Gehirns zurück. Ist eine Gruppe von Zellen bei ihrer Wanderung zu der ihr bestimmten Lokalisierung zu langsam, oder gelangt sie, was noch schlimmer ist, an den falschen Ort, dann kann die gesamte Struktur des Gehirns beeinträchtigt werden.[219] Wie Nathanielsz beschreibt, ist die Geburt, Verbindung und Aktivierung von Neuronen wechselseitig verbunden. Macht eine Zelle einen Fehler, bekommt sie die falsche Information oder erreicht sie nicht ihre korrekte Lokalisierung, so kann es sein, dass darauffolgende Aktivitäten nicht ablaufen oder nicht auf die richtige Weise ablaufen. Was für die Neuronen gilt, das gilt auch für ihr Stützsystem, die Gliazellen. Die Gliazellen müssen angemessen entwickelt werden, damit sie ihre Aufgabe erfüllen können. Neuronen allein machen also noch kein Gehirn.[220]

STRESS UND SEINE AUSWIRKUNG AUF DEN FÖTUS

Angesichts der Tatsache, dass der Fötus während der Schwangerschaft über die Plazenta biologisch aufs Engste mit seiner Mutter verbunden ist, nimmt es nicht wunder, dass eine Korrelation zwischen der Gesundheit der Mutter und den Funktionen ihres Babys besteht. Die Plazenta ist ein Organ, das zu dieser Zeit für den Fötus als Lunge agiert (indem es Sauerstoff transportiert), als Magen-Darm-Trakt (indem es Nahrung transportiert) und als Niere (indem es Abfallstoffe entfernt). Die Plazenta ist die Verbindung zwischen der Mutter und dem Kind und schützt das Kind gegen einige schädliche Stoffe, unglücklicherweise aber nicht gegen alle.[221]

Betrachten wir die Funktion der Plazenta näher und fragen uns, was geschieht, wenn die Mutter während der Schwangerschaft allen möglichen Herausforderungen und Belastungen ausgesetzt ist, dann wird verständlich, dass die Reaktionen der Mutter auf diese Herausforderungen die Fähigkeit des Babys, selber mit Stress umzugehen, für sein gesamtes Leben programmieren können. Solcher Stress bei der Mutter kann auch die Anfälligkeit des Kindes in seinem späteren Leben für Zustände wie Depressionen, chronische Erschöpfung und Alkoholismus programmieren, ganz zu schweigen von einem geschwächten (oder auch überempfindlichen) Immunsystem und der Neigung zu Schüchternheit und sensorischer Defensivität (ein Leiden, das durch extreme Empfindlichkeit gegenüber Licht, Farbe, Textur, Geräuschen und/oder Gerüchen charakterisiert ist).

Wie sind derart weitreichende Auswirkungen möglich? Die Schuldigen sind zwei biologische Systeme, die in die Reaktion einer Person (in diesem Fall der schwangeren Mutter) auf Stress involviert sind. Das Erste ist das sympathische Nervensystem, das das Gehirn mit den anderen inneren Organen verbindet und lebenswichtige Funktionen wie die Atmung, den Herzschlag und die Verdauung reguliert. Normalerweise ist die Funktion dieses Systems unbewusst (das heißt, Ihnen wird normalerweise nicht bewusst, dass Sie dabei sind, Nahrung zu verdauen, solange Sie keine Blähungen oder Sodbrennen haben). Doch in einer stressgeladenen Situation oder einer Schrecksituation schaltet das System auf Overdrive und zieht für die Kampf-oder-Flucht-Reaktion Blut aus der Haut in die Muskeln ab, es sorgt für stärkere Sauerstoffversorgung durch die Atmung, bringt den Körper dazu, zu schwitzen, damit sein Inneres kühl bleibt, und reagiert auf vielfältige andere Weisen.

Im Gehirn werden diese Reaktionen von einer Hypothalamus genannten Struktur ausgelöst. Auch wenn der Hypothalamus normalerweise dazu dient, angenehme Funktionen wie das Essen, Trinken und den Sex zu regulieren, stimuliert er doch in Momenten der Angst oder Bedrohung die Nebennieren (die oberhalb der Nieren lokalisiert sind) und bringt sie dazu, die Hormone Noradrenalin und Adrenalin auszuschütten. Eine nicht allzu stressgeladene Aktivität wie das Halten eines öffentlichen Vortrags führt zu einer Zunahme von etwa 50 Prozent des im Blutkreislauf zirkulierenden Noradrenalins sowie einer Zunahme von etwa 100 Prozent des Adrenalins. Bei Menschen, die unter chronischem Stress leiden, findet man eine dauernde Erhöhung des Niveaus beider Hormone zusammen mit Nebenwirkungen wie einem hohen Blutdruck, Magen-Darm-Problemen, einem hohen Niveau an Cholesterin im Blut, verstärkter Anspannung der Muskeln sowie Kopfschmerzen.[222] (Interessanterweise gibt es Hinweise darauf, dass in Situationen, in denen die Person ein gewisses Maß an Kontrolle über die angstauslösende Quelle auszuüben vermag, mehr Noradrenalin produziert wird, während unkontrollierbare Furcht oder Angst eine größere Ausschüttung von Adrenalin provoziert.[223]

Der zweite Hauptakteur in der Stressreaktion der Mutter ist die HHN-Achse (Hypothalamus-Hypophysen-Nebennierenrinden-Achse). Wird diese Achse aktiviert, so kommt es zu einer ähnlichen Kaskade von Veränderungen im Gehirn und im Körper. Der Hauptunterschied zur Aktivität des sympathischen Nervensystems besteht in der Dauer der Reaktion. Während es innerhalb von Sekunden nach der wahrgenommenen Bedrohung zur Aktivierung des sympathischen Nervensystems kommt und ihre Auswirkung etwa eine Stunde nach Beendigung der Bedrohung verebbt, braucht die HHN-Achse mehrere Minuten, um in Gang zu kommen, und ihre Auswirkungen können Tage, Wochen und sogar noch länger anhalten.[224]

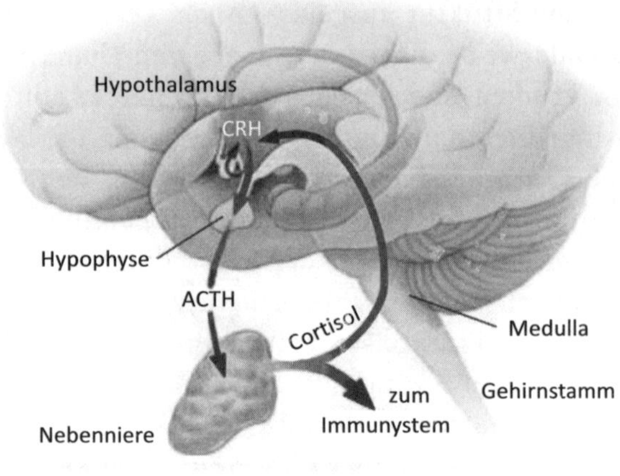

Abbildung 3.

Die Aktivität der HHN-Achse beginnt, wenn der Hypothalamus ein Hormon, welches das Kortikotropin freisetzende Hormon (CRH, von corticotropin releasing hormone) genannt wird, zur Hypophyse aussendet, einem erbsengroßen Anhang des Gehirns, der gleich unterhalb des Hypothalamus liegt. Das CRH regt die Hypophyse dazu an, ein zweites Hormon freizusetzen, welches das Adrenokortikotrope Hormon (ACTH) genannt wird. Dieses Hormon wird durch den Blutkreislauf zu den Nebennieren befördert, die daraufhin wiederum eine ganze Menge anderer Hormone freisetzen (siehe Abbildung 3). Das für unsere Diskussion relevanteste dieser Hormone ist das Cortisol, das den Steroiden gleicht, die zur

Das Stressreaktionssystem der HHN-Achse Abbildung von Roberto Osti Illustrations

Behandlung von Allergien und Entzündungen verwendet werden.[225] Sobald es einmal in den Blutkreislauf gelangt ist, ruft das Cortisol eine ganze Reihe von Veränderungen hervor. Es bringt die Leber dazu, Glukose freizusetzen, eine Substanz, die für die rasche Aktivierung von körperlicher Bewegung wichtig ist, und außerdem bewirkt es die Freisetzung von Fett, einer hervorragenden Quelle von Treibstoff für den Körper. Das Cortisol wird auch innerhalb des Zellkerns aktiv und bringt ausgewählte Gene dazu, ihre Aktivität zu verstärken oder zu vermindern. Das Resultat ist typischerweise eine Zunahme oder Abnahme der Produktion von Enzymen, die ihrerseits die Geschwindigkeit, mit der bestimmte Aktivitäten innerhalb der Zelle ablaufen, regulieren.[226] Die Auswirkung des Cortisols ist also sehr weitreichend und geht bis in den Kern der Aktivität in den Zellen und in die Fähigkeit des Körpers hinein, die Energie abzurufen, die er braucht, um auf eine wahrgenommene Bedrohung zu reagieren.

Sowohl zu viel als auch zu wenig Cortisol im Blut kann die Gesundheit beeinträchtigen. Zu wenig Cortisol führt zum Unvermögen, genügend Energie abzurufen, wenn eine starke Stressreaktion notwendig ist.[227] Bei einem Mangel an Cortisol kann das Immunsystem außerdem hyperaktiv werden, was in der Zukunft zu Allergien oder anderen Arten von Autoimmunerkrankungen führen kann. Zu viel Cortisol hat den gegenteiligen Effekt; das Immunsystem wird gehemmt, und das Individuum wird anfälliger für Krankheiten.[228]

IMMUNHEMMUNG UND IMMUNÜBERAKTIVITÄT

Jetzt wird die Geschichte noch interessanter. Das Cortisol gehört zu einer Klasse von Steroiden, die Glukokortikoide genannt werden (Hormone, die ebenfalls von den Nebennieren freigesetzt werden) und die einen tiefgreifenden Einfluss auf das Immunsystem haben. Das Immunsystem repräsentiert sehr viel mehr als die Fähigkeit des Körpers, Erkältungen und Infektionen abzuwehren. Nach dem Verhaltensbiologen Paul Martin ist es »eine atemberaubend komplexe und subtile Sache, deren subtile Funktionsweise wir längst noch nicht gänzlich verstehen … eines der großen Naturwunder, in seiner Komplexität und Eleganz des Entwurfes nur mit dem Gehirn vergleichbar. Es ist ein vielschichtiges System biologischer Abwehr … eine höchst komplexe und koordinierte Anordnung wechselseitig verbundener und miteinander interagierender Elemente.«[229]

Mehrere Forscher haben die Funktionsweise des Immunsystems mit der einer Nation, einer Gesellschaft oder eines Wirtschaftssystems verglichen.[230] Wie diese Dinge, lässt sich auch das Immunsystem nicht lokalisieren. Seine Komponenten sind über den ganzen Körper verstreut. Sie liegen im Thymus (an der vorderen Basis des Nackens), in der Milz (unter und hinter dem Magen), in den Lymphknoten (Gewebeknoten in den Achselhöhlen, in den Leisten, im Nacken und anderswo), im Knochenmark, in den Mandeln und besonders im Blinddarm. Im Blut finden sich außerdem Immunzellen – weiße Blutkörperchen oder Leukozyten –, die dorthin wandern, wo sie gebraucht werden, besonders in Bereiche, wo eine Verletzung oder Infektion vorliegt. Die Aktivität dieser Zellen produziert die uns bekannte Entzündungsreaktion, wobei die Blutzufuhr in die betroffene Region verstärkt wird und die Blutgefäße erweitert werden, sodass das umgebende Gewebe anschwillt.[231]

Eine Art von weißen Blutkörperchen, Lymphozyten genannt, ist für die Immunreaktion besonders wichtig. Die Lymphozyten werden wiederum in B-Zellen und T-Zellen unterteilt. Erstere produzieren winzige Proteine, Antikörper genannt, die Bakterien, Viren und andere körperfremde Eindringlinge bekämpfen; Letztere greifen die fremden Eindringlinge an, ohne Antikörper zu erzeugen. Es gibt zudem mehrere Klassen von T-Zellen. T-Helferzellen regen die B-Zellen dazu an, Antikörper zu erzeugen, regulatorische T-Zellen (früher auch Suppressor-T-Zellen genannt) sperren überzählige Antikörper aus, und dann machen sich die natürlichen Killer daran, die Eindringlinge anzugreifen.[232]

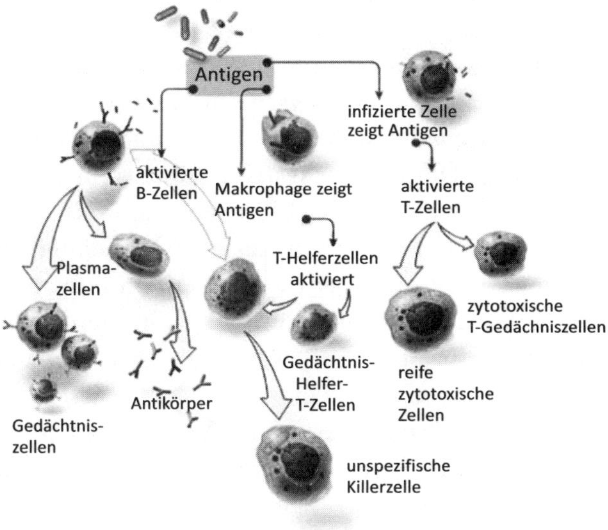

Abbildung 4. Das Immunreaktionssystem

Als Ganzes gesehen (siehe Abbildung 4), dient das Immunsystem praktisch als eine Landkarte des Körpers einschließlich des Gehirns. Aber es ist noch mehr. Wie auch eine Nation oder eine Gesellschaft, besitzt das Immunsystem seine eigene Identität. Es erkennt fast augenblicklich, was dem Körper fremd ist. In dieser Hinsicht ähnelt es dem Nervensystem, das

aus Kiss of Death: Chagas Disease in the Americas, University of Utah Press, 1998

Reize in der Außenwelt entdeckt, darauf reagiert und ein bleibendes Gedächtnis für diese Reize entwickelt. Auf diese Weise lernt das Gehirn und ebenfalls das Immunsystem, nicht in einem kognitiven Sinn, sondern physiologisch. Das Immunsystem ist praktisch unsere körperliche Identität, so wie das Nervensystem (zu dem das Gehirn gehört) unser kognitives Gewahrsein repräsentiert. Zusammengenommen machen sie unser Ich aus.[233]

Diese biologische Realität des Ichs wird auch durch die zunehmende Zahl von Hinweisen auf das Ausmaß der Kommunikation zwischen dem Nervensystem und dem Immunsystem untermauert. Die beiden Systeme führen einen unablässigen Dialog. Vergessen Sie das Märchen, dass das Gehirn Daten sammelt und dann Befehle ausgibt. Manchmal tut es das, aber genauso oft ist es der Empfänger von Informationen und Warnsignalen. Allerdings läuft die Kommunikation so blitzschnell ab, dass die Frage, wer nun der Sender und wer der Empfänger ist, in den allermeisten Fällen irrelevant ist. Die beiden Systeme, das Nervensystem und das Immunsystem, sprechen dieselbe Sprache – eigentlich müsste man sagen, dieselben beiden Sprachen. Die eine Sprache ist elektrisch und besteht aus Impulsen, die über meterlange Nervenzellen-Verbindungen übermittelt werden. Die andere Sprache ist chemisch und arbeitet mit einer Vielzahl von Hormonen, Neuropeptiden und anderen Botenstoffen.

Es ist kein Zufall, dass diese beiden Sprachen gesprochen werden. Bedenken Sie zuerst einmal, dass das Nervensystem und das Immunsystem tatsächlich physisch miteinander vernetzt sind. Man hat im Gewebe des Immunsystems Nervenenden gefunden: im Knochenmark und in der Thymusdrüse, wo Immunzellen produziert und entwickelt werden, und in der Milz und den Lymphknoten, wo diese Zellen gespeichert werden. Als Nächstes bedenken Sie die riesige Menge von chemischen Botenstoffen, von denen man früher glaubte, sie seien auf das Nervensystem beschränkt, die aber, wie man heute weiß, auch innerhalb des Immunsystems aktiv sind. Als Drittes bedenken Sie, dass Änderungen in jedem Teil des Nervensystems – seien sie durch einen Gehirnschaden, eine Kopfverletzung oder den Missbrauch von Drogen wie Alkohol, Kokain, Amphetaminen und Nikotin hervorgerufen – eine Zunahme oder Abnahme der Immunfunktion hervorrufen können. Und bedenken Sie letztlich auch, dass Änderungen der Immunfunktion oft von Veränderungen der Nervenaktivität begleitet sind. Eine Impfung zum Beispiel, die gezielt fremde Zellen in den Körper einführt, um damit die Aktivität des Immunsystems zu erhöhen, wird auch Veränderungen in der elektrischen Aktivität der Neuronen im Hypothalamus und in anderen Bereichen des Gehirns erzeugen.[234]

Die Erforschung dieser Verbindungen wird Psychoneuroimmunologie genannt. Wie wir im letzten Kapitel gesehen haben, liefert dieser wegweisende neue Forschungsbereich immer mehr überzeugende Beweise für die biologische Einheit des Ichs. Die Behauptung dieser Einheit ist allerdings nichts Neues. Der bekannte Neurophysiologe Charles Sherrington hat bereits vor 50 Jahren erklärt, es sei »etwas Künstliches, [das Physische und das Mentale] voneinander zu trennen ... Sie gehören beide zu einem einzigen integrierten Individuum, das durch und durch psychophysisch ist.«[235] Natürlich gibt es in den östlichen Religionen und Philosophien eine lange Tradition der Betonung dieser essenziellen Einheit.

WIE SICH PRÄNATALER STRESS NACH DER GEBURT MANIFESTIERT

Kehren wir vor diesem Hintergrund zu der Frage zurück, wie Faktoren, die sich auf die schwangere Mutter auswirken, lebenslang die Fähigkeit ihres Kindes, mit Stress umzugehen, determinieren und wie sie seine Anfälligkeit für bestimmte Leiden vergrößern können. Wir haben gesehen, dass die Plazenta Mutter und Kind innig verbindet und dass sie einige schädliche Substanzen abfängt, aber eben nicht alle. Für den Fall, dass die Nebennieren der Mutter stimuliert werden und (durch die Aktivierung des sympathischen Nervensystems und/oder der HHN-Achse) große Mengen der Stresshormone Noradrenalin, Adrenalin und besonders Cortisol produzieren, dann wird ein Teil des Cortisols zum Fötus durchdringen. Außerdem ist der Fötus in der Lage, sein eigenes Cortisol auszuschütten, wenn er die biochemische Botschaft erhält, dass etwas nicht in Ordnung ist. Das stellt seine eigene Stressreaktion dar.[236]

Ein gestresster Fötus neigt eher zu einer Frühgeburt, weil die Nebennieren auch die biochemische Botschaft aussenden, dass der Geburtsprozess beginnen soll. In der Tat mögen solche Babys sagen: »Na denn mal los; da draußen geht es mir vielleicht besser als jetzt hier drinnen.« Auf ähnliche Weise kann die Nebennierenaktivität einer Mutter, die sich besonders belastenden Umständen ausgesetzt sieht – etwa einem Zerwürfnis in der Familie oder dem Verlust des Arbeitsplatzes –, zu einem frühzeitigen Einsetzen der Wehen führen.[237] Frühgeborene Babys, deren Nervenverbindungen noch nicht ausreichend ausgereift sind, neigen später dazu, schüchterner, ängstlicher und schreckhafter als der Durchschnitt zu sein und empfindlicher auf Geräusche, Berührungen und andere Reize zu reagieren.[238]

Andererseits neigen Kinder, die eine oder mehrere Wochen nach dem normalen Geburtszeitpunkt geboren wurden, eher zu Allergien. Der Fötus, der es nicht eilig hat, geboren zu werden, sendet vielleicht die folgende Botschaft: »Hier drinnen ist alles in Butter; kein nennenswerter Stress.« Dieser relativ stressfreie Zustand regt vielleicht eine größere Immunaktivität an. Heute weist einiges darauf hin, dass die Ursache hierfür ein Ungleichgewicht zwischen den T-Helferzellen und den regulatorischen T-Zellen ist.[239]

Es gibt sogar Hinweise darauf, dass Schizophrenie von einer Programmierung aus der Umwelt beeinflusst ist. Da Schizophrenie oft in der Familie liegt, lautet die Standardschlussfolgerung, dass ihr Ursprung genetischer Natur sein muss. Die Daten lassen sich jedoch auch anders interpretieren. Bei Menschen mit Schizophrenie ist das Gehirn um etwa zwei Prozent kleiner als gewöhnlich, der Hippocampus (ein Teil des Gehirns, der mit dem Lernen und dem Gedächtnis assoziiert ist) kann bis zu 15 % kleiner sein, und das Corpus callosum (ein Bündel von Nervenfasern, auch Balken genannt, das die beiden Gehirnhälften miteinander verbindet) ist dünner als bei Menschen, die nicht unter Schizophrenie leiden.[240] Epidemiologische Daten weisen andererseits darauf hin, dass Schizophrenie das Ergebnis von Virusinfektionen während des Winters sein könnte, da relativ mehr Menschen, die im späten Frühling und frühen Sommer geboren wurden, unter dieser Krankheit leiden. Ihre Mütter waren also während der Wintermonate mit ihnen schwanger, zu einer Zeit, in der die Grippe und andere Virusinfektionen häufig sind. Ob hier eine Verbindung besteht, ist allerdings noch umstritten.[241]

Wieder andere Hinweise lassen vermuten, dass viele Menschen mit Schizophrenie während der Geburt oder noch im Mutterleib physiologische Komplikationen erlitten haben.[242] Eine Studie zum Beispiel weist darauf hin, dass Mütter mit einem erhöhten Niveau von Blei im Blut mit doppelter Wahrscheinlichkeit Kinder zur Welt bringen, die Jahrzehnte später Schizophrenie entwickeln. Man nimmt an, dass die Belastung des Blutes mit Blei Nervenzellen im wachsenden Gehirn des Fötus zerstört.[243]

All diese Ergebnisse laufen bei der Schizophrenie – wie bei so vielen anderen Leiden, von denen man lange Zeit glaubte, sie seien ausschließlich genetisch bedingt – darauf hinaus, dass die Krankheit zweifellos genetische Wurzeln hat, dass das, was aus diesen Wurzeln erwächst, jedoch von widrigen Umwelteinflüssen, denen das sich entwickelnde Gehirn des Babys ausgesetzt ist, abhängig ist. Dies könnte erklären, warum von eineiigen Zwillingen eines der Geschwister schizophren werden kann und das andere Geschwisterteil nicht.[244]

Auch Alkoholismus und Drogenmissbrauch haben, wie gezeigt werden konnte, eine signifikante programmierende Wirkung auf das sich entwickelnde Kind. Wieder einmal ist Stress der Schlüssel. Es zeigt sich, dass Glukokortikoide nicht nur die Ressourcen des Körpers angesichts einer bedrohlichen Situation mobilisieren, sondern dass sie auch dieselben neuronalen Pfade im Gehirn stimulieren, die durch Drogenmissbrauch angeregt werden. Der Effekt ist eine Freisetzung des Neurotransmitters Dopamin, die gewöhnlich als Reaktion auf angenehme Ereignisse eintritt.[245] Die Wirkung wurde experimentell bei Ratten nachgewiesen (einer Spezies, die nicht selten beträchtlichem Stress ausgesetzt ist – offenbar fast immer als Resultat der Begegnung mit menschlichen Wissenschaftlern). Eine Studie hat gezeigt, dass »trächtige Ratten, die während der letzten Woche ihrer Schwangerschaft dreimal am Tag in enge Plastikzylinder gesteckt wurden, Junge hervorbringen, die im erwachsenen Alter in einer Stresssituation mehr [Cortisol] produzieren als Ratten, die keinem pränatalen Stress ausgesetzt waren. Die pränatal gestressten Ratten liebten zudem die regelmäßige Gabe von Drogen; sie steckten zweimal so häufig wie solche Ratten, die im Mutterleib eine entspanntere Zeit gehabt hatten, die Nase durch ein Loch in ihrem Käfig, um eine Amphetamin-Infusion zu erhalten.«[246]

Mit großer Wahrscheinlichkeit reagieren Menschen ähnlich, und nicht nur aufgrund von Erfahrungen im Mutterleib. In einer von den Centers for Disease Control and Prevention in Zusammenarbeit mit Kaiser Permanente durchgeführte

Studie hat gezeigt, dass Kinder, die misshandelt oder missbraucht worden waren – eine extreme Form von Stress –, als Erwachsene mit doppelter Wahrscheinlichkeit von Nikotin oder Alkohol abhängig werden und erstaunlicherweise mit dreimal so großer Wahrscheinlichkeit süchtig nach härteren Drogen werden.[247] Glücklicherweise wird nicht jeder, der auf diese Weise programmiert wurde, auch süchtig. Das Vermögen, die eigene Situation zu kontrollieren oder zumindest mit ihr zurechtzukommen, gibt einem Individuum Aussicht darauf, die schädlichen Wirkungen von Stress zu minimieren.

KLEINKINDER UND BERÜHRUNG

Eine Mutter oder eine mütterliche Bezugsperson kann ebenfalls den Auswirkungen der Programmierung entgegenwirken und in jedem Fall die optimale Entwicklung des Neugeborenen fördern. Dies geschieht durch »berührende« mütterliche Zuneigung. Wie schon Montagu gesagt hat, sind die positiven Auswirkungen einer solchen Nähe nicht zu leugnen. Dass Säugetiere häufig ihre Jungen ablecken, hat wahrscheinlich den Zweck, die Lebenserhaltungssysteme des Körpers sowohl der Mutter als auch des Jungen »durch die Aktivierung wesentlicher hormoneller und anderer Veränderungen ... angemessen zu stimulieren«.[248] Zahlreiche Studien haben bestätigt, dass bei domestizierten Tieren und Versuchstieren (zum Beispiel Schafen, Affen und den allgegenwärtigen Ratten) »sanfte Berührungen oder das Streicheln dieser Tiere während ihrer frühen Tage zu einer deutlich größeren Zunahme an Gewicht, zu mehr Aktivität, zu weniger Furcht und zu größerem Vermögen, Stress zu ertragen, sowie stärkerer Widerstandsfähigkeit gegen psychische Schäden führt«.[249] Junge Ratten, die gestreichelt werden, aber sonst in jeder Hinsicht genauso behandelt werden wie nicht gestreichelte Ratten, lernen und wachsen schneller und zeigen größere Lebendigkeit, mehr Neugier und eine erhöhte Fähigkeit zur Problemlösung. Dies sind deutliche Hinweise auf eine bessere Entwicklung des Gehirns, besonders bei der Ausbildung der fettreichen Umhüllungen der Nervenfasern, der Anhäufungen von Gliazellen, die wir zuvor erwähnt haben.[250]

Die bekanntesten auf diesem Gebiet vorgenommenen Experimente führte der Psychologe Harry Harlow mit Affen durch. Er bemerkte, dass im Laboratorium aufgezogene Affenbabys sehr an den Stoffpolstern hingen, mit denen ihre Käfige ausgekleidet waren. Wenn diese Polster zur Reinigung entfernt wurden, versuchten die Affen jedes Mal sie festzuhalten und bekamen dann heftige Wutausbrüche. Das brachte Harlow auf die Idee, eine Surrogatmutter aus Frotteestoff zu bauen, hinter der eine Wärmelampe angebracht war. Das Resultat war eine Mutter, die »weich und warm war … die unendliche Geduld besaß und außerdem 24 Stunden am Tag zur Verfügung stand«. Harlow installierte dann eine zweite Surrogatmutter, die gänzlich aus Maschendraht gefertigt war, also ohne die »Haut« aus Frotteestoff, und deren Berührung deshalb nicht so angenehm war.[251] Um den Versuchsaufbau zu vervollständigen, wurden einige der Surrogatmütter so gebaut, dass sie die Jungen »säugen« (Milch spenden) konnten, und andere nicht. Die säugenden und nicht-säugenden Apparate wurden gleichmäßig unter den Frottee-Müttern und den Maschendraht-Müttern verteilt.

Die Resultate waren eindeutig. Die Affenbabys hingen wesentlich stärker an den Frotteemüttern als an den Maschendrahtmüttern, selbst wenn die Maschendrahtmütter Milch spendeten.[252] Offensichtlich wünschen sich die Jungen von Primaten vor allem einen warmen und wohltuenden körperlichen Kontakt.

Montague schreibt: »Je mehr wir über die Wirkungen von Hautstimulation in Erfahrung bringen, desto deutlicher wird, wie wichtig sie für die gesunde Entwicklung ist.«[253] »Hautstimulation« ist hier ein Sammelbegriff für Berührung, Lecken und Streicheln. Eine Studie mit Waisenkindern bestätigt diese Aussage. Die hier untersuchten Kinder kamen ursprünglich aus Osteuropa. Sie waren dort in überfüllten Waisenhäusern ohne viel Zärtlichkeiten von ihren Betreuern aufgewachsen, wurden aber später von Pflegeeltern in den Vereinigten Staaten adoptiert. Obwohl sie von liebevollen Familien aufgenommen worden waren, fand man bei den Kindern niedrigere Werte bestimmter Hormone (Vasopressin und Oxytocin), die mit Verbundenheit und Zuneigung assoziiert sind. Die Forscher schlossen daraus, dass Kinder, die in einem frühen Alter nicht genügend sanfte und liebevolle Berührung erfahren haben, diesen Mangel nie mehr ausgleichen können, da einige Schlüsselverbindungen in ihrem Gehirn deutlich unterentwickelt bleiben.[254] Bei Kindern, die zärtlich behandelt werden, zeigt sich dieses Hindernis nicht. Sie werden, auf lange Sicht, auch durch eine bessere Funktion des Immunsystems begünstigt.[255]

Die Betrachtung der Immunfunktion bringt uns zum Thema Stress zurück. Montagu meint, dass die relative Immunität gegenüber den Auswirkungen von Stress, die bei gestreichelten Tieren zu beobachten ist, auf eine geringere Aktivität der HHN-Achse zurückzuführen ist, die, wie wir gesehen haben, langfristige Auswirkungen auf die Gesundheit eines Individuums hat, indem sie das Immunsystem entweder hemmt oder anregt, abhängig davon, wie viel Cortisol und andere Stresshormone, besonders CRH und ACTH, produziert werden.[256]

STRESS, CORTISOL UND DEPRESSION

»Wir alle kennen Menschen«, sagt Nathanielsz, »die unter fast allen Umständen ruhig und gefasst zu sein scheinen. Stress scheint sie nicht unbedingt zu beeinträchtigen, oder zumindest vermögen sie ihn so zu kontrollieren, dass er erträglich ist.« Andererseits begegnen wir alle immer wieder »Menschen, bei denen schnell die Sicherung durchbrennt und die mit einem hohen Angstniveau leben«.[257] Die Letzteren scheinen über eine überempfindliche HHN-Achse zu verfügen.[258]

Eine übermäßige Aktivierung sowohl der HHN-Achse als auch des sympathischen Nervensystems scheint an bestimmten Formen der klinischen Depression beteiligt zu sein. Menschen, die deprimiert sind, weisen tendenziell ein höheres Niveau von Cortisol, Adrenalin und Noradrenalin auf und haben als Folge davon eine gehemmte Immunfunktion.[259] Die Wechselwirkung zwischen Depression und dem Immunsystem manifestiert sich jenseits des Gehirns auch auf andere Weise. Bei Menschen, die leiden, Kummer und Depressionen erfahren, sind die Werte von Cytokinen, das sind von Immunzellen produzierte Proteine, die wiederum Entzündungen verursachen, deutlich erhöht. Entzündungen spielen bei Herzerkrankungen eine Rolle, und erhöhte Cytokin-Werte mögen hier ein Faktor sein.[260] Andererseits hat die Forschung gezeigt, dass durch Lachen die Freisetzung von Cytokin reduziert wird, dass die Arterien sich dann entspannen und die Durchblutung zunimmt.[261] Die Formulierungen »leichten Herzens« und »schweren Herzens« scheinen nicht nur für Stimmungen, sondern auch für die Herzfunktion selbst eine gute Beschreibung zu sein.

Trotzdem gilt Depression heute noch vor allem als eine geistige Krankheit, und die Allgemeinheit assoziiert mit diesem Leiden vor allem den Neurotransmitter Serotonin. Drogen wie Fluctin, Zoloft und Seroxat erhöhen die Serotoninwerte, indem sie die Resorption von Serotonin, das in neurale Synapsen freigesetzt wird, hemmen und damit die Stimmung von Menschen aufhellen, die sich niedergeschlagen fühlen. (Interessanterweise hat Sonnenlicht dieselbe Wirkung.[262]) Und während Neurotransmitter typischerweise mit dem Gehirn assoziiert werden, findet sich 95 Prozent des Serotonins tatsächlich im Darm.[263] Wie wir sehen, ist Niedergeschlagenheit also ein Ganzkörperproblem und nicht auf den Kopf beschränkt.

Dies ist noch längst nicht das gesamte Bild, da in Menschen mit Depression noch andere Elemente des Immunsystems stärker aktiv sind (und sie anfälliger für Allergien machen). Dies impliziert eine zu geringe Sekretion von Stresshormonen im Gegensatz zu den erwähnten höheren Werten von Cortisol, Adrenalin und Noradrenalin. »Die genauen Mechanismen zu entschlüsseln, über die Depression sich auf die Immunfunktion auswirkt, ist ungemein schwierig«, schreibt Martin.[264]

CHRONISCHE ERSCHÖPFUNG UND DAS IMMUNSYSTEM

Wie rätselhaft die Immunfunktion ist, zeigt sich am chronischen Erschöpfungssyndrom (CFS für chronic fatigue syndrome) besonders deutlich. Der Begriff »chronisches Erschöpfungssyndrom« wird seit einigen Jahrzehnten verwendet; er steht jedoch für ein Bündel von Symptomen, von dem bereits 4000 Jahre alte Dokumente berichten, nämlich lähmende Müdigkeit, Muskelschmerzen, die Unfähigkeit, sich zu konzentrieren, Hautausschlag, Sehprobleme und Schlafstörungen.[265] Ende des 19. Jahrhunderts diagnostizierte man bei Menschen, die die Symptome des chronischen Erschöpfungssyndroms zeigten, oft »Neurasthenie« oder, ebenso häufig, Hysterie.[266] Man hielt diese Leiden damals für typische Erkrankungen von Frauen der oberen Mittelklasse, so wie man das chronische Erschöpfungssyndrom heute oft als die »Yuppie-Grippe« belächelt.[267] Dieser Eindruck ist jedoch nur teilweise richtig. Es trifft zwar zu, dass vorwiegend Frauen betroffen sind, doch einige Untersuchungen haben gezeigt, dass die Erkrankung in den USA unter Mitgliedern der Arbeiterklasse sehr häufig ist, wobei Lateinamerikaner stärker betroffen sind als Weiße. Man glaubte auch, dass das chronische Erschöpfungssyndrom selten Kinder betrifft, aber wenigstens eine Studie, die in Großbritannien durchgeführt wurde, lässt vermuten, dass man das Auftreten unter Kindern unterschätzt hat.[268]

Das Erstaunlichste ist, dass die Ursache des chronischen Erschöpfungssyndroms – falls es überhaupt eine einzige Ursache gibt – bisher einfach nicht aufgedeckt werden konnte. Da sie keine echte körperliche Grundlage für die Erkrankung ausmachen konnten, haben viele Mediziner (und andere Beobachter) das chronische Erschöpfungssyndrom psychischen Faktoren zugeschrieben, was das Leiden in ihren Augen suspekt macht. Tatsache ist, dass viele Menschen, die am chronischen Erschöpfungssyndrom leiden, Symptome zeigen, die sowohl den diagnostischen Kriterien für psychische Störungen als auch den Kriterien für organische Krankheiten entsprechen.[269] Martin weist darauf hin, dass dem Auftreten des chronischen Erschöpfungssyndroms oft eine Virusinfektion vorausgeht; das Leiden wird deshalb mit einer fortdauernden Aktivierung des Immunsystems auf niedrigem Niveau assoziiert. Diese Tatsachen lassen die Behauptung der organischen Wurzeln des Leidens glaubwürdig erscheinen. Andererseits zeigen viele am chronischen Erschöpfungssyndrom Leidende Zeichen klinischer Depression, die manchmal ebenfalls dem Auftreten des chronischen Erschöpfungssyndroms vorausgeht. Dies stützt wiederum die Annahme der psychischen Wurzeln.[270] Dieser Zwiespalt bestätigt nur erneut, was Disziplinen wie die Psychoneuroimmunologie und die Neurogastroenterologie postulieren, nämlich, dass Geist und Körper untrennbar miteinander verbunden sind.

Einige Symptome des chronischen Erschöpfungssyndroms entsprechen übrigens denen eines anderen chronischen Leidens, der Fibromyalgie. Beim Ersteren ist lähmende Müdigkeit die Hauptbeschwerde; bei der Letzteren stehen starke Muskelschmerzen im Vordergrund.[271] Menschen, die unter Fibromyalgie leiden, bilden sich, ebenso wie die an chronischem Erschöpfungssyndrom Leidenden, ihre Symptome nicht einfach nur ein. Forschungsergebnisse zeigen immer wieder, dass die Rückenmarksflüssigkeit von Menschen mit diesem Leiden hohe Konzentrationen von Schmerz übermittelnden Stoffen, der sogenannten Substanz P, aufweisen sowie unter dem Normalwert liegende Werte von Schmerz mindernden Wirkstoffen wie Serotonin und Noradrenalin. Individuen, die unter Fibromyalgie leiden, neigen außerdem zu Überempfindlichkeit gegen Berührung.[272]

FURCHTSAME PERSÖNLICHKEITEN

Im Katalog der menschlichen Gefühle ist der Schmerz – sei er chronisch oder sporadisch, intensiv oder geringfügig – das Gefühl, das am engsten mit Berührung verbunden ist. Ein Gefühl, das Ausdruck verlangt, ist (nach meiner Definition) eine Emotion. Ich möchte jetzt behaupten, dass unter all den Emotionen keine so ursprünglich ist wie die Furcht: Keine ist so lebhaft, so unmissverständlich im Körper angesiedelt oder verlangt so dringend nach Ausdruck. Wir müssen die Furcht deshalb näher untersuchen, und zwar aus der Perspektive der Neurobiologie. Wenn wir das tun, werden wir sehr viel über Dinge lernen, die für unser Verständnis des Ichseins wesentlich sind.

Ned Kalin, ein Professor für Psychiatrie und Psychologie an der Universität von Wisconsin in Madison, beschäftigt sich besonders mit der Furcht. Er ist auch Direktor des HealthEmotions Research Institute dieser Universität, einer der wenigen Institutionen in der Welt, die sich der Aufklärung der komplexen Beziehungen zwischen Emotionen und Gesundheit widmen. Kalin betont, dass »Furcht eine der grundlegendsten ... Reaktionen ist, die wir haben können. Wegen ihres großen Werts für das Überleben überlagert sie alles andere.«[273] Ist die Furcht jedoch der dominante Aspekt des Charakters eines Menschen – gewohnheitsmäßige Furcht, simulierende Furcht, übermäßige Furcht –, dann ist sie für diesen Menschen äußerst beeinträchtigend und kann seine sozialen Beziehungen ruinieren. Kalin und seine Kollegen erforschen deshalb die Grundlage dessen, was sie einen »furchtsamen Charakter« nennen, eine Persönlichkeit, die durch Hemmungen, Verschlossenheit und andere Indikatoren für ein hohes Maß an Stress charakterisiert ist. Anders als bei Affen, die weniger furchtsam sind, fanden sie in der Rückenmarksflüssigkeit von Affen, die einen furchtsamen Charakter haben, erhöhte Werte des Hormons CRH. Das Muster gilt für die drei Lebensalter, die getestet wurden: das Alter von acht Monaten, zwölf Monaten und drei Jahren.[274]

Wie wir gesehen haben, wird CRH im Gehirn vom Hypothalamus produziert, und zwar in einem frühen Stadium der Stressreaktion der HHN-Achse. Das CRH veranlasst die Hypophyse dazu, ein anderes Hormon abzusondern, das ACTH, welches wiederum die Nebennieren dazu stimuliert, Cortisol freizusetzen, um den Rest des Körpers zu mobilisieren. Das ist die kurzfristige Wirkung des CRH. Die langfristige Wirkung mag darin bestehen, eine Struktur im Gehirn, welche der Locus caeruleus genannt wird, zu beeinflussen. Der Locus caeruleus ist ein winziger Bereich an der Basis des Gehirns, der das Aufmerken eines Individuums auf Geschehnisse in seiner Umgebung zu dirigieren scheint, da er praktisch mit dem gesamten Gehirn vernetzt ist. Experimente mit Affen (andere Affen als die von Kalin) haben gezeigt, dass der Locus caeruleus besonders stark aktiviert wird, wenn die Tiere neuen und unerwarteten Reizen ausgesetzt werden.[275] Im Zusammenwirken mit dem Hypothalamus ist diese Struktur vielleicht daran beteiligt, den Schwellenwert der Wachsamkeit eines Individuums zu bestimmen, also den Reizpegel, der unweigerlich eine Stressreaktion auslöst.

Dass das CRH in der HHN-Achse eine wichtige Rolle spielt, ist hinlänglich belegt. Wird dieses Hormon in das Gehirn von Versuchstieren injiziert, dann dauert ihre Furchtreaktion stundenlang an, anders als bei der Reaktion auf andere Neurotransmitter. Außerdem ist das CRH im Gehirn von Rattenjungen, deren Mütter sie ausgiebig geleckt haben, in geringerem Maße vorhanden als in Rattenjungen, deren Mütter dieses Verhalten nicht so stark an den Tag gelegt haben. Und Affen, die erstarren, sobald eine Person, die sie nicht kennen, das Laboratorium betritt, weisen höhere Werte von CRH sowie auch von Cortisol auf.[276] Diese Erstarrungsreaktion, die weder Flucht noch Kampf ist, doch mit beidem verwandt ist, ruft wahrscheinlich ihr eigenes spezielles Muster im Körpergeist hervor. Wir werden diese Möglichkeit später noch genauer untersuchen.

Bis jetzt haben wir Gehirnstrukturen diskutiert, die im limbischen System lokalisiert sind, einer Region, die sich in unserer Geschichte sehr viel früher entwickelt hat als der Neokortex, der das moderne, »denkende« Gehirn darstellt. Der limbische Bereich ist das emotionale Zentrum des Gehirns. Er bewertet die sensorische Information in den primitiven Begriffen von Freund oder Feind, Bedrohung oder Anziehung, Schmerz oder Lust. Der Neokortex ist im Gegensatz dazu eine sehr viel jüngere Entwicklung, die praktisch den emotionalen Kern umgibt.[277] Er ist jener Teil des Gehirns, den wir zum rationalen Denken, zum Überdenken von Konzepten und zum Planen benutzen.

Kalin und seine Kollegen – vor allem Richard Davidson, der ebenfalls am HealthEmotions Research Institute arbeitet – haben gefunden, dass die rechte Vorderseite des Neokortex von Affen, die einen furchtsamen Charakter besitzen, stärkere elektrische Aktivität aufweist, während die linke Frontalpartie in weniger furchtsamen Affen aktiver ist. Und dies zeigt sich nicht nur bei Affen: Dasselbe Muster wurde bei jungen Kindern gefunden. Es ist jedoch wichtig hinzuzufügen, dass nicht alle Kinder, die in einem frühen Alter schüchtern, zögerlich oder ängstlich sind, notwendigerweise so bleiben. Eine Studie hat gezeigt, dass die Mehrzahl der Kinder, die im Alter von zwei Jahren schüchtern waren, im Alter von vier Jahren keine besondere Schüchternheit mehr aufwiesen. Eine andere Studie fand genau denselben Vektor zwischen dem Alter von drei und neun Jahren. Also ist die Biologie, zumindest in dieser Hinsicht, nicht unser Schicksal. Wenn Individuen lernen, extrovertierter zu sein, dann weisen sie nicht mehr die Asymmetrie in den rechten und linken Frontalbereichen auf, und sie haben auch keine ständig erhöhten CRH- und Cortisol-Werte.[278]

Eine Person, die jedoch nicht aus der frühen Schüchternheit herauswächst, kann diese Charakteristika sehr wohl behalten. Davidson hat bei Erwachsenen bleibende Unterschiede in der Art und Weise, auf die ihr frontaler Kortex während emotionaler Zustände wie Zorn oder Lust aktiviert wird, festgestellt. Auf der Grundlage von Untersuchungen mit fortgeschrittenen bildgebenden Verfahren sagt er: »Wir können sehen, dass manche Menschen stärker rechtsseitig auf die Emotion reagieren und manche Menschen stärker linksseitig und dass beide Reaktionen mit der Zeit bei diesen Individuen relativ konstant bleiben.« Außerdem hat er gefunden, dass Menschen mit verstärkter linksseitiger Aktivierung sich im Allgemeinen als glücklicher bezeichnen als Menschen mit einer stärkeren rechtsseitigen Aktivierung.[279]

Man kann sich diesen Unterschied zwischen linksseitiger und rechtsseitiger Aktivierung durch eine Analogie verdeutlichen. Stellen Sie sich die charakteristische linksseitige Aktivität als eine Neigung zur Annäherung und die rechtsseitige

Tendenz als eine Neigung zur Vermeidung vor. Erstere beschwört Beschreibungen herauf wie Offenheit, Entdeckungsdrang, Neugierde, Kühnheit, Enthusiasmus und Widerstandsfähigkeit. Letztere lässt eher an Assoziationen wie Vorsicht, Sorge, Ängstlichkeit, Zurückhaltung, Negativität und, natürlich, Schüchternheit denken. Eine andere Weise, die Unterschiede zusammenzufassen, sind die Konzepte der Extrovertiertheit und der Introvertiertheit.

Jerome Kagan, ein Professor für Psychologie von der Harvard-Universität, hat während der vergangenen drei Jahrzehnte introvertierte und extrovertierte Kinder untersucht. Er hat die Theorie aufgestellt, dass das Erregungsniveau (das heißt die Reaktivität) vererbt wird, auch wenn das Lernen deren Ausdruck signifikant modifizieren kann. Ein Beleg hierfür ist, dass das Niveau der Ängstlichkeit bei den eineiigen Zwillingen, die man untersucht hat, wesentlich ähnlicher ist als bei nicht-eineiigen Zwillingen.[280] Einer der besten Messwerte für Erregung, die Herzschlagfrequenz, ist bei Föten, die zu gehemmten Kindern heranwachsen, deutlich höher als die Pulsfrequenz bei anderen Föten.[281] Diese Daten lassen sich jedoch genauso gut als Hinweis darauf interpretieren, dass Programmierung aus der Umwelt am Werk ist. (Offenbar haben Kagan und seine Kollegen nicht den Einfluss von Stress auf die Mütter der Kinder während der Schwangerschaft untersucht.[282]) Eine Schlussfolgerung lässt sich jedoch zweifellos ziehen, nämlich dass die Charakteristika eines Ichs sich bereits vor der Geburt herauszubilden beginnen.

Eine weitere Beobachtung von Kagan ist, dass die introvertierten Kinder, die er untersuchte, ebenso wie ihre Verwandten anfälliger für Fieber und Ekzeme waren.[283] Wie wir bereits gesagt haben, gibt es Gründe für die Annahme, dass Allergien (die ein überaktives Immunsystem repräsentieren) in Korrelation stehen zu Schwangerschaften mit geringem Stress, Spätgeburt und unterdurchschnittlichem Cortisol-

Spiegel. Andererseits sollten größerer Stress während der Schwangerschaft, erhöhte Cortisol-Werte und Überempfindlichkeit mit der Hemmung des Immunsystems assoziiert sein und nicht mit Allergien. Die Neigung zu einigen Formen der Allergie bei schüchternen Kindern gibt deshalb Rätsel auf. Vielleicht programmieren die drastischen Veränderungen, die mit der Geburt verbunden sind – das Heraustreten aus einer warmen, nährenden Umgebung in die helle, laute und kalte Umgebung eines Krankenhauszimmers – den HHN-Schwellenwert und damit die Immunreaktion solcher Kinder auf irgendeine Weise neu. Oder vielleicht erfuhren die Mütter einiger dieser Kinder während der Geburt Komplikationen, die mit Stress und denselben Auswirkungen einhergingen. Es könnte auch sein, dass diese Kinder nach ihrer Geburt so viel liebevollen Kontakt erfuhren, dass ihrer Immunveranlagung entgegengewirkt wurde. Vielleicht hatten aber auch alle oben genannten Aspekte eine gewisse Wirkung. Das gesamte Thema der Funktion des Immunsystems ist, wie wir bereits bei der Depression gesehen haben, unglaublich komplex, und wir beginnen gerade erst, ihre Geheimnisse zu verstehen. Auf jeden Fall werden die Ergebnisse von Kagan von einer Vielzahl anderer Ergebnisse bestätigt,[284] sodass die Notwendigkeit besteht, einen zugrunde liegenden Mechanismus zu finden.

DER RECHTE ORBIFRONTALE KORTEX

Jener Bereich des Gehirns, auf den sich Kalin, Davidson, Kagan und andere konzentriert haben – der rechte frontale Kortex –, ist auch noch aus einem anderen Grund faszinierend. Auf seiner Unterseite befindet sich ein Bereich, der der rechte orbifrontale Kortex genannt wird. Dieser kritische Bereich fungiert als Regulator von Emotionen, so wie der Hypothalamus grundlegende Bedürfnisse wie Ernährung und Sexualität überwacht und reguliert. Neurowissenschaftler interessieren sich sehr für diese Region, da unsere Entwicklung als rationale und emotional reife Wesen so stark vom Gleichgewicht zwischen dem Ausdruck von Gefühlen und der bewussten Kontrolle über unsere Gefühle abhängt. Wie wir bereits im dritten Kapitel gesehen haben, ist der orbifrontale Kortex ein wichtiger Bereich der Konvergenz im Gehirn, der mit den älteren, für das Fühlen zuständigen Strukturen ebenso vernetzt ist wie mit den neueren, denkenden Bereichen.

Interessanterweise scheint kein Teil dieser Region bei der Geburt bereits aktiviert zu sein.[285] Dies ist wahrscheinlich der Tatsache zu verdanken, dass der Fötus zwar offensichtlich Gefühle erfahren, sie aber im Mutterleib nicht besonders gut zum Ausdruck bringen kann. Es ist einfach nicht genügend Raum dafür vorhanden. Bei der Geburt und dem Eintritt in die weite Welt eröffnen sich erst die Möglichkeiten zum emotionalen Ausdruck. Jetzt bekommt der rechte orbifrontale Kortex etwas zu tun – und es ist ein ziemlich anspruchsvoller Job!

Nach Allan Schore, einem renommierten Neuropsychiater von der University of California in Los Angeles, ist dieser Teil des Gehirns nicht nur für unser emotionales Leben von zentraler Bedeutung, sondern er muss, als Konsequenz davon, auch bei jeder Betrachtung des Ichseins eine herausragende Rolle spielen.[286] Die Interaktion des Kleinkinds mit seinen Bezugspersonen nährt ganz wesentlich den orbifrontalen Kortex, besonders während der ersten beiden Lebensjahre. Größere Störungen während dieser Periode »können zu ziemlich gravierenden psychosomatischen ... und Persönlichkeitsproblemen führen«.[287]

Misshandlung oder Vernachlässigung sind fraglos solche schweren Störungen. Dazu gehören aber auch Unfälle, insbesondere Kopfverletzungen, weil die orbifrontalen Bereiche anfällig für Hämatome, Gehirnerschütterungen und ähnliche Verletzungen sind.[288] Es gibt Belege dafür, dass solche Verletzungen im späteren Leben zu einer Vielfalt von sensorischen Verzerrungen führen können, darunter visuelle und auditive Erscheinungen sowie Phantomgerüche und Phantomgeschmäcker. Eine andere Konsequenz können Störungen des Immunsystems sein, denn es heißt, dass Allergien eher bei Kindern und Erwachsenen mit Schäden im Orbifrontalbereich auftreten oder einen schwereren Verlauf nehmen.[289] Dies erinnert uns an die weiter oben gestellte Frage, warum introvertierte Kinder allergische Reaktionen zeigen. Vielleicht ist ein überaktiver rechter orbifrontaler Kortex dafür verantwortlich.

In Hinsicht auf die Entwicklung läuft alles darauf hinaus, dass die gesunde Aktivierung der gesamten rechten Gehirnhemisphären von der Beziehung des Kleinkinds zu seinen primären Bezugspersonen abhängig ist. Liebe und Fürsorge, die dem Kind erwiesen werden, fördern die Entwicklung der Gehirnmechanismen zur Einschätzung, zur Kontrolle und zum Ausdruck von Gefühlen. Doch nicht nur das: Es gibt immer mehr Hinweise darauf, dass die rechte Hemisphäre zutiefst mit unserem autonomen Nervensystem verbunden ist, welches die kurzfristigen Reaktionen auf Bedrohung kontrolliert, sowie mit der HHN-Achse, die uns über einen längeren Zeitraum »gestresst« hält.[290] Unsere Ichempfindung entwickelt sich aus den emotionalen Banden unserer Kindheit, die in der wechselwirkenden Dynamik des Körpergeistes wurzeln. Mit dem Fundament einer festen neurobiologischen Grundlage werden wir zu selbstsicheren, bindungsfähigen Menschen, die in der Lage sind, echte Bedrohungen für unser Wohlergehen zu erkennen, angemessen darauf zu reagieren und uns anderen mit Interesse und Fürsorge zuzuwenden.

SPIEGELNEURONEN UND DIE GRUNDLAGEN DES EINFÜHLUNGSVERMÖGENS

Jetzt ist genau der richtige Zeitpunkt gekommen, um uns dem Thema des Einfühlungsvermögens zuzuwenden, einer Eigenschaft, ohne die eine zivilisierte Gesellschaft nicht möglich wäre. In jüngster Zeit haben Forscher etwas entdeckt, das sie für die Quelle des Einfühlungsvermögens im sich entwickelnden Kind, aber auch im Erwachsenen halten. Es sind dies die Spiegelneuronen, Gehirnzellen, deren Rolle darin besteht, das Verhalten anderer widerzuspiegeln und damit wiederum die Auslösereize zu verstärken, die dem sozialen Verhalten zugrunde liegen.

Ein Team italienischer Forscher, welches das Gehirn eines Makakenaffen untersuchte, fand die Spiegelneuronen durch einen glücklichen Zufall. Ihnen fiel eine Gruppe von Zellen auf, die nicht nur dann feuerten, wenn der Affe eine bestimmte Handlung vollzog, sondern auch, wenn der Affe dieselbe Tätigkeit bei einem Artgenossen beobachtete – daher der Ausdruck »Spiegelneuronen«. Diese Zellen tun jedoch mehr, als nur die Handlungen eines anderen widerzuspiegeln. Spiegelneuronen feuern auch, wenn ein Individuum sieht, wie ein anderer Mensch eine ganz bestimmte Empfindung oder ein Gefühl wie etwa Schmerz, Beschämung, Furcht oder Euphorie erfährt. Somit scheinen diese Zellen mit dem Einfühlungsvermögen zu tun zu haben oder diesem sogar zugrunde zu liegen. Dass hier eine Verbindung besteht, wird auch dadurch untermauert, dass die Spiegelneuronen in Kindern mit Autismus wesentlich weniger aktiv sind und dass eines der Kennzeichen des Autismus die Schwierigkeit ist, den Standpunkt oder die Erfahrung anderer Menschen zu verstehen.[291]

Die Vermutung der Forscher, dass eine Hemmung der Entwicklung von Spiegelneuronen in der frühen Kindheit ein ursächlicher Faktor für Bindungsprobleme sowie eine Vielzahl von Persönlichkeitszügen und sogar von Persönlichkeitstypen sein könnte, bestätigt sich immer mehr. Die Typ-C-Persönlichkeit („Krebspersönlichkeit“) zum Beispiel, über die wir später mehr hören werden, ist schüchtern und neigt zur Ängstlichkeit. Eine Person, die dazu neigt, sich völlig in einer Aufgabe oder einem Bild zu verlieren – ein Zug, der Absorption genannt wird –, könnte gleichermaßen durch das ungenügende Wachstum von Spiegelneuronen geprägt sein.[292] Eine Person, die nur unzureichend zur Einfühlung fähig ist und die keine gegenseitig förderlichen Beziehungen aufzubauen vermag, könnte einerseits zu einem Einzelgänger werden, andererseits aber genauso leicht zu dem knallharten Geschäftsführer eines großen Unternehmens. In allen diesen Fällen könnte die Hemmung des Wachstums von Spiegelneuronen zu einer erwachsenen Persönlichkeit führen, die alles andere als umgänglich ist.

Die Funktion der Spiegelneuronen in Kombination mit der Reaktionsschwelle des Nervensystems eines Individuums (dessen, was wir den Schwellenwert für die HHN-Achse genannt haben) erklärt wahrscheinlich, warum bestimmte Menschen eher dazu neigen, die Stimmungen anderer Menschen »aufzufangen« oder übermäßig von anderen Persönlichkeiten oder emotionalen Anhänglichkeiten beeinflusst zu werden.[293] (In den kommenden Kapiteln werden wir solche Persönlichkeiten näher betrachten, da eine Untersuchung ihrer Neurobiologie uns wiederum tiefe Einblicke in das menschliche Wesen gestattet.)

Der Neurobiologe Vilayanur Ramachandran von der University of California in San Diego geht sogar so weit, vorherzusagen, dass die Spiegelneuronen »für die Neurowissenschaft das sein werden, was die DNS für die Biologie gewesen ist« und dass ihre Erforschung Licht auf das Einfühlungsvermögen, die Imagination und »eine ganze Reihe mentaler Fähigkeiten, die bisher rätselhaft geblieben sind« werfen wird.

Weil diese Zellen es uns ermöglichen, uns an die Stelle anderer Menschen zu versetzen, so wird argumentiert, müssen sie die Grundlage des Fühlens selbst sein. »Wir beginnen, das Handeln und die Empfindungen [anderer Menschen] in unserem eigenen Kortex zu fühlen«, sagt ein anderer Forscher.[294]

Diese Sichtweise, die ich die Theorie der Patentlösung der Frage der Emotionen nenne, enthält zwei Fehler. Zuerst einmal akzeptiert sie implizit, dass das Fühlen seinen Ursprung im Gehirn hat, und ignoriert die Tatsache, dass das, was die Zellen spiegeln, nicht ein anderes Gehirn ist, sondern ein körperliches Handeln – eine Bewegung, eine stimmliche Äußerung oder eine Geste –, eine Aktivität, die vermeintlich auf das hinweist, was die andere Person erfährt. Ich sage »vermeintlich«, weil es manchen Menschen sehr gut gelingt, andere durch ihre Körpersprache zu täuschen, während andere eher ambivalent sind und die Wahrheit vor sich selbst und vor anderen verbergen. Jedenfalls verlassen die Spiegelneuronen sich auf körperliche Hinweise, sodass es fraglich ist, ob die Einfühlung, die man annimmt, tatsächlich ihren Ursprung im Gehirn hat.

Der zweite Irrtum der Patentlösungstheorie besteht in der Annahme, dass Spiegelneuronen irgendwie ein eigenständiges Phänomen sind – dass sie allein der Schlüssel zum Verständnis von Emotionen sind. Dies unterschätzt das limbische System, das weltweit als der Brennpunkt des Gehirns für die Verarbeitung von Emotionen anerkannt ist. Ich möchte behaupten, dass die Spiegelneuronen nicht das Einfühlungsvermögen ermöglichen, sondern dass sie ein Zugangsweg zu einer Region des Gehirns sind, die von noch grundlegenderer Wichtigkeit ist. Es wäre gut zu bedenken, ob nicht unsere gespeicherten Erinnerungen daran, wie Menschen tendenziell in einer bestimmten Situation aussehen oder handeln, in Beziehung zu den Spiegelneuronen stehen und es ihnen ermöglichen, ein bestimmtes Verhalten innerhalb eines gegebenen emotionalen

Kontextes zu verstehen. Die Spiegelneuronen würden dann eher das Verhalten registrieren, das andere an den Tag legen, als eigenständig entscheiden, was gefühlt wird.

So interessant sie auch sein mögen, so sind die Spiegelneuronen wahrscheinlich doch nicht das Heim tiefgründiger Gefühle. Ich meine, dass sie eher so etwas sind wie eine Lupe oder eine Brille, etwas, das unsere Aufmerksamkeit auf andere Menschen ausrichtet. Sie sind Teil eines Systems der emotionalen Verarbeitung, das an sich der Schlüssel zu dem ist, was wir als Individuen sind. Wir sind mehr als ein Nebenprodukt unserer neuronalen Aktivität. Je eingehender wir die Entwicklung im Mutterleib und in der frühen Kindheit betrachten, desto klarer sollte dies werden.

DIE TEENAGERJAHRE

In diesem Kapitel haben wir uns bisher auf die frühesten Stadien der Bildung eines Ichs konzentriert, besonders auf die Monate, die im Mutterleib zugebracht werden, gefolgt von der Geburt, dem Säuglingsalter und der frühen Kindheit. Die Medizin und die Psychologie gingen früher davon aus, dass unsere grundlegenden persönlichen Charakteristika bis zum Alter von fünf oder sechs Jahren ausgeformt sind, weil unser Wachstum, zumindest neurologisch gesehen, bis dahin im Wesentlichen ausgereift ist. Diese Anschauung erweist sich heute jedoch als ein Irrtum. Auch im Alter von fünf bis zehn Jahren sowie in den Teenagerjahren herrscht ein heftiger Tumult im menschlichen Gehirn und im Hormonsystem – weit mehr, als man zuvor gedacht hat. Die neuesten Forschungsergebnisse werfen ein anderes Licht auf den emotionalen Aufruhr der Pubertät und zeigen, dass die Halbwüchsigen »aus gutem Grund verrückt« sind.[295] Barbara Strauch, die Redakteurin für Medizin und Gesundheit bei der *New York Times*, beschreibt dies folgendermaßen: »Das Gehirn des Halbwüchsigen … ist noch unfertig und eine riesige Baustelle. Millionen von Verbindungen werden hergestellt, Millionen anderer Verbindungen werden ausgelöscht. Es wird von Neurochemikalien überschwemmt … Das Gehirn des Teenagers ist im Fluss, macht verrückt und ist konfus. Und genau so muss es sein.«[296]

Viele Eltern haben beobachtet, dass die Zeit der Pubertät in Hinsicht auf drastischen und schmerzlichen Wandel durchaus mit dem »schrecklichen zweiten Lebensjahr« vergleichbar ist. »Wutanfälle, Türenknallen, Streit und Beschimpfungen sowie animalisches Verhalten«, diese ganze Palette wird aufgetischt, wie Eltern zu berichten wissen.[297] Die Teenager selbst geben zu, dass ihre Stimmungen zwischen himmelhoch jauchzend und zu Tode betrübt schwanken und sie plötzlich und ungebeten überrennen. Die Experten glaubten, die Antwort sei einfach – es läge an den Hormonen. Es ist zweifellos wahr, dass die Hormone in den Teenagerjahren mehr Aufruhr verursachen als zu jeder anderen Zeit in der Entwicklung des Menschen. Die Produktion der Sexualhormone Testosteron und Östrogen beginnt bei Mädchen bereits im Alter von acht und bei Jungen im Alter von zehn Jahren. In den folgenden Jahren steigt das Niveau ständig an und kulminiert mit dem Einsetzen der Menstruation bei Mädchen im Alter von etwa 13 Jahren und in der Produktion von Sperma bei Jungen etwa im 14. Lebensjahr.[298] Die Auswirkungen von Hormonen sind allerdings nicht auf die körperlichen Veränderungen der Pubertät beschränkt. Im Gehirn können Testosteron und Östrogen (die übrigens beide reichlich von Männern und Frauen produziert werden) »die Gehirnzellen und Verzweigungen im Gehirn wachsen und verschwinden lassen, sie können Neurotransmitter anregen oder hemmen, und sie können innerhalb der Zellen Gene im Zellkern an- und ausschalten«.[299] Es ist kein Wunder, dass die Teenager gelegentlich völlig außer Kontrolle zu sein scheinen: Man nimmt an, dass zum Beispiel die Östrogenwerte während der Pubertät um 650 bis 5000 Prozent zunehmen.[300]

Andere Hormone sind ebenfalls am Werk. Dopamin, das eine wichtige Rolle für die neuronalen Pfade von Lust und Belohnung spielt, ist in ziemlich hoher Konzentration vorhanden und veranlasst die Teenager zu abenteuerlichem und risikoreichem Verhalten.[301] Im Grunde ist es so, dass die Gefühle der Teenager sich nicht nur intensiver anfühlen, sondern dass ihre Welt wohl tatsächlich eine buntere, lebhaftere und faszinierendere Welt ist als zu jeder anderen Zeit in ihrem Leben.[302]

Während es zu dieser Flut von Hormonen kommt, macht das Gehirn jedes Halbwüchsigen eine massive Umgestaltung durch, die alle Aspekte von der Logik und Sprache bis hin zu den Trieben und der Intuition betreffen.[303] Es tritt eine üppige Blüte der Neuronen mit ihren Axonen und Dendriten (den Sende- und Empfangsantennen) ein, während die Neuronen in ihrer Umgebung hinausgreifen und sich mit anderen Neuronen verbinden. Insbesondere die Frontallappen, die der Quell unseres Denkens, Planens und unserer Selbstregulierung sind, erreichen bei Mädchen im Alter von elf Jahren und bei Jungen im Alter von zwölf Jahren ihr größtes Volumen. Dann geschieht etwas Seltsames. Nachdem sie weit über das Ausmaß, das sie im Erwachsenenalter haben werden, angewachsen sind, »macht die graue Materie im Gehirn des Heranwachsenden ... eine Kehrtwendung und marschiert wieder steil abwärts«.[304] Mindestens 15 Prozent und in manchen Hirnregionen mehr als 50 Pozent der neuronalen Verbindungen, die zuvor hergestellt wurden, werden unwiderruflich zurückgestutzt.[305] Das Resultat ist eine schlankere und effektivere Denkmaschine.

Dieser Prozess wird von den Gliazellen, deren Zahl die der Neuronen, wie Sie sich erinnern werden, um den Faktor neun zu eins übertrifft, unterstützt und gefördert. Die Gliazellen steigern ihre Produktion einer fettigen Substanz namens Myelin, die die neuronalen Antennen isoliert. Während der Pubertät verdoppelt sich in der Tat die Produktion von Myelin.[306] Dies führt zu einer verbesserten Kommunikation zwischen den Gehirnzellen und zu einem deutlichen Sprung vorwärts in der Kognition. Während die neuronalen Verbindungen zurückgestutzt werden, verringert sich einerseits die Zahl dieser Verbindungen, andererseits werden sie aber auch schneller und effizienter.

Die Bedeutung dieses Wandels lässt sich gar nicht genug betonen. Die Frontallappen umfassen den präfrontalen Kortex (dessen rechte Seite, wie wir gesehen haben, mit Introvertiertheit assoziiert ist) sowie den orbifrontalen Kortex (dessen rechte Seite für die bewusste Kontrolle von emotionalen Impulsen besonders wichtig ist). Die Gehirnzellen der Teenager blühen also auf und werden dann wieder zurückgestutzt, und was dabei feinabgestimmt wird, ist vor allem der Hemmungsmechanismus und damit die Fähigkeit der Teenager, Nein zu sagen und sich dafür zu entscheiden, nicht impulsiv zu handeln.[307] Der Fortschritt in diesem Bereich wird durch Experimente mit jungen Teenagern belegt, deren Amygdala (die eine zentrale Rolle für die Instinktreaktionen von Furcht und Zorn spielt) in diesem Alter deutlich aktiver ist als in der späteren Adoleszenz oder im Erwachsenenalter.[308] Nachdem die Verbindung mit dem rechten orbifrontalen Kortex vollständiger verdrahtet wurde, können die jungen Menschen ihre Gefühle besser zügeln und sich für ein vernünftigeres Handeln entscheiden. Sie fühlen sich ihren Impulsen nicht mehr so ausgeliefert und neigen nicht mehr so stark dazu, auf jede Laune hin um sich zu schlagen. Sie werden stärker fokussiert und haben sich emotional mehr unter Kontrolle.

Es ist an dieser Stelle relevant, darauf hinzuweisen, dass Poltergeist-Erscheinungen historisch stets mit Teenagern und noch jüngeren Kindern in Verbindung gebracht wurden. Das

Wort »Poltergeist« sagt ja bereits, dass es sich um einen »lautstarken Geist« handelt, und die charakteristischen Aktivitäten eines Poltergeistes – Rabatz machen und mit Dingen um sich werfen – haben in der Tat etwas Pubertäres. Ich werde später auf dieses Thema zurückkommen, möchte jetzt nur in den Raum stellen, dass nicht gerade optimale Verbindungen zwischen der limbischen Region und dem Neokortex für diese Phänomene verantwortlich sein könnten. Bedenken Sie auch, dass die Produktion von Sexualhormonen, die das Einsetzen der Pubertät markiert, bei Mädchen bereits im Alter von etwa acht und bei Jungen im Alter von zehn Jahren beginnt. Weniger bekannte Sexualhormone, Androgene genannt, tauchen bereits im Alter von sechs oder sieben Jahren auf. (Die Androgene gehen nicht aus den Hoden oder Eierstöcken hervor, sondern aus den Nebennieren.)[309] Wäre ein hormonales Ungleichgewicht für einige der Poltergeist-Erscheinungen verantwortlich, dann sollte das Alter, in dem sich solche Effekte bemerkbar machen, dem Lebensalter, das wir gewöhnlich als die Adoleszenz betrachten, um einige Jahre vorausgehen.

Signifikant mag zudem sein, dass Aufzeichnungen von elektrischer Aktivität außerhalb des Schädels von Kleinkindern und Kindern etwa im Alter von vier, acht und elf Wochen, von vier, acht und elf Monaten und von zwei, vier, sieben, elf, fünfzehn und neunzehn Jahren Impulsspitzen aufweisen. Der Psychologe Kurt Fischer von der Harvard-Universität glaubt, dass diese elektrischen Muster Sprünge in der kognitiven Entwicklung widerspiegeln.[310] Es wäre interessant zu überprüfen, wie die Auslöser von Poltergeist-Erscheinungen in Hinsicht auf ihr Alter mit dem Gradienten dieser elektrischen Aktivität übereinstimmen, besonders da seltsame elektrische Phänomene (zum Beispiel unkontrolliertes An- und Ausgehen von Lampen, Radioapparaten und Fernsehern) zu den Tricks im Repertoire von Poltergeistern gehören.

Ganz gleich, ob diese spezielle Anomalie durch Veränderungen im Gehirn von Kleinkindern und Teenagern zu erklären ist, es steht außer Frage, dass das Ichsein eines der großen Themen der Adoleszenz ist – nicht nur metaphorisch, sondern auch biologisch gesehen. Körper und Gehirn sind zu dieser Zeit sehr damit beschäftigt, »zu dem zu werden, was sie sein sollen«.[311] In dieser Hinsicht mag es bedeutsam sein, dass zwei der Leiden, von denen wir zuvor schon gesprochen haben – Depression und Schizophrenie – oft während der Adoleszenz plötzlich auftreten. Ist irgendeine Fluktuation in der hormonellen Aktivität für das plötzliche Einsetzen von Depression bei einigen Kindern in der Pubertät verantwortlich? Ist eine Störung beim Prozess des Zurückstutzens der neuronalen Verbindungen im Gehirn für Schizophrenie verantwortlich, weil bei den betroffenen Individuen zu viele neuronale Verbindungen bestehen bleiben, durch die zu viele überflüssige sensorische Informationen aufgenommen werden? Für beide Mechanismen gibt es Befürworter.[312] Wie auch immer die richtigen Antworten ausfallen mögen, die Adoleszenz ist zweifellos eine Zeit, in der drastische Veränderungen anstehen. Es geht darum, die Entwicklung eines eigenständigen Ichs zu vollenden.

ANLAGE UND UMWELT

Unsere Diskussion dessen, was bei Teenagern geschieht, wirft erneut die faszinierende Frage auf, inwieweit die Entwicklung des Ichs der genetischen Veranlagung oder der Umwelt zu verdanken ist. Zuvor habe ich die Entwicklung eines menschlichen Wesens im Mutterleib mit den Bauplänen für ein Haus (also den genetischen Anweisungen) verglichen. Ich habe betont, dass Elemente des fertigen Bauwerks anders ausfallen können als ursprünglich geplant – abhängig von einer Vielzahl von Umweltfaktoren wie etwa dem verwendeten Baumaterial, den vom Baumeister vorgenommenen Veränderungen und so weiter.

Nirgendwo wird dieses Wechselspiel deutlicher als in dem, was wir heute über die Depression herausfinden. Es zeigt sich, dass ein stressgeladenes Leben bei Menschen, die eine genetische Anlage zur Depression besitzen, die Depression mit deutlich größerer Wahrscheinlichkeit auslöst. In einer von englischen Forschern durchgeführten Studie wurden mehr als 800 Individuen über einen Zeitraum von fünf Jahren beobachtet, wie sie Krisen, wie etwa einen Todesfall in der Familie, den Verlust des Arbeitsplatzes oder das Scheitern einer Beziehung, durchlebten. Ein Sechstel dieser Gruppe besaß die Hochrisiko-Version eines ganz bestimmten Gens, was es zweieinhalb Mal wahrscheinlicher machte, dass sie Depression entwickelten. Die Forscher kamen zu dem Schluss, dass die Anlage in diesem Fall durch die Umwelt gefördert wird. Stressgeladene Erfahrungen, die jedermann durchmacht, sind wie ein Sturz vom Fahrrad. Es sind die Gene einer Person, die bestimmen, ob sie durch einen Helm geschützt ist.[313] Wie der Psychologe Gary Marcus von der New York University sagt: »Ein Gen ist kein Diktator, sondern eine Gelegenheit.«[314] Oder es ist, so könnte man ebenfalls sagen, eine große potenzielle Fallgrube.

Diese Art von Ansatz, ein Ansatz, der Umweltfaktoren mindestens ebenso betont wie den genetischen Bauplan, ist sehr vielversprechend in Hinsicht auf das Verständnis der Myriaden Faktoren, die erklären könnten, warum Anomalien in einem bestimmten Haushalt oder bei einer bestimmten Person auftreten. Schließlich betreffen die hormonellen und neuronalen Schwankungen der Pubertät jeden Jungen und jedes Mädchen, aber unter Millionen von Individuen ist es nur ein einziges, das durchdreht und Klassenkameraden erschießt. Dementsprechend sind auch anormale Ereignisse wie Poltergeist-Erscheinungen extrem selten. Indem wir uns die Neurobiologie des Individuums sowie die Umweltfaktoren, die die Ausbildung seines Ichs beeinflussen, ansehen, können wir vielleicht herausfinden, warum solche seltsamen Phänomene auftreten.

DAS ICH UND DAS ANDERE

Wenn wir noch einmal den Weg, den wir bisher gegangen sind, betrachten, dann sollte eines klar sein: Die Wurzeln des Ichs werden bereits vor der Geburt gepflanzt, in der Empfindung und im Stress. Unser Nervensystem entwickelt sich in Reaktion auf sensorische Informationseingabe und unser Immunsystem entwickelt sich in Reaktion auf wahrgenommene Bedrohung. Um jedoch das ganze Bild würdigen zu können, müssen wir noch ein weiteres Element verstehen. Dieses Element war so grundlegend für unsere Diskussion – es stand unausgesprochen praktisch hinter allem, was wir bisher gesagt haben –, dass es vielleicht unbemerkt geblieben ist. Jetzt aber muss es deutlich ausgesprochen werden: Ein Ich oder Selbst zu besitzen setzt die Abtrennung vom anderen voraus.

Ist Ihnen das Wort Co-Abhängigkeit ein Begriff? Es bezieht sich auf die Beziehung zwischen zwei Menschen, die sich so stark aufeinander verlassen und deren Stärken und Schwächen einander so vollständig aufwiegen, dass die beiden individuellen Egos praktisch miteinander verwoben sind. Wenn man sagt, dass zwei Menschen co-abhängig sind, dann ist das kein Kompliment. Die Situation ist dabei für beide Parteien nicht gesund, weil sie zu sehr miteinander verflochten sind, um ausreichend als Individuen reifen zu können.

Während der Schwangerschaft besteht diese Beziehung praktisch zwischen Mutter und Kind. Und auch alle Bedürfnisse des Neugeborenen werden von der Mutter befriedigt und kontrolliert. Würde diese Situation endlos fortdauern, dann wäre die Mutter wenig mehr als ein Wirt und das Neugeborene wenig mehr als ein Parasit. Doch die Situation verändert sich: Der Fötus wächst. Durch sensorische Informationseingabe – zuerst Berührung und Geruch – beginnt er das, was »da draußen« ist, von dem zu unterscheiden, was sich »hier drinnen« befindet. Sein Nervensystem entwickelt sich. Dann beginnen die unvermeidlichen Variationen im Leben der Mutter, ihre Ernährung, ihr Schlaf, ihre sexuelle Aktivität, ihre Gesundheit und ihre Emotionen – die alle einfach nur daraus resultieren, dass sie ein Mensch ist, und die nicht notwendig einen größeren Stress oder ein traumatisches Ereignis darstellen – sich bemerkbar zu machen. Der Fötus ist immer besser in der Lage, die chemischen Botschaften, die mit den unterschiedlichen Zuständen der Mutter einhergehen, zu lesen und darauf zu reagieren – von Minute zu Minute, von Stunde zu Stunde, von Tag zu Tag. Diese Variationen sind die frühesten und förderlichsten Formen von Stress. Der Fötus beginnt immer mehr, seine Umwelt sowie die Tatsache zu erkennen, dass sie Umwelt ist. Und die Gefühle, die er hat, sind Vorläufer von Emotionen, die zum Ausdruck gebracht werden können, wenn der Fötus endlich den Mutterleib verlassen hat und treten, schreien, gurren, brabbeln, lächeln, quietschen, sich anschmiegen und sich auf andere Weise ausdrücken kann. Thomas Verny, der Autor des Buches *Das Seelenleben des Ungeborenen* beschreibt das folgendermaßen:

»Das Ich des Ungeborenen beginnt irgendwann während der zweiten drei Monate zu funktionieren. Sein Nervensystem ist nun in der Lage, Empfindungen an seine höheren Gehirnzentren weiterzuleiten. ... Nehmen wir zum Beispiel an, dass die Schwangere einen besonders hektischen Tag gehabt hat, der sie [und ihr ungeborenes Kind] ermüdet hat. Diese Müdigkeit erzeugt ein primitives Gefühl – Unwohlsein –, welches das Nervensystem des ungeborenen Babys ins Spiel bringt. Sein

Versuch, dieses Gefühl einzuordnen, involviert sein Gehirn. Hat es genügend solcher Episoden gegeben, dann sind seine Wahrnehmungszentren fortgeschritten genug, um subtilere und komplexere Botschaften der Mutter zu verarbeiten. (Wie wir alle, wird auch das Ungeborene mit Übung besser.)

... Furcht ist, innerhalb bestimmter Grenzen, förderlich für den Fötus. Sie stört seinen Sinn der Einheit mit seiner Umgebung und fördert ein Gewahrsein seiner Getrenntheit und Besonderheit. Sie drängt ihn auch zum Handeln ... Er beginnt, eine Reihe primitiver Verteidigungsmechanismen zu errichten. In diesem Prozess wird seine Erfahrung von Furcht und wie darauf zu reagieren ist, allmählich immer differenzierter. Was als ein dumpfes unangenehmes Gefühl begann ... bekommt eine Quelle (seine Mutter), ruft seine Gedanken über die Intentionen der Quelle ihm gegenüber hervor, zwingt ihn dazu, herauszufinden, wie er mit diesen Intentionen umgehen soll, und erzeugt eine Kette von Erinnerungen, auf die er später zurückgreifen kann.«[315]

Dies bringt uns zurück zu einem der zentralen Themen dieses Buches, dem Körper. Individuelles Selbstgewahrsein, also das, was Freud das Ich nannte, ist die Wahrnehmung des körperlichen Ichs.[316] Dies ist natürlich das, was unser Immunsystem auf einer unbewussten, physiologischen Ebene erkennt. Außerdem erfahren wir immer dann, wenn wir etwas fühlen oder auf andere Weise wahrnehmen, gleichzeitig die Trennung zwischen dem Ich und dem Anderen.[317] In dieser Hinsicht erzeugen wir im Verlauf eines Prozesses, der bereits im Mutterleib begonnen hat, der bei der Geburt stark beschleunigt wurde und der seither immer noch andauert, immer feinere Unterscheidungen.[318] Unser Leben und damit unsere Wahrnehmung von Zeit und Raum, Form und Substanz sowie all unsere anderen Sinneserfahrungen und Gefühle werden ausnahmslos im Körper gelebt.[319] Wenn wir in Kontakt mit uns selbst sind, dann sind wir auch in Kontakt mit der Realität – und umgekehrt.[320] Das heißt auch, dass wir unsere Emotionen zeigen und zum Ausdruck bringen.[321]

Schon der Begriff »Emotion« (der vom lateinischen Wort *motus* = Bewegung herkommt) weist darauf hin, dass das Ich nicht einfach nur vorhanden, sondern im Werden begriffen ist. Das Leben ist ständig im Fluss, und solange wir leben, sind wir es auch. Aus einer etwas anderen Perspektive betrachtet, könnte man sagen, dass jeder von uns eher eine Aktivität als ein Ding ist. Sagen wir also, dass Dinge statisch und unbelebt sind, Menschen aber dynamisch, und dass sie ständig agieren oder reagieren.[322] Außerdem könnte man sagen, dass das, was Individuen tun – und worum es uns allen letztlich geht –, darin besteht, Sinn zu konstruieren. »Erfahrung ist nicht das, was Ihnen geschieht«, sagte Aldous Huxley, »sondern das, was Sie mit dem, was geschieht, anfangen.« Jeder von uns versucht auf ganz natürliche und grundlegende Weise zu verstehen, worum es im Leben geht, Bedeutung zu konstruieren und all dem einen Sinn abzugewinnen.[323] Gefühle und deren äußerer Ausdruck (Emotionen) sind wesentlich für diesen Prozess. Antonio Damasios wegweisendes Buch *Ich fühle, also bin ich* bringt dies in seinem englischen Originaltitel *The Feeling of What Happens* (»Das Gefühl dessen, was geschieht«) bereits sehr schön zum Ausdruck. Unser Ich ist eng mit unserem Körper, unseren gefühlten Wahrnehmungen und unseren aktiven Bemühungen, dem Leben Sinn abzugewinnen, verbunden.

Wenn wir jetzt weitergehen, um andere Aspekte der Wirklichkeit zu betrachten – Bewusstsein, Energie und Anomalien, welche Ideen über das, was wir gewöhnlich für Realität halten, zu widersprechen scheinen –, wird es nützlich sein, wenn wir ein solches Verständnis des Ichseins und seiner Wurzeln in Empfindungen, Stress, Immunität und Gefühlen in Erinnerung behalten.

5
ENERGIE, ELEKTRIZITÄT UND DISSOZIATION

Der Schauspieler Mel Gibson schulte sich vor vielen Jahren am Australischen National Institute of Dramatic Arts in Sydney. Er erinnert sich daran, wie sehr es ihn inspiriert hat, auf der Bühne vor Publikum zu spielen. »Als ich das tat, war ich die ganze Zeit total aufgedreht. Ich konnte einfach nicht abschalten, wenn der Vorhang fiel. Um nachts einschlafen zu können, musste ich mindestens vier große Gläser Bier trinken und mir praktisch mit einem Hammer auf den Kopf schlagen. Ich hatte einfach zu viel Energie; sie kam mir aus den Ohren heraus!«[324]

Dies ist ein schönes Beispiel für einen Zustand, den wir so oder ähnlich alle kennen. Wir alle sind manchmal ähnlich aufgedreht – wenn wir uns einer Aktivität widmen, die überaus aufregend oder anregend ist, wenn uns etwas gelingt, das über das hinausgeht, was wir (oder andere) für erreichbar hielten, oder wenn wir an diesen ganz besonderen Menschen denken, der unsere Vorstellungskraft beflügelt. Das Gefühl durchläuft unseren ganzen Körper und scheint unser Gehirn mitzureißen. Es scheint fast aussichtslos, es zügeln zu wollen, und vielleicht wollen wir es ja auch gar nicht zügeln.

Betrachten wir einmal das Beispiel zweier gegensätzlicher Persönlichkeiten, einer schon recht betagten Großmutter und eines Buchhalters mittleren Alters. Sie stehen für Charaktertypen, die uns allen bekannt sind. Von der Großmutter heißt es: »Der Raum scheint sich aufzuhellen, wenn sie das Zimmer betritt. Meine Großmutter ist schon 92 Jahre alt, aber wann immer ich ihr begegne, fühle ich mich jünger, glücklicher und stärker energiegeladen. Sie hat einfach dieses besondere Etwas.«[325]

Der Buchhalter andererseits (und hier sollen keineswegs Buchhalter verunglimpft werden) ist »einfach jemand, der dich runterzieht. Man fühlt seine Schwere bereits, bevor er das Zimmer betritt. Selbst der Hund spürt ihn kommen und verkriecht sich. Wir sagen, er sei ein Miesepeter.«[326]

Und hier ist noch ein letztes Beispiel, das vielleicht nicht so alltäglich ist, aber einige von uns hatten vielleicht schon eine ähnliche Erfahrung oder haben von Freunden oder Kollegen von so etwas gehört. Die Molekularbiologin Candace Pert berichtet: »Seit Jahren hatte ich schon über Heiltechniken geschrieben und Vorträge gehalten, die im besten Fall als unorthodox oder schlimmstenfalls als Quacksalberei beschrieben werden und von denen ich am eigenen Körper erfahren hatte, dass sie machtvoll und wohltuend sind. … trotz der starken Widerstände der konventionellen Medizin und meiner eigenen Unfähigkeit, sie in Begriffen des konventionellen biologischen Paradigmas zu erklären. Zu fühlen, wie ›Energie sich bewegt‹, ist etwas, das vielen dieser Techniken gemeinsam ist, und ich habe dies bereits bei meiner ersten Begegnung mit Akupunktur vor mehr als 25 Jahren erfahren. … Ich fühlte die entsprechende Bewegung bereits, bevor [der Arzt] begonnen hatte, sie zu beschreiben.«[327]

Im vorliegenden Buch geht es nicht darum, die Wirksamkeit von Akupunktur oder irgendeiner anderen alternativen Heilmethode zu beweisen. Deren Wirksamkeit bleibt umstritten, auch wenn einige davon mehr Glaubwürdigkeit erlangt haben als andere.[328] Ich vermute jedoch stark, dass einige der oben beschriebenen Erfahrungen eine gemeinsame Grundlage haben – in unseren neurologischen Prozessen (dem, was in unserem Kopf vor sich geht), in unseren physiologischen Prozessen (dem, was in unserem Körper vor sich geht) und, was das Wichtigste ist, in der Überlappung dieser beiden Bereiche. Eben hier sind unsere Emotionen angesiedelt.

DIE ENERGIE DES LEBENS

Wie schaffen Sie es, am Morgen aufzustehen? Was bringt Sie in Schwung und lässt Ihre Säfte fließen? Was bringt Sie dazu, sich in eine Sache hineinzuknien, wenn es notwendig ist, sich den Tatsachen zu stellen und das zu tun, was erforderlich ist?

Die Antwort erscheint einfach genug: Energie. Physische Energie, mentale Energie, Willenskraft, Enthusiasmus, Motivation, Entschlossenheit, Inspiration – nennen Sie es, wie Sie wollen. Doch wenn Sie diese offensichtliche Antwort etwas genauer untersuchen, führt sie zur Würdigung eines sehr viel komplexeren Phänomens. Zuerst einmal ist die Energie, von der wir hier sprechen, unsichtbar. Wie kann das sein, wo sie doch etwas ist, das sich so greifbar anfühlt und das uns buchstäblich bewegt? Wenn sie unsichtbar ist, dann gibt es Grund zu der Annahme, dass sie auf einer mikroskopischen Ebene wirksam ist und vielleicht auch auf einer universalen Makroebene – wie etwa die Schwerkraft, die eine andere Kraft ist, die wir niemals sehen oder zu greifen bekommen, die aber auf alles wirkt, was wir kennen.

Was immer Energie auch ist, es ist ganz deutlich, dass wir nicht zu jeder Zeit den gleichen Vorrat davon besitzen. Stunde für Stunde und Tag für Tag fühlen wir, wie sie zunimmt und wieder verebbt. Manchmal sind wir »high«, fühlen uns aufgedreht, voller Intensität oder Engagement, und dann wieder sind wir »down«, fühlen uns müde, daneben, schal. Wenn wir die Wahl hätten, dann wären wir lieber ständig »high«, denn »wie energiegeladen wir uns fühlen, spielt eine wesentliche Rolle dafür, wie glücklich, gesund, produktiv und kreativ wir sind. … Steht uns in Körper und Geist reichlich Energie zur Verfügung, dann weitet sich unsere Welt und wir intensivieren unsere Interaktionen mit Menschen, Projekten und Orten.«[329] Nach dem Harvard Business Review ist eine der wesentlichsten der Eigenschaften, die für den Erfolg in der Geschäftswelt nötig sind – und dasselbe gilt zweifellos auch für andere Bereiche –, ein »hohes Maß an Tatkraft und Energie«.[330] Einmal ganz abgesehen vom Erfolg, ohne Energie würde es einfach keine Freude, Begeisterung oder Lust geben und eigentlich auch keines der anderen Gefühle, die wir als Menschenwesen ständig erfahren.

Es wäre wahrscheinlich falsch, sich Energie als etwas Statisches vorzustellen, und eher angemessen, sie als ein Vermögen zu verstehen oder, besser noch, als einen Prozess oder Fluss. Wie der Biochemiker Guy Brown von der Cambridge-Universität in seinem Buch *The Energy of Life* sagt, ähnelt die moderne Vorstellung von Energie der Vorstellung vom Geld: »Geld ist das Vermögen, Dinge zu kaufen. Es hat viele Erscheinungsformen – Münzen, Geldscheine, Schecks … Aktien, Gold –, und es kann verwendet werden, um viele verschiedene Sachen zu kaufen. … Energie ist das Vermögen, in einem physischen oder biologischen System Bewegung oder Wandel hervorzubringen. Sie hat verschiedene Erscheinungsformen wie etwa chemische Energie, elektrische Energie oder mechanische Energie, und sie kann verwendet werden, um viele Formen des Wandels zu ›kaufen‹, so etwa Bewegung, chemische Veränderung oder Erhitzung.«[331]

Die Analogie zwischen Energie und Geld stimmt jedoch nicht ganz. Es gibt einen wichtigen Unterschied: Anders als bei einer finanziellen Transaktion, bleibt der Betrag von Energie, der bei irgendeiner Aktivität verwendet oder ausgegeben wird, erhalten. Zahlt man zum Beispiel in einem Jahr 200.000 Euro für ein Haus und verkauft das Haus im folgenden Jahr für 210.000 oder 190.000 Euro, ohne an dem Haus irgendetwas verändert zu haben, dann manifestiert sich der Unterschied von 10.000 Euro nicht einfach in einer anderen Form. Die beiden Transaktionen sind deutlich voneinander getrennt. Der erste Hauptsatz der Thermodynamik besagt jedoch, dass Energie auf jeden Fall erhalten bleibt: Ein Ziegelstein, der von einem Baugerüst hinunterfällt, setzt genau dieselbe Menge an Energie frei, die es brauchte, ihn auf das Gerüst zu heben.[332]

Nun kommen wir zu einem anderen wichtigen Punkt. Die Energie lebender Organismen ist elektrischer Natur.[333] Im Wesentlichen ist alles, was in unseren Zellen geschieht, ihren Molekülen (das sind mehr oder weniger stabile Anordnungen von Atomen) zu verdanken, Molekülen, die aneinanderprallen und sich neu anordnen. Diese Aktivität braucht entweder Energie oder setzt Energie frei, abhängig davon, ob die neue Anordnung mehr oder weniger Energie besitzt als die alte. Und Energie hat hier die Form von Elektrizität, der Kraft der Anziehung oder Abstoßung innerhalb des Moleküls. Elektronen innerhalb des Atoms tragen eine negative Ladung und Protonen eine positive Ladung. Gegenteilige Ladungen ziehen sich an, und gleiche Ladungen stoßen einander ab. Abhängig von der Anzahl dieser Ladungen und der Art und Weise, wie sie angeordnet werden, wird die Energie des Moleküls höher oder niedriger sein als bei der vorangegangenen Anordnung.[334]

Das Bemerkenswerteste an lebenden Organismen ist wohl, dass sie, solange sie lebendig sind, offenbar dem zweiten Hauptsatz der Thermodynamik trotzen, der besagt, dass die Anordnung der Moleküle eines Dinges im Laufe der Zeit immer weniger geordnet sein wird, während die Moleküle ungeordnet miteinander interagieren. Dieses Phänomen nennt man auch Entropie. Das Wirken dieses Gesetzes zeigt sich in der Tatsache, dass Dinge (zum Beispiel ein Kornfeld, ein Garten, ein Haus) unweigerlich verfallen oder eine auf andere

Weise weniger geordnete Erscheinungsform annehmen – sobald nicht mehr Energie in ihre Erhaltung investiert wird. Aber die verschiedenen Formen des Lebens (zum Beispiel Säugetiere, Pflanzen, Fische, Vögel) treten als hoch organisierte Individuen in diese Welt ein und wachsen und halten sich selbst im Widerspruch zum Gesetz der Entropie am Leben. Anders als Kornfelder oder Häuser können sie dann, wenn es nötig ist, Energie aufbringen, um die Dinge zu tun, die sie tun (also etwa zu jagen, zu keimen, sich umherzubewegen, zu kommunizieren), und sie vermögen Energie zu speichern, auf die sie in der Zukunft zurückgreifen können.[335] Wenn sie gestorben sind, dann wird ihre Substanz natürlich wieder vom zweiten Hauptsatz regiert. Aber was geschieht, solange sie lebendig sind? Keine Frage ist grundlegender für die Medizin, die Religion, die Philosophie oder die Naturwissenschaft.[336]

ENERGIEPRODUKTION IN DER ZELLE

In unseren Augen ist der menschliche Körper solide und relativ einfach: ein paar Glieder zur Manipulation dessen, was er in der Welt vorfindet, und ein paar Körperöffnungen, um Dinge aufzunehmen oder auszuscheiden. Doch betrachten wir den Körper und seine Organe unter einem hochauflösenden Mikroskop, dann sehen wir etwas ganz anderes. Wir können Strukturen erkennen – und Räume innerhalb der Strukturen und zwischen den Strukturen –, die uns an Seerosenblätter auf einem Teich erinnern. Und dieser mikroskopische Bereich ist eine Welt von fast unvorstellbarer Komplexität.[337]

Die grundlegende Einheit der Strukturen, die wir hier vorfinden, ist die Zelle. Eine Zelle ist, im Wesentlichen, ein mit Wasser gefüllter Beutel, aber einer, in dem viele verschiedene Moleküle umherschwimmen. Zu diesen Molekülen gehören Natrium, Formen von Zucker, Aminosäuren (aus denen Proteine gebaut sind), Proteine selbst und faszinierende Dinge, die Adenosintriphosphat (ATP) genannt werden. Die Zelle wird zudem von Fäden durchzogen, die Transportpfade darstellen. Aufgrund der Nahrung und des Sauerstoffs, die unser Körper täglich aufnimmt (und die selbst eine Form von Energie darstellen), vibrieren die vielen Moleküle einer Zelle und kollidieren mit ihren Nachbarn, und zwar zwischen eine Million und eine Milliarde Mal pro Sekunde, abhängig von der Größe des Moleküls. Als ein Schlüsselelement dieser Aktivität besucht das ATP im Lauf einer Sekunde die meisten Teile einer Zelle und kollidiert dabei mit buchstäblich Milliarden von anderen Molekülen. Stellen Sie sich das ATP als eine Allzweck-Energiequelle vor, eine Art von Bank, auf die andere Moleküle innerhalb der Zelle einzahlen und von der sie abheben. Die Abhebungen speisen die Energie des Körpers, und dieser Prozess läuft unablässig ab, solange wir leben.[338]

Zu den Arbeitern in dieser quirligen, hektischen Zellen-»Metropole« gehören Enzyme, Transporteure und Proteine. Stellen Sie sich diese als Maschinen vor, wobei die Enzyme dazu dienen, eine Art von Molekülen in eine andere Art umzuwandeln, und die Transporteure ein Molekül dazu bringen, sich von einem Teil der Zelle zu einem anderen Teil zu bewegen. Jedes Enzym und jeder Transporteur macht seine Arbeit immer und immer wieder, etwa 1000-mal pro Sekunde. Proteine sind eine ebenso wichtige Art von Maschine: Sie gleichen Prozessoren, die entlang der Zellfäden wandern und dabei verschiedene Ladungen transportieren und diese wiederum transformieren. Die Bedeutung von Proteinen liegt in der Tatsache, dass sie für den Aufbau und Abbau jedes einzelnen Moleküls verantwortlich sind – einschließlich ihrer selbst sowie des ATPs und der Desoxyribonukleinsäure (DNS). Auch wenn die DNS eine bessere Presse bekommt (weil sie der Bauplan für die Proteine und deshalb auch aller anderen mikroskopischen Bestandteile des Lebens ist), sind die Proteine doch für die Abläufe von Moment zu Moment innerhalb der Zelle wesentlich wichtiger. Es gibt dort 10.000 bis 20.000 verschiedene Arten von Proteinen, und sie machen viel von der Substanz der Zelle aus, soweit sie nicht Wasser ist. Im gesamten menschlichen Körper gibt es 100.000 unterschiedliche Arten von Proteinen – was bedeutet, dass sie ziemlich allgegenwärtig sind, dass es aber auch verdammt schwierig ist zu verstehen, was sie alle tun. Wir wissen, dass aus einigen von ihnen die Hormone und die Antikörper des Immunsystems bestehen und dass Proteine die Kontraktion der Muskeln verursachen. Und wir wissen, dass ein ganz bestimmtes Protein, Hämoglobin genannt, Sauerstoff im Blut transportiert und freisetzt – eine in der Tat lebenswichtige Funktion. Aber es gibt noch sehr viel an den Proteinen, was wir nicht verstehen.[339]

DIE ENERGIE DES KÖRPERS NUTZBAR MACHEN

Ihrem Körper mag eine Menge Energie zur Verfügung stehen, aber die Kapazität zu besitzen und sie nutzbar zu machen, das sind zwei Paar Schuhe. Nehmen wir wieder die Analogie des Geldes. Sie mögen genug Geld flüssig haben, um ein bestimmtes Haus kaufen zu können, aber ob es zu der Transaktion kommt, hängt davon ab, ob dem Besitzer dieses Hauses selbst ein neues Haus zur Verfügung steht. Sie müssen also warten, bis dies der Fall ist.

Diese Situation ist in etwa dem vergleichbar, was im Körper abläuft, wo die Erzeugung und Erhaltung von Energie eine ganze Reihe von Schritten umfasst, von denen jeder einzelne potenziell all die anderen zu bremsen vermag, wenn es zu irgendeinem Problem kommt.

Außerdem »wissen« weder die Zellen noch die Organe, die daraus gemacht sind, intuitiv, wie viel Energie der gesamte Organismus in einem bestimmten Moment braucht und welche Rolle sie deshalb bei der Erzeugung einer bestimmten Kapazität zu spielen haben. Sie brauchen einen Boten, der es ihnen sagt. Hier kommen die Hormone und Neurotransmitter, von denen wir im dritten Kapitel gesprochen haben, ins Spiel. Die Hormone wandern durch den Blutkreislauf und zirkulieren innerhalb des Gehirns und der anderen Körperorgane. Die Neurotransmitter folgen den von den Verbindungen der Nervenzellen vorgegebenen Pfaden. Ganz gleich, um welche Art von Boten es sich handelt, die Zellen besitzen auf ihrer Oberfläche Rezeptoren (Tausende oder sogar Millionen davon), die das, was die Botschaft besagt, nach innen weitergeben. Eine bestimmte Zelle kann gleichzeitig Hunderte von verschiedenen Botschaften empfangen. Sie muss also entscheiden, was sie zu tun hat, abhängig davon, was für eine Art von Zelle sie ist und wo sie im Körper lokalisiert ist.[340]

Angesichts der Tatsache, dass unser Körper 100.000 Milliarden Zellen enthält[341] und dass sie alle mit Hunderten oder sogar Tausenden von anderen Zellen vernetzt sind (ganz besonders im Gehirn), wird klar, dass der Prozess der Nutzung von Energie überaus komplex ist. Umstände, die die Energie verringern, wie etwa Depression, chronische Erschöpfung und selbst eine gewöhnliche Erkältung – die alle etwas mit dem Immunsystem, das selbst ein Konglomerat von Zellen und Organen ist, zu tun haben –, werden umso problematischer, je näher wir die verschiedenen Faktoren untersuchen, die sie hervorrufen können.

ELEKTRIZITÄT – DER DYNAMO DES LEBENS

Wie wir bereits gesagt haben, sind Elektrizität und Leben praktisch synonym.[342] Wo wir von irgendeiner Aktivität in der Zelle sprechen, geht es um die Interaktion von Molekülen. All diese Moleküle, Proteine, das ATP, die Enzyme und so weiter sind Anordnungen von Atomen. Die Atome selbst sind wiederum Anordnungen von Elektronen (negativ geladenen Partikeln), Protonen (positiv geladenen Partikeln) und Neutronen (neutralen Partikeln, die keine Ladung tragen). Wenn unser Körper die Energie von Nahrung und Sauerstoff in innere Energie umwandelt, dann vibrieren die »wassergefüllten Beutel« der Zellen und alle ihre molekularen Bestandteile. Die Atome werden durchgerüttelt und neu arrangiert: Sie werden zu neuen Molekülen. Wenn das geschieht, wird entweder Energie gebraucht oder freigesetzt.[343] Auf der atomaren Ebene ist diese Energie Elektrizität.

Wasser, das 70 Prozent der Zellen ausmacht, ist ein ziemlich guter Leiter von Elektrizität. Im Gegensatz zu Drähten jedoch, die eine elektrische Ladung durch die Bewegung von Elektronen leiten, leiten unsere »wässrigen« Zellen Elektrizität in Zusammenarbeit mit Elektronen, Protonen und mit geladenen Partikeln (Ionen) sowie Phosphat, Kalium, Chlorid und Natrium.[344]

Der Schlüssel zu diesem Prozess ist das, was man die »Natriumpumpe« der Zelle nennt. In der Zellmembran lokalisiert, benutzt die Natriumpumpe ATP (die zuvor erwähnte Energiebank), um Natriumionen (positiv geladenes Natrium) aus der Zelle herauszutransportieren. Dieses Pumpen einer Ladung erzeugt in der Zellmembran ein elektrisches Feld, dessen gleichzeitige Erzeugung in Zellen überall im Körper zahllose unterschiedliche Aktivitäten antreibt, einschließlich der Funktionen von Muskeln, des Herzens und der Nerven.[345]

Natrium-Elektrizität ist nicht die einzige Form von Elektrizität, die in der Zelle produziert wird, aber es ist die abschließende Form in einer komplexen Kette, die mit der Atmung und dem Aufnehmen von Nahrung beginnt. Die Nahrung, die wir essen, wird anfänglich von Partikeln innerhalb der Zelle, die Mitochondrien genannt werden, verbrannt. Die Mitochondrien sind uralte Organismen, die ihre eigene DNS besitzen und Bakterien ähneln und die bereits seit Millionen von Jahren in unseren Zellen wohnen. In jeder Zelle finden sich etwa 1000 Mitochondrien, und sie allein wandeln die Energie der Nahrung in die Energie des ATPs um. Man könnte die Mitochondrien deshalb die wahren Kraftwerke der Zelle nennen.[346]

Der gesamte oben umrissene Prozess – von der Atmung bis zum letzten Schritt der Energieerzeugung – wird Metabolismus (Stoffwechsel) genannt. Wenn wir sagen, jemand habe einen schnellen Stoffwechsel, dann bedeutet dies, dass die Person Energie schneller produziert (und verbraucht) als jemand, dessen zelluläre Prozesse langsamer ablaufen.

DIE BEDEUTUNG DER ELEKTRIZITÄT

Alle Lebewesen werden von Elektrizität zusammengehalten und angetrieben. Natürlich hält Elektrizität auch alles andere, was aus Atomen gemacht ist, zusammen, auch die unbelebten Substanzen, die in der Welt existieren. Wenn es also eine »Lebenskraft« gibt, dann kann Elektrizität an und für sich nicht diese Kraft sein.[347]

Da außerdem alle atomaren Interaktionen per definitionem elektrisch sind, betrachtet die Naturwissenschaft die oben beschriebenen zellulären Prozesse als hauptsächlich chemische Prozesse, was sie von der einfachen Leitung von Elektronen (also dem Fließen von Strom) in Metallen und anderen nichtorganischen Substanzen unterscheidet. Das liegt daran, dass die Naturwissenschaft lange Zeit in zwei Schulen des Denkens aufgespalten war: eine Schule, die Lebensprozesse auf Phänomene zurückführte, die man identifizieren und erklären konnte, und eine andere Schule, die glaubte, dass Lebewesen eine ihnen innewohnende und geheimnisvolle Lebenskraft besitzen. Diese letztere Schule wurde Vitalismus genannt, und sie besitzt eine Tradition, die Jahrhunderte zurückreicht. Die 1786 gemachte Entdeckung, dass die Beinmuskeln eines Frosches in Reaktion auf eine elektrische Ladung zuckten, brachte viele Menschen dazu zu glauben, dass Elektrizität diese Lebenskraft sei. Die Vorstellung wurde um die Wende des 19. Jahrhunderts vorherrschend, als ein Arzt namens Franz Messmer Menschen hypnotisierte (oder »mesmerisierte«) und die daraus resultierende Heilung einer Kraft zuschrieb, die er »animalischer Magnetismus« nannte und von der man glaubte, dass sie das Universum ebenso wie Tiere und Menschen durchdringe.[348] Aber im Jahr 1868 machte die Entdeckung der Übermittlung von Signalen zwischen Nervenzellen dieser vitalistischen Herausforderung der Naturwissenschaft erst einmal ein Ende.[349] Deshalb beschäftigt man sich heute vor allem mit Biochemie und nicht mit Bioelektrizität.

Ich habe mich entschlossen, bei der Terminologie in diesem Buch einen Kompromiss zu machen und die Leitung von Nervenimpulsen von Zelle zu Zelle als »elektrochemisch« zu bezeichnen. Dies ist zutreffend, umfassend und ohne pejorativen Beigeschmack. Außerdem lässt es eine überaus interessante Möglichkeit zu, die der Biochemiker Albert Szent-György (der zuvor für die Entdeckung des Vitamin C den Nobelpreis gewonnen hatte) im Jahr 1941 postulierte. Szent-György vermutete, dass die zufällige Erschütterung und die zufälligen Kollisionen von Molekülen zu ungeordnet und zu langsam sind, um die Geschwindigkeit und die Effektivität erklären zu können, mit denen Lebewesen auf Änderungen in der Umwelt reagieren und die Energie, die sie benötigen, aufbringen. Er stellte die Hypothese auf, dass relativ große Moleküle wie Proteine als Halbleiter fungieren können. Das würde heißen, dass sie den Fluss von Elektrizität je nach bestimmten Bedingungen blockieren oder leiten können.

(Halbleiter wie Silikonchips sind charakteristisch für die heutige höchst erfolgreiche Festkörperelektronik. Sie lassen sich relativ leicht an- und ausschalten und kontrollieren.)[350] Wie Szent-György annahm, ist die Wahrscheinlichkeit, dass die Elektronen der ein Molekül bildenden Atome nahe beieinanderstehen – so nahe, dass sie »zum Gesamtsystem gehören« –, umso größer, je größer das Molekül ist. Das Molekül selbst könnte dann Strom auf die gleiche Weise leiten wie ein Draht. Mehr als vier Jahrzehnte später, im Jahre 1988, postulierte Szent-György ein ebenso interessantes Konzept, nämlich dass der Raum zwischen Molekülen selbst fähig sein könnte, Elektrizität zu leiten. In den Zellen wäre dies Salzwasser.[351]

Seine Hypothesen sind nicht so leicht experimentell zu testen, weil die Techniken, die verwendet werden, um das halbleitende Verhalten von Festkörpern zu erforschen, sich nicht einfach auf komplexe Substanzen wie Zellen und Proteine übertragen lassen.[352] Auch das Wasser ist ganz gewiss kein Festkörper. Trotz dieser Einschränkungen gibt es einige Indizien, die seine Hypothese bestätigen, wie zum Beispiel Experimente, die demonstriert haben, dass das Knochenwachstum und die Regeneration von Gliedmaßen durch von außen zugeführte elektrische Ladungen stimuliert werden können.[353]

Diese theoretisch angenommenen Mechanismen sind auch noch aus einem anderen Grund wenig untersucht worden, nämlich weil die zum Mainstream gehörenden Naturwissenschaftler dazu neigen, sie rundweg abzulehnen. Andererseits wurde beträchtlicher Fortschritt beim Verständnis eines Mechanismus gemacht, von dem man weiß, dass er die elektrochemische Signalübermittlung zwischen Nervenzellen fördert. Sie werden sich daran erinnern, dass die Zelltransporteure ein Molekül dazu bringen, sich innerhalb der Zelle oder über diese hinauszubewegen. Eine Art von Transporteuren wird »Ionenkanal« genannt. Metaphorisch gesprochen ist ein Ionenkanal eine Art Pförtner, der positiv geladene Natriumionen (jedes Atom mit einer Ladung ist ein Ion) von einer Zelle zur nächsten geleitet.[354] Inzwischen hat man tatsächlich Ionenkanäle gefunden, und die Forscher finden dies sehr aufregend, weil die Chance, Störungen in der Signalübermittlung im Gehirn und im Herzen wie etwa Epilepsie und Herzrhythmusstörung zu behandeln, umso größer wird, je besser wir die Funktionen der Zelle verstehen.[355]

Bevor wir uns einem neuen Thema zuwenden, bedenken Sie auch, dass elektrische Energie nicht nur innerhalb des Körpers existiert, sondern sich auch über ihn hinaus erstreckt, wie man mit dem Elektrokardiogramm (EKG) und dem Magnetokardiogramm (MKG) messen kann. Zumindest die Energie des Herzens erreicht die Grenzen unseres physischen Körpers und geht über diese hinaus. Das ist durchaus keine Überraschung, wenn man bedenkt, dass unser Kreislaufsystem – mit dem Herzen (und der damit verbundenen elektrochemischen Aktivität) als seinem Zentrum – Blut überallhin transportiert.[356] Aber haben Sie gewusst, dass das Herz die stärkste elektrische und magnetische Aktivität aller Organe im Körper erzeugt, einschließlich des Gehirns?[357] Messungen mit dem Magnetokardiogramm haben gezeigt, dass die elektromagnetische Kraft des Herzens 5000-mal größer ist als die des Gehirns.[358]

Ich glaube, dass die traditionelle Annahme, das Herz sei der Sitz der Emotionen, durchaus zutreffend ist. Wenn wir Liebe fühlen, ist das ein Ganzkörperphänomen, ein Gefühl der Freude und des Staunens, das aus unserem Zentrum ausstrahlt. Es ist nicht so, dass unser Gehirn nur falsch interpretiert, wo Gefühle herkommen, und ihre Quelle aus einer Laune und bloß metaphorisch in der Brust lokalisiert. Dies ist vielmehr eine körperliche Realität. Das Gefühl ist wiederum energetisch. Die Tatsache, dass es in elektrochemischen Prozessen wurzelt, sollte nicht dazu führen, dass wir es in irgendeiner Weise gering schätzen. Wir sollten auch nicht die Macht der Emotionen, die sich in unserem Inneren bewegen, unterschätzen.

DIE ERSTARRUNGSREAKTION

Im dritten Kapitel haben wir den Stress betrachtet sowie die Tatsache, dass er eine Konsequenz der Kampf-oder-Flucht-Reaktion des sympathischen Nervensystems des Körpers auf eine wahrgenommene Bedrohung ist. Lassen Sie uns ganz kurz auf dieses Thema zurückkommen, wobei wir diesmal die ganze Reaktion aus der Perspektive des großen Betrages an Energie, der dadurch mobilisiert wird, betrachten:[359]

- Adrenalin und Noradrenalin werden freigesetzt und ermöglichen die Beschleunigung des Denkens und der Reaktionen.
- Der Hypothalamus, die Amygdala und andere limbische Gehirnstrukturen erhöhen ihre Aktivität dramatisch.
- Bewegung wird eingefroren, und alle Sinne richten sich auf die wahrgenommene Gefahr aus. (Die Pupillen weiten sich, die Ohren werden gespitzt, und alles andere wird ignoriert.)
- Das Herz schlägt heftiger und schneller. (Das können Sie manchmal in Ihren Ohren hören.)
- Blut wird aus der Haut abgezogen und in die Muskeln geleitet. (Sie können deshalb blass aussehen.)
- Die Atmung beschleunigt sich, und Ihr Blutdruck erhöht sich.
- Die Muskeln werden angespannt.
- Die Perspiration nimmt zu, um den Körper zu kühlen. (Sie können einen kalten Schweißausbruch bekommen.)
- Der Appetit wird unterdrückt und die Produktion von

Speichel eingestellt. (Sie bekommen einen trockenen Mund.)

- Der Darm und die Blase entspannen sich. (Sie haben vielleicht »Schmetterlinge« im Bauch und machen sich, wenn der Stress groß genug ist, vielleicht sogar in die Hose.)

Es ist ganz deutlich, dass hier sehr viel Energie mobilisiert wird, weil dem Ganzen die Wahrnehmung zugrunde liegt, dass die Bedrohung andauern kann und Sie vielleicht entweder kämpfen oder flüchten müssen.

Konzentrieren wir uns jetzt jedoch auf den Zeitraum, bevor die Entscheidung für Kampf oder Flucht fällt. Stellen Sie sich folgende Situation vor: Sie hören sehr nah und unerwartet ein seltsames Geräusch. Etwas daran scheint Ihnen unheimlich. Oder vielleicht haben Sie aus dem Augenwinkel einen kurzen Blick auf irgendetwas ebenso Unerwartetes und Seltsames erhascht. Oder Sie hören ein durchdringendes Sirenengeräusch in unangenehmer Nähe. Oder Sie riechen einen beißenden Geruch, wiederum sehr nahe und äußerst unwillkommen. Was ist das Erste, was dann geschieht? Sie erschrecken und erstarren. Das ist eine angeborene, reflexive Reaktion bei Säugetieren, während sie einschätzen, was als Nächstes zu tun ist.[360] In energetischen Begriffen sind Ihr gesamter Körpergeist und die zugehörigen zellulären Prozesse zum Handeln bereit. Besonders wenn die Gefahr als eine Situation wahrgenommen wird, in der es um Leben oder Tod geht, wird die Reaktionsbereitschaft bis zum Maximum gesteigert.

Diese Erstarrungsreaktion und das, was unmittelbar darauf folgt, sind der Schlüssel zum Verständnis wichtiger Vorgänge in der menschlichen Psyche: des Traumas, der Dissoziation und gewisser Arten anormaler Phänomene. Haben Sie ein wenig Geduld mit mir, wenn ich jetzt die Verbindungen erklären. Wir werden dabei von einer felsenfesten Grundlage in der Neurobiologie fortschreiten in den Bereich der Psychologie und letztlich auf das Terrain der Parapsychologie. Wir bewegen uns dabei, mit anderen Worten von dem, was sehr gut bekannt und verstanden wird, fort zu etwas, das einigermaßen gut verstanden wird, und weiter zu etwas, von dem wir nur verschwommene Vorstellungen haben. Auf dieser Reise werden wir uns des biophysikalischen Wissens bedienen, das wir in diesem und den vorangegangenen Kapiteln gewonnen haben – des Wissens über das, was in Körper und Gehirn geschieht, wenn wir Schrecken, Schock, Furcht, extremen Stress und Belastung erfahren. Diese Gefühle (oder im Grunde jegliche Gefühle) zu erfahren bedeutet, was unsere jetzige Diskussion angeht, das blitzschnelle Ablaufen eines sechsstufigen Prozesses:

1. Die Sinnesorgane kanalisieren ankommende Wahrnehmungen.
2. Sie werden im Körper verarbeitet (Gefühle werden gefühlt), doch unterhalb der Schwelle des Bewusstseins.
3. Das Gehirn wird über Hormone und Nerven alarmiert.
4. Das Gehirn sendet verschiedene Neurotransmitter und andere chemische Botenstoffe aus.
5. Energie wird mobilisiert: Die Atmung beschleunigt sich, Muskeln werden angespannt und so weiter.
6. Die Bedrohung wird bewusst, und das Gehirn entscheidet, was das Ich tun wird.

Aus der Sicht von Neurowissenschaftlern wie Antonio Damasio und J. Allan Hobson läuft dieser Prozess etwas anders ab, doch mit demselben Ergebnis. Ist das Gehirn der Spitzenreiter, dann verschwinden die Schritte 2 und 3. Während die Sinnesorgane ihre natürliche Funktion erfüllen, geschieht die körperliche Verarbeitung auf Anweisungen vom Gehirn. Doch die Schritte 4, 5 und 6 bleiben dieselben. Die Schlüsselfrage bleibt also: Was ist zu tun, jetzt, wo Körper und Gehirn zum Handeln bereit und doch vorübergehend erstarrt sind?

Was geschieht mit all der Energie, die mobilisiert wurde? Beachten Sie, dass noch keine Emotion, wie ich sie definiert habe, erkennbar ist. Da sich das Individuum im »Erstarrungsmodus« befindet, kommen die Gefühle noch nicht zum Ausdruck. Und das ist der springende Punkt.

DIE KONSEQUENZEN DER ERSTARRUNG

Peter Levine, ein Physiologe und Psychologe, der in Colorado praktiziert, hat in seinem Buch *Trauma-Heilung: Das Erwachen des Tigers* die Erstarrungsreaktion sehr gut beschrieben.[361] Der Buchtitel bezieht sich auf das Tierreich: Levine untersucht das Verhalten von Raubtieren und ihrer Beute in der Wildnis und stellt es dem Verhalten von Menschenwesen in Situationen körperlicher Bedrohung gegenüber. Er betrachtet nicht nur die anfängliche Erstarrungsreaktion, sondern auch die Immobilität, die Tiere oft an den Tag legen, nachdem sie geflohen sind oder gekämpft haben und entweder von ihrem Verfolger gestellt wurden oder den Gegner im Kampf überwunden haben. Wie Levine sagt, hat die Natur diese spezielle Form der Immobilität aus zwei triftigen Gründen entwickelt. Zuerst einmal könnte die Beute, indem sie sich »tot stellt«, ihren Angreifer in einem unachtsamen Augenblick vielleicht überraschen und um ihr Leben rennen. Zweitens tritt die Beute, indem sie erstarrt, in einen veränderten Zustand ein, in dem sie keinen Schmerz erfährt: Sie muss nicht leiden, während sie von dem Raubtier zerrissen wird.[362]

Falls Sie sich nun fragen, ob Menschenwesen die gleiche Reaktion entwickelt haben, betrachten Sie den folgenden Bericht über die Erfahrung eines Major Redside im bengalischen Dschungel im Jahre 1920:

»[Er war] gestolpert, als er einen reißenden Fluss durchquert hatte, und hatte seinen Patronengurt ins Wasser fallen lassen. ... Jetzt, als er keine Munition mehr hatte, bemerkte er ein großes Tigerweibchen, das ihn anschlich. Er erblasste, schwitzte vor Furcht und begann sich zurückzuziehen. ... Aber es war bereits zu spät. Das Tigerweibchen sprang ihn an, packte ihn an der Schulter und schleppte ihn einige Hundert Meter zu dem Platz, wo ihre Jungen spielten. Wie Redside sich später erinnerte, war er überrascht, dass seine Furcht in dem Augenblick verschwand, in dem das Tigerweibchen ihn packte, und dass er praktisch keinen Schmerz verspürte, während es ihn wegschleppte und immer wieder biss, während es fast eine Stunde lang ›Katz und Maus‹ mit ihm spielte. Er erinnerte sich lebhaft an den Sonnenschein und die Bäume und an den Ausdruck in den Augen des Tigerweibchens sowie an die intensiven ›mentalen Anstrengungen‹ und die atemlose Spannung, wann immer es ihm gelungen war wegzukriechen, nur um jedes Mal wieder gestellt und zurückgezerrt zu werden, während die Tigerjungen zusahen und spielerisch versuchten, es ihrer Mutter gleichzutun. Er berichtete, dass ihm die äußerste Gefahr, in der er sich befand, zwar sehr bewusst war, dass sein Geist aber trotzdem irgendwie ›relativ ruhig‹ und ›ohne Schrecken‹ blieb. Er erzählte seinen Rettern, die das Tigerweibchen gerade noch rechtzeitig erschossen, sogar, dass ihm diese Tortur weniger schrecklich erschien als ›eine halbe Stunde im Stuhl eines Zahnarztes‹.«[363]

Diese Form der Anästhesie ist sehr bemerkenswert, wenn ich auch hoffe, dass wenige von uns sie jemals erfahren mussten. Das Wichtige ist hier, dass auch wir in sehr schmerzlichen Situationen eine solche Betäubung mehr oder weniger stark erfahren können.

DIE NOTWENDIGKEIT DER FREISETZUNG VON EMOTIONEN

Wie wir aus solch schmerzlichen Situationen hervorgehen, ist bestimmend dafür, ob sie sich als traumatisch erweisen oder nicht. Auch wenn sie vielleicht ein physisches Trauma mit sich bringen, hängt es doch von unserer emotionalen Reaktion ab, ob wir ein langfristiges psychisches Trauma erleiden. Wir kehren hier zu der Vorstellung zurück, dass Energie mit Emotion verbunden ist. Levine sagt dazu: »Traumatische Symptome werden nicht von dem ›auslösenden‹ Ereignis als solchem hervorgerufen. Sie ergeben sich vielmehr aus dem eingefrorenen Überrest von Energie, der nicht ... freigesetzt wurde. Dieser Überrest bleibt im Nervensystem stecken und kann dort Schaden in Körper und Geist anrichten.«[364]

Levine meint auch, der Mensch sei in Hinsicht auf die Erstarrungsreaktion im Vergleich zu anderen Tieren benachteiligt.[365] Dass wir Menschen ein größeres Gehirn und einen hoch entwickelten Neokortex besitzen, bedeutet, dass wir über die Mittel verfügen, andere Optionen als bloß Kampf oder Flucht in Betracht zu ziehen (wenn wir die Gelegenheit dazu erhalten). Es ist zum Beispiel vorstellbar, dass wir Taktiken wie Besänftigung, Verhandlung, List, Bestechung und andere Strategien einsetzen. Oder wir können uns verschanzen und darauf warten, dass entweder Hilfe kommt oder unser Angreifer es leid wird, auf die Auflösung der Pattsituation zu warten, und uns deshalb in Ruhe lässt.

In der Geschichte der Menschheit sind wir schließlich sowohl Raubtier als auch Beute gewesen. Diese Dualität ist auch heute noch gegeben. Öffnen Sie nur einmal eine Zeitung und versetzen Sie sich in die Lage von Menschen, die in Kriege, Belagerungen und alle möglichen anderen Bedrohungen verwickelt sind. Ihre Reaktion ist selten allein die Flucht oder allein der Kampf. Tiere dagegen besitzen kaum die Fähigkeit, derart zu differenzieren. Sie wissen, wann das Raubtier ihnen überlegen ist, und ergeben sich, wenn sie keine Möglichkeit zur Flucht sehen.

Das bedeutet jedoch nicht, dass ihre Energie vollkommen versiegt ist. Nein, ihre Stressreaktion und die darauf beruhenden Gefühle bleiben nur in der Schwebe. Das beweist die Tatsache, dass Menschen, die sich wie Major Redside in einer lebensbedrohlichen Situation befinden, ihre Situation mit großer Klarheit erfahren und sich ebenso klar daran erinnern. Weil in ihrem ganzen System die höchste Alarmstufe herrscht, tun sich die limbischen Gehirnstrukturen und die machtvolle Mixtur von Chemikalien, die in ihrem Blutkreislauf zirkulieren, zusammen und erzeugen und erinnern einen lebhaften Eindruck von dem, was geschieht. Die Zeit scheint langsamer zu laufen, so sehr, dass einige Sekunden Minuten oder gar Stunden zu dauern scheinen.[366] In Filmen wird mit dieser Tatsache gespielt, wenn emotional hoch aufgeladene Szenen, wie etwa eine Heldentat auf dem Schlachtfeld, in Zeitlupe dargestellt werden.

Levine zieht einen interessanten Vergleich zwischen der Erstarrungsreaktion und dem, »was in Ihrem Auto geschieht, wenn Sie gleichzeitig das Gaspedal durchtreten und bremsen. Die Diskrepanz zwischen der inneren Beschleunigung … und der äußeren Unbeweglichkeit … erzeugt eine machtvolle Turbulenz, die einem Tornado vergleichbar ist. … Wenn Sie sich ein Bild von der Macht dieser Energie machen wollen, dann stellen Sie sich vor, dass Sie gerade Geschlechtsverkehr mit Ihrem Partner haben. Sie sind auf der Schwelle zum Orgasmus, wenn irgendein äußerer Einfluss Sie plötzlich unterbricht. Jetzt multiplizieren Sie dieses aufgestaute Gefühl mit dem Faktor 100 und Sie bekommen eine ungefähre Vorstellung von der durch eine lebensbedrohliche Erfahrung mobilisierten Energie.«[367]

Diese Analogie ist nicht nur interessant, sondern auch sehr

treffend, denn während des Orgasmus ist die Pulsfrequenz mehr als doppelt so hoch.[368] Jedermann weiß, wie gut die emotionale Entspannung des Orgasmus sich anfühlen kann. Und wir wissen auch alle, was für eine Erleichterung es sein kann, wenn wir aufgestautem Zorn endlich Luft machen können – auch wenn andere Menschen darunter eine Zeit lang zu leiden haben.[369] Humor ist ebenfalls eine sehr gute Lösung von Spannung. Wissenschaftler, die untersucht haben, was im Körper geschieht, wenn jemand herzhaft lacht, haben entdeckt, dass die biologischen Veränderungen praktisch jene Reaktionen umkehren, die während einer Stressreaktion eintreten.[370] Das sollte uns nicht überraschen, denn wie sich gezeigt hat, verstärkt Humor die Immunfunktion.[371] Das erinnert mich daran, dass die klassische Komödie sehr oft mit der Dynamik von Anspannung und Lösung dieser Spannung spielt. Denken Sie nur daran, wie etwa Louis de Funès von einem Fettnäpfchen ins andere tritt, bis er seine Frustration nicht mehr zügeln kann und mit einer aberwitzig komischen Aktion reagiert – zur großen Erleichterung und Belustigung des Zuschauers. Alfred Hitchcock war dafür berühmt, in seinen Filmen eine vergleichbare Dynamik zu benutzen, wenn er die Spannung bis zu einem Höhepunkt steigerte und sie dann modulierte. Etwas Ähnliches geschieht – wenn auch auf viel offensichtlichere Weise – bei einer Achterbahnfahrt auf dem Rummelplatz. Alle diese Methoden arbeiten damit, Stress zu lösen, auch wenn einige diesen zuerst einmal aufbauen. Dass diese Methoden enorme Wirkung zeigen, erweist ihre weltweite Beliebtheit.

In Alltagsereignissen braucht dieser Wirbelsturm von Energie ein Ventil, wenn es nicht zu einem Trauma kommen soll. Bei wild lebenden Tieren gibt es praktisch kein lang andauerndes Trauma, weil Beutetiere entweder gefangen und getötet werden oder entkommen und dann spontan beben und zittern, was zusammen mit heftigem Schweißausbruch und tiefer Atmung eine Form der Katharsis darstellt, die es den Tieren ermöglicht, die aufgestauten Gefühle abzuleiten und zum Normalzustand zurückzukehren.[372] Diese spontane Form der Erholung hat ganz reale Bedeutung für das Überleben. Ein bemerkenswertes Experiment hat gezeigt, dass von drei Gruppen von Küken (von denen man zwei Gruppen hatte erstarren lassen und eine Kontrollgruppe nicht) diejenige Gruppe, die die Erstarrung erfahren und der man die spontane Erholung ermöglicht hatte, die höchste Überlebensrate hatte, wenn sie mit einer neuen Bedrohung konfrontiert wurde.[373]

Menschen dagegen, die die machtvolle Energie ihrer Gefühle aktiv unterdrücken, die sie als »kein Problem« abtun, die versuchen, sie durch Drogen, Alkohol oder Sex zu übertünchen oder die sie unbewusst aus ihrem Gewahrsein verdrängen, riskieren damit eine Vielzahl unangenehmer Auswirkungen. Hier wird der erste Hauptsatz der Thermodynamik respektiert: Die Energie bleibt erhalten. In diesem Fall sprechen wir von der Energie der Erregung des Körpergeistes (das heißt von Gefühlen, die im Körper zurückgehalten werden und deren emotionale Freisetzung man nicht zulässt), aber dass der erste Hauptsatz hier greift, steht ebenso außer Frage wie bei anderen Formen der Energie, die uns geläufiger sind, etwa bei Hitze oder Bewegung. Tatsächlich verstehen wir die Neurobiologie des Stresses heute so gut, dass kein Zweifel daran besteht, dass hier Energie, im üblichen Sinne des Wortes, zurück- und in der Schwebe gehalten wird.

VERSCHIEDENE ENERGETISCHE NOTSITUATIONEN

Das duale Stresssystem des Menschen – das sympathische Nervensystem und das HHN-System – kann durch alle möglichen Herausforderungen aktiviert werden. Zu dem Katalog von Levine gehören:[374]

- Komplikationen bei der Geburt oder Geburtstraumata
- Verlust eines Elternteils oder eines nahen Verwandten
- körperliche Verletzungen wie Stürze oder Unfälle
- körperliche oder emotionale Misshandlung oder sexueller Missbrauch
- Opfer oder Zeuge einer Gewalttat werden
- Opfer oder Zeuge einer Naturkatastrophe werden
- sich einer Operation oder anderen medizinischen Prozeduren unterwerfen müssen
- eine Vollnarkose erfahren
- längerfristige Ruhigstellung eines Körperteils (wenn zum Beispiel ein Arm oder ein Bein eingegipst werden)

Diese Beispiele haben alle eines gemeinsam: Man befindet sich in einer Situation, in der die unschönen Auswirkungen überwältigend oder unausweichlich oder beides sind. Um es mit anderen Worten zu sagen: Es sind Situationen, in denen einem etwas Bedrohliches, Verletzendes oder Unerwünschtes widerfährt und man wenig oder gar keine Kontrolle darüber besitzt. Aufgrund dieser verzwickten Kombinationen ist eine solche Situation für einen Menschen emotional umso problematischer, je jünger er ist, wenn er solche Schwierigkeiten durchmacht.

Wie Levine beobachtet hat, sind Menschen, denen man die obige Liste vorlegt, oft überrascht, dass sich die letzten drei Punkte darauf befinden: sich einer Operation oder anderen medizinischen Prozeduren unterwerfen müssen, eine Vollnarkose erfahren und längerfristige Ruhigstellung eines Körperteils. Zumindest den letzten Punkt kann ich aus eigener Erfahrung bestätigen. Wenn ich in einer seltsamen Position schlafe und mir dadurch der Arm einschläft, wache ich ruckartig auf und bin total versteinert und nicht in der Lage, diesen Körperteil zu fühlen oder zu bewegen, wie ich es normalerweise kann. Vielleicht reagiere nur ich auf diese Weise, aber ich kann intuitiv verstehen, dass wir uns dann, wenn unser Körper irgendwie versehrt ist – aus welchem Grund auch immer – zumindest unwohl fühlen und im äußersten Fall eine ausgewachsene Stressreaktion an den Tag legen.

Mit einer Operation ist es nicht anders. Hier kann die Reaktion extrem sein, weil unser Körper verletzt wird, wenn auch von einem (hoffentlich) gut ausgebildeten Profi, der (was wiederum zu hoffen ist) von uns zudem noch dazu befugt wurde, so in unseren Körper einzugreifen. Levine erklärt: »Selbst wenn eine Person wissen mag, dass eine Operation notwendig ist, und trotz der Tatsache, dass [er oder sie] nicht bei Bewusstsein ist, während der Chirurg durch Fleisch, Muskeln und Knochen schneidet, wird die Operation doch vom Körper als ein lebensbedrohliches Ereignis registriert. Auf der zellulären Ebene nimmt der Körper wahr, dass ihm eine Wunde zugefügt wurde, die schwer genug ist, ihn in Lebensgefahr zu bringen. Intellektuell mögen wir auf den guten Ausgang einer Operation vertrauen, aber auf einer viel ursprünglicheren Ebene tut unser Körper das nicht.«[375]

DER »FELT SENSE«[376]

Wie fühlt sich ein schreckliches Ereignis an, wenn es überwältigend oder unabwendbar ist? Wir alle haben solche Erfahrung gemacht, auch wenn sie in unserer Erinnerung vielleicht in den Hintergrund getreten sind, während wir versucht haben, mit unserem normalen Leben weiterzumachen. Nehmen Sie das folgende anonyme Beispiel und versuchen Sie, sich an die Stelle der Person, die hier berichtet, zu versetzen:

> »Mein fünfjähriger Sohn und ich spielten Ball im Park, als der Ball, den er mir zugeworfen hatte, weit im Abseits landete. Während ich den Ball zurückholte, rannte er auf eine

> verkehrsreiche Straße, um sich einen anderen Ball, den er auf der gegenüberliegenden Straßenseite erspäht hatte, zu holen. Als ich den Ball erreichte, mit dem wir gespielt hatten, hörte ich ein langes und lautes Quietschen von Autoreifen. Ich wusste sofort, dass Joey angefahren worden war. Mein Herz schien in meine Magengrube zu sacken. Alles Blut in meinem Körper schien zu stocken und in meine Füße abzusinken. Ich fühlte mich blass wie ein Geist, während ich zu der Menschenansammlung, die sich auf der Straße bildete, hinrannte. Meine Beine waren schwer wie Blei. Joey war nirgends zu sehen, aber da ich mir gewiss war, dass er in den Unfall verwickelt war, zog sich mein Herz zusammen und war wie eingeschnürt, ... meine Brust von Entsetzen angefüllt. Ich drängte mich durch die Menschenmenge und brach über Joeys bewegungslosem Körper zusammen. ... Sein Körper war zerschunden und blutig, seine Kleidung zerfetzt, und er war so entsetzlich still. In meiner Panik und Hilflosigkeit versuchte ich verzweifelt, ihn irgendwie in Ordnung zu bringen. ... Ich versuchte, das Blut wegzuwischen ... seine zerrissene Kleidung wieder zu ordnen. Und die ganze Zeit dachte ich dabei: ›Nein, dies passiert nicht. Atme, Joey, atme. ...‹ Eine Taubheit begann mich zu beschleichen, während ich fühlte, dass ich mich von der Szene entfernte. Ich handelte nur noch ganz mechanisch, konnte aber nichts mehr fühlen.«[377]

Bedauerlicherweise ist dies eine wahre Begebenheit, die Beschreibung stammt nicht aus einem Roman. Trotz (oder gerade aufgrund) ihrer herzzerreißenden Gefühle vermochte die Erzählerin ihre intensiven körperlichen Reaktionen zu beschreiben. Jede dieser Empfindungen ist eine genaue Beschreibung eines physiologischen Zustands, von Zuständen, die zum größten Teil unbewusst sind und die doch an dem, was wir dabei fühlen – oder nicht fühlen –, erkennbar sind. So bezieht sich zum Beispiel »blass wie ein Geist« darauf, dass Blut aus der Haut abgezogen und in die Muskeln dirigiert wird. Ein Mensch in einem Zustand der Panik sieht vielleicht nicht nur blass aus, sondern kann auch in kalten Schweiß ausbrechen, da das sympathische Nervensystem so reagiert, um seinen Körper zu kühlen. Wenn wir uns hier einmal für einen Moment auf das Territorium der Anomalie begeben (ich werde das später noch ausführlicher tun), so ist es, wie ich finde, mehr als ein Zufall, dass Geister oft als blass und kalt beschrieben werden oder als etwas, das im Zeugen Kälte hervorruft. Dies ist mehr als eine sprachliche Metapher. Es ist ein Hinweis auf das, was hier vor sich geht.

Ein deutliches Gewahrsein unseres körperlichen Zustands – von Druck und Vibration, Gewicht und Gleichgewicht, Berührung der Haut, Atmung, Herzschlag, Blutkreislauf, Temperatur, Geruch und Geschmack, Appetit und Durst, Hören, Schmerz, Lust, Wachheit und all der anderen körperlichen Wahrnehmungen, die ich im zweiten Kapitel als Gefühle aufgelistet habe – stellt das dar, was Levine den »Felt Sense« nennt. Bevor wir zu unserem nächsten Thema kommen – nämlich zu dem, was geschieht, wenn das Fühlen als Konsequenz eines Traumas, von widersprechenden Impulsen oder aufgrund lang dauernder mentaler Konzentration eingeschränkt wird –, ist eine kurze Diskussion des Felt Sense vonnöten. Levine sagt: »Man könnte sagen, dass der Felt Sense das Medium ist, durch das wir die Totalität der Empfindung erfahren. … Er ist ein Amalgam des größten Teils der Information, die unsere Erfahrung enthält. Ob Sie sich dessen bewusst sind oder nicht, der Felt Sense sagt Ihnen, wo Sie sich befinden und wie Sie sich in einem gegebenen Moment fühlen. … Er ist ein dermaßen integraler Bestandteil unserer Erfahrung des Menschseins, dass wir ihn für selbstverständlich halten, manchmal so weitgehend, dass wir gar nicht realisieren, dass er existiert, solange wir nicht bewusst darauf achten.«[378]

In unserer geschäftigen, hektischen Alltagswelt bleibt der Felt Sense in der Tat meist unbeachtet. Er ist jene Qualität der Selbstwahrnehmung und des Fühlens, die wir durch Meditation und andere Übungen der »Achtsamkeit« wieder herzustellen suchen. Diese Praktiken beginnen alle damit, bewusst langsamer zu werden, tiefer zu atmen und auf unseren inneren Zustand zu achten – buchstäblich darauf, wie wir uns fühlen. Dies ist das Gegenmittel gegen das große Übel der modernen Gesellschaft, und deshalb suchen so viele Menschen heute die Stille. Stille kann tatsächlich die Achtsamkeit und damit eine Wertschätzung unserer selbst als verkörperte Individuen fördern.[379]

DISSOZIATION

Den Felt Sense inmitten des hektischen Alltags zu ignorieren, das ist eine Sache. Indem man bewusst zurückschaltet, einen tieferen Atemzug tut oder ähnliche Schritte unternimmt, vermag man den Felt Sense im Allgemeinen zurückzuerlangen und ihn wiederzubeleben. Doch manchmal kann es schwieriger sein, zu der »guten alten Zeit« zurückzukehren. Das Gehirn kann sich nämlich unter bestimmten Umständen vom Körper abspalten, mit dem Ergebnis, dass die bewusste Wahrnehmung vom Felt Sense abgezogen wird.[380] Bei milderen Formen der Dissoziation mögen wir uns nur ein wenig abgehoben oder vergesslich fühlen, doch in gravierenden Fällen ziehen wir uns vielleicht gewohnheitsmäßig in eine Fantasiewelt zurück, sodass uns unsere Alltagswelt ungreifbar und irreal erscheint. Es kann aber auch sein, dass wir, ähnlich wie die Frau, die ihr Kind Joey verlor, uns von unseren Gefühlen abspalten, vielleicht sogar die Fähigkeit zu fühlen verlieren.

Wenn eine überwältigend negative Erfahrung eine Dissoziation verursacht, sinken die Pulsfrequenz und der Blutdruck ab, wie es zum Beispiel in einem Schockzustand geschieht. Die Produktion von ATP in den Zellen verringert sich, sodass uns weniger Energie zur Verfügung steht.[381] Wir mögen einen Schwächeanfall erleiden. Die Person ist vielleicht zeitweilig unfähig zu sprechen, zu schreien oder auf andere Weise zu reagieren. Wir mögen, was noch seltsamer ist, den Ablauf der Zeit in Zeitlupe erfahren und die Geschehnisse so erleben, als sähen wir sie irgendwie von außen, als befände sich die Person, die das Trauma erleidet, anderswo. Ein Gefühl der Unwirklichkeit stellt sich ein. Unsere bewusste Erinnerung an das Ereignis mag hinterher bruchstückhaft oder ganz verloren sein.[382]

Die Dissoziation fungiert oft als ein Schutzmechanismus: Die bewusste Aufmerksamkeit der Person driftet ab, wann immer jemand oder etwas droht, sie an das ursprüngliche Ereignis oder die Abfolge von Ereignissen zu erinnern. Wird die Dissoziation zur Gewohnheit, zur charakteristischen Weise, das Leben zu leben, dann sagen wir, die Person leide unter einer dissoziativen Störung. Das ist durchaus kein guter oder gesunder Zustand, wie aus einigen der folgenden Aussagen darüber hervorgeht:[383]

- »Ich befand mich in einem Kokon und fühlte mich innerlich leer.«
- »Unter Stress macht meine emotionale Seite einfach zu.«
- »Ich wusste nicht mehr, ob das wirklich geschehen war oder ob ich es mir nur eingebildet hatte.«
- »Ich schweife ab und es ist, als ginge ich aus mir hinaus und käme wieder zurück. Ich lasse mich selbst einfach hinter mir.«
- »Es fühlt sich nicht real an, oder ich habe das Gefühl, dass ich die Dinge bloß automatisch tue.«
- »Es ist, als betrachtete ich einen Film in meinem Kopf. … Und du vergisst, wer du bist, wie spät es ist und was in deinem Leben vor sich geht.«

Auf ähnliche Weise spalten wir alle uns gelegentlich und in unterschiedlichem Ausmaß von unserer Erfahrung ab, weil Dissoziation in der Tat ein universales Phänomen ist. Wenn wir in ein gutes Buch vertieft sind, ist auch das eine Form der Dissoziation, ebenso wie Tagträume und Fantasien. In solchen Fällen kann die Dissoziation etwas Angenehmes sein – eine willkommene Ablenkung von den Sorgen und Schwierigkeiten des Alltagslebens. Das Déjà-vu, das seltsame Gefühl, eine bestimmte Situation zuvor schon einmal erlebt zu haben, ist ebenfalls ein dissoziatives Phänomen, auch wenn es nicht oft als Dissoziation verstanden wird.[384] Wenn jemand sich als ausgedehntere Flucht vor dem Leben in seine Arbeit vergräbt oder sich ganz in ein Hobby oder ein bestimmtes Freizeitvergnügen verliert, so gehört das ebenfalls zum Gesamtspektrum der Dissoziation.[385]

Am extremen Ende des Spektrums liegen solche Schwierigkeiten wie periodisch auftauchende Amnesie, partielle oder komplette Identitätsstörung, Depersonalisation (ein extremes Gefühl innerer Distanz, wie etwa das Gefühl, dass die eigenen Handlungen einfach mechanisch ablaufen und dass man von seinem Körper oder seinem Ich abgespalten ist), Derealisation (das Gefühl, dass Züge der Umwelt unvertraut sind) und die Erzeugung von multiplen Persönlichkeiten (was klinisch als dissoziative Identitätsstörung bezeichnet wird) sowie außerkörperliche Erfahrungen.[386]

Anormale Wahrnehmungen im Allgemeinen werden als dissoziativ betrachtet, wenn auch nicht als abnorm – angesichts der Tatsache, dass Meinungsumfragen immer wieder zeigen, dass sehr viele als gesund geltende Menschen berichten, sie hätten außersinnliche Wahrnehmungen.[387]

Dissoziation kann in jedem Alter auftreten, abhängig von den Umständen und dem Grad an Kontrolle (sowohl echter als auch vermeintlicher Kontrolle), die das Individuum über die Umstände hat. Wie zuvor schon gesagt, kommt es bei Kindern mit größerer Wahrscheinlichkeit zu einer Traumatisierung, weil Kinder oft und buchstäblich hilflos sind – was ein wesentlicher Faktor für die Dissoziation als Reaktion ist.[388] Dies soll jedoch nicht bedeuten, dass Erwachsene, die sich mit einer überwältigenden Bedrohung konfrontiert sehen, selber nicht erstarren und ihre Gefühle (sowie die damit verbundene enorme Energie) dann unbewusst ins Abseits drängen und damit die Bühne für die Dissoziation bereiten.

KÖRPERGEIST-ERINNERUNG

Es ist bemerkenswert, dass die Erinnerung an das ursprüngliche bedrohliche Ereignis (oder die Abfolge von Ereignissen) gewöhnlich leichter körperlich erinnert wird, als dass sie der bewussten, verbalen Erinnerung zugänglich sind. Es mag, mit anderen Worten, sehr viel schwieriger sein, über die Ereignisse und ihre Auswirkungen zu sprechen, als zu realisieren, dass man sich einfach auf einer bestimmten Ebene unwohl fühlt.[389] So kann es sein, dass Ihre Haltung, Ihre Körpersprache und Ihr Umgang mit anderen Menschen subtile (oder nicht so subtile) Hinweise darauf gibt, dass Sie etwas beunruhigt, dass Ihnen etwas unter die Haut gegangen ist. Letzteres ist tatsächlich der Fall. Ihre Gliedmaßen, Muskeln, Bänder und Organe bewahren einen unbewussten Eindruck der Erinnerungen, auf eine Weise, die zu begreifen das bewusste, denkende Gehirn Mühe hat.

Bei Missbrauchsopfern hat man mithilfe der Hirnszintigrafie häufig klinische Beweise für Dissoziation gefunden. So fand man unter anderem eine reduzierte Größe des Corpus callosum (des »Balkens«, jenes Bündels von 200 Millionen Nervenfasern, das die beiden Gehirnhemisphären miteinander verbindet), eine anormal große Amygdala und eine Reduzierung der Ausdehnung und des Volumens des Hippocampus (einer Gehirnstruktur, die eine Schlüsselrolle für das Gedächtnis spielt).[390] Sehen wir uns das erste dieser Ergebnisse näher an, da es bedeutsam für die Kernaussagen dieses Buches ist.

DIE GEHIRNHEMISPHÄREN UND DER BALKEN

Während Fähigkeiten im Allgemeinen über das Gehirn verteilt sind, besitzen dessen rechte und linke Hemisphäre jedoch einige ihnen eigene Talente (siehe Abbildung 5). Zu den vorwiegend linksseitigen Aktivitäten gehören Vernunft, Analyse, Schlussfolgerung, Wahrnehmung von Raum und Tiefe sowie Sprache. Die rechte Seite ist mehr mit Gefühlen, Ästhetik, Schattierungen, Tönung und Intuition befasst.[391] Aufgrund dieser Spezialisierung können einige Arten von Information, mit denen sich eine Gehirnhälfte befasst, von der anderen Hälfte nicht verarbeitet oder gar erkannt werden. So mag die rechte Seite nicht nur eine bestimmte Sache unterschiedlich wahrnehmen, sondern sie kann auch unterschiedliche Erinnerungen damit verbinden und deshalb zu völlig anderen Schlussfolgerungen gelangen als die linke Seite – und umgekehrt. Dies ist eine wesentliche Quelle von Konflikten innerhalb der Psyche, aber auch eine Quelle von Kreativität, da der Austausch und die Synthese von (buchstäblich) unterschiedlichen Ansichten zu neuen Wahrnehmungen, Ideen und Einsichten führen kann.[392]

Je weniger die Autobahn zwischen den beiden Hemisphären von neuronaler Aktivität genutzt wird, desto größer ist die Möglichkeit, dass eine Hälfte des Gehirns etwas weiß, das die andere Hälfte nicht weiß – oder dass sie es auf völlig andere Weise weiß.[393] Die verringerte Größe des Balkens bei Missbrauchsopfern lässt vermuten, dass Erinnerungen und Wahrnehmungen bei ihnen mit größerer Wahrscheinlichkeit

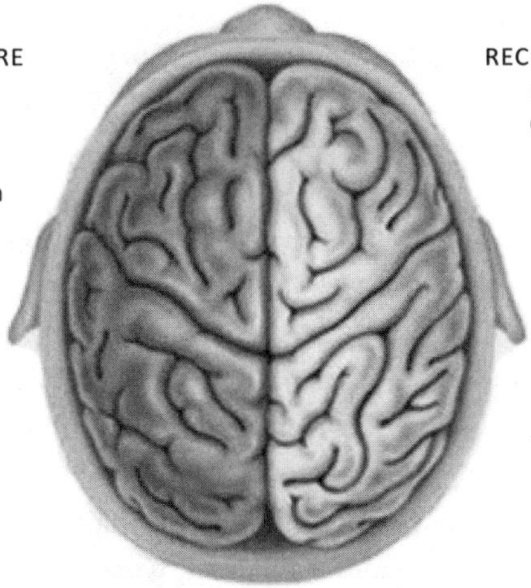

Abbildung 5. Die beiden Gehirnhälften

in einer Hemisphäre verbleiben. Diese mit der Bedrohung oder dem Trauma verbundenen Eindrücke werden in der rechten Hälfte gespeichert sein, wobei die linke Seite weniger fähig ist, sie zu entschlüsseln und dieses Verständnis in rationalen Begriffen zu artikulieren.

Dieses Problem kann bei Kindern besonders stark auftreten, da das Corpus callosum mehr als zehn Jahre braucht, um zum voll ausgereiften Zustand heranzuwachsen. Außerdem wurde viel von dem, was kleine Kinder und Säuglinge gelernt haben, assimiliert und verarbeitet, bevor das Sprachvermögen (ein Vermögen der linken Gehirnhälfte) erlangt und ausgiebig benutzt worden ist.[394] Das Ergebnis ist, dass traumatische Kindheitserinnerungen wahrscheinlich hauptsächlich in der rechten Hemisphäre gespeichert sind und dass das Individuum im Erwachsenenalter keinen Zugang zu diesen Körper-

Abbildung von www.thebrain.mcgill.ca

erinnerungen hat, es sei denn durch körperliche Erfahrungen wie Leibesübungen, Körpertherapie, Massage, Yoga und Ähnliches.

Werden Menschen mit solchen Erinnerungen mit Menschen, Orten oder Dingen konfrontiert, die sie an die traumatische Erfahrung erinnern, so kommt es bei ihnen mit größerer Wahrscheinlichkeit zu einer Dissoziation. In einigen Fällen kann diese Neigung zu einem starken oder sogar überwiegenden Aspekt ihrer Persönlichkeit werden. Es kann auch sein, dass solche Menschen ihre innere Gespaltenheit dadurch verraten, dass sie ohne erkennbaren Grund reizbar, ängstlich, furchtsam oder launisch werden. Sie mögen sich dessen bewusst sein, dass irgendetwas nicht in Ordnung ist, sie können aber auch leugnen, dass sie irgendetwas stört.[395] Vielleicht haben sie Schlafstörungen oder Albträume. Und es kann sein, dass sie körperliche Symptome entwickeln, die für die dissoziative Persönlichkeit charakteristisch sind, wie etwa Nacken- und Rückenschmerzen, Magen-Darm-Erkrankungen (etwa Magengeschwüre oder Reizdarm), prämenstruelles Syndrom, Asthma und Allergien, migräneartige Kopfschmerzen, Schwindel, chronische Schmerzen und chronische Erschöpfung.[396]

Der Neurologe Robert Scaer meint, das Schleudertrauma sei ein besonders nützliches Beispiel. Menschen, die einen Autounfall haben, auch wenn er bei niedriger Geschwindigkeit passierte, verkrampfen, so sagt Scaer, ihre Muskeln und ziehen sich innerlich zusammen, um sich gegen den antizipierten Aufprall, der unausweichlich ist, zu schützen. Die Energie, die mit dieser Erstarrungsreaktion verbunden ist, wird innerlich festgehalten und kann zu chronischen Muskelschmerzen führen.[397] Scaer stellte auch fest, dass unter seinen Patienten mit starken Schleudertrauma-Symptomen 70 Prozent angaben, sie hätten eine frühere traumatische Erfahrung gehabt, und ein Viertel berichtete, sie seien als Kinder missbraucht worden.[398]

Die oben genannte Gruppe von körperlichen Leiden wird oft und zu Recht als psychosomatisch bezeichnet. Damit soll jedoch nicht gesagt sein, dass die Person sie sich bloß in ihrem Kopf einbildet – was keineswegs der Fall ist. Wie wir gesehen haben, sind sie ebenso im Körper angesiedelt – oder dann ganz und gar im Geist, wenn wir den Geist als die Einheit von Gehirn (Nervensystem) und Körper (Organe, Muskeln, Haut, Kreislaufsystem, Verdauungs- und Ausscheidungssystem sowie Immunsystem) verstehen. Wie wir im letzten Kapitel gesehen haben und wie sich im Folgenden noch sehr viel deutlicher zeigen wird, ist es insbesondere das Immunsystem, das das Gehirn und den Körper, den Kopf und das Herz verbindet. Und die Gefühle haben einen Einfluss auf die Immunfunktion: einen geringeren Einfluss, wenn es der Person gelingt, sie zum Ausdruck zu bringen, und einen größeren Einfluss, wenn die Person ihre Gefühle zurückhält.

EINGEFRORENE ENERGIE BLEIBT UNBEWUSST

Kehren wir zu der Mutter zurück, die voller Verzweiflung realisierte, dass ihr junger Sohn überfahren wurde. Sie erzählt: »Alles Blut in meinem Körper schien zu stocken … da ich mir gewiss war, dass er in den Unfall verwickelt war, zog sich mein Herz zusammen und war wie eingeschnürt.« Diese Beschreibung ist nicht nur sehr eindrücklich, sondern auch zutreffend, denn während die Erstarrungsreaktion einsetzte, wurde die Energie, die in einem anderen Fall durch die Kampf-oder-Flucht-Reaktion freigesetzt worden wäre, eingeschnürt und im Nervensystem festgehalten. Kurz danach, als ihr klar wurde, dass ihr Sohn schwer verletzt wurde und sie nichts dagegen tun konnte, wurde der Felt Sense der Mutter instabil, und sie erfuhr die ersten Anzeichen einer Dissoziation: »Eine Taubheit begann mich zu beschleichen, während ich fühlte, dass ich mich von der Szene entfernte. Ich handelte nur noch ganz mechanisch, konnte aber nichts mehr fühlen.« Wird die zurückgehaltene Energie der Gefühle längerfristig nicht emotional oder körperlich freigesetzt, so kommt es mit Wahrscheinlichkeit zu einem Trauma und damit zu einer Anfälligkeit für Dissoziation oder psychosomatische Erkrankungen.[399]

Idealerweise wird sich eine Person, die starken Stress erfahren hat oder die einer überwältigenden Bedrohung mit der Erstarrungsreaktion begegnet ist, der zurückgehaltenen Energie, die nach Freisetzung verlangt, bewusst. Wenn man ausreichend mit sich selbst in Kontakt ist, kann eine solche Bewusstheit aus dem eigenen Inneren kommen. Man kann aber auch durch einsichtige Freunde, Verwandte oder Kollegen darauf hingewiesen werden. Die Art und Weise, auf die diese Energie zum Ausdruck kommt, kann sehr überraschend sein, ebenso wie die Erkenntnis, wie viel Energie da nach Ausdruck verlangt.

EINGEFRORENE ENERGIE UND DAS ERNEUTE DURCHSPIELEN TRAUMATISCHER EREIGNISSE

Was geschieht nun mit Individuen, deren Stressreaktion während eines bedrohlichen Ereignisses eingefroren wurde und die nicht verstehen oder einsehen, dass es notwendig ist, die aufgestaute Energie freizusetzen? Wir haben bereits gesehen, dass schwerwiegende Probleme daraus resultieren können, einschließlich einer Neigung zur Launenhaftigkeit, zu Angst und Furchtsamkeit, zu dissoziativen Persönlichkeitszügen, Schlafproblemen und psychosomatischen Symptomen. Sie alle sind Kennzeichen für ein Trauma. Ich möchte jedoch noch einen Schritt weitergehen und etwas Verblüffendes behaupten: Trifft dieser Wirbelsturm von Energie im Körper mit im Gehirn festgehaltenen Problemen oder Neigungen zusammen, so kann dies jenes Phänomen erzeugen, das wir ein Gespenst, einen Poltergeist oder einen ähnlichen Spuk nennen.

Auf einer eher oberflächlichen Ebene habe ich bereits angemerkt, dass Menschen, die Furcht oder Schrecken erfahren, kalt, feuchtkalt, blass und weiß werden können und dass dieselben Adjektive seit Jahrhunderten verwendet werden, um Geistererscheinungen (und die Reaktionen von Menschen auf Geistererscheinungen) zu beschreiben. Ein anderer noch sehr viel zwingenderer Hinweis ist die Tatsache, dass traumatisierte Menschen manchmal dazu neigen, das verursachende Ereignis auszuagieren oder sich unbewusst in Situationen zu bringen, die den das Trauma verursachenden Umständen ähneln. Sie tun das, wie Levine (nicht ohne Freud dabei gebührend zu würdigen) erklärt, weil sie sich von ihrem Trauma befreien wollen, aber einfach nicht wissen, wie sie das geschickt anstellen können. Also versuchen sie die ursprüngliche Situation wieder herbeizuführen – in dem unbewussten Wunsch, in dieser Situation irgendwie anders handeln zu können, sodass die aufgestaute Energie, die sie seither innerlich verstört hat, freigesetzt werden kann.

Unglücklicherweise können sie nicht anders handeln, wenn sie sich von einem bewussten Gewahrsein dessen, was ihnen in der ursprünglichen Situation widerfahren ist und was seither mit ihnen geschehen ist, dissoziieren, wenn sie es verdrängen, leugnen oder es sich auf andere Weise nicht voll aneignen.[400] So entsteht das, was Freud den »Wiederholungszwang« nannte und was für die alten Griechen typisch war für die Tragödie: ein Individuum, das auf der bewussten Ebene blind ist für die Quelle seiner Probleme (denken Sie an Ödipus) und das sich schicksalhaft dazu getrieben sieht, die gleichen Ereignisse und/oder die gleichen Beziehungen ohne befriedigende Auflösung erneut durchzuspielen.

Zu den »oft bizarren Neuinszenierungen«, von denen Levine berichtet, gehört das Verhalten eines Vietnamveteranen. An jedem 5. Juli simulierte er in den frühen Morgenstunden die Umstände des Todes seines Kameraden in einem Reisfeld. Er tat das, indem er einen Raub inszenierte, wobei er nur einen Finger in seiner Tasche als Pistole benutzte. Der Mann blieb stets am Tatort, bis die Polizei kam und ihn verhaftete. Erst Dr. Bessel von der Kolk, ein Psychiater an dem Krankenhaus für Veteranen, in das der Mann nach der letzten dieser Episoden eingeliefert wurde, sah sich diese Neuinszenierungen genauer an und erkannte, »dass der Veteran genau die Besetzung von Charakteren zusammenbrachte, die für ihn die Rolle des Vietcong spielen konnten. ... Als er sich erst einmal seiner Gefühle und der Rolle des auslösenden Ereignisses für das Zustandekommen seiner Zwangshandlung bewusst wurde, war der Mann in der Lage, das wiederholte Durchspielen des tragischen Ereignisses zu unterlassen.«[401] Levine kommentiert: »Betrachten wir das Verhalten dieses Mannes, ohne etwas über seine Vergangenheit zu wissen, dann halten wir ihn wahrscheinlich für verrückt. Ist seine Geschichte jedoch bekannt, dann können wir sehen, dass seine Aktionen ein brillanter Versuch waren, eine tiefe emotionale Wunde zu heilen.«[402]

Levine hält in manchen Fällen auch die Anfälligkeit für Unfälle für etwas, das in dieses Muster passt, besonders wenn die Unfälle einander in irgendeiner Hinsicht ähneln.[403] Er weist auch auf das zwanghaft wiederholte Spielverhalten traumatisierter Kinder hin, das die Psychiaterin Lenore Terr eingehend untersucht hat.[404] Wie im Fall des Vietnamveteranen, so zeigt er auf, kann die Neuinszenierung am Jahrestag des Ereignisses, welches das Trauma hervorrief, stattfinden.[405] In all diesen Fällen, so sagt er abschließend, »ist die häufige Neuinszenierung das verblüffende und komplexeste Symptom eines Traumas«.[406]

Dies ist auch das Kennzeichen vieler bekannter Spukerscheinungen, von denen berichtet wird, dass sie Jahr für Jahr, Generation für Generation sinnlos immer wieder denselben Weg zurücklegen oder dieselben Handlungen ausführen. Viele Poltergeist-Erscheinungen sind ebenfalls durch ein scheinbar irrationales (aber zweifellos hartnäckiges) Verhalten wie Kratzen an Wänden, das Bewegen von Objekten, das Hervorbringen bizarrer Geräusche und sogar die Erzeugung von Wasserduschen charakterisiert. Mit Poltergeist-Erscheinungen werden wir uns im siebten Kapitel ausführlicher beschäftigen. Im Moment möchte ich einfach nur darauf hinweisen, dass diese beiden Arten paranormaler Phänomene, die oft vor allem mit einem bestimmten Ort in Verbindung gebracht werden, ebenso gut (und vielleicht mit größerer Wahrscheinlichkeit) als etwas verstanden werden können, das von einer gestörten Persönlichkeit ausgeht – insbesondere einer Persönlichkeit, die durch ein nicht aufgelöstes Trauma charakterisiert ist.

DIE TYP-C-PERSÖNLICHKEIT

Was solche Erscheinungen angeht, bekommen wir es allerdings mit einem auf der Hand liegenden Problem zu tun, nämlich dass Gespenster und Poltergeister offensichtlich nicht besonders »körperlich« zu sein scheinen. Ganz im Gegenteil: Diese Arten von Erscheinungen scheinen total entkörpert zu sein – sie sind ein echter Spuk. Könnte also etwas dran sein an meiner Behauptung, dass sie zuerst und vor allem mit einer verhinderten Stressreaktion und deren Konsequenzen zu tun haben?

Kehren wir für einen Moment zu der sich schnell entwickelnden Wissenschaft der Immunologie zurück. In letzter Zeit wurde ein bestimmtes Bündel von Persönlichkeitseigenschaften als die Typ-C-Persönlichkeit charakterisiert. Bei einem Menschen mit einer solchen Persönlichkeit besteht ein erhöhtes Risiko, an einer ganzen Reihe unterschiedlicher Krankheiten zu erkranken, von Erkältungen über Asthma bis zum Krebs. Im Gegensatz zur Typ-A-Persönlichkeit (die schnell ärgerlich wird und ihre Gefühle nur schwer im Zaum halten kann) und der Typ-B-Persönlichkeit (die in Hinsicht auf den emotionalen Ausdruck ausgeglichener ist) ist die Typ-C-Persönlichkeit jemand, der seine Gefühle stoisch unterdrückt. Er oder sie hat ein ruhiges, äußerlich rationales und kaum Emotionen zeigendes Verhalten, besitzt gleichzeitig aber auch die Neigung, sich den Wünschen anderer anzupassen. Es mangelt dieser Persönlichkeit an Durchsetzungsvermögen, und sie neigt zu Gefühlen der Hilflosigkeit oder Hoffnungslosigkeit.[407] Wie zu vermuten ist, bedeutet ihre verringerte emotionale Expressivität jedoch keineswegs, dass die Typ-C-Persönlichkeiten ihre Gefühle weniger stark empfinden. Dies haben Experimente mit Kleinkindern unterstrichen. Unsichere Kinder, die sehr an ihren Müttern hingen, zeigten eine Beschleunigung des Pulsschlags und erhöhte Cortisol-Werte, wenn sie von ihrer Mutter getrennt wurden, auch wenn sie äußerlich ruhig erschienen.[408] Auch damit einhergehende Veränderungen der Immunfunktion wurden festgestellt: Es waren weniger Lymphozyten und Antikörper im Umlauf, und die Reaktivität der Lymphozyten und der Antikörper war reduziert.[409] Bei Erwachsenen maßen die Forscher die Pulsfrequenz und setzten auch eine Elektrode, um die Spannung in einem Muskel in der Mitte der Stirn zu messen – in einem Muskel, der oft mit Kopfschmerzen verbunden ist. Wenn die Forscher die Versuchspersonen absichtlich aufregten, dann sagten manche von ihnen, sie fühlten sich gut und seien nicht aufgeregt, obwohl ihre Muskelanspannung groß war und ihr Körper sie Lügen strafte.[410]

Der kanadische Arzt Gabor Maté hat diese Art von Persönlichkeit eingehend untersucht. Im Verlauf seiner langjährigen Arbeit als Hausarzt fiel ihm ein bestimmtes Muster auf: Individuen, die nicht in der Lage waren, ihrem Zorn Ausdruck zu geben, die die Vorrangigkeit ihrer eigenen Bedürfnisse nicht zu erkennen schienen und die ständig für andere Menschen aktiv waren, schienen für eine Reihe von Erkrankungen – vom Asthma über rheumatische Arthritis und Lupus bis zur Multiplen Sklerose und der Amyotrophen Lateralsklerose (ALS) – besonders anfällig zu sein. Diese Leiden sind alle Autoimmunerkrankungen. Maté behauptet, dass ein Individuum, welches über lange Zeit seine legitimen Gefühle ignoriert oder unterdrückt – das also einfach immer zu »nett« ist – sein Immunsystem verwirren und schwächen kann, sodass es lernt, sich selbst anzugreifen, statt sich zu verteidigen.

Emotionaler Ausdruck ist nach Ansicht von Maté absolut notwendig, weil Gefühle dazu dienen, das Individuum auf das aufmerksam zu machen, was ungesund oder gefährlich ist – oder auch auf das, was unterstützend und hilfreich ist –, sodass die Person Schutzmaßnahmen gegen die Bedrohung ergreifen oder auf den förderlichen Reiz zugehen kann. Wird jemand niemals ärgerlich, so ist dies Ausdruck einer ungesunden Unfähigkeit oder Unwilligkeit, die persönliche Integrität zu verteidigen. Eine solche Verwirrung hinsichtlich der eigenen Grenzen kann schließlich zu einer Frage von Leben und Tod werden. Wenn jemand einfach nicht Nein sagen kann, so meint Maté, dann wird sein Körper letztlich in der Form einer Krankheit Nein sagen.

Maté versäumt natürlich nicht zu sagen, dass nicht jedem, dem es schwerfällt, seine Gefühle anzuerkennen oder sie auszuagieren, ein solches Schicksal droht. Erbanlagen und Umweltbedingungen spielen sicherlich ebenfalls eine Rolle, und für manche Menschen ist diese vielleicht entscheidender. Doch er betont, dass die Art und Weise, wie eine Person mit Stress umgeht, auf jeden Fall eine gewisse Auswirkung auf seine Gesundheit hat, weil das Gehirn, der Körper und der Geist keineswegs getrennte Dinge sind. Zusammen konstituieren sie »ein umfassendes System, in dem die emotionalen Zentren, die neuronalen Pfade, die Hormondrüsen und die Organe des Immunsystems alle Teilaspekte sind. Sie sind alle durch Nervenfasern elektrisch miteinander vernetzt, und sie sprechen auch alle dieselbe chemische Sprache. Sie funktionieren nicht isoliert voneinander und könnten das auch gar nicht tun.«[411]

Maté ist sich mit den anderen Fachleuten, die ich zitiert habe, darüber einig, dass die Biologie einer potenziellen Erkrankung ihre Wurzeln im frühen Stadium des Lebens hat, da die Mechanismen der Stressreaktion des Gehirns bereits durch Erfahrungen in der frühen Kindheit und im Säuglingsalter, wenn nicht sogar bereits früher, programmiert werden.[412] Im Laufe der Zeit wird die unbewusst gelernte Gewohnheit einer Person, die Gefühle vom Gewahrsein zu dissoziieren, in einer Fehlfunktion des Immunsystems zum Ausdruck kommen. Es ist so, als seien die Immunzellen eines Individuums, dem es nicht gelingt, emotional seine Grenzen zu definieren, ebenso unsicher in Hinsicht auf die Grenzen des Systems.[413] So wird die Autoimmunerkrankung schließlich zum Kulminationspunkt eines schleichenden, lebenslangen Prozesses.[414]

DAS RÄTSEL DER PHANTOMSCHMERZEN

Der Ursprung und die Manifestation anormaler Phänomene war für unsere Gesellschaft von jeher ein Rätsel. Wir betrachten das Paranormale als okkult (was »verborgen« oder »nicht sichtbar« bedeutet), und das hindert uns daran, in Betracht zu ziehen, dass es einigermaßen profane, biologische Wurzeln haben könnte. Die Umwandlung einer inneren unsichtbaren, aber unterbewusst wahrgenommenen Stressreaktion in eine äußere, schattenhafte, aber dennoch sinnlich wahrnehmbare Welt des Anormalen ist etwas ausgesprochen Seltsames. Dennoch glaube ich, dass es hier Verbindungen zu unserer physischen Realität gibt. Isaac Newton war es möglich, aus der bekannten Bewegung von Objekten auf eine unsichtbare Kraft (die Schwerkraft) zu schließen; uns stellt sich die Aufgabe, erst noch die Existenz eines Bereiches, der parallel zu der Welt besteht, die wir für die handfeste Realität halten, anzuerkennen. Der Zugang zu dieser Dimension ist ein emotionaler und energetischer. Das Phänomen von Erscheinungen oder Poltergeistern ist tatsächlich nicht weniger okkult als ein anderes außergewöhnliches Phänomen, das zu untersuchen sich die moderne Neurowissenschaft nicht scheut. Ich meine das Rätsel der Phantomschmerzen.

Seit Hunderten von Jahren kennen wir Berichte von Menschen, die einen Arm oder ein Bein verloren haben und sich lautstark über seltsame Empfindungen beschweren, die sie haben, wo einmal ihr Arm, ihr Bein, ihre Hand oder ihr Fuß gewesen ist. Die Empfindungen werden nicht nur als merkwürdig, sondern als unangenehm und, in vielen Fällen, als ausgesprochen schmerzhaft beschrieben. »Krampfartig«, »juckend«, »brennend« oder »stechend« sind die Adjektive, die am häufigsten zu ihrer Beschreibung verwendet werden. Die Beschwerden des Patienten treten manchmal nur gelegentlich und relativ leicht auf, können aber auch durchgängig und schwer sein. Manchmal treten die Phantomempfindungen unmittelbar nach einer Operation auf, manchmal manifestieren sie sich erst nach Wochen, Monaten oder sogar Jahren. In manchen Fällen verschwinden sie, nur um später wieder aufzutauchen. So schwer das Phänomen zu erklären ist, so verbreitet ist es dennoch – es betrifft etwa 70 Prozent derjenigen, die eine Amputation hinter sich haben.[415]

Phantomschmerzen beschränken sich nicht nur auf die

Gliedmaßen. Schmerzen in nicht vorhandenen Brüsten, Zähnen, Zungen und sogar Penissen werden in der Literatur erwähnt.[416] Noch seltsamer ist, dass Phantomschmerzen sogar von Querschnittgelähmten erfahren werden, also von Menschen, bei denen das Rückenmark durchtrennt wurde und die deshalb unterhalb des Punktes, an dem die Nervenbahnen durchtrennt sind, kein Gefühl in ihrem Körper mehr haben dürften.[417] Am seltsamsten ist jedoch die Tatsache, dass Phantomempfindungen nicht nur von Menschen berichtet werden, die einmal einen bestimmten Körperteil besessen haben, sondern auch von Menschen, die ohne diesen Körperteil geboren wurden (in ungefähr 20 Prozent dieser Fälle).[418]

Ein gemeinsamer Faktor in all diesen Fällen ist das zwingende Gefühl, dass das Phantomglied (oder anderer Körperteil) tatsächlich vorhanden ist – zwar für das Auge unsichtbar, aber dennoch als Teil des Ichs. Ronald Melzack von der McGill Universität, einer der führenden Experten im Bereich der Schmerzmedizin, schreibt: »Ein Phantomfuß wird nicht nur als real beschrieben, sondern als etwas, das unzweifelhaft zu der Person gehört. Selbst wenn der Fuß als etwas gefühlt wird, das mehrere Zentimeter unterhalb des Stumpfes und ohne Verbindung zum Bein in der Luft hängt, wird er dennoch als Teil des eigenen Körpers und als etwas, das sich koordiniert mit den anderen Gliedmaßen und mit dem Rumpf bewegt, erfahren.«[419]

Diese private Realität wird auch in der Öffentlichkeit offenkundig. Ein Mann zum Beispiel, der das Gefühl hatte, sein Phantomarm sei von der Schulter aus im rechten Winkel nach außen gestreckt, »drehte sich deshalb immer zur Seite, wenn er durch eine Tür ging, um zu vermeiden, gegen den Türpfosten zu stoßen«. Ein anderer Mann, dessen Phantomarm ihm auf den Rücken gedreht schien, »schlief stets nur auf dem Bauch oder auf der Seite, weil ihm das Phantom im Weg war, wenn er auf dem Rücken zu ruhen versuchte«. Phantomgliedmaßen können für die betroffene Person tatsächlich substanzieller erscheinen als ein vorhandenes Glied, besonders wenn sie höllisch wehtun.[420]

Diese Fälle sind in der Tat unheimlich, und trotz der Fortschritte im Bereich der Medizin bleiben sie bis heute unerklärlich. Die Phantomgliedmaßen sind, wie Gespenster, eine Erscheinung, aber ihre Wirkungen sind wahrnehmbar. Anders als Geistererscheinungen sind sie mit einem spezifischen Körperteil verbunden, der einmal Teil der Person gewesen ist (oder es hätte sein können). Geistererscheinungen sind im Gegensatz dazu eine Art Quasi-Repräsentation einer ganzen Person, die aber nicht mehr mit einem lebendigen Körper, der in Zeit und Raum verankert ist, deckungsgleich ist. Die Wissenschaft nimmt die Anomalie der Phantomschmerzen ernst und hat versucht, sie neurobiologisch zu erklären, während Phantome in unserer Umgebung für sie ein Tabu geblieben sind. Ich möchte jedoch behaupten, dass beide Arten von Phantomen in energetischen Begriffen als grundsätzlich dissoziative Phänomene zu verstehen sind. Bevor wir versuchen werden, den Phantomschmerz auf diese Weise zu erklären, lassen Sie mich kurz zusammenfassen, was die medizinische Wissenschaft heute für die Wurzeln von Phantomempfindungen hält.

Phantomschmerz und die Neurosignatur

Melzack, der dieses Phänomen umfassender untersucht hat als jeder andere, schlägt das folgende Modell vor: Phantomgliedmaßen, so sagt er, müssen im Gehirn erzeugt werden. Während andere von der Beteiligung spezieller Regionen oder Funktionen des Gehirns ausgehen (etwa des Gyrus angularis oder der Schaltkreise, die Empfindungen registrieren), ist für Melzack ein sehr viel komplexeres Wechselspiel von sensorischen Nervenbahnen, emotionaler Verarbeitung und Selbstgewahrsein im Spiel. Die unter diesen Systemen ausgetauschte Information, so sagt er, addiert sich zu »einem charakteristischen Muster von Impulsen, die anzeigen, dass der Körper intakt und eindeutig der eigene ist«. Dieses Muster nennt er die »Neurosignatur« der Person. Wenn die ihr zugrunde liegenden Systeme keine sensorische Informationseingabe mehr erhalten (etwa weil ein Glied verloren gegangen ist), wird die Neurosignatur weiterhin verzeichnet, und das frühere Selbstgewahrsein wird aufrechterhalten.[421] So mag »eine Person ein schmerzhaftes Geschwür fühlen oder einen entzündeten Fußballen ... oder sogar einen engen Ring, den sie am Finger getragen hat. Solche Individuen«, sagt Melzack, »erinnern sich nicht einfach an Empfindungen, sondern sie fühlen sie mit voller Intensität und mit allen Details einer fortgesetzten Erfahrung.«[422]

Da Phantomempfindungen sogar bei einigen Individuen auftauchen, die ohne einen bestimmten Körperteil geboren wurden, so argumentiert Melzack, muss die zugrunde liegende neuronale Matrix bereits vor der Geburt entstanden sein. Er zitiert einen 32-jährigen Ingenieur, dem von Geburt an der untere Teil eines Beins unterhalb des Knies fehlt. Dieser Mann »fühlt sein Phantombein mit dem Fuß sehr lebhaft, aber es verschwindet ein- oder zweimal pro Woche für einige Stunden. Er ist immer wieder erstaunt und erfreut, wenn es zurückkehrt.«[423] Einige Aspekte der Neurosignatur mögen sich also mit unterschiedlicher Intensität manifestieren, die Neurosignatur selbst ist aber ziemlich konsistent und entwickelt sich nach dieser Theorie bereits vor der Geburt.

Aus diesen Phänomenen können wir nach Melzack vor allem Folgendes lernen: Das Gehirn »erzeugt die Erfahrung von Wahrnehmungen selbst dann, wenn keine äußere Informationseingabe gegeben ist. *Wir brauchen keinen Körper zu haben, um einen Körper zu fühlen.*«[424] [meine Hervorhebung]

Ich habe den letzten Satz mit einer gewissen Ungläubigkeit hervorgehoben. Was die Erklärung des »Phantoms« selbst angeht, mögen andere Neurowissenschaftler anderer Meinung sein, aber ich vermute, sie würden die globalere Vorstellung vom Primat des Gehirns über den Körper ziemlich einstimmig bejahen. Dieser Meinung begegnen wir immer und immer wieder, und ich halte sie für ein tragisches Missverständnis. Ich behaupte nicht, dass Melzack mit seiner Erklärung der Phantomempfindung selbst falsch liegt; ganz im Gegenteil, sie erscheint mir sehr glaubwürdig. Doch er kommt zu dem Schluss, dass das Gehirn die Erfahrung des Körpers erzeugt, so als sei das Selbstgewahrsein unweigerlich ein Produkt der Neuronen. Das Problem mit dieser Sichtweise ist, wie wir gesehen haben, dass sich das Gehirn in Abstimmung mit sensorischer Informationseingabe im Mutterleib entwickelt. Ohne Empfindung und Stress kann es kein Gehirn geben, das ein Selbstgewahrsein formuliert, also das, was Melzack die Neurosignatur nennt (und was Levine den Felt Sense genannt hat). Ob ein Körperteil nun verloren gegangen ist oder nicht, damit sich ein Selbstgewahrsein bilden kann, muss es sensorische Informationseingabe geben.

Melzacks Position gleicht der von J. Allan Hobson, der meint, Emotion müsse direkt dem Gehirn entspringen, weil in der REM-Phase des Schlafs Gefühle ohne jeglichen körperliche Informationseingabe erfahren werden. Aber die Gefühle in Träumen sind keine wahren Gefühle: Sie gleichen den Phantomen, weil sie von Erinnerungen an im Körper erfahrene Gefühle abhängig sind. Hier werden keine tatsächlichen Gefühle aktiviert, sie werden nur simuliert. Das Gleiche, so möchte ich behaupten, geschieht im Falle der Phantomschmerzen. Wenn ein Glied verloren gegangen ist (oder das Rückenmark beschädigt ist), dann »erinnert« sich das Gehirn daran, wie sich dieser spezielle Körperteil angefühlt hat, bis hin zu einem entzündeten Fußballen oder dem Ring an einem Finger. Es repliziert dann diese Erfahrung. Im Falle einer Person, die nie eine Hand, einen Fuß, einen Arm oder ein Bein besessen hat und den Körperteil dennoch genau dort fühlt, wo er sein sollte, nehme ich an, dass das Gehirn auf das Gefühl vorhandener Gliedmaßen zurückgreift, um die Empfindung nicht vorhandener Gliedmaßen zu erzeugen. Vielleicht beruht die Neurosignatur der Personen in diesen Fällen auf dem ursprünglichen Bauplan (das heißt auf dem genetischen Plan für das Individuum, der aus irgendeinem Grund im Mutterleib nicht vollständig ausgeführt wurde).

Die Rolle der Dissoziation

In Hinsicht auf die Phantomschmerzen ist die vielleicht interessanteste Frage dieselbe, die wir auch im Zusammenhang mit anderen Anomalien gestellt haben: Warum erfahren dies nur einige Menschen und andere nicht? Wie unterscheiden sich zum Beispiel jene 30 Prozent der Amputierten, die keine Phantomschmerzen erfahren, von den anderen? Und warum kommen und gehen die Empfindungen bei einigen Menschen, während sie bei anderen konstant bleiben? Die Antwort, so möchte ich behaupten, hat mit dem energetischen Fluss der Gefühle in dem jeweiligen Individuum zu tun und mit dessen Tendenz in Richtung der Persönlichkeitszüge der Typ-C-Persönlichkeit, die wir zuvor beschrieben haben – Menschen, die äußerlich stoische Ruhe bewahren, die aber dennoch innerlich reagieren, die stets die Wünsche anderer zu erfüllen suchen und die sich zumindest gelegentlich hoffnungslos oder machtlos fühlen.

Meine Hypothese ist, dass die etwa 70 Prozent der Amputierten, die Phantomschmerzen erfahren, Individuen sind, in denen der Fluss der Energie langsamer oder weniger direkt ist. Der Grund hierfür könnte eine Dissoziation sein. Der Verlust eines Körperteils muss schließlich zu den traumatischsten Erfahrungen gehören, die ein Mensch machen kann. Wer würde gern ein Glied verlieren, wenn sich das vermeiden ließe? Doch manchmal müssen Chirurgen aufgrund von Krankheit, Unfall oder einer Kampfhandlung eine Amputation durchführen. Es ist gut verständlich, wenn ein Mensch sich vor oder nach dieser Operation von diesem unglückseligen Umstand distanzieren und ihn leugnen möchte. Ich würde wetten, dass das Ausmaß, zu dem der Patient in der Lage ist, die Prozedur – und das veränderte Selbstbild, das sich notwendig daraus ergeben muss – zu akzeptieren, den Unterschied ausmacht.

Betrachten Sie die folgenden beiden Fälle, von denen ein Psychiater berichtet, der sich auch als Energieheiler versteht. In beiden Fällen benutzte er seine Hände, um die Bereiche des Unbehagens im Körper des Patienten (oder die Bereiche, die einmal Teil von dessen Körper waren) zu identifizieren und den Schmerz herauszuziehen. Ich möchte hier nichts darüber aussagen, wie wirksam eine solche Behandlung sein kann, sondern lege einfach die beiden Berichte vor, weil sie meiner Meinung nach eine provokante Aussage in Bezug auf die Dissoziation erlauben:[425]

> **1. Fall:** »Mr. A., ein 37-jähriger Frachtarbeiter, verlor nach einem Arbeitsunfall sein linkes Bein unterhalb des Knies. Er entwickelte Stumpf- und Phantomschmerzen, die auch nach zwei Jahren therapeutischer Rehabilitation nicht nachließen. ... Zuvor war er ein eifriger Sportler gewesen, schien sich nun aber vom Leben zurückzuziehen, weil er sein altes Selbstbild als Hockeyspieler und ›harter Bursche‹ verloren hatte. Er war auch sehr von einer Klage gegen seinen früheren Arbeitgeber in Anspruch genommen, die viel von seiner emotionalen Energie verbrauchte.
> Ihm wurde [diese alternative Form von Therapie] hauptsächlich deshalb angeboten, weil keine der Interventionen während des interdisziplinären Programms der Schmerzbehandlung seit seinem Unfall eine merkliche Wirkung gezeigt hatte. Zur meiner Überraschung und der von Mr. A. konnten wir beide den Kontakt meiner Hand mit sei-

nem Phantombein spüren. Mr. A. hatte die Augen während der Behandlung geschlossen, was die Erfahrung für uns beide nur noch eindrucksvoller machte. Gleichmäßige Bewegungen, die die blockierte Energie aus seinem Phantombein herausziehen sollten, führten zu einer merklichen Veränderung seiner Schmerzempfindung. Er beschrieb sie als ein Gefühl, als würde der Schmerz aus seinem Bein ›heraussickern‹ …
Für ihn war dieser Prozess der Freisetzung seiner Schmerzen allerdings etwas, das ihm Angst machte. Irgendwie hielt er an seinem Schmerz fest und hinderte ihn daran, seinen Körper ganz zu verlassen. Ihm wurde klar, dass er das Fehlen seines Beins zum ersten Mal seit seiner Verletzung wirklich erfahren müsste, wenn er keine Schmerzen in seinem Phantombein mehr fühlen würde. … Das zu tun hätte auch bedeutet, die Tatsache zu akzeptieren, dass er niemals wieder würde Hockey spielen können. Er sagte ohne Umschweife, dass er nicht mit der Energieheilung fortfahren wolle, weil er noch nicht bereit sei, seine Invalidität zu akzeptieren. Ein darauf folgender Kurs in kognitiver Verhaltenstherapie sollte ihm helfen, sein Selbstbild umzugestalten, aber er machte dabei wenig Fortschritte.«

Vergleichen Sie die Reaktion und Sichtweise dieses Patienten mit denen des folgenden Patienten:[426]

2. Fall: »Mrs. B. war eine 65-jährige Witwe, bei der eine schwere, von Diabetes verursachte, periphere Gefäßerkrankung die Amputation ihres rechten Beins unterhalb des Knies notwendig machte. Anscheinend hatte sie jedoch die Pläne ihres Chirurgen missverstanden, denn sie unterzog sich der Operation in der Erwartung, dass nur zwei Zehen entfernt würden (die schmerzten und gangränös waren). Natürlich war sie schockiert, als sie aus der Narkose erwachte und bemerkte, dass ihr ganzer Unterschenkel fehlte. Schon wenige Stunden nach dem Erwachen aus der Narkose entwickelte sie Phantomschmerzen der beiden Zehen, die zu verlieren sie erwartet hatte. Der Schmerz reagierte nicht auf verschiedene Medikamente, und nach einem Monat der postoperativen Rehabilitation wurde sie wegen einer möglichen Depression an mich verwiesen.

Sie erwies sich als temperamentvolle und doch vertrauensvolle Frau, die vor allem darüber aufgebracht war, dass der Chirurg, von dem sie so viel gehalten hatte, sie dermaßen irregeführt hatte. Ein Teil ihrer psychotherapeutischen Arbeit mit mir bestand also darin, ihrer Frustration Luft zu machen und sie auch ihrem Chirurgen mitzuteilen. Diese Gespräche führten dazu, dass sie das Gefühl hatte, ihr sei eine Last von den Schultern genommen; ihre Schmerzen dauerten allerdings an. Erst die Anwendung direkter Energieheilung führte zu dramatischeren Resultaten.

Auch sie war in der Lage, meine Hände zu fühlen, die sich entlang ihres Phantomgliedes bewegten, und auch sie hatte das Gefühl, dass der Schmerz eine Substanz war, die aus ihrem Fuß herausgeleitet werden konnte. ... [Die Empfindung] war auch von einem lebhaften Gefühl einer himmelblauen ›Entspannung‹ begleitet, die durch ihren Körper floss. ... Als der Phantomschmerz sich auflöste, spürte sie die Schmerzen in ihrem Stumpf stärker, aber auch diese verschwanden bald. Nach unserer ersten Sitzung mit Energieheilung war sie zum ersten Mal seit ihrer Operation schmerzfrei. Allerdings führten die physische Irritation der Anpassung einer Beinprothese und die emotionale Belastung eines Besuchs ihres Elternhauses zu einer Rückkehr der Schmerzen. Sie lernte dann ... zu beobachten, dass der Schmerz einem vorhersagbaren Muster folgte. Wenn sie

> müde war oder sich gestresst fühlte ... kehrten ihre Schmerzen kurz nach jeder Energiebehandlung zurück. War sie gut ausgeruht und innerlich in Frieden, fühlte sie sich nach der Behandlung den ganzen Tag lang wohl.«

Es ist bemerkenswert, wie sehr sich diese beiden Fälle unterscheiden. Mr. A. hielt verzweifelt an seinem alten Selbstbild als der harte und fitte Hockeyspieler fest, während Mrs. B., nachdem sie ihrem Ärger und ihrer Frustration erst einmal Luft gemacht hatte, in der Lage war, ihre missliche Lage zu einem gewissen Maße zu akzeptieren. Sehen wir die Sache so, dass der Fluss der Gefühle bei Mr. A. in Hinsicht auf sein spezielles Trauma blockiert war und dass bei Mrs. B. zu ihrer Erleichterung ein Hindernis beseitigt worden war, dann können wir auch verstehen, warum bei Ersterem die Phantomempfindungen anhielten, während sie bei der Letzteren gelindert werden konnten. In dem Maße, in dem ein Individuum emotional aufrichtig und gesund ist (was, besonders unter solchen Umständen, keine leichte Aufgabe ist), wird die Dissoziation verringert, während echte Gefühle in alle Bereiche des vorhandenen Körpers fließen.

Menschen, die unter Phantomschmerzen leiden, leiden meiner Meinung nach unter den Auswirkungen einer Dissoziation. Wie in den Fällen, die wir früher in diesem Kapitel betrachtet haben, haben sie eine überwältigende Bedrohung (oder eine wahrgenommene Bedrohung) ihrer Sicherheit und Unversehrtheit erfahren. An einem bestimmten Punkt erstarrten sie unwillkürlich, aus Furcht und um sich selbst zu schützen. Das Ergebnis war, dass ein riesiger Wirbel von Energie des Körpergeistes mobilisiert, aber niemals freigesetzt wurde. Statt nun das Gefühl zu haben, von einem bestimmten Teil des Körpers abgezogen zu sein (oder unter Umständen, die an das ursprüngliche Ereignis erinnern, ein verschwommenes oder dumpfes Gefühl zu haben, wie das bei manchen Personen der Fall ist), wird die Energie dieser Individuen dort aufgestaut, wo es zur Amputation kam. Dies wird dann als Phantomschmerz erfahren, der sich lindern lässt, wenn man der ganzen Person angemessene Beachtung schenkt. Dies heißt, dass man nicht nur auf die berichteten Symptome achtet, auf die sich ein Neurologe typischerweise konzentrieren würde, sondern auch auf die Gefühle der Person in Hinsicht auf die Operation, auf die Erfahrung im Krankenhaus oder in Bezug auf seine Selbstwahrnehmung im Allgemeinen – also auf die Dinge, denen ein Praktizierender alternativer Heilkunst mit größerer Wahrscheinlichkeit Beachtung schenkt.

Was noch zum Phantomschmerz beiträgt

Eric Leskowitz, der Arzt und Energieheiler, von dem die Berichte über Mr. A. und Mrs. B. stammen, weist darauf hin, dass die Bestürzung einer Person vor der angesetzten Operation, wie sich gezeigt hat, mit der Schwere des postoperativen Phantomschmerzes korreliert. So mag sich jemand auf eine bestimmte Empfindung fixieren – sagen wir auf das Gefühl des Ringes an einem Finger, der nach der Operation nicht mehr da sein wird –, und diese Empfindung kann letztlich in die Phantomempfindung inkorporiert werden.[427] Statt verloren zu gehen, wird das Gefühl in diesem Fall sogar noch verstärkt. Der Körperteil ist dahin, aber das Gewahrsein des Körpergeistes (gleichbedeutend mit Melzacks Neurosignatur und Levines Felt Sense) bleibt.

Leskowitz gibt den interessanten Hinweis, dass »solche Aspekte wie nicht abgeschlossenes Trauern [um den verlorenen Körperteil], die Plötzlichkeit des Verlustes [und] ein Mangel an angemessener psychologischer Vorbereitung« sehr wohl die Wahrscheinlichkeit vergrößern könnte, dass eine Person Phantomschmerzen erfahren wird.[428] Ich vermute, dass die folgenden Züge der Persönlichkeit bei einem Amputierten zumindest ebenso wichtig sind:

- die allgemeine Kraft und Vitalität einer Person
- das Ausmaß der Introvertiertheit oder Extrovertiertheit der Person
- die Art und Weise, auf die die Person mit Stress umgeht
- die Wahrscheinlichkeit, sich in Fantasien zu verlieren oder Ausflüchte zu suchen
- die Sensibilität der Person gegenüber Umweltreizen
- die Anfälligkeit der Person für psychosomatische Erkrankungen
- die Fähigkeit der Person, sich an Träume zu erinnern und sich auf ähnliche Weise unterbewusstes Material bewusst zu machen

Die volle Tragweite dieser Eigenschaften wird später im achten und neunten Kapitel diskutiert. Für den Moment genügt es, darauf hinzuweisen, dass ein ganzes Spektrum von Faktoren – sowohl wesentliche Persönlichkeitszüge als auch Faktoren, die mehr mit der unmittelbaren Situation der Person zu tun haben – in Hinsicht auf ihre Relevanz für den Phantomschmerz in Betracht gezogen werden müssen.

DIE POSTTRAUMATISCHE BELASTUNGSSTÖRUNG

Wir kommen jetzt zu einem sehr verstörenden Phänomen, dem seit dem Ende des Vietnamkrieges sehr viel Beachtung geschenkt worden ist. Es gibt dieses Phänomen in der menschlichen Erfahrungswelt zweifellos schon sehr lange, aber die Medizin beginnt gerade erst, dieses Leiden zu verstehen, das sie als posttraumatische Belastungsstörung (PTBS) bezeichnet.

Bei Kriegsveteranen und anderen Menschen, die äußerst gefährliche Situationen überlebt haben (zum Beispiel unter feindlichen Beschuss zu geraten, mit einer Naturkatastrophe oder einem von Menschen hervorgerufenen Unglück konfrontiert zu werden, als Kind wiederholt missbraucht zu werden), gibt es das Phänomen, dass Details der Bedrohung in der posttraumatischen Belastungsstörung erneut erfahren werden. Die Ereignisse werden nicht nur passiv erinnert, sondern buchstäblich als gegenwärtige sensorische Informationseingabe durchlebt. Eine Autohupe, ein Schatten oder ein Geruch kann den Anblick, die Geräusche, Gerüche und Gefühle, die die Personen zur Zeit des ursprünglichen Ereignisses erfahren haben, wieder aufleben lassen. Das ursprüngliche Ereignis war immer irgendeine Form des körperlichen Angriffs oder wurde zumindest als solche interpretiert – denn die posttraumatische Belastungsstörung tritt bei manchen Menschen auch nach einer Operation oder sogar nach einer schweren Geburt auf.[429] Auf jeden Fall bedeutet das ursprüngliche Ereignis einen drastischen Eingriff in das Integritätsgefühl der Person.

Ich benutze das Wort »Integrität« hier mit Absicht, denn einerseits ist es nicht nur so, dass die Ichempfindung einer Person in der traumatischen Belastungsstörung gestört ist, sondern andererseits wurde die Erinnerung des Individuums an das traumatische Ereignis auch nicht auf die gewöhnliche Weise inkorporiert. Während die erneute Erfahrung des traumatischen Ereignisses verstörend lebhaft ist – mit allen Details des physiologischen Schocks und der Kampf-oder-Flucht-Reaktion, die die Person in der ursprünglichen Situation erfuhr –, scheint das, was erinnert und gefühlt wird, völlig für sich zu existieren. Bei jeder Wiederholung ist die Erfahrung genau dieselbe wie beim letzten Mal; die einzelnen Fäden, so könnte man sagen, sind nicht in die Totalität dessen eingewoben, was »damals« geschehen ist. Auch wenn das Individuum sich in die Zeit und an den Ort des Traumas zurückversetzt fühlt, wird nichts anderes aus seinem Leben zu jener Zeit erinnert, gewürdigt oder in Betracht gezogen. In diesem Sinne ist die posttraumatische Belastungsstörung keine Zeitmaschine. Die Erinnerungen sind fragmentarisch, stehen isoliert da und sind weder in die Vergangenheit noch in die gegenwärtige Selbsterfahrung integriert.[430]

Bessel von der Kolk von der medizinischen Fakultät der Boston University, ein anerkannter Fachmann im Bereich der Traumaforschung, hat die posttraumatische Belastungsstörung als »wortloses Entsetzen«, das sich wieder geltend macht, beschrieben.[431] Tatsächlich scheint es in der Erinnerung nur Gefühl und Wahrnehmung zu geben und die Person ist, solange die Erfahrung andauert, unfähig zu sprechen oder zu berichten, was da vor sich geht. Therapeuten wissen, dass sie bei der Behandlung der posttraumatischen Belastungsstörung Fortschritte machen, wenn der Patient allmählich beginnt zu erkennen, dass die Erfahrung etwas ist, das eingeschätzt werden kann, während sie abläuft.[432] Ein großer Teil des Problems mag darin bestehen, dass Individuen mit posttraumatischer Belastungsstörung physische Veränderungen im Gehirn erkennen lassen, die das Gedächtnis hemmen – unter anderem eine Verringerung der Größe des Hippocampus, des Corpus callosum (Balken) und des vorderen Cingulum cerebri (das eine Rolle bei der Regulierung von Emotionen spielt).[433]

Menschen, die von einer posttraumatischen Belastungsstörung betroffen sind, zeigen auch die Kennzeichen einer dissoziativen Persönlichkeitsstörung. Sie sind oft deprimiert oder erschöpft und werden von Kopfschmerzen oder chronischen Schmerzen geplagt. Sie können Schlafstörungen haben oder von Albträumen heimgesucht werden. Außerdem neigen sie zu Reizbarkeit, zu plötzlichen und unerklärlichen Wutausbrüchen, zu extremer Wachsamkeit und Übererregtheit.[434] Es wurden auch Veränderungen der Immunfunktionen beobachtet.[435] Dennoch hat dieses Leiden seine eigenen unverwechselbaren neurobiologischen Kennzeichen. Der Pegel des Stresshormons Cortisol, der bei Menschen, die unter akutem und chronischem Stress leiden (und auch bei denjenigen mit schwerer Depression), typischerweise hoch ist, ist bei Menschen mit posttraumatischer Belastungsstörung niedrig. Dies würde man zunächst nicht annehmen, und es hat die Forscher auch überrascht, besonders weil das Niveau anderer Stresshormone wie Adrenalin bei Menschen, die unter chronischem Stress leiden – einschließlich der von der PTBS Betroffenen – fast immer erhöht ist.[436]

Es stellt sich die Frage, was diese Tatsache bedeutet. Warum zeigen manche Menschen, die ein Trauma erlitten haben, all die Symptome, die wir erwarten würden – einschließlich eines erhöhten Cortisolspiegels im Körper –, während andere, die einen großen Teil derselben Symptome aufweisen, die sehr viel spektakulärere Störung der posttraumatischen Belastungsstörung entwickeln? Es ist für die Forscher ziemlich schwierig, die Dynamik in diesen Fällen aufzudröseln. Bedenken Sie, dass von allen traumatisierten Individuen nur ein relativ kleiner Prozentsatz – ungefähr 8 Prozent – mit diesem Leiden lebt. (Frauen entwickeln mit doppelt so großer Wahrscheinlichkeit wie Männer eine posttraumatische Belastungsstörung oder gehen zumindest deshalb zum Arzt und erhalten die entsprechende Diagnose.)[437] Doch mehr als drei Viertel sowohl der Männer als auch der Frauen mit einer posttraumatischen Belastungsstörung haben gleichzeitig eine psychische Störung, meist eine Depression.[438] Es ist offensichtlich: Auch wenn eine Bedrohung für Leib und Leben auf vorhersehbare Weise zu einem Trauma führt, reagiert nicht jedermann auf dieselbe Art auf eine solche Bedrohung. Es sind ebendiese individuellen Unterschiede, die ich so faszinierend finde. Ich glaube, dass wir daraus, wie unterschiedliche Menschen auf gleiche Krisen reagieren, sehr viel über den menschlichen Geist, das heißt über Geist und Körper, lernen können.

Das Rätsel der posttraumatischen Belastungsstörung besser verstehen

Rachel Yehuda, die Leiterin des Traumatic Stress Studies Center am Mount Sinai Hospital, hat vorgeschlagen, dass Menschen, die von einer posttraumatischen Belastungsstörung betroffen werden, einen charakteristisch niedrigen Cortisolspiegel haben. Oder, so meint sie auch, es könnte sein, dass der Cortisolspiegel bei manchen Menschen unmittelbar nach einer bedrohlichen Erfahrung absinkt. Die Indizien sprechen für das Letztere – ein Hinweis, den ich sehr bald näher betrachten werde. Auf jeden Fall, so meint Yehuda, ist die beste Annäherung an das Verständnis der posttraumatischen Belastungsstörung, sie als ein Leiden zu verstehen, das sowohl individuelle Unterschiede als auch die Neurobiologie des Traumas widerspiegelt.[439]

Ich stimme dem zu, möchte jedoch noch hinzufügen, dass man die posttraumatische Belastungsstörung aus der Perspektive der Verbundenheit von Gehirn und Körper betrachten sollte. Zuerst einmal schlage ich vor, dass die posttraumatische Belastungsstörung vor allem diejenigen Individuen betrifft, die wir zuvor bereits als hochempfindlich bezeichnet haben, weil sie aufgrund einer niedrigen Reaktionsschwelle der HHN-Achse überwachsam sind. Ihre Erfahrungen sind deshalb wahrscheinlich intensiver und werden lebhafter erinnert, als dies bei den meisten von uns der Fall ist. Das würde zum Beispiel die Bemerkung eines Veteranen erklären, der berichtet, der Geruch von Schießpulver bringe unausweichlich eine Hitzewallung bei ihm hervor: »Es ist, als ob sich mein gesamter Stoffwechsel verändert.«[440]

In der Tat betont Yehuda, dass »PTBS-Patienten nicht nur ein Bild von [dem traumatischen Ereignis] haben ... sie rufen auch die physiologischen Reaktionen der Furcht, der Hilflosigkeit oder des Entsetzens, die sie hatten, wieder hervor. Es kann sogar sein, dass sie tatsächlich Komponenten dieser physiologischen Reaktionen erfahren, während sie sich an das Ereignis, das vor langer Zeit geschehen ist, erinnern. So werden für jemanden, der unter PTBS leidet, die Erinnerungen an das Ereignis selbst zu einer traumatischen Erfahrung.«[441] Ich möchte weiterhin spekulieren, dass ein verkleinertes Corpus callosum, das früher als ein Charakteristikum von Menschen mit diesem Leiden galt, ein bereits zuvor existierender Aspekt ihrer neuronalen Landschaft war. Wir haben bereits gesehen, dass die linke, »rationale« Seite des Gehirns mit umso größerer Wahrscheinlichkeit Schwierigkeiten hat, die von der rechten Seite verarbeiteten Gefühle zu interpretieren und zu artikulieren, je weniger Verbindungen es zwischen der linken und der rechten Hemisphäre gibt. Menschen mit einer posttraumatischen Belastungsstörung, so nehme ich an, sind weniger gut als andere in der Lage, sich selbst ein Ereignis zu erklären, es einzuordnen und sich selbst zu beruhigen – besonders wenn das fragliche Ereignis erschreckend ist. Stellen Sie sich das folgendermaßen vor:

> »Jene Individuen, die in der Lage sind, weiter mit sich selbst zu sprechen, während ein [potenziell] traumatisches Ereignis abläuft, und die weiterhin Pläne für eine mögliche Zukunft machen ... fühlen immer noch intensive Furcht, aber ihre linksseitige Annäherung an ein Verständnis verhindert, dass sie von Entsetzen überwältigt werden.
> [Andere] Individuen ... erfahren die Welt von einem stärker sensorischen, emotionsgeladenen Standpunkt. ... Es gelingt ihnen in einem Augenblick des Schreckens nicht, ein sequenzielles Verständnis des Ereignisses zu gewinnen, und sie können sich auch nicht auf rationale oder logische Weise entschließen, was sie als Nächstes tun sollten, um sich selbst zu schützen. Sie befinden sich, mit anderen Worten, in der Situation eines ›sprachlosen Entsetzens‹«.[442]

Persönlichkeitsfaktoren in der posttraumatischen Belastungsstörung

Um unser Verständnis der posttraumatischen Belastungsstörung abzurunden, müssen wir uns noch mit der Frage des verringerten Cortisolspiegels der Patienten beschäftigen. Dieser Faktor stellt offensichtlich eine signifikante Abweichung von dem erhöhten Cortisolspiegel bei Menschen dar, die chronisch gestresst oder deprimiert sind oder die auf andere Weise unter den Nachwirkungen eines Traumas leiden.

Hier nehme ich an, dass die im Körpergeist eines Menschen mit einer posttraumatischen Belastungsstörung »versteinerte« Energie so kompakt und so isoliert ist, dass die Strömung im Körper wirksam lernt, um sie herumzufließen. Nur wenn sie gelegentlich in einem erschreckenden Aufwallen an die Oberfläche tritt, ist das Individuum wirklich in höchstem Alarmzustand. Für den Rest der Zeit ist der Stein weniger ein Hindernis als eine Insel, um die der Strom herumfließt. Während also immer noch eine Vielzahl psychosomatischer Symptome erfahren wird (schließlich gibt es da im System noch eine Blockade), ist das Objekt selbst genügend isoliert und wird so gut umgangen, dass der Cortisolspiegel absinkt. Die Bedrohung ist, im Großen und Ganzen, nicht mehr aktiv.

An der Oberfläche ähnelt dieser Zustand in mancher Hinsicht dem der Typ-C-Persönlichkeit, die wir weiter oben kennengelernt haben. Wie Sie sich erinnern werden, sind solche Menschen äußerlich ruhig und ausdruckslos und ziehen es vor, ihre Gefühle zu verbergen. Sie lassen oft wenig Selbstbehauptung erkennen und neigen dann, wenn es hart auf hart kommt, zu Hoffnungslosigkeit. Und doch strafen ihre Körperfunktionen sie Lügen. Von der Pulsfrequenz bis zur Muskelanspannung und der Leitfähigkeit der Haut lassen sie unmissverständliche Zeichen eines Körpergeistes erkennen, der mit Gefühlen zu ringen hat, der seine versteinerte Energie freisetzen und das volle Spektrum seiner Menschlichkeit zur Geltung bringen möchte.

In dieser Hinsicht unterscheidet sich die posttraumatische Belastungsstörung von der Depression, der chronischen Erschöpfung und den anderen Beschwerden. Das Individuum mit einer posttraumatischen Belastungsstörung ist körperlich und mental so schlecht darauf vorbereitet, mit der ursprünglichen Bedrohung umzugehen, dass die Erinnerung daran praktisch vom Rest seiner Existenz abgetrennt ist. Der ursprünglich erfahrene Schrecken oder das Entsetzen ist in der Tat sprachlos: Es hat kaum Möglichkeiten, mit dem Rest des Körpergeistes zu kommunizieren sowie bewusst erkannt und durchgearbeitet zu werden. Und es wird sprachlos bleiben, solange kein Therapeut sanft, behutsam und ganz allmählich interveniert. Im Gegensatz zur Situation bei anderen psychischen Wunden wird die Zeit allein diese Wunde nicht heilen.[443]

Weitere Fragen im Zusammenhang mit der posttraumatischen Belastungsstörung

Der Rahmen, den ich für das Verständnis der posttraumatischen Belastungsstörung vorschlage, ist offensichtlich unkonventionell. Dafür entschuldige ich mich nicht. Wie bei der dissoziativen Identitätsstörung, dem Phantomschmerz und vergleichbaren Leiden, stellt die posttraumatische Belastungsstörung ein wahrhaft rätselhaftes Phänomen dar. Um ihre Ätiologie von der anderer stark beeinträchtigender Leiden zu unterscheiden, müssen bestimmte Fragen einfach gestellt werden.

Es könnte interessant sein zu untersuchen, in welchem Ausmaß die »Wiederholungen« in der posttraumatischen Belastungsstörung dem Phantomschmerz oder anderen Empfindungen entsprechen, wenn es da überhaupt eine Entsprechung gibt. Bei wie vielen Individuen mit posttraumatischer

Belastungsstörung sind zuvor bereits übertriebene Reaktionen auf alltägliche Reize festgestellt worden, auf Reize wie Sonnenlicht, Klänge, Gerüche, Geschmäcker, Konsistenzen oder sogar auf das Wetter? Welcher Prozentsatz von ihnen berichtet auch von Migränekopfschmerzen oder merkwürdigen synästhetischen Wahrnehmungen? Berichten die Betroffenen häufiger als die übrige Bevölkerung von Erscheinungen? Wenigstens eine Tatsache ist bekannt: Menschen mit posttraumatischer Belastungsstörung sind extrem anfällig für hypnotische Suggestion.[444] Diese Tatsache stützt meine Behauptung, dass sich die posttraumatische Belastungsstörung bei Menschen entwickelt, die von Natur aus übersensibel sind – doch hierfür müssen noch mehr Belege gesammelt werden. Werden diese Dinge aufgeklärt, dann wird die Medizin besser in der Lage sein zu würdigen, wie unser Körpergeist funktioniert oder, was genauso wichtig ist, wie es bei ihm zu Fehlfunktionen kommt.

DER AUSDRUCK, DIE ZURÜCKHALTUNG UND DIE UMWANDLUNG VON ENERGIE

Sie werden sich erinnern, dass wir zu Anfang dieses Kapitels die Erfahrung der Energie verschiedener Menschen beschrieben haben. Da war Mel Gibson, den das Schauspielfieber gepackt hatte und dessen jugendliche Begeisterung sich so anfühlte, als sei da einfach »zu viel Energie«, um sie bei sich behalten zu können. Da waren die 92-jährige Großmutter mit ihrer inspirierenden energetischen Ausstrahlung und der Buchhalter im mittleren Alter, der ein richtiger »Miesepeter« war, und schließlich die Molekularbiologin Candace Pert, die zu den Menschen gehört, die während einer Akupunkturbehandlung die starke Empfindung von »sich bewegender Energie« hatten.

Wir haben das Konzept von Energie als einem dynamischen Vermögen oder einem Prozess untersucht, einem Vermögen, das dem des Geldes vergleichbar ist, das in vielen verschiedenen Formen vorliegen oder ausgetauscht werden kann. Es gab jedoch einen großen Unterschied, nämlich den ersten Hauptsatz der Thermodynamik, nach dem Energie erhalten bleibt. Das heißt mit anderen Worten: Solange ein bestimmtes System sich nicht verändert hat (also keine Energie abgezogen oder hinzugefügt wurde), wird der Betrag an freigesetzter Energie genau dem Betrag an investierter Energie entsprechen – vielleicht in einer anderen Form, aber der Menge nach identisch.

Der springende Punkt ist hier, dass emotionale Energie wie jede andere Form der Energie gespeichert, gebündelt, abgezogen oder freigesetzt werden kann. Sie kann zu anderen hin ausstrahlen, zu deren Wohl oder Wehe, man kann sie lebhaft fühlen oder es ihr einfach überlassen, auf ihre Weise in unserem Körper und Nervensystem zu fungieren. Aber wie schon der Physiker James Trefil sagt: »So etwas wie ein Gratisessen gibt es nicht. ... Alles, was wir mit Energie tun können, ist, eine Form in die andere umzuwandeln.«[445]

Könnte dissoziierte Energie des Körpergeistes für das Rätsel der Erscheinungen eine Rolle spielen? Geistergeschichten sind uralt und werden von hochstehenden Persönlichkeiten ebenso wie von armen Schluckern berichtet. Wie von vielen anderen Gebäuden mit einer langen und turbulenten Geschichte heißt es auch vom Weißen Haus in Washington, dass es dort spuke. Der Geist von Lincoln soll dort oft zu sehen (und nebulös zu spüren) sein. Ein so pragmatischer Präsident wie Harry Truman schrieb an seine Frau: »Ich sitze hier in diesem alten Haus und höre zu, wie die Gespenster im Flur auf und ab gehen. Um 4.00 Uhr in der Früh wurde ich durch ein deutliches Klopfen an die Tür meines Schlafzimmers geweckt. Doch draußen war niemand. An diesem verdammten

Ort spukt es, das ist klar wie Kloßbrühe!« Im Laufe der Jahre wurde die Präsenz von Lincoln (oder zumindest irgendeine andere Art von Präsenz) auch von anderen Einwohnern bemerkt, von Eleanore Roosevelt und Ladybird Johnson bis zu den Präsidententöchtern Susan Ford und Maureen Reagan sowie solch prominenten Gästen wie Winston Churchill und Carl Sandburg.[446] Es sind also nicht nur unwissende, hinterwäldlerische und irgendwie behinderte Menschen, die Geistererscheinungen und andere ungewöhnliche Phänomene wahrnehmen.

Es heißt oft, dass ein Gespenst der Geist von jemandem ist, der noch etwas in diesem Leben zu erledigen hat, für den noch eine Rechnung offen ist (oder bei dem noch Schuldgefühle vorhanden sind) und der sich entweder nicht dessen bewusst ist, dass er bereits gestorben ist, oder der die irdische Existenz einfach nicht hinter sich lassen will. Solch ein Aberglaube, so möchte ich behaupten, ist gar nicht so weit von der Wahrheit entfernt – aber die Wahrheit liegt in der Biochemie des Gehirns und des Körpers und der in unserem Dasein zurückgehaltenen Energie.

DIE GRUNDLAGE DER ENERGIEMEDIZIN

Naturwissenschaftler haben sich natürlich immer über Aberglauben aufgeregt, und das mit Recht, denn Aberglaube behindert unser rationales Verständnis der Welt. Aber Aberglaube kann auch, zumindest in einigen Fällen, ein Körnchen Wahrheit enthalten. Dieses Körnchen wird vielleicht nicht in übermäßig wissenschaftlichen Begriffen präsentiert, es mag nicht in das zurzeit herrschende Paradigma passen oder etwas sein, das der durchschnittliche Naturwissenschaftler gern hört. Doch wenn dem Aberglauben (oder wie manch einer vielleicht eher sagen würde, der Volksweisheit) irgendeine

Wirklichkeit zugrunde liegt, dann bleibt er lebendig. In diesem Sinne haben denn auch Naturwissenschaftler sich beeilt, die Aussagen sogenannter Heiler, die behaupten, während ihrer Arbeit zu spüren, wie Energie sich bewegt, abzutun oder sie zu verunglimpfen, ebenso wie die Berichte von Patienten, die gespürt haben, wie sich als Ergebnis einer solchen Behandlung etwas in ihrem Körper zum Besseren verändert hat. Eine Schwierigkeit besteht darin, dass die Sprache derjenigen, die sich selbst als Heiler bezeichnen – eine Ausdrucksweise, in der es vorwiegend um Gefühle und Intuitionen geht –, nicht in den heiligen Hallen der Wissenschaft gesprochen wird, weil sie nicht die Begriffe der Naturwissenschaftler verwendet.

Bedenken Sie jedoch die folgende verblüffende Aussage des Forschers Bernard Grad, der Menschen untersucht hat, die Heilkräfte zu besitzen scheinen: »Ich habe Experimente mit verblüffenden Resultaten mit Menschen gemacht, die nicht von sich behaupteten, Heiler zu sein, die sich aber *in einem Zustand emotionaler Erregung* befanden.«[447] (meine Hervorhebung)

Wo es um die energetischen Prozesse in unserem Körpergeist geht, sind Wissenschaftler und Heiler vielleicht gar nicht so weit voneinander entfernt. Ich wage zu behaupten, dass die Naturwissenschaft und die sogenannte Energiemedizin immer mehr Gemeinsamkeiten finden werden, je mehr Erkenntnisse wir über die Neurobiologie der Emotion und die Wechselwirkung zwischen dem Nervensystem und dem Immunsystem gewinnen werden.

DAS COEX-MODELL VON STANISLAV GROF

Überall in der Literatur über alternative Heilkunde finden wir Bemerkungen über emotionale Energie. Ein Forscher, der sich bemüht hat, das, was hier vor sich geht, begrifflich zu erfassen, ist Stanislav Grof. In seinem Buch *Topographie des Unbewussten* beschreibt er seine bemerkenswerten Erfahrungen in den 1960er-Jahren, in denen er unter Verwendung psychotroper Drogen, vor allem LSD, Psychotherapie durchgeführt hat.[448] Dies war eine Zeit, zu der im Bereich der Psychologie viel vom »menschlichen Potenzial« die Rede war und man die Idee verfolgte, dass bewusstseinsverändernde Drogen Material zutage fördern könnten, das sonst unzugänglich bleiben würde und das Licht auf die speziellen Probleme eines Individuums werfen könne. Grof und seine Kollegen verabreichten kontrollierte Dosen von LSD; auf diese Sitzungen folgten Sitzungen mit traditioneller Psychotherapie. Grof bemerkte, dass die Bilder, die bei den LSD-Sitzungen auftauchten, »eine Struktur besaßen, die der von Träumen nicht unähnlich war. ... Es wurde bald offensichtlich, dass LSD ein unübertroffenes Hilfsmittel zur Tiefendiagnose der Persönlichkeit werden könnte, wenn man seine spezifischen Auswirkungen und seine symbolische Sprache besser verstehen würde.«[449] Die Bilder, von denen seine Patienten berichteten – und die oft eng mit einer Abfolge traumatischer Erinnerungen verbunden waren –, kristallisierten sich zu etwas, das Grof Systeme kondensierter Erfahrung oder »COEX« (condensed experience) nannte. Er schreibt:

> »Ein COEX-System kann definiert werden als eine spezifische Konstellation von Erinnerungen, die ... aus verschiedenen Lebensabschnitten des Einzelnen besteht. Die zu einem bestimmten COEX-System gehörenden Erinnerungen haben ein ähnliches Grundthema oder enthalten ähnliche Elemente und sind mit starken Emotionen der gleichen Qualität besetzt. Die tiefsten Schichten dieses Systems stellen lebhafte, farbige Erinnerungen an Erfahrungen aus der ersten Lebenszeit und der frühen Kindheit dar ... bis hin zur gegenwärtigen Situation. Jedes COEX-

System hat ein Grundthema, das alle Schichten durchdringt und ihren gemeinsamen Nenner darstellt. ... Besonders wichtig sind COEX-Systeme, die Situationen, in denen Überleben, Gesundheit und körperliche Unversehrtheit des Patienten gefährdet waren, verkürzt und verdichtet wiedergeben.«[450]

Im weiteren Verlauf der Therapie kamen Grofs Patienten unweigerlich mit diesen miteinander verbundenen Erinnerungen in Berührung und schienen sie in manchen Fällen buchstäblich erneut zu durchleben. Wenn sie das taten, war die freigesetzte emotionale Energie sehr stark, und es bestand kein Zweifel an ihrer Verbindung mit dem Körper. Das »spontane Beben und Zittern«, das Levine bei Tieren beobachtet hatte, die sich von einer Erstarrungsreaktion erholten, trat oft auf, zusammen mit Kopfschmerzen, Schwindel und Erbrechen sowie Schmerzen in verschiedenen Körperteilen.[451] Grof nahm an, dass sich diese aus einer wiederhergestellten Verbindung mit dem Felt Sense der Person ergaben, der zur Zeit des Traumas dissoziiert worden war. Letztlich beobachtete Grof, dass »eine enorme Menge affektive Energie« freigesetzt werden musste, bevor die Individuen ihre Fassung wieder erlangten und das Gefühl hatten, dass sie sich völlig von der Erfahrung erholt und diese integriert hatten.[452]

Menschen können solche versteinerte Energie jahrelang, vielleicht sogar ihr ganzes Leben lang in sich tragen. Man könnte sagen, dass sie von dissoziierten Gefühlen und Erinnerungen heimgesucht werden, ohne dies bewusst zu erkennen. Wird diese Energie nicht auf andere Weise freigesetzt, dann ist sie, meiner Meinung nach, für die Art von Heimsuchungen verantwortlich, die wir als Geistererscheinungen und Poltergeist kennen.

WARUM DIE PHÄNOMENE NICHT WEITER VERBREITET SIND

Nehmen wir jetzt einmal an, dass Sie bereit sind, dieser Sichtweise Glaubwürdigkeit zuzubilligen oder zumindest anzuerkennen, dass einiges dafür spricht. Da so viele Menschen als Kinder oder als Erwachsene stressgeladene, schockierende oder gar traumatisierende Erfahrungen machen, stellt sich dann natürlich die Frage, warum Anomalien nicht weiter verbreitet sind. Warum kommt es nicht jeden Tag zu den Spukerscheinungen, die ich zu erklären suche – überall dort, wo eine Typ-C-Persönlichkeit anwesend ist, die sich des angehäuften Stresses in ihrem Körper nicht bewusst ist und die den Kontakt zu Erinnerungen an Traumata, zu denen es in der Kindheit gekommen sein mag, verloren hat? Da ich selbst meinen eigenen Ideen gegenüber ausgesprochen skeptisch bin, ist mir klar, dass man diese Frage stellen und zumindest versuchsweise beantworten muss.

Die erste und offensichtlichste Antwort ist, dass nicht jede Typ-C-Persönlichkeit Überreste eines Traumas mit sich herumträgt. Viele unserer Zeitgenossen sind ruhig, höflich, ohne sich in den Vordergrund zu drängen und sich selbst zu behaupten, und sind einfach nette Menschen, ohne notwendigerweise die explosive emotionale Energie in sich zu tragen, die mit einer Erstarrungsreaktion verbunden ist, welche niemals zum Abschluss gelangte. Sie sind sich vielleicht ihrer Gefühle von Moment zu Moment nicht so deutlich bewusst wie andere, die empfindsamer sind, aber Gleichmut und emotionale Zurückhaltung müssen nicht unbedingt bedeuten, dass sie eine traumatische Vergangenheit haben. Auch das Gegenteil ist wahr: Jemand, der zur Dissoziation neigt, ist nicht unbedingt unter allen Umständen schüchtern und zurückgenommen. In Situationen, die wenig mit dem ursprünglichen Trauma zu tun haben, mag die Person ihre Emotionen durchaus artikulieren und zum Ausdruck bringen. In allen Situationen, außer den relevantesten (und deshalb bedrohlichsten), kann eine solche Person dem Anschein nach alles andere als eine Typ-C-Persönlichkeit sein.

Die zweite Antwort ist, dass eine Person zu einer ganzen Reihe von Verhaltensweisen und Persönlichkeitszügen neigen mag – einschließlich der Dissoziation und des Zurückhaltens von Energie im Körper –, weil bei ihr der Einfluss von Genen und von Umweltfaktoren, die vor der Geburt wirksam wurden, zusammenkommt. Wie im vierten Kapitel beschrieben, mag eine solche Person konstitutionell ängstlicher und für Stress anfälliger sein und mag mit größerer Wahrscheinlichkeit die unangenehmen Auswirkungen einer lang anhaltenden Erstarrungsreaktion erfahren. Um es mit anderen Worten zu sagen: Die Person könnte aufgrund ihrer speziellen Neurobiologie mit größerer Wahrscheinlichkeit ein Kandidat für künftige energetische Phänomene wie Geistererscheinungen und Poltergeister sein – also aufgrund von Umständen, die bereits bei der Geburt vorhanden waren und die später, wenn auch in beschränktem Maße, modifiziert worden sein mochten.

Die dritte Antwort auf diese Frage, warum solche Phänomene nicht häufiger auftreten, ist, dass relativ wenige Menschen die Sensibilität besitzen, sie wahrzunehmen, oder dazu neigen, sie ernst zu nehmen. Genauso wie so viele von uns jeden Tag ihren Geschäften nachgehen, ohne viel auf die emotionalen Hinweise zu achten, die von ihren Kollegen (und sogar von ihren Ehepartnern und Kindern) kommen, ist, wie ich annehme, wohl auch die Fähigkeit, Manifestationen eingefrorener Energie im Menschen wirklich zu bemerken, relativ selten.

Meine abschließende Antwort auf diese sehr wichtige Frage ist, dass die im Körper festgehaltene Energie zwar eine notwendige, aber keine hinreichende Bedingung für die Manifestationen psychischer Phänomene ist. Solche Energie muss begleitet sein von einem Problem oder einer Prädisposition auf der Ebene des Gehirns. Ich werde dieses Thema im siebten Kapitel noch umfassender behandeln. Für den Moment mag es genügen zu sagen, dass wir die Verbindung zwischen der emotionalen (limbischen) Region des Gehirns und dem kognitiven (Neokortex-)Bereich im Blick behalten sollten. So wie Menschenwesen, sehr viel mehr als andere Tiere, dazu neigen, nach einer überwältigenden Bedrohung zu dissoziieren, so neigen wir auch dazu, über Probleme nachzudenken, die eine emotionale Bedeutung für uns haben und bei denen wir zu keiner Lösung gelangt sind.

Ein Beispiel hierfür: Eine 50-jährige Krankenschwester flog in einem Flugzeug, das plötzlich ein Triebwerk verlor. Was die folgenden turbulenten Momente der Ungewissheit angeht, erinnert sie sich: »Alles, woran ich denken konnte, war meine Garage. Dass ich sie nicht aufgeräumt hatte und wie unordentlich es dort sein würde, wenn jemand kommen und sie sehen würde. Es ist verrückt, woran man in einer solchen Situation denkt.«[453] Ja wirklich, warum sollte ihr Geist – oder der Geist von irgendjemandem inmitten einer Krise zu einem vergleichsweise trivialen Gegenstand wandern? Vielleicht, so vermute ich, weil dieser irgendeine untergründig vorhandene und emotional aufgeladene Sorge repräsentierte, die die Frau, wenn überhaupt noch möglich, jetzt, da sie ihre letzten Momente gekommen sah, gern gelöst hätte.

Der Teil des Gehirns, von dem man annimmt, dass dort eine solche Problemlösung geschieht, ist der rechte orbifrontale Kortex. Wie wir im dritten Kapitel gesehen haben, wird dort der emotionale Ausdruck geregelt. Diese Region ist auch für die Entwicklung der Ichempfindung, die kurz nach der Geburt beginnt und die schon früh durch die Interaktionen mit den hauptsächlichen Bezugspersonen programmiert wird, wesentlich.

EINE PERSÖNLICHE ERFAHRUNG

Die Tatsache, dass es so viele Gespenster und Geistererscheinungen gibt, die nicht nur immer wieder dieselben Handlungen vollführen, sondern von denen man auch sagt, dass sie vergeblich »auf der Suche nach etwas« seien, scheint mir auf eine Parallele hinzuweisen – nicht nur mit Menschen, die unbewusst ein traumatisches Ereignis wiederholen, sondern auch mit anderen, die ein bestimmtes Problem nicht bewusst zu lösen vermögen. Ein bohrender Zweifel, eine Besorgnis über die Konsequenzen und die Angemessenheit eines bestimmten Handelns oder über eine vermeintliche Schuld – all diese Überlegungen führen dazu, dass das denkende Gehirn sich über etwas hinwegsetzt, das das primitivere emotionale Gehirn vielleicht zum Ausdruck bringen, ans Tageslicht holen oder erledigen möchte. Dies ist die andere Seite der Dynamik, die ich zuvor postuliert habe und bei der es um die Frage geht, was notwendig und hinreichend ist, damit es zu einer anormalen Erfahrung kommt. Die Energie dissoziierter Gefühle im Körper stellt das Mittel dar und die neurologische Blockade im rechten orbifrontalen Kortex das Motiv. Wenn die beiden bei einer bestimmten Gelegenheit zusammenkommen, kann das Resultat beunruhigend sein.

Beachten Sie eine erstaunliche Erfahrung, die meine ganze Familie vor einigen Jahren machte. Sie war nicht im üblichen Sinn des Wortes gespenstisch – es kam in unserem eigenen Heim am helllichten Tage dazu –, aber die Tatsache, dass sie es nicht war, macht es vielleicht leichter, die Theorie, die ich vorschlage, näher zu überprüfen.

Folgendes geschah damals. Es war kurz vor Mittag an einem frischen, klaren Herbsttag. Eines unserer geliebten Haustiere, ein großer weißer Kater namens Dalton, war zehn Tage zuvor umgekommen; er war nicht weit von unserem Haus entfernt von einem Auto überfahren worden. Als es geschehen war, fand der Nachbar, der den Kater gefunden hatte, kein Halsband mit Namen, sodass er ihn oder seinen Besitzer hätte identifizieren können, denn unser Kater befreite sich oft von diesem Halsband, und ich besorgte ihm nicht immer gleich ein neues. Als wir also endlich hörten, was geschehen war, war der Kater bereits begraben worden, und ich hatte keine Möglichkeit, mich von ihm zu verabschieden. Einige Tage später trafen meine Frau Bonnie, unsere zweijährige Tochter Gabrielle und ich zufällig am oberen Ende des Treppenhauses zusammen. Bis zu jenem Zeitpunkt hatten wir es noch nicht übers Herz gebracht, Gabrielle zu sagen, was geschehen war. Das Gefühl der Traurigkeit war viel zu stark, und sowohl Bonnie als auch ich zögerten, vom Tod des Katers zu sprechen. Aber in jenem Moment fragte Gabrielle sehr eindringlich: »Wo ist Dalton?« Ich hockte mich vor sie hin, sah ihr in die Augen und begann zu erklären, er habe »beschlossen, an einen besonderen Ort zu gehen, und würde nicht zurückkommen«.

Als ich, mit einem ziemlichen Kloß im Hals, begonnen hatte zu sprechen, hörten wir ein mehrfaches Klopfen an der Eingangstür, die nur wenige Meter entfernt war. Es war ein sehr nachdrückliches Klopfen, und Bonnie ging sofort hin und öffnete die Tür. Sie meinte, es müsse das kleine Mädchen von nebenan sein, das sie eingeladen hatte. Seltsamerweise schien das Klopfen von ganz unten an der Tür zu kommen, von einer Position, an der üblicherweise niemand (selbst ein kleines Mädchen nicht) an die Tür klopfen würde. Wie auch immer: Wenige Sekunden später hatte meine Frau die Tür geöffnet – und draußen war niemand. Kein Kind, kein Erwachsener, kein Teenager, der uns einen Streich spielen wollte, kein Tier. Wir dachten für einen Moment, es könne ein Vogel gewesen sein, doch verwarfen diese Möglichkeit gleich wieder, weil das Klopfen sich deutlich vom Picken eines Vogels unterschied. Außerdem hatte noch nie ein Vogel an unsere Tür gepickt, und meiner Frau und mir war auch noch nie etwas nur annähernd Vergleichbares geschehen.

Dieser außerordentliche Zwischenfall geschah genau in dem Moment, in dem erneut die Trauer über den Verlust unseres Haustiers aufwallte (= Energie) und wir beide innerlich damit rangen, wie wir unserer Tochter die traurige Nachricht am besten beibringen könnten (= kognitive Ambivalenz). Die ganze Familie hörte ein eindringliches Klopfen, das sich aus dem Augenblick ergab und für dessen Quelle es keine konventionelle Erklärung gab, auch wenn das Geräusch selbst etwas ganz Gewöhnliches zu sein schien. Ein seltsames Ereignis, aber wahr, und nach meinem Dafürhalten kein bloßer Zufall.

IST EINE ZWANGSHANDLUNG IM SPIEL?

In der Literatur über anormale Erscheinungen werden sehr viel seltsamere Geschehnisse berichtet. Sie können weitaus lebhafter sein, wiederholt auftauchen und sehr viel verstörender sein – was vermutlich davon abhängt, ob die involvierten Gefühle stärker dissoziiert sind, ob die damit verbundenen Energien stärker und tiefer verwurzelt sind und ob die ungelösten Probleme von größerer Tragweite sind oder nicht. Einige Geistergeschichten scheinen so seltsam zu sein, dass hier vielleicht eine Variation des von mir vorgeschlagenen Modells ins Spiel kommt. Ein Ereignis in den Memoiren des angesehenen Parapsychologen Nandor Fodor ist ein sehr gutes Beispiel. Er erwähnt die Erfahrung einer gewissen Lady Harris in England (er gibt keine Jahreszahl an, aber wahrscheinlich war es im späten 19. oder Anfang des 20. Jahrhunderts). Eine Erscheinung, die offenbar nach etwas suchte, zeigte sich im Heim von Lady Harris. Fodor schreibt: »Als sie Nachforschungen anstellte, fand sie heraus, dass der Vorbesitzer des

Hauses einen prächtigen Bart gehabt hatte, den er, bevor er abends zu Bett ging, immer mit einem Gummiband hochzubinden pflegte. Ihr kam der verrückte Gedanke, dass der Geist vielleicht nach einem Gummiband suche. Sie legte also ein Gummiband auf das Bord im Schlafzimmer ... Das Gummiband verschwand, und der Geist tauchte nie wieder auf.«[454]

Berichte wie dieser, die von offensichtlich ziemlich trivialen persönlichen Angelegenheiten erzählen, haben in ihrer Anhäufung die Parapsychologie in Verruf gebracht. Warum wohl? Nun, schließlich würden wir alle gern glauben, dass unser Leben in der größeren Ordnung der Dinge eine besondere Rolle spielt, dass wir hier auf der Erde sind, um zu lernen, zu wachsen und uns zu entwickeln, und dass wir, nachdem wir diese sterbliche Hülle abgestreift haben, bessere Dinge zu tun haben (wenn wir dann überhaupt etwas zu tun haben), als unsere alten, sinnlosen Gewohnheiten aufrechtzuerhalten. Geistergeschichten dieser Art scheinen es sogar noch weniger zu verdienen, wissenschaftlich untersucht zu werden, als die zwanghaften Wiederholungen, die ich zuvor untersucht habe und von denen ich annehme, dass sie dem unbewussten Streben nach Auflösung einer traumatischen Episode entspringen.

Aber ist das Wort »zwanghaft« nicht genau richtig, um das Verhalten des Geistes im Hause der Lady Harris zu beschreiben? Es scheint mir eine durchaus schlüssige (und weniger voreingenommene) Interpretation solcher Ereignisse zu sein, dass die Gewohnheit der Person an sich jenes Problem oder jene Prädisposition im Gehirn darstellt, die, wie ich zuvor postuliert habe, eine wesentliche Voraussetzung für das Auftreten dieser Art von Phänomenen ist. Vielleicht sprach die Tatsache, dass der frühere Besitzer des Hauses sich einen ungewöhnlich langen Bart hatte wachsen lassen, für ein sehr viel tiefer gehendes Problem, das vielleicht mit seiner Familie zu tun hatte (einer Tradition unter den Männern in seiner Familie, zu der er im Widerspruch stand), mit gesellschaftlichen Normen (die zu erfüllen er sich gedrängt fühlte) oder mit Geschlechterbeziehungen (fanden die Frauen vor 150 Jahren einen langen Bart eher anziehend oder abstoßend?). Vielleicht hing die Gewohnheit dieses Mannes auch mit etwas zusammen, das wir heute eine Zwangsneurose nennen. Auch wenn es am Syndrom der Zwangsstörung immer noch viel Unerklärliches gibt, wird doch allmählich immer klarer, dass es sich dabei um eine neurobiologische Störung handelt. Man hat sie bereits mit einem niedrigen Spiegel des Neurotransmitters Serotonin in Verbindung gebracht. Die Hirnszintigrafie hat auch gezeigt, dass Patienten mit einer Zwangsneurose schneller Energie im Frontallappen und in den Nervenbahnen, die den Frontallappen mit den Basalganglien verbinden, verbrennen.[455] Wenn ich recht habe, dann wird sich zeigen, dass auch diesen sehr seltsamen und äußerst rätselhaften Berichten energetische Prozesse im Gehirn und im Körper zugrunde liegen.

6
GEFÜHLE UND DER EINFLUSS DER ATMOSPHÄRE

Erinnern Sie sich noch daran, wie man einst über elektrische Ströme und »unsichtbare Wellen« gelacht hat? Das Wissen über den Menschen steckte damals noch in den Kinderschuhen.

Albert Einstein

Zu wissen, dass wir wissen, was wir wissen, und zu wissen, dass wir nicht wissen, was wir nicht wissen, das ist wahres Wissen.

Kopernikus

Die Atmosphäre ist befrachtet mit Bedeutung. Die Luft, die wir atmen, ist dasselbe Medium, durch das wir sehen, hören, riechen und Berührung auf unserer Haut spüren. Die Wärme des Sonnenlichts, ... eine ermunternde Hand auf unserer Schulter ... der Geruch des regennassen Asphalts an einem schwülen Tag ... der pulsierende Bass einer Rockballade ... der Anblick oder der Ruf eines Freundes, der uns begrüßt – all diese uns einladenden Reize werden durch die Luft vermittelt.

Eine Fülle von Informationen über unsere Umwelt wird uns durch die Luft vermittelt, die wir natürlich ständig mit allen Lebensformen auf dieser Erde, die ein- und ausatmen, teilen. Doch trotz all dieser Informationen und dieser spürbaren Verbindung mit dem Rest des Planeten bleibt die Luft praktisch unbemerkt. Warum? Weil die Atmosphäre selbst unsichtbar ist. Der einzigen Ausnahme begegnen wir in einer

Gegend, in der der Smog unübersehbar ist. Ansonsten aber ist diese Konstante unserer Existenz etwas, das wir nie wirklich sehen. Obwohl wir in die Luft eingetaucht sind wie ein Fisch in den Ozean, stellt sie etwas dar, das jemand einmal die »unerhörteste Abwesenheit, die unser Körper kennt« genannt hat.[456]

Aber natürlich ist sie niemals wirklich abwesend, wir sind ständig von ihr eingehüllt. Und unterschwellig nimmt unser Körpergeist doch ziemlich viel davon zur Kenntnis – viel mehr, so vermute ich, als unsere westliche Philosophie sich jemals hat träumen lassen. Ich möchte nämlich behaupten, dass die Formulierungen, die wir manchmal gebrauchen und die uns treffende Metaphern zu sein scheinen für das, was an einem bestimmten Ort zu einem bestimmten Zeitpunkt geschieht, wesentlich mehr sind als bloße Metaphern. So spricht man zum Beispiel von einer »angespannten Atmosphäre«, davon, das »dicke Luft« herrsche oder dass »Unheil in der Luft« liege, und man sagt auch, nach einem Streit müsse die »Atmosphäre gereinigt« werden. Diese Aussagen beschreiben ganz offensichtlich Wahrnehmungen der Körpersprache und der stimmlichen Äußerungen anderer, ihres Gesichtsausdrucks, ihrer Haltung und ihrer Gesten sowie des Klanges und des Tonfalls ihrer Stimme. Zweifellos sind auch Gerüche im Spiel: Im Falle einer vor Erotik knisternden Atmosphäre sind es die Pheromone. Was Orte angeht, an denen es angeblich spukt, mag noch mehr im Spiel sein. Eine Aussage aus einem Bericht über eine unlängst erfolgte Untersuchung ist ein Beispiel hierfür: »Ich gehe mit meinem Schlafsack die Treppe hinauf in den Raum, in dem es spukt. Es ist schrecklich hier drinnen. Ich habe ein Gefühl, als bestünde die Luft aus einem unsichtbaren Schwamm.«[457] Eine andere Person hatte das Gefühl, ein bestimmter Raum sei irgendwie »voller« als normal.[458] Ich habe solche Aussagen nicht katalogisiert, aber ich habe an Orten, wo ich mich seltsam oder unwohl fühlte, selber ähnliche Beobachtungen gemacht. Ich habe mit der Beleuchtung, der Anordnung der Möbel, der Strahlung von Radioweckern und so weiter experimentiert und gefunden, dass die Veränderung solcher Variablen offenbar keinen Einfluss auf die seltsame Empfindung hat, dass die Atmosphäre selbst etwas enthält, das belastend oder beunruhigend ist.

Aus diesem Grunde werden wir in diesem Kapitel jene Form von Energie untersuchen, die unsere Welt und das gesamte Universum durchdringt. Es ist die Energie, die uns »Einsicht« in die Welt gewährt – das Phänomen des Lichts. Elektromagnetische Strahlung, zu der auch das Licht gehört, ist eine elementare und überall anzutreffende Kraft in unserem Universum. Sie verbindet das, was ist, mit der Fähigkeit fühlender Wesen, dieses wahrzunehmen. Wie wir sehen werden, hat es mit dem Elektromagnetismus sehr viel mehr auf sich, als wir auf den ersten Blick vermuten würden.

ES WERDE LICHT

Die hervorstechende Charakteristik des Lichtes ist die Art und Weise, auf die es fühlende Wesen mit den Objekten ihrer Wahrnehmung verbindet. Das Licht ermöglicht uns nicht nur, unsere Umgebung zu sehen, sondern es wird auch in den Augen des Wahrnehmenden reflektiert. Ein Funkeln in den Augen weist auf Lebendigkeit und Vitalität hin. Leuchtende Augen künden von Intelligenz oder tieferen Gefühlen. Wir sprechen davon, dass die Augen einer bestimmten Person, in denen wir dieses Leuchten oder Funkeln vermissen, kalt oder tot aussehen. Und wenn die Augen eines Menschen »zu leuchten beginnen«, dann wissen wir, dass er etwas ganz Besonderes fühlt. All dies nehmen wir dank des Mediums des Lichtes selbst wahr.

Ich war schon immer fasziniert von der Betrachtung des

Ursprungs von Wörtern, der uns viel über ihre latente Bedeutung und die anderen damit verbundenen Wörter sagen kann. »Leuchten«, »licht«, »erleuchten« haben alle dieselbe indogermanische Wurzel, die die Vorstellung von Helligkeit, ausstrahlender Energie und von deren Wahrnehmung durch das Auge vermittelt. Spiritualität und Licht werden tatsächlich miteinander in Verbindung gebracht, wie wir in Kürze sehen werden.

Lassen Sie uns zuerst jedoch eine andere relevante etymologische Einsicht betrachten. Der Begriff der »Atmosphäre« ist zweifellos wichtig, wenn wir bedenken, dass das Licht von unserer Sonne und den weiter entfernten Sternen zuerst die Atmosphäre der Erde durchdringt, bevor es unsere Augen erreicht. Das Wort »Atmosphäre« ist von dem Sanskrit-Wort *âtman* abgeleitet, das nicht nur »Luft« und »Atem«, sondern auch »Seele« bedeutet. Eine Parallele zu dieser Beziehung gibt es bei anderen Wörtern, etwa dem Begriff »Psyche« (der von einem altgriechischen Wort herkommt, das sowohl »Atem« als auch »Geist« bezeichnet), dem Wort »animieren« (das von einem anderen griechischen Wort herkommt, das »Wind« bedeutet) oder den Begriffen »Aspiration« und »Inspiration« (die von einem lateinischen Wort herkommen, das sowohl »atmen« als auch »Geist« bedeutet). In einer anderen alten Sprache, dem Hebräischen, gibt es das Wort *ruach*, das ebenfalls eine solch zweifache Bedeutung hat, nämlich »Wind« und »Geist«.[459] Ähnliche Assoziationen gibt es in vielen anderen Kulturen, etwa bei den Stämmen der Lakota Sioux und der Navajo in Nordamerika.[460]

Lange vor unserem industriell fortgeschrittenen und technologisch kenntnisreichen Zeitalter war die Verbindung zwischen der unsichtbaren Luft, dem Geist und atmender Lebendigkeit für die Völker rund um den Globus eine unbezweifelte Tatsache. Ihre Sprachen und die Wurzeln unserer eigenen Sprache weisen darauf hin, dass wir uns einer subtilen, fast unmerklichen Eigenschaft der Atmosphäre bewusst sind. Heute mögen wir eine solche Vorstellung verächtlich abtun und sie als überholtes anthropologisches Konzept beiseitewischen – wir können uns aber auch dazu entschließen, sie näher zu erkunden. Angesichts der riesigen Fülle von sensorischer Information, die über das Medium der Luft auf unseren Geist wirkt, sowie der noch grundlegenderen Kraft des Elektromagnetismus tun wir, wie ich meine, gut daran, sie näher zu erkunden. Da Gehirn und Körper heute immer mehr als Aspekte unseres einheitlichen Geistes verstanden werden, sollten wir vielleicht auch unser Ich im Lichte dieses universalsten Einflusses auf alle Lebensformen betrachten.

EINE LEKTION IN PHYSIK

Wir beginnen unsere Untersuchung mit einer kurzen Darstellung des Elektromagnetismus. Elektromagnetismus ist, einfach gesagt, die Kraft, die zwischen Ladungen und Magneten wirkt. Der Elektromagnetismus ist auch eine der vier elementaren Kräfte, die im Universum wirken; die anderen drei Kräfte sind die »starke Kraft« oder »starke Wechselwirkung« (die die Teilchen im Atomkern und, auf einer tieferen Ebene, die Quarks in einem Teilchen zusammenhält), die »schwache Kraft« oder »schwache Wechselwirkung« (die für bestimmte radioaktive Zerfallsprozesse verantwortlich ist) und die Gravitation oder Schwerkraft (die Kraft der Anziehung, die eine Masse auf eine andere ausübt).[461]

Die Materie selbst besteht aus Atomen. Zwar bestehen Atome aus zahlreichen kleineren Partikeln (wie etwa Elektronen), doch ist das Atom selbst die kleinste Einheit der Materie, die noch die eindeutigen Eigenschaften eines bestimmten chemischen Elements beibehält. Die Elektronen im Atom, die um den Atomkern kreisen, bewegen sich auf ganz bestimmten

Umlaufbahnen mit wohldefinierten Abständen vom Atomkern – eine Entdeckung, die der Physiker Niels Bohr machte. Damit ein Elektron die vom Atomkern auf das Elektron ausgeübte Anziehungskraft überwindet und von einer niedrigeren auf eine höhere Umlaufbahn gelangt, muss Energie zugeführt werden. Wenn sich ein Elektron andererseits von einer höheren auf eine niedrigere Umlaufbahn bewegt, gibt es einen Überschuss oder eine Freisetzung von Energie.[462]

In der Materie wird kontinuierlich Energie ausgetauscht, weil ihre Bestandteile ständig miteinander interagieren. Wenn Kombinationen von Atomen miteinander kollidieren, werden Elektronen neu angeordnet und springen in höhere oder niedrigere Umlaufbahnen.[463] Im ersteren Fall wird Energie absorbiert, im letzteren wird Energie abgestrahlt. Der energetische Unterschied verlässt das Atom in der Form eines Photons. Dies ist der Prozess, durch den ein Atom Licht und andere Formen elektromagnetischer Strahlung aussendet.[464]

Das sichtbare Licht, Radiowellen, Mikrowellen und Röntgenstrahlen sind Beispiele für elektromagnetische Strahlung. Diese Strahlung unterscheidet sich nur in ihrer Wellenlänge, auch wenn dieser Unterschied beträchtlich ist. So sind zum Beispiel die AM-Radiowellen Hunderte von Kilometer lang, während Mikrowellen nur einige Zentimeter lang sind. Noch weiter auf der Seite des elektromagnetischen Spektrums (siehe Abbildung 6) mit den kürzeren Wellen wird die Infrarotstrahlung in Wellenlängen von Tausendsteln von Zentimetern gemessen, die ultraviolette Strahlung in Wellenlängen von einigen Hundert Atomen und die Gammastrahlung in Wellen, die die Länge eines Atoms haben oder noch kürzer sind.[465] Die Frequenz einer Welle ist übrigens umgekehrt proportional zu ihrer Länge. Je kürzer die Wellenlänge, desto höher ist die Frequenz, je länger die Wellenlänge, desto niedriger ist die Frequenz.

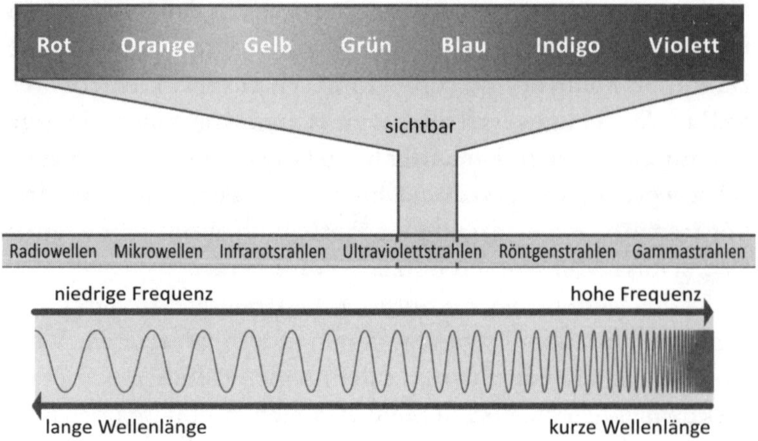

Abbildung 6. Das elektromagnetische Spektrum

Das elektromagnetische Spektrum entspricht auch einem Spektrum der Energie. Je kürzer die Wellenlänge, desto mehr Energie wird ausgestrahlt. So hat also im sichtbaren Spektrum das rote Licht am wenigsten Energie, während das blauviolette Licht die meiste Energie besitzt.[466]

Die Farbe des Lichts, das wir wahrnehmen, hängt, wie Sie sich vorstellen können, (erst einmal) von der Wellenlänge ab. Die längste Wellenlänge, die unser Auge wahrnimmt, ist das Rot, während die kürzeste Wellenlänge das Blauviolett ist. (Licht, das alle Wellenlängen in einem ausgewogenen Verhältnis enthält, erscheint weiß.) Es sind jedoch bei der Farbwahrnehmung noch viele andere Faktoren involviert. Das Licht, das in unsere Augen eintritt, löst eine komplexe chemische Reaktion in der Retina aus, die in physiologische Prozesse im Rest des Auges übersetzt wird, worauf eine Interpretation

Abbildung von Eric Scafetta Design & Illustration

von Nervensignalen durch das Gehirn erfolgt. Die Farbwahrnehmung ist also nicht nur von der von außen kommenden Strahlung abhängig, sondern auch von unseren eigenen kognitiven Fähigkeiten und sogar unserem Geisteszustand.[467]

Welche Farbe wir sehen, ist außerdem davon abhängig, wie das Licht von dem gegebenen Material absorbiert und wieder ausgesandt wird. Wenn zwei Materialien, die beide von der Sonne beschienen werden – sagen wir ein Ziegelstein und ein Grashalm –, eine unterschiedliche Farbe haben, so liegt das daran, dass das von ihren Atomen reflektierte Licht eine spezifische Wellenlänge hat. Bestimmte Wellenlängen des Sonnenlichts werden von ihren Atomen absorbiert, und wir sehen nur die von ihnen wieder ausgestrahlten Wellenlängen. Dieses reflektierte Licht, das dann von unseren Augen und unserem Gehirn verarbeitet wird, ist das, was den Ziegelstein rötlich und das Gras grün erscheinen lässt.[468] Die Farbe eines bestimmten Materials ist charakteristisch für die Atome, aus denen es besteht, weil jedes Atom, abhängig von den spezifischen Umlaufbahnen seiner Elektronen, nur bestimmte Energien absorbieren und wieder abstrahlen kann.[469]

Neben den Augen sind auch andere Teile des Körpers daran beteiligt, elektromagnetische Strahlung zu erkennen. Wenn zum Beispiel ein Ding heiß ist, dann bewegen sich die Atome darin sehr schnell hin und her. (Die relative Bewegung der Atome wird kinetische Energie genannt. Heiße Materialien haben mehr kinetische Energie als kalte Materialien, weil sich die Atome der letzteren langsamer bewegen.)[470] Wenn Ihre Hände spüren, dass Hitze, sagen wir von einem Ofen, abgestrahlt wird, dann absorbieren sie in Wirklichkeit Infrarotstrahlung, deren Energie die Bewegung von Atomen in Ihren Händen beschleunigt – und Ihr Gehirn interpretiert die Empfindung als Hitze.[471] Ihre Haut ist außerdem ein wirksamer Detektor von ultravioletter Strahlung, wie ein Sonnenbrand deutlich macht.[472]

ELEKTRIZITÄT UND MAGNETISMUS

Betrachten wir nun die beiden Komponenten des Begriffs »Elektromagnetismus« und beginnen mit dem Magnetismus. Wir wissen, dass Energie abgestrahlt wird, wenn ein Elektron in einem Atom auf eine niedrigere Umlaufbahn springt. Wird die daraus resultierende Ladung durch einen Draht gepresst, entsteht ein elektrischer Strom, und wo immer ein elektrischer Strom fließt, wird ein magnetisches Feld erzeugt. Je stärker der durch eine Spiralwindung aus Draht fließende Strom ist (und je mehr Spiralwindungen vorhanden sind), desto stärker ist das magnetische Feld. Die Spiralwindung selbst ist ein elektromagnetischer Stromkreis.[473]

Diese Beziehung funktioniert auch umgekehrt. Bewegt man einen Magneten in der Nähe einer Spiralwindung aus Draht, so wird darin ein elektrischer Strom fließen. Die meiste Elektrizität in unserer Gesellschaft wird tatsächlich in Generatoren durch diesen Prozess, den man elektromagnetische Induktion nennt, erzeugt. Wir sollten wissen, dass die Natrium-Elektrizität, die in den Zellen unseres Körpers produziert wird (siehe Kapitel 4), sich hiervon unterscheidet.[474] Äußerlich produzierte elektrische Ladung ist eine Grundeigenschaft der Materie. Denken Sie daran, wie es ist, wenn Sie über einen Teppich schlurfen: Es wird statische Elektrizität erzeugt. Die schleifende Bewegung zieht Elektronen (die eine negative Ladung haben) aus dem Teppich heraus (der damit positiv aufgeladen wird) und treibt sie in Ihren Körper (der damit negativ aufgeladen wird), sodass Sie, wenn Sie eine Türklinke anfassen, die Ihre Ladung ableitet, einen »elektrischen Schlag« bekommen.[475] Die Elektrizität »dort draußen« produziert eine Wirkung »hier drinnen«.

Kehren wir die Perspektive um, so sehen wir, dass die vom Gehirn und vom Herzen erzeugte Energie sich über den Körper hinaus ausdehnt. Sie kann mithilfe von Geräten wie dem

Elektrokardiografen, dem Magnetokardiografen und dem Elektroenzephalografen gemessen werden. Der Elektromagnetismus wirkt also in beide Richtungen. Die Fähigkeit des Organismus, elektromagnetische Energie wahrzunehmen, und die Art und Weise, wie wir mit dieser Energie in Wechselwirkung treten, wird uns im weiteren Verlauf noch beschäftigen.

SENSORISCHE VERARBEITUNG

Soweit wir wissen, ist der Mensch nicht fähig, die meisten Formen von elektromagnetischer Strahlung bewusst wahrzunehmen, weil die Frequenzen, die über die des sichtbaren Lichts hinausgehen, die Wahrnehmungsfähigkeit unserer Sinnesorgane überschreiten. (Wir sollten jedoch hinzufügen, dass solche Empfangsgeräte wie Radio- und Fernsehempfänger sowie Röntgenteleskope unser Seh- und Hörvermögen beträchtlich ausgeweitet haben.) Doch nehmen wir einmal an, Guy Murchie – der Autor, dem wir im ersten Kapitel begegnet sind – habe recht und der Mensch besäße einen Sinn für Strahlung, der, zumindest theoretisch, die Fähigkeit umfasst, elektromagnetische Strahlung zu registrieren, die außerhalb des normalen Bereiches liegt.

Solch eine Vermutung scheint angesichts der Tatsache, dass viele andere Kreaturen eine Wahrnehmung von Strahlung zu besitzen scheinen, die über unsere eigene hinausgeht oder sich zumindest von dieser unterscheidet, nicht einmal so weit hergeholt. Es gibt zum Beispiel Indizien dafür, dass die Unechte Karettschildkröte (Caretta caretta), die auf ihren Wanderungen im Meer Tausende von Kilometern zurücklegt, die angeborene Fähigkeit besitzt, die Richtung und Stärke des magnetischen Feldes der Erde wahrzunehmen.[476] Außerdem haben Wissenschaftler ein Molekül identifiziert (das sich in den Augen von Zugvögeln findet), welches die notwendigen strukturellen und chemischen Eigenschaften zu besitzen scheint, um als eine Art Kompass dienen zu können. Das Molekül reagiert – zumindest unter Laborbedingungen – auf sehr schwache magnetische Felder, was vermuten lässt, dass die Feldlinien des magnetischen Feldes der Erde für diese Vögel vielleicht deutlich sichtbar sind – so wie wir die weiße Linie in der Mitte einer Straße sehen können.[477]

Vielleicht haben einige unserer Mitmenschen die außerordentliche Fähigkeit, solche Reize wahrzunehmen. Nehmen wir den Bericht eines renommierten Neuropsychologen über einen seiner Patienten: Der Mann hatte ihn konsultiert, weil er überzeugt war, er könne die Strahlung von Handys in seinem Kopf fühlen – und weil diese Empfindung ihn verrückt machte. Die Frau des Mannes und alle Ärzte, die er zuvor besucht hatte, glaubten, er sei einfach verrückt, aber der Neuropsychologe arrangierte einen Test. Er ließ sich während seiner Treffen mit diesem Patienten in unregelmäßigen Abständen von seinem Assistenten anrufen, um herauszufinden, ob dieser gestört auf die Anrufe reagieren würde. Der Patient bemerkte die Anrufe tatsächlich, angeblich auf die Sekunde genau beim Absenden des Anrufs.[478] Eine andere publizierte Anekdote berichtet von einem Mann, der über seine Zähne AM-Radiosendungen empfangen konnte.[479] Und einige Individuen hören Radarwellen als ein Summen oder Zischen.[480]

Ein Klang ist zwar eine Form von Vibration und keine elektromagnetische Strahlung, aber es wird vermutet, dass sehr niederfrequente Klänge (auch Infraschall genannt, das ist ein Klang mit einer Frequenz von weniger als 20 Hertz oder Schwingungen pro Sekunde[481]) bei gewissen hypersensiblen Menschen Gefühle von Angst und Depression und sogar physische Beschwerden hervorrufen können. Schwindel, Schmerzen im Mittelohr, Atembeschwerden, Zittern und Übelkeit wurden berichtet. Die Wirkung von Infraschall kann angeblich noch darüber hinausgehen: Manche Menschen berichten vom beunruhigenden Gefühl einer Präsenz in ihrer Nähe oder sehen sogar eine Erscheinung. Diese Menschen können gleichzeitig das Gefühl haben, dass ihr Körper oder der Raum, in dem sie sich befinden, sich abgekühlt hat.[482]

Ein solcher Fall wird von dem britischen Ingenieur Vic Tandy berichtet. Aufgrund seines Berufs und seiner Veranlagung war er zuerst skeptisch, als er in den 1980er-Jahren von Berichten über Spukerscheinungen im Labor seiner Firma hörte. Von dem Spuk berichtete eine im Labor arbeitende Putzfrau, die Tandy als »zuverlässig ... hart arbeitend ... und nicht leicht aus der Ruhe zu bringen« beschrieb. Doch eines Abends rannte sie Tandy beinahe um, als sie aus dem Labor stürzte. Blass und offensichtlich fassungslos behauptete sie, ein Gespenst gesehen zu haben. Eines anderen Abends, als Tandy noch spät an seinem Schreibtisch im Labor arbeitete, nahm er selbst eine Erscheinung wahr, nachdem er zuvor das deutliche und doch unbestimmte Gefühl einer Präsenz gehabt hatte. Obwohl er durch und durch ein methodisch denkender Ingenieur war, geriet er in Panik, begann zu schwitzen, und die Haare standen ihm zu Berge. Da war, wie er berichtet, »ein kalter Hauch und eine aus den Augenwinkeln wahrgenommene Bewegung. Ganz langsam begann diese Bewegung sich zu einer grauen Figur zu verdichten, die sich bewegte, als nähere sie sich mir von schräg hinten. Sie war nicht klar umrissen, bewegte sich aber, wie es ein Mensch tun würde. ... Als ich zusammenfuhr und mich zu ihr umdrehte, verblasste die Erscheinung. Im Labor war alles an seinem Ort, und abgesehen von meinem körperlichen Zustand war es, als sei nichts geschehen.«[483]

Tandy schrieb diese Erfahrung einer der Übermüdung entsprungenen Einbildung zu. Am nächsten Tag kehrte er in das Labor zurück und spannte eine Klinge in einen Schraubstock an einer Werkbank ein. Als er das getan hatte, fiel ihm auf, dass die Klinge auf und ab zu schwingen begann. Er unterdrückte die Panik, die das auslöste, und überlegte sich, »ob das, was er gesehen hatte, vielleicht mit irgendeiner Energie zu tun hatte«. Er führte ein schnelles Experiment durch, nahm die Klinge aus dem Schraubstock und bewegte sie langsam über den Boden des Raumes, um herauszufinden, wo im Raum die Vibration am stärksten sein würde. Die stärkste Schwingung zeigte sich »genau neben dem Schreibtisch, an dem ich am Abend zuvor gesessen hatte«. Die Variationen in der Bewegung der Klinge ließen ihn vermuten, dass hier »eine stehende Klangwelle vorlag«. Interessanterweise hatte das Laboratorium einen seltsamen Grundriss, da es aus zwei aneinandergebauten Garagen bestand; es war zehn Meter lang und drei Meter breit. Unter Berücksichtigung dieser Dimensionen berechnete Tandy die wahrscheinliche Frequenz der stehenden Welle auf 18,98 Hertz, also eine Wellenlänge im Infraschallbereich.[484]

Als Nächstes versuchte er die Quelle des Geräuschs zu identifizieren. Das erwies sich als ziemlich einfach: Erst eine Woche zuvor war im Keller ein neues Ventilationssystem installiert worden. Es war nicht nur eine seltsame Konfiguration von Bauteilen, sondern der Ventilator war auch so groß, dass er »einen gewöhnlichen Büroventilator wie ein Spielzeug aussehen ließ«.[485] Der Ventilator erzeugte einen großen Überschuss an Energie, da die Luftbewegung trotz seiner Größe relativ gering war. Wenn man den Ventilator ausschaltete, hatte das merkwürdige Konsequenzen; Tandy erinnert sich: »Das Laboratorium fühlte sich auf einmal viel leichter an. … Man kann es etwa so beschreiben wie das Gefühl, das sich einstellt, wenn die Fenster eines stickigen Raumes geöffnet werden. Das stickige Gefühl fällt einem erst dann wirklich auf, wenn es behoben wird.« War der Ventilator dagegen in Betrieb, schien er ein »bedrückendes« Gefühl zu erzeugen.[486]

In einem anderen Fall, den Tandy vorlegt – dem des Informationszentrums der Universität von Coventry –, berichteten die Leute von einem »intensiven Gefühl der Präsenz« zusammen mit einem »seltsamen Kältehauch in der Atmosphäre«. Diese Menschen zeigten typischerweise Symptome intensiver Furcht, einschließlich einer blassen Hautfarbe, Gänsehaut, Kälteschauern und des Gefühls, an einem Punkt im Raum festgehalten zu werden. Interessanterweise berichtet nicht jeder, der das Zentrum besucht, von solchen Gefühlen. Zumindest einige der Fremdenführer, die mit dem Gebäude sehr vertraut sind, tun es nicht.[487] Dies ist, wie ich glaube, bedeutsam: Hier sind zweifellos Unterschiede in der individuellen Neurobiologie im Spiel.

In diesen Berichten gibt es zwei erstaunliche Übereinstimmungen. Zuerst einmal ist da das Gefühl der Furcht: entweder ein Gefühl der »Erstarrung« oder der Drang, in Panik zu fliehen. Im vorigen Kapitel haben wir die Erstarrungsreaktion und ihre neurobiologischen Konsequenzen betrachtet. Im folgenden Kapitel werden wir uns eingehender mit Furcht im Kontext von anormalen Erfahrungen beschäftigen. Für den Augenblick möchte ich einfach nur festhalten, dass ein Gefühl der Furcht ein ganz wichtiger Aspekt ist, und möchte die Vermutung anstellen, dass es nicht allein mit etwas zu tun haben könnte, das wir logischerweise erwarten würden: nämlich damit, dass jemand, der eine unsichtbare Präsenz spürt, in Panik gerät, weil er nicht in der Lage ist, die Quelle der wahrgenommenen Bedrohung zu identifizieren. Zweifellos löst ein »Nichtwissen« Angst aus – wie könnte es anders sein? Doch das erstaunliche Ausmaß der Angst hat, wie ich vermute, mit etwas anderem zu tun. Dieses »Andere« befindet sich außerhalb des Individuums.

Die zweite Gemeinsamkeit stützt diese Vermutung. Im Laboratorium spürte Tandy eine graue Figur, die sich von hinten an ihn anzuschleichen schien. Die Farbe und augenscheinliche Bewegung entsprach dem, wovon die Putzfrau berichtet hatte.

Daraus könnten wir schließen, dass Tandy, der zuvor die Geschichte der Frau gehört hatte, der Quelle des Infraschalls unbewusst dieselben Charakteristika zuschrieb. Das wäre sicherlich eine vernünftige Interpretation. Er selbst räumt ein, dass »Furcht einen Fokus braucht. … Ich wusste, dass etwas [im Raum] eindeutig nicht in Ordnung war, und suchte verzweifelt nach einer Erklärung. … [Ich] erinnerte mich an die Beschreibung der Erscheinung, die die Putzfrau gegeben hatte.«[488] Doch andererseits finde ich die Übereinstimmung mit ähnlichen Berichten aus dem Informationszentrum der Universität von Coventry erstaunlich, da dieses von vielen ausländischen Besuchern aufgesucht wird, die wahrscheinlich nichts von seiner Spuk-Reputation wissen.[489] Sie beschreiben bedrückende Wahrnehmungen und körperliche Symptome, zu denen es stets an genau derselben Stelle kommt: an der Eingangstür zu einem Kellerraum. Tandy nahm vor Ort Messungen vor, um die Frequenz des Infraschalls, den er dort vermutete, festzustellen. Er stellte eine Schwingung von 19 Hertz fest – eine Zahl, die der im Laboratorium seines eigenen Unternehmens gemessenen Frequenz bemerkenswert nahe kam.[490]

Dass Menschen in solchen Situationen immer wieder dieselben Farben wahrnehmen (typischerweise Weiß oder Grau), scheint mir auf eine elektromagnetische Aktivität hinzuweisen. Auch die Ähnlichkeit in der Beschreibung in Hinsicht auf die Form, die Lokalisierung und die Bewegung weist auf eine äußere Quelle in der Umwelt hin, die nichtsdestoweniger mit dem Individuum interagiert. Ich vermute, dass die Quelle des Infraschalls – ob es sich um ein elektrisches Gerät, einen Motor oder etwas anderes handelt – eher so etwas ist wie ein Tuner oder Verstärker und nicht die eigentliche Ursache des Unbehagens.

Außerdem tragen wahrscheinlich die Maße eines Ortes, an dem es angeblich spukt, zusammen mit der Resonanz der vorhandenen Wände, des Fußbodens und der Decke zu dieser

Einstimmung bei. Bei meinen eigenen Besuchen einiger dieser Orte habe ich festgestellt, dass die fraglichen Räume länglich waren, wie das Laboratorium von Tandy, dass dort eine große Unordnung herrschte oder sie reiche Verzierungen aufwiesen und dass sie oft in grellen Farben ausgemalt waren. Möglicherweise sind diese Aspekte eines Raumes nicht nur für seine allgemeine Atmosphäre verantwortlich, sondern spielen auch eine Rolle für das Wirken physikalischer Kräfte in diesem Raum.

EIN PLATZ AN DER SONNE

Gehen wir jetzt einmal mehr nach außen, von einer Betrachtung von Räumen und Individuen, Lokalitäten und der Neurobiologie zu einer breiteren Perspektive, nämlich der der sErde, auf der wir wohnen, und der Sonne, die ihr Leben schenkt.

Es ist ganz einfach: Die Erde ist ein Magnet. Während sie rotiert, rotiert ihr Kern aus flüssigem Eisen mit ihr. Wir nehmen an, dass diese Bewegung das magnetische Feld der Erde hervorbringt. Wo immer wir sehen, dass sich eine Kompassnadel nach Norden ausrichtet, werden wir Zeuge einer Kraft, deren Ursprung im innersten Kern unseres Planeten liegt.[491]

Auch die Sonne hat ein magnetisches Feld. Man nimmt an, dass die Bewegung aufgeladener Partikeln im Inneren der Sonne aufgrund der Rotation der Sonne dieses Magnetfeld hervorbringt.[492] Wir wissen, dass das Magnetfeld der Erde seine Polarität immer wieder umgekehrt hat – im Verlauf von mehreren 100 Millionen Jahre wenigstens 300-mal. Das Magnetfeld der Sonne scheint sich alle elf Jahre umzukehren. Die Gründe dafür verstehen wir noch nicht richtig. Es scheint jedoch so zu sein, dass Sonnenflecken eine Konsequenz von magnetischen Stürmen und magnetischen Phänomenen unterhalb der Oberfläche der Sonne sind. Diese Sonnenflecken durchlaufen einen Elfjahreszyklus und nehmen parallel zum Magnetfeld zu oder ab.[493]

Der Sonnenschein ist natürlich die Aussendung elektromagnetischer Strahlung in der Form von sichtbarem Licht. Über die Hitze und das Licht hinaus – die in der Tat das Leben auf der Erde möglich machen – strahlt die Sonne, wie jeder andere Stern, noch außerordentliche Mengen von Gammastrahlen, Röntgenstrahlen und ultravioletter Strahlung ab. Dieser »Sonnenwind« strömt normalerweise mit einer Geschwindigkeit von 400 km/s auf die Erde zu. Glücklicherweise erstreckt sich das Magnetfeld der Erde etwa 64.000 Kilometer hinaus in den Raum und schirmt das Leben auf dem Planeten gegen die tödlichen Auswirkungen dieser Strahlung ab. (Dieser schützende Schild wird die Magnetosphäre genannt.) Besonders energiereiche Sonnenstürme schleudern jedoch Milliarden von Tonnen hoch aufgeladener atomarer Partikeln mit einer Geschwindigkeit von 800–900 km/s (das entspricht etwa 3.000.000 km/h) in Richtung auf unsere Erde. Deren Auswirkungen reichen vom Auftreten spektakulärer Polarlichter am Himmel über der nördlichen Hemisphäre über die Störung der Kommunikation mit Satelliten (wodurch Radio- und Fernsehübertragungen unterbrochen werden) bis hin zu Spannungsspitzen in den irdischen Stromnetzen, die Transformatoren durchbrennen lassen und damit zu Stromausfällen führen.[494]

Außerdem wird die Erde ständig von kosmischer Strahlung bombardiert, die von der Sonne und anderen Sternen erzeugt wird. Genau in diesem Augenblick durchqueren etwa drei Partikeln dieser Strahlung pro Minute Ihren Körper.[495]

Auch von unserem eigenen Planeten wird elektromagnetische Strahlung erzeugt. Hoch in der Ionosphäre wüten elektrische Stürme. In jedem gegebenen Augenblick senden etwa 3000–4000 solcher über den ganzen Globus verteilten Stürme ihre Blitze zur Erde hinab.[496] Viel weiter unten strahlt der Boden selbst ständig elektrisch geladene Partikeln (Ionen) in die Luft ab. An einem klaren, sonnigen Tag hat die Erde eine negative und die Atmosphäre eine positive Ladung, sodass diese Elektronen vom Boden und von der Flora aufwärts in den Himmel strömen. Doch im Verlauf eines Gewitters wird die Polarität umgekehrt, und die Erde wird positiv und die Unterseite der Wolken negativ.[497]

ATMOSPHÄRISCHE EINFLÜSSE

Wie die zuvor genannten Beispiele gezeigt haben, leitet die Atmosphäre der Erde eine ganze Menge elektromagnetischer Strahlung weiter, sei es in der Form von sichtbarem Licht, von ultravioletter Strahlung, von kosmischer Strahlung, Blitzen oder Ionen, die vom Boden selbst abgestrahlt werden. Es sollte uns also nicht überraschen, wenn wir hören, dass es nicht nur Individuen gibt, die für den unhörbaren Infraschall besonders sensibel sind, sondern auch Menschen, auf die sich andere atmosphärische Einflüsse auswirken. Haben Sie schon einmal von der Winterdepression (auch SAD für seasonal affective disorder genannt) gehört? Diesem Phänomen, das Frauen stärker betrifft als Männer und Menschen in nördlichen Breiten häufiger als in südlichen Breiten, wird immer mehr Beachtung geschenkt. Die Anfälligkeit für die Winterdepressionen könnte auch genetisch konditioniert sein. Es ist nur logisch, dass Licht bei ihrer Behandlung eine besondere Rolle spielt. So sind zum Beispiel in Ortschaften wie Seattle immer mehr sogenannte Lichtboxen in Gebrauch.[498]

Von anderen Menschen weiß man, dass sie sich vor einem Gewitter schlecht fühlen. Die Zunahme von positiven Ionen in der Luft, so nimmt man an, erhöht den Spiegel des Neurotransmitters Serotonin im Blut, was solche Symptome wie

Reizbarkeit, Schwindel, verschwommene Sicht und Kopfschmerzen mit sich bringt.[499]

Relevant ist in diesem Zusammenhang auch, dass es von einer Vielzahl von Kreaturen – von Hunden und Katzen über Ziegen, Hühner, Pferde, Stinktiere, Ratten, Rotwild, Elefanten und Rinder bis hin zu Vögeln und sogar Bienen – heißt, sie würden vor Naturkatastrophen wie Erdbeben, Vulkanausbrüchen, Lawinen und Flutwellen unruhig.[500] In Bezug auf zwei solcher Ereignisse aus der letzten Zeit, nämlich das Erdbeben und den darauf folgenden Tsunami, der im September 2004 die Küstenregionen von Ostasien verwüstet hat, sowie das Erdbeben, das im Januar 1995 die Stadt Kobe in Japan heimgesucht hat, gibt es gut dokumentierte Beobachtungen.[501] Ein Wissenschaftler in Japan fand es seltsam, dass vor dem Erdbeben in Kobe »so viele Regenwürmer in meinem kleinen Garten an die Oberfläche kamen«. Viele seiner Nachbarn beobachteten dasselbe. Er war sich damals nicht der Volksüberlieferung bewusst, die davon spricht, was das Zutagetreten einer großen Zahl von Regenwürmern bedeutet.[502] In der Tat gibt es seit vielen Jahrhunderten Legenden über das seltsame Verhalten einer Vielzahl von Tieren – einschließlich der Regenwürmer – vor Naturkatastrophen.[503]

Nach dem Erdbeben von Kobe widmete sich der Geophysiker Dr. Motoji Ikeya der näheren Untersuchung solcher Hinweise, um herauszufinden, ob das Verhalten von Tieren als ein Frühwarnsystem dienen kann. Er fand heraus, dass Welse zu diesem Zweck besonders geeignet sind.[504] Das aus seiner Forschung resultierende Buch, *Earthquakes and Animals: From Folk Legends to Science*, schlägt einen neuen Forschungsbereich vor: die elektromagnetische Seismologie. Ikeya stellt ein elektromagnetisches Modell vor, mit dem er zu erklären versucht, warum sich Tiere vor einer Naturkatastrophe seltsam verhalten. Er glaubt nämlich, dass sie elektrische Ladungen in der Luft spüren. Vielleicht werden auf diese Weise Neurotransmitter beeinflusst, und das Körperhaar der Tiere (wenn sie solches besitzen) könnte ebenfalls reagieren. Ikeya weist auf seine Arbeit mit Ratten hin, die als Reaktion auf ein Experiment mit der Kompression von Felsblöcken, das ein seismisches Ereignis simulierte, Veränderungen im Blutplasma und in der Gehirnflüssigkeit erkennen ließen.[505] Man nimmt an, dass solche Rissbildung tief in der Erde Veränderungen in der Polarität und Konzentration der in die Luft freigesetzten Ionen verursacht, Veränderungen, die vermutlich auch die Ursache dafür sind, dass manche Menschen sich vor einem Gewitter bedrückt fühlen.[506] Andere vermuten, dass Tiere tatsächlich Vibrationen in der Erde selbst spüren oder dass sie auf Gase reagieren, die vor einem Erdbeben freigesetzt werden.[507]

Infraschall wurde ebenfalls als eine Ursache für die Reaktionen von Tieren vermutet. Eine Reihe von tierischen Spezies können unterhalb der 20-Hertz-Schwelle, die die untere Grenze des menschlichen Hörvermögens darstellt, hören, darunter Elefanten, Nilpferde, Giraffen, Rhinozerosse, Wale und Alligatoren. Weil sich Infraschall ungehindert von Land-, Luft- und Wassermassen über weite Entfernung ausbreiten kann, glaubt man, dass diese Tiere in der Lage sind, über große Distanzen miteinander zu kommunizieren.[508] So glaubt man zum Beispiel von Elefanten, dass sie mithilfe von Sensoren in ihren Füßen durch den Boden geleitete Infraschallbotschaften auffangen können.[509] Diese Fähigkeit »erkennt man an plötzlichen Reaktionen wie dem Heben ihres Kopfes, während sie trinken, baden oder fressen, und an seltsamem Verhalten«.[510] Die Autorin eines Buches über dieses Phänomen, die Naturforscherin Katy Payne von der Cornell Universität, schloss als Erste intuitiv auf das, was da geschehen könnte, als sie eines Tages in der Nähe des Elefantengeheges in einem Zoo stand und ein seltsames »Pulsieren und Flattern« in der Luft verspürte. Es erinnerte sie an die tiefen Basstöne, die sie als Kind in der Kirche gehört hatte – und so wurde ein neues Forschungsfeld geboren.[511]

Vielleicht, so könnte man spekulieren, ist Payne ja selbst besonders sensibel. Oder sie ist ganz einfach gut darin, zwei und zwei zusammenzuzählen. Auf jeden Fall haben viele Überlebende des Tsunami von 2004 im Indischen Ozean vermutet, nicht nur Elefanten, sondern viele andere Spezies könnten durch Infraschall oder auf irgendeine andere Weise vorgewarnt worden sein, weil man nach der Katastrophe praktisch keine Tierleichen gefunden hat, im Gegensatz zu den etwa 200.000 menschlichen Körpern. In vielen Fällen wurde beobachtet, dass Tiere, wie etwa Elefanten, in höher gelegene Gegenden flüchteten oder sich (im Fall der Delfine) weiter hinaus ins Meer begaben.[512] Solche Infraschallwellen werden durch alle möglichen natürlichen Störungen erzeugt – durch Vulkanausbrüche, Erdbeben, Tornados, Lawinen, Wirbelstürme und andere Stürme auf See –, und ein solches Vermögen wäre offensichtlich ein evolutionärer Vorteil.[513]

Andere Forscher sind sich nicht so sicher. Sie weisen darauf hin, dass Tiere auf so viele Dinge reagieren – etwa auf Hunger, natürliche Feinde, Paarungsbotschaften –, dass es beinahe unmöglich erscheint festzustellen, ob sie irgendeine Form von Vorwarnung erhalten.[514] Relevant ist in diesem Zusammenhang auch, dass die Chinesen, die von vielen Erdbeben heimgesucht werden und die sich deshalb ebenfalls der Erforschung dieses Themas gewidmet haben, herausgefunden haben, dass nicht jedes solche Ereignis zu ungewöhnlichem Verhalten bei Tieren führt. Außerdem könnten die Anekdoten, die berichtet werden, vor allem eine menschliche Tendenz widerspiegeln – nämlich Dingen eine Bedeutung beizumessen, die die Leute niemals bemerkt oder an die sie sich niemals erinnert hätten, wenn es nicht zu einer Katastrophe gekommen wäre.[515]

Dennoch sollte man vielleicht in Erwägung ziehen, ob

Menschen nicht, zumindest in einigen außergewöhnlichen Fällen, eine Sensibilität besitzen könnten, die man zuerst nur unseren tierischen Verwandten zugeschrieben hat. So wie die Erde selbst überall von Leben wimmelt, so könnte sich zeigen, dass auch die Atmosphäre eine Vielzahl von Botschaften enthält, auch wenn diese für unsere Augen unsichtbar bleiben. Ein Forscher sah sich von den neuen Horizonten, die sich durch die Erforschung der Wahrnehmung von Infraschall im Tierreich eröffnen, zu dem Ausruf veranlasst: »Da draußen existiert diese unsichtbare Welt. ... Ich möchte den Menschen ihre Existenz bewusst machen.«[516]

HÖRBARES POLARLICHT

Ein erstaunliches Beispiel kommt aus dem hohen Norden. Einige Menschen scheinen ungewöhnlich auf die spektakulärste aller atmosphärischen Erscheinungen, das Polarlicht, zu reagieren. Seit Jahrhunderten und auch heute noch wird von einem Geräusch berichtet, einem Zischen, Sausen, Rascheln oder Knistern in Verbindung mit dem Auftreten von Nordlichtern. In den Überlieferungen der Ureinwohner von Alaska und dem nördlichen Kanada gibt es im Zusammenhang mit diesem Phänomen viele Geschichten von Geistern und Geisterstimmen.[517] Die Geräusche wurden aufgezeichnet, werden weiter untersucht, und es gibt alle möglichen Theorien über ihre Entstehung.

Interessanterweise sind die Geräusche nicht für jeden, der ein Nordlicht sieht, auch hörbar. Eine Person mag das Knacken und Rauschen klar und deutlich hören, während eine andere, die nur wenige Meter entfernt steht, nichts hört.[518] Es ist hier vermutlich mehr im Spiel als bloße Imagination, weil manche Menschen berichten, das Nordlicht-Geräusch bereits zu hören, bevor das Licht selbst auftaucht.

Für dieses Phänomen werden vier hauptsächliche Modelle angeboten:

1. Die elektrische Natur des Nordlichts (denken Sie an die geladenen Partikeln des Sonnenwindes) führen zu einer Entladung in Objekten auf dem Boden, sodass langes, trockenes Gras, gefrorene Tannennadeln und Büsche buchstäblich knistern. Dies Modell nennt man die »Unterholzentladungstheorie«.[519]
2. Die Menschen, die Nordlichtgeräusche hören, hören nicht etwas, das tatsächlich aus ihrer Umwelt stammt. Stattdessen kommt es zu einer Verwirrung ihrer sensorischen Signale, wobei der visuelle Eindruck dieser spektakulären atmosphärischen Erscheinungen sich für sie irgendwie in Geräusche übersetzt. Der Präzedenzfall für so etwas ist die sogenannte Synästhesie, bei der Sinneswahrnehmungen sich überlappen. Menschen, die Synästhesie erfahren, sehen zum Beispiel eine Farbe, wenn sie ein Geräusch hören, sie schmecken eine Form oder erfahren andere interessante Kombinationen.[520] Auf die Möglichkeit solcher Überlappung von Sinneswahrnehmungen weisen Anekdoten hin, die davon berichten, dass Nordlicht von einem schwefeligen Geruch begleitet sein kann.[521]
3. Ein bis jetzt noch unbekannter Mechanismus bringt gewisse Menschen dazu, buchstäblich die elektromagnetische Strahlung, die in der Form von Nordlicht vorliegt, zu hören.[522] Für diesen Erklärungsversuch könnte die Tatsache relevant sein, dass offenbar mehr Frauen und junge Menschen von diesen Geräuschen berichten als ältere Menschen oder Männer. Wenn das zutrifft, könnten sich die Nordlichtgeräusche – angenommen, dass man das Nordlicht buchstäblich hören kann – als Geräusche am hochfrequenten Ende des Spektrums des menschlichen Hörvermögens erweisen.[523] Andererseits schlägt Professor Colin Keay von der Universität von Newcastle in Australien vor,

dass sehr niederfrequente Radiowellen (also eine Strahlung mit einer Frequenz zwischen 3 und 30 kHz)[524] verantwortlich sein könnten. Solche Wellen, so spekuliert er, könnten über das Haar oder die Brille einer Person hörbar werden, die ebenso wie in der Nähe befindliches Unterholz als Energieumwandler dienen könnten.[525]

4. Auch wenn dies niemals als eine direkte Erklärung vorgeschlagen wurde, ist es doch eine Tatsache, dass das Nordlicht Infraschall erzeugt. Zunehmender Druck, der aus Elektrizität hoch oben in der Ionosphäre resultiert, führt zu Luftbewegungen, die den von der Bugwelle eines Schiffs erzeugten ähneln. Geophysiker haben den auf diese Weise erzeugten Infraschall aufgezeichnet.[526] Da dieser Schall für menschliche Ohren per definitionem unhörbar ist, kann er nicht das sein, was die Leute zu hören behaupten. Nichtsdestoweniger könnte es hier irgendeinen Zusammenhang geben.

Es könnte sein, dass keine dieser Theorien allein alle Fälle von Nordlichtgeräuschen angemessen zu erklären vermag und dass unterschiedliche Erklärungen für unterschiedliche Individuen angebracht sind. Ich frage mich jedoch, ob es die offensichtlich elektromagnetische Natur des Nordlichts erlaubt, Parallelen zu ziehen zu Orten, an denen es »spukt« und an denen man oft elektromagnetische Anomalien festgestellt hat.[527] Es ist nicht nur das allgemeine Umfeld des Ortes einer Geistererscheinung, das mit elektromagnetischen Variationen in Verbindung gebracht wird. Sehr häufig ist es (wie im Fall der von Tandy untersuchten Phänomene) ein ganz bestimmter Teil einer Lokalität, an dem immer wieder auftauchende Erscheinungen mit elektromagnetischen Besonderheiten zusammenfallen.[528] Auch wenn Klang keine Form von elektromagnetischer Strahlung ist, finde ich es doch interessant, dass Individuen, die Infraschall ausgesetzt waren, oft von Angst, Unruhe und Bedrückung berichten – also von Gefühlen, die eine Entsprechung in den warnenden Geschichten der Inuit haben, die die Nordlichtgeräusche »den Seelen Verstorbener« zuschreiben.[529] Sollten wir solche Übereinstimmungen als bloßen Zufall abtun und die Erzählungen von Menschen aus nördlichen Breiten als reinen Aberglauben bezeichnen? Bevor wir das tun, sollten wir uns vielleicht noch näher mit dem Zusammenhang von Geist und Atmosphäre beschäftigen.

LABILITÄT DER TEMPORALLAPPEN

Ein prominenter Forscher, der die Möglichkeit von Überlappungen zwischen natürlichen Kräften und anormaler Wahrnehmung untersucht, ist Michael Persinger von der Laurentian University in Ontario, Kanada. Er konzentriert sich in seiner Arbeit auf die elektromagnetischen Wirkungen innerhalb des Gehirns, besonders innerhalb der Temporallappen. Persinger schlägt vor, dass bei manchen Menschen eine starke Labilität der Temporallappen vorhanden ist, das heißt, dass sie zu winzigen, Epilepsie-ähnlichen Anfällen neigen. (Dieses Leiden wird auch Temporallappen-Epilepsie genannt.) Dazu kann es kommen, so nimmt er an, wenn ein Mensch zu hohen Dosen elektromagnetischer Strahlung entweder von menschengemachten oder von natürlichen Quellen ausgesetzt war. Eine solche Strahlungsbelastung verringert den Spiegel des Melatonins, eines Hormons, das im Gehirn von der Zirbeldrüse freigesetzt wird und in der Nacht den Schlaf herbeiführt. Da Melatonin auch gegen Krämpfe wirkt, wird ein Mangel an Melatonin die Wahrscheinlichkeit erhöhen, dass es zu Mikroanfällen kommt, besonders im rechten Temporallappen.[530]

Individuen, die eine hohe Temporallappen-Labilität besitzen, sind nach Persingers Einschätzung stärker künstlerisch begabt und ängstlicher als der Durchschnitt der Bevölkerung, und sie neigen eher zu anormalen Wahrnehmungen. Er spekuliert, dass elektromagnetische Strahlung extrem niedriger Frequenz (also Wellen mit einer Frequenz von weniger als 3 kHz)[531] in der Atmosphäre der Erde über die Zirbeldrüse auf den Temporallappen einwirken und Gefühle des Fliegens, des Schwebens sowie das Gefühl, sich außerhalb des Körpers zu befinden hervorrufen, zusammen mit Empfindungen von Stimmen, schattenhaften Präsenzen und voll ausgeprägten Erscheinungen.[532] Weil der Hippocampus (das Gedächtniszentrum des Gehirns) und die Amygdala (sein emotionaler Wachtposten) gleich unterhalb der Temporallappen lokalisiert sind, nimmt Persinger an, dass erinnerte Bilder und Gefühle ins Spiel gebracht und als Realität fehlinterpretiert werden.[533] Haben Personen einen ihnen besonders nahestehenden Menschen verloren und sind in Trauer, dann sind sie, wie Persinger annimmt, besonders anfällig.[534] Das führt dazu, dass lebhafte Bilder der geliebten Menschen auftreten, die von der Realität nicht zu unterscheiden sind. Und da bei ihnen in der Nacht zu wenig Melatonin vorhanden ist, werden sie von ebendiesen Erscheinungen aufgeweckt.[535]

Persinger interessiert sich auch für Geomagnetismus und untersucht die magnetischen Konsequenzen seismischer Aktivität unter der Erdoberfläche. Seiner Meinung nach kann erhöhte geomagnetische Aktivität ebenso Mikroanfälle in den Temporallappen hervorrufen wie atmosphärische Strahlung.[536] Tektonischer Stress, so sagt er, könnte Gefühle des Schreckens und deren körperliche Begleiterscheinungen wie Gänsehaut und zu Berge stehende Haare hervorrufen. Er spekuliert sogar, dass die Aktivität von Poltergeistern auf geomagnetische Aktivität zurückzuführen sein könnte, eine Aktivität, durch die je nach Stärke und Richtung der geomagnetischen Kraft Objekte levitiert oder umhergeworfen werden könnten. Zur Untermauerung seiner Vorstellungen haben Persinger und seine Kollegen Belege dafür gesammelt, dass sowohl Spuk- als auch Poltergeist-Erscheinungen sich tendenziell zu Zeiten hoher geomagnetischer Aktivität manifestieren.[537] Ein Team von der Universität von Iowa, das unabhängig von Persinger arbeitet, hat diese Funde aufgrund seiner eigenen statistischen Analyse bestätigt.[538] (Man hat auch eine Verbindung zwischen dem Sonnenwind und Halluzinationen gefunden,[539] auch wenn eine andere Studie von Persinger nahelegt, dass einige Typen von anormaler Wahrnehmung mit geringer magnetischer Aktivität korrelieren.[540])

MAGNETISCHE EINFLÜSSE AUF DAS GEHIRN

Wir sollten Persinger sehr dankbar dafür sein, dass er es nicht nur gewagt hat, solch neuartige theoretische Überlegungen anzustellen, sondern dass er seine Hypothesen auch getestet hat. In seinem Laboratorium richtete er magnetische Impulse auf die Temporallappen freiwilliger Versuchspersonen aus, um herauszufinden, wie oft dadurch spukähnliche Wahrnehmungen hervorgerufen werden. Die Versuchspersonen sitzen in einem bequemen Sessel in einer schalldichten Kammer und bekommen einen merkwürdig aussehenden Helm aufgesetzt, der von elektromagnetischen Schaltkreisen durchzogen ist. Die Ergebnisse von mehr als zehnjähriger Forschungsarbeit weisen darauf hin, dass magnetische Felder tatsächlich bei einem großen Prozentsatz der Menschen (etwa 80 Prozent der etwa 1000 untersuchten Personen)[541] seltsame Wahrnehmungen (etwa das Gefühl einer Präsenz oder das Gefühl des Fliegens oder Schwebens) hervorrufen können. Damit soll nicht gesagt sein, dass 80 Prozent der Bevölkerung eine hohe Temporallappen-Labilität besitzt, aber es zeigt, dass Magnetfelder eine deutliche Wirkung auf das Individuum haben. Die Forschungsergebnisse von Persinger wurden jedoch bislang nicht von anderen Forschern bestätigt.[542]

Persinger ist offen für die Möglichkeit, dass Menschen mit hoher Temporallappen-Labilität Zugang zu »tatsächlicher Information haben, die in der Umgebung vorhanden ist«, hält es aber für ebenso möglich, dass die magnetischen Pulse, denen sie ausgesetzt wurden, Einbildungen bei ihnen hervorriefen.[543]

Ich nehme an, dass nicht nur beide Wege möglich sind, sondern dass sie auch von unterschiedlichen Menschen in Abhängigkeit von ihrer ererbten Neurobiologie, ihrem Grad an Sensibilität für äußere und innere Reize, ihren Lebenserfahrungen und der Art und Weise, auf die sie typischerweise die mit Gefühlen verbundene Energie verarbeiten, eingeschlagen werden. Lassen Sie uns in dem Versuch, die einzelnen Stränge zu entwirren, zuerst die Aussage der Bewusstseinsforscherin (und früheren Parapsychologin) Susan Blackmore betrachten, die das Laboratorium von Persinger Anfang der 1990er-Jahre besucht hat. Obwohl sie anfangs äußerst skeptisch war, fand sie ihre eigenen Erfahrungen doch äußerst beunruhigend:

> »Ich war während des gesamten Experiments hellwach. Während etwa 10 Minuten schien erst einmal nichts zu passieren. ... Dann hatte ich das nicht zu leugnende Gefühl, als würden mich zwei Hände bei den Schultern packen und mich energisch in eine aufrechte Haltung zerren. Ich wusste, dass ich immer noch in dem Liegesitz lag, aber jemand oder etwas zog mich nach oben. Etwas schien mich am Bein zu packen, daran zu ziehen, es zu verdrehen und an der Wand aufwärts zu ziehen. Ich hatte das Gefühl, als hätte man mich fast bis zur Decke hinauf gestreckt.
>
> Dann kamen die Emotionen. Aus völlig heiterem Himmel, aber mit großer Intensität und Lebendigkeit fühlte ich mich plötzlich wütend – nicht einfach nur leicht verärgert,

sondern ich spürte jenen deutlichen Zorn, der uns dazu bringt zu handeln –, aber da war nichts und niemand, woran ich ihn auslassen konnte. Nach vielleicht zehn Sekunden war er wieder verschwunden. Später wurde der Zorn von einer ebenso plötzlichen Angstattacke abgelöst. Ich war entsetzt – ohne bestimmten Grund.«[544]

Zwei Aspekte dieses Berichts von Blackmore finde ich besonders bemerkenswert. Zuerst einmal erfuhr sie sehr überzeugende Empfindungen und Gefühle, obwohl diese nicht durch irgendeinen realen physischen Angriff oder durch emotionale Beleidigungen aus der Außenwelt hervorgerufen wurden. Dies stützt die Vorstellung, dass zumindest einige der Erscheinungen, die trauernde Menschen haben und die vollkommen wirklich zu sein scheinen, nichts anderes sind als eben das: Erscheinungen. (Bewegende Beobachtungen in dieser Richtung wurden von Menschen gemacht, die durch die kriegerischen Handlungen im Irak ein Kind oder einen Bruder verloren haben.[545]) Außerdem stiegen in Blackmores Geist plötzlich allgemeine Gefühle der Angst und des Zorns auf. Dies ist etwas ganz anderes als die Wirkungen, die von anderen Forschern hervorgerufen wurden, indem sie während einer Operation bestimmte Teile des Gehirns stimulierten. In solchen Fällen (die wir gleich näher untersuchen werden) erinnerten sich die Patienten an Bilder und Gefühle, die mit bestimmten Menschen und Ereignissen verbunden waren. Dies lässt, wie ich zugeben muss, an Spukerscheinungen denken, bei denen Menschen lebensechte Individuen, die zudem noch ihre ganz persönliche Kleidung tragen, sehen oder hören und von sehr klaren Eindrücken berichten.

DAS GEHIRN ANZAPFEN

Schon vor Persinger haben mehrere Forscher die Temporallappen von Versuchspersonen stimuliert und damit ein breites Spektrum an Gefühlen und Bildern hervorgerufen. Aus welchem Grund auch immer waren diese Forscher, ebenso wie Persinger, zumeist Kanadier.

Der erste und prominenteste von ihnen war der Neurochirurg Wilder Penfield aus Montreal. Im Jahre 1933 stimulierte Penfield während einer Operation an einem Patienten, der unter epileptischen Anfällen litt und der während der Operation bei Bewusstsein war, die Temporallappen des Patienten mit einem elektrischen Reiz und rief zu seiner eigenen Überraschung und der des Patienten damit etwas hervor, das er für eine lebhafte Erinnerung hielt. Während einer weiteren Operation hörte ein Patient, dessen Frontallappen stimuliert wurden, eine Melodie und glaubte, es sei das Radio. Ein weiterer Patient hörte seine Mutter telefonieren. Penfield glaubte, er rief exakte »Play-backs« ab, und stellte fest, dass seine Patienten sie weniger als Erinnerungen, sondern eher als ein Wiedererleben des ursprünglichen Ereignisses wahrnahmen.[546]

Etwa 30 Jahre später führte ein Kollege von Penfield, der Neurologe José Delgado, zusammen mit anderen Forschern an der medizinischen Fakultät der Yale-Universität ein ähnliches Experiment durch. Er gelangte jedoch zu einer anderen Schlussfolgerung. Delgado glaubte, die Patientin erfahre Erinnerungen, die mit dem zusammenhingen, wovon sie unmittelbar vor dem elektrischen Reiz gesprochen, worüber sie gerade zuvor nachgedacht oder womit sie sich auf einer unterbewussten Ebene gerade beschäftigt hatte. Diese Patientin glaubte nicht, Ereignisse erneut zu durchleben; sie war vielmehr davon erstaunt und manchmal darüber erschreckt, dass sich ihr ungebeten Wörter und Stimmen aufdrängten, die sie als etwas Anormales erfuhr.[547] (Persinger stützt sich auf diese

Theorie, um zu erklären, warum Menschen mit Temporallappen-Labilität dazu neigen, Erscheinungen von geliebten Menschen zu sehen: Wie er glaubt, liegt das daran, dass sie, bevor sie schlafen gehen, entweder bewusst oder unterbewusst an sie denken.[548])

Zu einem weiteren Fortschritt kam es in den 1980er-Jahren durch ein weiteres Experiment von Pierre Gloor vom Montreal Neurological Institute bei seiner Arbeit mit Patienten mit Temporallappen-Epilepsie. Gloors Team fand heraus, dass die hervorgerufenen Wahrnehmungen von einer Stimulation limbischer Strukturen, insbesondere der Amygdala und des Hippocampus, abhängig waren. Zu den erzeugten Phänomenen gehörten visuelle und auditorische Halluzinationen, Erinnerungs-Flashbacks, Déjà-vus und Emotionen (vor allem Furcht).[549] Eine Patientin, deren Amygdala stimuliert wurde, »hatte Anfälle, die mit einem Gefühl intensiver Furcht begannen. ... Sie stieß einen furchterregenden Schrei aus, und ihr Gesichtsausdruck sowie ihre körperlichen Gesten waren die eines Menschen, der eine entsetzliche Erfahrung macht. ... Die Anfälle begannen in den limbischen Strukturen des rechten Temporallappens, insbesondere der Amygdala. ... Zusätzlich zu dieser Furcht hatte die Patientin das Gefühl, dass sich jemand in ihrer Nähe befand. Sie sah dann deutlich eine Person, die in der Sonne zu stehen schien. Auf Befragung identifizierte sie diese Person als einen früheren Freund.«[550]

Bei einem anderen Patienten kam es zu einer eindrucksvollen Reihe solcher Wahrnehmungen, und bei ihm kam noch ein ganz besonderer Geruch hinzu:

> »Als die rechte Amygdala stimuliert wurde ... öffnete der Patient sofort mit einem erstaunten Gesichtsausdruck den Mund; er setzte sich auf und sagte, ... er habe das Gefühl, bei einem Picknick zu sein. ... ›Ein Kind kam zu mir, um mich ins Wasser zu stoßen.‹ Auf Befragung hin sagte er, dies

> sei etwas, das sich in seinem Leben tatsächlich ereignet habe, als er etwa acht Jahre alt war. ... Einer ›von den Großen‹ habe seinen Kopf zu jener Zeit unter Wasser gedrückt. Später ... wurde die rechte Amygdala erneut stimuliert. ... Ihm wurde wieder schwindlig und er hatte das Gefühl, irgendwo zu sein, ... wo er zuvor schon gewesen war, und er hatte das Gefühl, dass es dunkel war und regnete. Er hatte große Angst und war blass. ...
> Eine Stimulation der linken Amygdala ... produzierte eine olfaktorische Empfindung, ›etwas, das mit Tieren zu tun hatte‹ und von dem der Patient sagte, er habe es zuvor schon einmal erfahren.«[551]

Gloor und sein Team fanden heraus, dass in Hinsicht darauf, ob die hervorgerufenen Gefühle und Wahrnehmungen mit Dingen zu tun haben, die der Person tatsächlich in der Vergangenheit geschehen sind, oder ob sie allgemeinerer Natur sind, limbische Strukturen der Schlüssel zu sein scheinen. In der Schlussfolgerung ihres Forschungsberichts bringen Gloor und seine Kollegen die Rolle des limbischen Gehirns geschickt mit der Verarbeitung von Empfindung selbst in Verbindung und behaupten, dass »was immer wir mit unseren Sinnen erfahren ... letztlich zu den limbischen Strukturen übermittelt werden muss, damit es für unsere Erfahrung unmittelbare Bedeutung gewinnt. Der spezifische limbische Beitrag mag darin bestehen, [der Wahrnehmung] eine affektive oder motivierende Bedeutung hinzuzufügen. ... Dies könnte die Voraussetzung dafür sein, dass [die Wahrnehmung] bewusst erfahren oder erinnert wird, und mag implizieren, dass alle bewusst wahrgenommenen Ereignisse irgendeine affektive Dimension bekommen müssen, und sei sie auch noch so geringfügig.«[552]

Diese wichtige Einsicht spiegelt etwas wider, das Antonio Damasio und andere zeitgenössische Bewusstseinsforscher zu erkennen beginnen – dass nämlich das, was wir wahrnehmen, im Wesentlichen das Gefühl dessen ist, was uns geschieht. Da wir fühlende (zu sinnlicher Wahrnehmung fähige) Wesen sein müssen, um etwas fühlen zu können, ist es die Rolle des Gehirns, die sensorische Informationseingabe durchzusehen und zu bestimmen, was wesentlich ist, was zum Handeln führen, was ignoriert werden und was vorübergehend festgehalten und abgespeichert werden soll. Die limbischen Schaltkreise des Gehirns sind daran beteiligt, solche Wahrnehmungen durchzusieben und ihnen Gefühlsschattierungen zuzuweisen. Die Art und das Ausmaß des Gefühls entsprechen für das Individuum der erinnerten Bedeutung.

DAS GEHIRN ALS FILTER

Kehren wir zu Persingers Hypothese zurück, dass Menschen mit großer Temporallappen-Labilität, zumindest in einigen Fällen, vielleicht Zugang zu Information gewinnen, die tatsächlich aus der Umgebung kommt.

Biologisch gesehen besteht die Funktion des Nervensystems (an dessen Gipfel das Gehirn steht) darin, die sinnvollste Information aus der Umwelt herauszufiltern. Unsere Sinnesorgane sind wie Schlitze, die nur einen engen Bereich von Frequenzen aus dem gesamten Spektrum elektromagnetischer Strahlung sowie von Schallwellen durchlassen, weil uns die Reize ansonsten überfluten würden. Unser Gehirn verarbeitet letztlich nur das, was unser Körper und unsere Nerven für relevant halten.[553]

Nehmen wir eine Analogie aus unserer alltäglichen Erfahrung. Denken Sie daran, wie es war, als Sie das letzte Mal bei einer Party in einem Raum voller Menschen standen. Ein- oder zweimal hörten Sie in dem Stimmengewirr, wie Ihr Name erwähnt oder in einer Ecke des Raumes etwas über Sie gesagt wurde. Obwohl Sie selber sich gerade mit jemandem unterhielten, stach das, was über Sie gesagt wurde, aus der gesamten Geräuschkulisse hervor. Ein anderes Beispiel dürfte Eltern und insbesondere Müttern vertraut sein, die bereits bei einem leisen Weinen ihres Kindes in einem anderen Zimmer aufwachen, während sie ansonsten durch die Geräusche des Straßenverkehrs oder eines spät in der Nacht noch laufenden Fernsehers nicht in ihrem Schlaf gestört werden.[554]

In beiden Fällen lenkt unser Nervensystem unsere Aufmerksamkeit auf die bedeutsamste Information. Es muss sich dabei natürlich nicht nur um eine von außen kommende Information handeln. Wenn Sie etwa mitten in einem Gespräch plötzlich Schmerz empfinden oder sich an einen Termin oder an etwas, das Sie hätten erledigen müssen, erinnern, dann werden Sie auf bedeutsame innere Information aufmerksam. Das Prinzip ist jedoch dasselbe. Wir sichten ständig unser inneres und äußeres Milieu und bewerten es.

Der limbische Teil des Gehirns ist darauf spezialisiert, sensorische Informationseingabe (und die Erinnerung an sensorische Informationseingabe, also Erinnerungen) mit der angemessenen Schattierung und Intensität von Gefühlen zu versehen. Wie Gloor und seine Kollegen annehmen, ist diese Art von Verarbeitung notwendig, damit irgendetwas, das wir wahrnehmen, in unserer Erfahrung Dringlichkeit erlangt, sodass wir es in irgendeiner Weise, Gestalt oder Form als relevant wahrnehmen. Die Relevanz mag bewusst sein oder unbewusst unter der Oberfläche lauern. Sie hat jedoch immer eine affektive Dimension.

ELEKTROMAGNETISCHE SENSIBILITÄT?

Menschenwesen spezialisieren sich darauf, den sichtbaren Teil des elektromagnetischen Spektrums aufzunehmen. Wie

Carl Sagan sagt: »Wir sind Chauvinisten des sichtbaren Lichts. Das ist die einzige Art von Licht, für die unsere Augen sensibel sind.« Aber, so spekuliert er, »wenn unser Körper Radiowellen aussenden und empfangen könnte, wären die frühen Menschen in der Lage gewesen, über große Distanzen miteinander zu kommunizieren; könnten wir Röntgenstrahlen wahrnehmen, hätten unsere Vorfahren den Vorteil gehabt, in das verborgene Innere von Pflanzen, Menschen, anderen Tieren und Mineralien hineinsehen zu können.«[555]

Nehmen wir nun einmal an, dass einige Individuen tatsächlich elektromagnetische Strahlung und andere Medien von Information außerhalb des normalen Bereichs wahrnehmen können. Erinnern Sie sich an den Mann, der angeblich die Strahlung von Handys wahrnehmen konnte, an die Menschen und Tiere, die offensichtlich von Infraschall beeinflusst werden, und an die Menschen, die möglicherweise Nordlichter hören. Eine Hypothese ist, dass die Zirbeldrüse oder Epiphyse (der wir zuvor schon begegnet sind – sie produziert Melatonin) für Geomagnetismus sensibel sein könnte.[556] Diese winzige Struktur in der Form eines Tannenzapfens, die fast in der Mitte des Gehirns lokalisiert ist, hat schon seit Langem abenteuerliche Theorien inspiriert. Vor langer Zeit nahmen Anatomen an, sie könnte so etwas wie ein Ventil sein, das den Fluss von Erinnerungen ins Bewusstsein kontrolliert.[557]

René Descartes, der einflussreiche Philosoph des 17. Jahrhunderts, postulierte, sie müsse aufgrund ihrer Lokalisierung tief im Kopf und, weil es bei ihr anscheinend nicht wie bei den meisten anderen Gehirnstrukturen eine Links-rechts-Aufteilung gäbe (eine Vermutung, die sich als falsch erwies, als das Mikroskop erfunden wurde[558]), der Sitz der Seele sein. Es ist wahr, dass niedere Wirbeltiere epiphysenähnliche Strukturen besitzen, die eine starke Ähnlichkeit mit den Fotorezeptor-Zellen des menschlichen Auges aufweisen. Früh in unserer eigenen Evolution lag die Zirbeldrüse vielleicht in der

Nähe des Scheitelpunktes des Kopfes, wo sie möglicherweise die Intensität des Lichts gemessen hat.[559] Ihre gegenwärtige Rolle als Produzent von Melatonin weist darauf hin, dass sie weiterhin für Tageslicht sensibel ist: Die Produktion von Melatonin fällt mit dem Hereinbrechen der Dunkelheit zusammen und hört gegen Morgengrauen auf.[560]

Robert O. Becker, ein Pionier auf dem Gebiet der Bioelektrizität, nimmt an, dass die Zirbeldrüse gleichzeitig auch geomagnetische Veränderungen registrieren kann.[561] Er wies darauf hin, dass der Schnabel von Zugvögeln Spuren von Magnetit enthält, was es diesen Kreaturen ermöglichen könnte, die Richtung des magnetischen Feldes der Erde zu bestimmen.[562] Magnetit findet sich in Bakterien und Urtierchen (Protozoen) ebenso wie in Weichtieren, Fischen und Vögeln. Es wurde auch in menschlichem Hirngewebe entdeckt.[563] Vielleicht zeigt dies ein latentes menschliches Vermögen an, neben der offensichtlichen Fähigkeit, sichtbares Licht zu verarbeiten, auch geomagnetische Information zu spüren. Nach Beckers Meinung wäre es nicht überraschender zu finden, dass »das Leben spezifische Organe entwickelt hat, um das geomagnetische Feld zu spüren und Information daraus zu beziehen, als dass es spezifische Organe entwickelt hat, um Licht zu spüren und Information daraus zu beziehen«.[564] Wenn man bedenkt, dass wir rund 90 % der Moleküle im menschlichen Gehirn erst noch verstehen müssen, kann es durchaus sein, dass die Wissenschaft letztlich feststellt, dass Menschen, Vögel und andere Tiere mehr Fähigkeiten gemeinsam haben, als wir dachten.[565] Die Erfahrung hat zweifellos erwiesen, dass der Mainstream der Naturwissenschaft beginnen kann, eine zuerst seltsam anmutende Vorstellung zu akzeptieren, sobald sie in den Bereich des Demonstrierbaren und Quantifizierbaren eingetreten ist.[566]

LICHT – VON DER SINNESWAHRNEHMUNG ZUR SPIRITUALITÄT

Lassen Sie uns jetzt zum Konzept der Atmosphäre zurückkehren und deren ursprüngliche Assoziationen mit Luft sowie mit der Seele betrachten. Uns ist klar, dass die unsichtbare Luft, die uns umgibt, ganz gewiss kein Vakuum ist. Sie ist der Überträger von elektromagnetischer Strahlung, und diese liefert die physikalische Grundlage für unsere Empfindungsfähigkeit.[567]

Da zudem so gut wie alle Energie, die vom Leben auf der Erde verwendet wird, von der Sonne kommt, müssen wir sagen, dass elektromagnetische Strahlung die Kraft ist, die uns belebt. Ohne sie könnte nichts von dem, was wir kennen, existieren, und es könnte auch nichts anderes ans Licht gebracht werden.[568] Deshalb sagte ein Gelehrter: »Keine andere Kraft durchdringt unser Leben und das globale Ökosystem so vollständig wie der Elektromagnetismus. Er liefert uns die physikalischen Mittel, mit deren Hilfe wir Menschen wiederum das Wunder der Natur wahrnehmen können.«[569]

Wie es in der Bibel heißt, sagte Gott: »Es werde Licht«, und das Universum trat in Erscheinung. Ob wir nun an eine höhere Macht glauben oder nicht, die Verbindung zwischen Licht und Schöpfung ist sehr stark. Nach Ansicht der Kosmologen war das noch ganz junge Universum vor 14 Milliarden Jahren fast unvorstellbar dicht, und alle Kräfte der Natur waren noch miteinander vereint und ununterscheidbar. Als es zum Urknall kam und das Universum sich rasend schnell auszudehnen begann, traten diese Kräfte – die starke Wechselwirkung, die schwache Wechselwirkung, die Gravitation und der Elektromagnetismus – jedoch auseinander und teilten sich in die vier uns bekannten Kräfte auf. Noch heute können wir den Nachhall des Urknalls als schwache Hintergrundstrahlung im Mikrowellenbereich, die immer noch im gesamten

Universum existiert, messen.[570] Wir können deshalb sagen, dass der Elektromagnetismus die Lebewesen nicht nur auf dem Weg über die sinnlich wahrgenommene Welt greifbar miteinander, sondern sie auch mit ihrem gemeinsamen Ursprung in der Tiefe von Raum und Zeit verbindet.

Aus diesem Grund, so möchte ich behaupten, ist das Wort »Atmosphäre« lexikalisch mit spirituellen Begriffen verbunden, die sowohl Atem als auch Bewusstsein bedeuten. Die Menschen in alter Zeit waren nicht völlig unwissend. Wie mir scheint, besaßen unsere Vorfahren aufgrund ihrer intimen Nähe zur Natur noch sehr viel mehr intuitive Weisheit in Hinsicht auf den Ursprung des Lebens und des Geistes. Für sie hatte das Wort »Atmosphäre« Bedeutungen, die uns Heutigen völlig unterschiedliche Dinge zu bezeichnen scheinen, die zu jener Zeit aber als unterschiedliche Aspekte derselben Sache angesehen wurden: Luft, Atem, Psyche und Seele. Die Atmosphäre mochte unsichtbar sein, aber sie war ganz gewiss nicht leer. Ja, sie war sogar aus religiöser und philosophischer Sicht höchst bedeutsam.

Auch in unserer modernen Kultur hat das Licht immer noch eine nicht übersehbare symbolische Bedeutung. Wir hören, dass Gott aus einem brennenden Busch zu Moses gesprochen hat; uns ist klar, dass die Aura, von der Heilige auf Gemälden umgeben sind, uns eine Botschaft vermitteln soll; und von Buddha heißt es, er sei »erleuchtet«. Erleuchtung, das heißt überragende Einsicht und Weisheit, zu finden ist etwas, wonach wir erst noch streben müssen. In unserem Alltag finden wir das »ewige Licht« in Kirchen und an Gedenkstätten, wir erleben mit, wie die Fackel alle vier Jahre von Olympia an die Stätte der Olympischen Spiele getragen wird, und eine Kerze im Fenster oder ein Leuchtturm an einer Felsenküste sind beinahe universale Symbole der Hoffnung und der Errettung.[571]

Licht ist auch ein wiederkehrendes Motiv in der Nahtoderfahrung, die Menschen zutiefst erschüttern und spirituell erwecken kann. Viele Menschen, die eine Nahtoderfahrung gemacht haben, berichten, sie hätten einen langen, dunklen Tunnel durchquert, der sich schließlich zur Präsenz eines Lichtwesens hin öffnete, welches bedingungslose Wärme und Liebe ausgestrahlt habe.[572] Individuen, die eine mystische Erfahrung gemacht haben, berichten ebenfalls, sie seien in einem intensiv persönlichen, psychophysiologischen Sinne »ins Licht eingetreten«.[573]

Licht ist deshalb eng mit Spiritualität verbunden und ist es wahrscheinlich seit der Morgenröte des menschlichen Bewusstseins immer gewesen. Die Menschen haben das Licht schon seit Langem als Symbol der kosmischen Quelle der uns belebenden Energie verstanden und als etwas, das eine manifeste Verbindung mit anderen Lebewesen repräsentiert.[574] Auch wenn unsere Vorfahren noch nichts vom elektromagnetischen Spektrum und den Eigenschaften des Elektromagnetismus wussten, waren sie der Ansicht – ebenso wie heute noch jene Stammesvölker, die sehr naturnah leben –, dass das Licht »Botschaften« zu anderen Tieren hin trägt. Darum möchte ich als Nächstes behaupten, dass die elektromagnetische Strahlung unter bestimmten Umständen mehr Information enthalten kann, als unsere heutige Philosophie annimmt.

ELEKTRIZITÄT – VON AUSSEN NACH INNEN

Im letzten Kapitel habe ich postuliert, dass die Energie von nicht zum Ausdruck gebrachten Gefühlen im Körper im Zusammenwirken mit einer Prädisposition im Gehirn der Auslöser anormaler Ereignisse ist. »Unbewusst«, »dissoziiert«, »aufgestaut«, »ungenügend verarbeitet« – all diese Begriffe beziehen sich auf den Zustand von im Inneren eingefrorener Energie. Wie wir vermuten, können Geister, Poltergeister und ähnliche Phänomene aus diesen neurobiologischen Gegebenheiten entstehen. Doch wie kann solche Energie in die Umgebung übergehen und dort erhalten bleiben?

Man kann nur vermuten, dass ein solches Phänomen eine Brücke zwischen den energetischen Prozessen im Körper, die hauptsächlich biochemischer Natur sind, und der nicht organischen elektromagnetischen Strahlung, die wir in diesem Kapitel betrachtet haben, darstellt. Zuerst einmal wissen wir ja bereits, dass Energie, die vom Herzen und vom Gehirn erzeugt wird, sich tatsächlich über die Grenzen des Körpers hinaus ausdehnt. Der Betrag dieser Energie reicht jedoch wohl kaum an die Menge von Energie heran, die sich bei Spukerscheinungen manifestiert. Hier mag auch noch ein anderer Faktor relevant sein, nämlich dass ein gewöhnlicher elektrischer Strom tausendmal schneller weitergeleitet wird als die Nervenimpulse im Gehirn. Dieser Unterschied gab dem Biochemiker Albert Szent-György, wie wir im letzten Kapitel gesehen haben, zu denken, denn er versuchte die Geschwindigkeit und Effizienz zu erklären, mit der Lebewesen auf ihre Umgebung reagieren und die Energie, die sie benötigen, mobilisieren. Er vermutete, dass relativ große Moleküle wie die Proteine als Halbleiter fungieren können. (Ein Halbleiter ist ein Material, das weder ein reiner Leiter noch ein reiner Isolator ist, sondern in dem sich in Reaktion auf äußere Veränderungen eine ausreichende Zahl an Elektronen bewegen kann, sodass ein elektrischer Strom durch das Material fließen kann. Silikon ist das beste Beispiel für einen solchen Halbleiter; Silikonchips sind in Computern und anderen elektronischen Geräten allgegenwärtig.[575]) Je größer ein Molekül ist, so die Hypothese von Szent-György, desto größer ist die Wahrscheinlichkeit, dass es Elektrizität ebenso leitet wie ein Draht. Er schlug außerdem vor, dass der Raum zwischen den Molekülen selbst in der Lage ist, Elektrizität zu leiten.[576]

Wir haben bereits gesagt, dass einige Forschungsergebnisse diese Vorstellung stützen, nämlich die Art und Weise, auf die das Knochenwachstum und die Regeneration von Gliedmaßen durch die Zuführung einer elektrischen Ladung von außen stimuliert werden können. Ein besonders verblüffendes Experiment wurde im Jahr 2006 unternommen. Es demonstrierte, dass natürliche elektrische Ströme in einem Gewebe eine wichtige Rolle für die Heilung einer Hautwunde spielen, indem sie Reparaturzellen zu den beschädigten Bereichen hinziehen. Die Forscher Josef Penninger und Min Zhao identifizierten sogar die Gene, die diesen Prozess zu kontrollieren scheinen. »Anfangs waren wir skeptisch, aber dann erkannten wir, dass dies ein wirklicher Effekt war«, sagt Penninger. »Dies ist keine Homöopathie, es ist Biophysik.«[577]

Das Experiment ging von einer Grundlage aus, mit der wir bereits vertraut sind, nämlich dass in Zellen und Gewebe elektrochemische Prozesse ablaufen, indem positiv und negativ geladene Partikeln durch die Zellmembranen hindurchfließen. Dieser Austausch erzeugt im gesamten Körper elektrische Felder. Wird ein Gewebe verletzt, so wird dieser Fluss an der verletzten Stelle kurzgeschlossen. Penninger und Zhao stellten fest, dass die daraus resultierende Veränderung das ist, was Reparaturzellen zu den beschädigten Bereichen hinzieht.

Die Forscher gingen folgendermaßen vor: Sie ließen im Laboratorium Schichten von Mäusegewebe wachsen. Nachdem sie diese Gewebe verwundet hatten, ließen sie unterschiedliche elektrische Felder darauf einwirken, und es zeigte sich, dass diese den Heilungsprozess in Abhängigkeit von der Ausrichtung und Stärke des Feldes beschleunigen oder ganz zum Stillstand bringen konnten. Als Nächstes machten sich die Forscher daran festzustellen, welche Gene hier involviert sein könnten. Sie untersuchten jene Gene, von denen bereits bekannt ist, dass sie Reparaturzellen wandern lassen, und fanden heraus, dass die Gene von elektrischen Feldern beeinflusst werden können. In einem Fall stellte sich heraus, dass die Reparaturzellen sich um 30 Prozent schneller auf die Wunde zubewegten, wenn ein bestimmtes Gen gestört wurde. In einem anderen Fall entfernten sich die Zellen sogar von der Wunde. In einem dritten Testfall blieben sie an Ort und Stelle.

Die Idee, dass die DNS selbst – der Regisseur aller genetischen Information in der Zelle – Elektrizität leiten könnte, ist nicht ganz neu.[578] Meiner Ansicht nach lässt dies die interessante Vermutung zu, dass die außergewöhnliche Sensibilität für elektromagnetische Strahlung, die manche Menschen an den Tag legen, eine genetische Grundlage haben könnte. Aber ich möchte noch etwas anderes vorschlagen – nämlich dass die Funktion unseres Körpergeistes, die darauf hinausläuft, die sensorische Informationseingabe durchzuchecken und daraufhin Wahrnehmung mit Gefühlen auszustatten, sich vielleicht in die elektromagnetische Umgebung übertragen kann, wenn diese Gefühle irgendwie weitergeleitet werden können. Wir haben genug Beispiele dafür gesehen, dass Tiere und Menschen auf außergewöhnliche Weise von elektromagnetischer Strahlung (und Klang) beeinflusst werden können. Wir könnten uns deshalb durchaus fragen, ob dieser Prozess unter außergewöhnlichen Umständen nicht auch in der anderen Richtung ablaufen könnte.

ELEKTRIZITÄT – VON INNEN NACH AUSSEN

Wir wissen noch nicht, auf welche Weise die Atmosphäre ein Überträger von verdrängten oder dissoziierten Gefühlen sein könnte. Aber ich konnte feststellen, dass die Wirkung von Poltergeistern, um von den energiereichsten aller anormalen Erscheinungen zu sprechen, offenbar mit der Entfernung abnimmt, was darauf hinweist, dass eine Form von realer Strahlung daran beteiligt ist.[579] Wir haben bereits auf Persingers Theorie (die von einigen Funden gestützt wird) hingewiesen, dass es einen Zusammenhang von geomagnetischer Aktivität und Poltergeist-Erscheinungen gibt. Es gibt außerdem Indizien dafür, dass viele Poltergeist-Erscheinungen mit Elektrizität zu tun haben (etwa elektrische Lichter, die an- und ausgehen, anormale Lichterscheinungen um den Auslöser einer Poltergeist-Erscheinung herum, Störungen von Tonbandgeräten und Videokameras).[580] William Roll, einer der führenden Erforscher von Poltergeist-Erscheinungen, hat den Begriff »wiederkehrende spontane Psychokinese« geprägt, der darauf hinweist, dass solche bizarren Wirkungen von Fall zu Fall nach dem gleichen Muster wiederzukehren scheinen.

Raymond Bayless, ein weiterer hervorragender Forscher, untersuchte im Jahr 1980 einen besonders relevanten Fall. Er schloss auf einen Mechanismus, der dem ähnelt, den zwei Jahrzehnte später Colin Keay vorgeschlagen hat, um zu erklären, wie Polarlichtgeräusche hörbar werden können. Es wird berichtet:

> »Die Telefon- und Sprechfunksysteme in einer Fabrik kamen immer dann zum Erliegen oder wurden durch einen hochfrequenten Ton übertönt, wenn eine bestimmte junge Angestellte vor Ort war. Außerdem traten Störungen bei ihrer elektrischen Schreibmaschine und ihrem Taschenrechner sowie bei dem Tonbandgerät von Bayless auf.
> Im Jahr zuvor hatte eine andere Angestellte im gleichen Umfeld ähnliche Probleme erlebt. In dieser Fabrik erzeugten elektronische Geräte starke Radiowellen, und Bayless vermutete, dass die beiden Frauen ›Radiowellen in eine Form modulierten, die von den elektronischen Geräten physisch aufgefangen werden konnte‹. Mit anderen Worten: Die Frauen waren zu elektroakustischen Quellen ge-

worden, die in Kombination mit der [sie umgebenden] elektromagnetischen Energie an diesem Standort die Telefon- und Sprechfunksysteme zu elektroakustischen Umwandlern werden ließen.«[581]

Während der allgemeine Ansatz von Bayless und Keay vergleichbar ist, müssen wir doch einen bedeutsamen Unterschied festhalten. Nach Vorstellung von Bayless waren die Frauen, die die Auslöser der Poltergeist-Erscheinungen waren, selbst elektromagnetische Quellen – oder zumindest Relaisstationen –, während die Menschen nach Keays Modell der Erklärung von Polarlichtgeräuschen passive Empfänger sind, deren Kleidung oder Brille zufällig äußerlich erzeugte Radiowellen umwandeln.

Es finden sich in der parapsychologischen Literatur nur einige wenige, seltene Fälle von »wiederkehrender spontaner Psychokinese«, die aber umso bemerkenswerter sind. So untersuchte Hans Bender im Jahr 1967 die Störungen im elektrischen System der Kanzlei eines Rechtsanwalts. Dort erloschen zum Beispiel eine ganze Reihe von Neonröhren, und die Elektriker fanden, dass diese fast vollständig aus der Fassung gedreht waren, sodass sie jederzeit hätten herabfallen können. Außerdem waren die Telefonrechnungen des Rechtsanwalts astronomisch hoch. Eine Rechnung zeigte, dass von seinem Büro aus die automatische Zeitansage 96-mal angerufen worden war. Er ließ die Wählscheibe sperren, aber dies machte keinen Unterschied. Wie sich zeigte, stand eine junge Angestellte namens Annemarie im Brennpunkt der Störungen: Die Störungen traten nicht auf, wenn sie sich nicht in der Kanzlei befand. Außerdem stellte sich heraus, dass ihr wegen ähnlicher seltsamer Vorgänge bereits mehrere Anstellungen gekündigt worden waren.[582]

Lassen Sie uns also einen Moment innehalten und die Frage stellen: Könnten Individuen tatsächlich eine ausreichende elektromagnetische Strahlung erzeugen, die die Entstehung von Poltergeist-Erscheinungen ansatzweise erklären könnte? Während die konventionelle Antwort ein entschiedenes Nein ist, sollten wir uns an zwei Themen dieses Buches erinnern, die hier besonders relevant sein könnten. Zuerst einmal ist der Körper ein signifikanter Faktor bei anormalen Erfahrungen, weil der Körpergeist – und nicht nur das Gehirn – der Sitz der Gefühle ist. Erinnern Sie sich daran, dass Messungen mit dem Magnetokardiografen gezeigt haben, dass die elektromagnetische Strahlung des Herzens 5000-mal stärker ist als die des Gehirns.[583] Zweitens sind die Wahrnehmungsschwelle und auch die charakteristische neurobiologische Verarbeitung bei verschiedenen Menschen sehr unterschiedlich. (Im achten und neunten Kapitel werden wir uns näher damit beschäftigen.) Deshalb möchte ich behaupten, dass bei bestimmten Individuen die nötigen Voraussetzungen vorhanden sind, die sie zu veritablen Auslösern von Poltergeist-Erscheinungen machen. Diese Voraussetzungen sind letztlich emotionaler und energetischer Natur.

Betrachten wir zuerst die energetische Seite. Ein ausgeklügeltes Experiment, das im Jahre 1990 durchgeführt wurde, demonstrierte, dass Menschen, die sich selbst als Heiler bezeichnen, offenbar elektrische Spannungsstöße zwischen 4 und 221 Volt erzeugen können (der Mittelwert in dieser Studie war 8,3 Volt). Die Dauer dieser Spannungsstöße war nicht groß, der Mittelwert lag bei 3,3 Sekunden, aber der Effekt war bemerkenswert.[584]

Es ist interessant, wie es zu diesem Experiment kam. Forscher waren auf einen Bericht aus der Mitte des 19. Jahrhunderts gestoßen, in dem von einer obskuren Meditationspraxis tibetischer Mönche die Rede war. Die Mönche waren elektrisch isoliert worden und saßen in einem abgedunkelten Raum vor einer reflektierenden Kupferwand und unter einem Stabmagneten. Indem sie längere Zeit ihr Spiegelbild an der

Wand anstarrten, begannen die Mönche, wie es hieß, »zu leuchten«. Der Forscher Elmer Green und seine Kollegen vermuteten, dass sich bei einigen der Adepten eine elektrostatische Ladung aufgebaut haben könnte. Sie entwarfen daraufhin eine Versuchsanordnung, um solche Effekte zu entdecken.

Es wurden Tests mit drei verschiedenen Versuchsanordnungen ausgeführt; dabei wurde jeweils ein Elektrometer an den Körper von Meditierenden angeschlossen, und gleichzeitig waren vier Elektrometer an den Wänden in Betrieb. Zehn Menschen, die regelmäßig meditierten, wurden bei der ersten Versuchsreihe über einen Zeitraum von 45 Minuten hinweg beobachtet. Während dieses Zeitraums erreichte kein elektrostatischer Spannungsstoß die Höhe von 4 Volt. Bei der zweiten Versuchsreihe waren die Meditierenden Energieheiler, die ohne Körperkontakt behandelten. Im Gegensatz zu der ersten Versuchsgruppe waren sie als parapsychologisch »Sensitive« eingestuft. Diese Versuchspersonen produzierten die oben genannten elektrostatischen Spannungsstöße. Bei der dritten Versuchsreihe führten die ohne Körperkontakt arbeitenden Heiler tatsächlich Fernheilungen an Patienten durch, die über Beschwerden wie Tennisarm, Rückenschmerzen und Ähnliches klagten. Hierbei erzeugten die sensitiven Therapeuten Spannungsstöße von 4–190 Volt, und zwar häufiger, als sie dies bei der Meditation allein getan hatten.

In allen Fällen benutzte man Videokameras, um die Möglichkeit auszuschließen, dass Bewegungen der Meditierenden eine elektrische Wirkung hervorriefen. Die Forscher kamen zu dem Schluss, dass die Spannungsstöße »anormal waren, weil weder wir selbst noch unsere Berater (biomedizinische Ingenieure, Physiker und Ärzte) irgendeinen bekannten psychophysiologischen Mechanismus nennen konnten, durch den mehrere Sekunden andauernde Spannungsstöße von dieser Größenordnung im menschlichen Körper erzeugt werden können«.[585] Es wäre natürlich ideal, wenn ein anderes Team von Wissenschaftlern dieses Experiment wiederholen und seine Ergebnisse bestätigen könnte.

Gehen wir in der Literatur noch etwas weiter zurück zu der Russin Nina Kulagina, die in den frühen 1970er-Jahren unter anderem dafür bekannt wurde, dass sie angeblich von einem starken magnetischen Feld umgeben und in der Lage war, durch das Ausstrecken ihrer Hände kleine Objekte zu bewegen, die zwei bis drei Meter von ihr entfernt platziert waren. Diese Beobachtungen wurden ausschließlich von russischen Forschern gemacht und wurden ohne eine aus wissenschaftlicher Sicht ideale Versuchsanordnung durchgeführt. Dennoch geben Personen wie Kulagina Anlass zu der Frage, ob manche Menschen tatsächlich in Hinsicht auf ihre elektromagnetische Wirkung außergewöhnlich sind.[586]

Weitere Belege dafür, dass Individuen buchstäblich Elektrizität ausstrahlen und umgekehrt auf ungewöhnliche Weise davon beeinflusst werden können, werden im folgenden Kapitel präsentiert. Für den Augenblick möchte ich noch einmal darauf hinweisen, dass unser Körpergeist zuerst und vor allem mit Gefühlen operiert. Welche Relevanz sie für Poltergeist-Erscheinungen haben, zeigt vielleicht eine erstaunliche Anekdote, die von Roll berichtet wird. In einem bestimmten Fall konzentrierte sich die Untersuchung auf ein 14-jähriges Mädchen aus Ohio. Ihre Eltern hatten zugestimmt, sie in das Laboratorium einer Universität zu bringen, wo man Versuche mit ihr ausführen wollte. Als die Forscher jedoch so weit waren, die Versuche durchzuführen, waren die aus der Umgebung des Mädchens berichteten Erscheinungen abgeklungen. Ein Psychotherapeut, der das Mädchen betreute, »schlug vor, dass man die körperlichen Empfindungen, die bei dem Mädchen mit diesen Ereignissen einhergingen, vielleicht unter Hypnose hervorrufen und damit die Ereignisse selbst reaktivieren könnte. *Dies führte tatsächlich zu einem Wiederauftreten der Ereignisse.*«[587] (meine Hervorhebung)

Rolls Schlussfolgerung ist, dass wiederkehrende spontane Psychokinese die extreme Form normaler Prozesse im Körpergeist sein könnte, besonders solcher, bei denen Emotionen im Spiel sind. Für die meisten Auslöser jedoch, »scheinen die Phänomene ebenso wenig bewusst herbeigeführt zu sein wie Muskelkrämpfe«.[588] Dies ist, meiner Meinung nach, eine sehr bedeutsame Beobachtung. Wie Roll schreibt, haben die Forscher durchgängig emotionalen Aufruhr als einen Faktor bei den angenommenen Auslösern von Poltergeist-Erscheinungen identifiziert, aber aggressive Impulse werden »nicht gegen andere Menschen gerichtet, sondern auf Ersatzobjekte« (zum Beispiel auf die Möbel und anderes Eigentum des Individuums, über das die Auslöser vermutlich verärgert sind, gegen das sie sich aber nicht zufriedenstellend wehren können).[589]

Außerdem sollte angemerkt werden, dass man bei Individuen wie Kulagina – wenn wir einmal annehmen, dass ihre psychokinetischen Fähigkeiten echt waren – immer wieder beobachtet hat, dass sie bei solchen Aktivitäten schwitzen, hyperventilieren, blass und heiser werden, was alles Hinweise darauf sind, dass der sympathische Zweig des autonomen Nervensystems aktiviert und dass kurzfristig beträchtliche Energie aufgebracht wurde.[590] Doch zu welchem Zweck? Um ein Feuerzeug in zwei Meter Entfernung zu bewegen? Um einen Löffel zu biegen? Dies scheinen relativ triviale Aufgaben zu sein. Warum sollte man sich dafür dermaßen ins Zeug legen, besonders für ein Publikum beinharter Skeptiker, das wahrscheinlich sowieso nicht leicht zu beeindrucken ist? Meine Annahme ist, dass die psychokinetisch begabte Person bei solchen Demonstrationen dazu veranlasst wird, eine echtere, wenn auch unbewusste Form des Gefühls nachzuahmen. Das Feuerzeug, der Löffel und vergleichbare Dinge sind nur Ersatzobjekte für Menschen oder Ereignisse, die tief im Nebel der Erinnerungen verborgen sind und die in der Lage sind, einen solch intensiven neurobiologischen Aufruhr hervorzurufen.

Rolls Untersuchung des Teenagers aus Ohio förderte interessanterweise zwei neuronale Abnormalitäten zutage, eine im Gehirnstamm und eine weitere im rechten Temporallappen. Das Mädchen hatte im Alter von zwölf Jahren eine Kopfverletzung erlitten, und das könnte, so nimmt Roll an, ihre Neigung zu Mikroanfällen erhöht haben. Als Kleinkind war das unglückliche Mädchen zudem an Lungenentzündung erkrankt und war zu allem Übel auch noch von ihrer leiblichen Mutter verlassen worden. Sie war von einer Familie, die sie adoptiert hatte, aufgezogen worden und lebte bei dieser Familie, als die Erscheinungen auftraten. Die anscheinend von ihr ausgelösten Aktivitäten waren »stets von Kopfschmerzen und einem flatterigen Gefühl in ihrem Bauch« begleitet, schreibt Roll.[591]

Diese Beobachtungen führen uns zu der Schlussfolgerung, dass der Fluss von Gefühlen bei den Auslösern von Poltergeist-Erscheinungen behindert ist, und zwar aufgrund einer Neurobiologie, die erblich und/oder aufgrund von Umweltbedingungen belastet ist. Vielleicht ist es so, dass eine solche Person bei gleichzeitiger Temporallappen-Labilität und geomagnetischen Einflüssen zu einem Generator elektromagnetischer Strahlung oder zumindest zu einem Umwandler von Energie in der unmittelbaren Umgebung wird.

Im Zusammenhang mit der Temporallappen-Labilität sollte noch angemerkt werden, dass viele angenommene Auslöser von Poltergeist-Erscheinungen im Laufe der Jahre epileptische Symptome gezeigt haben, wie etwa Anfälle, Krämpfe und plötzliche Ohnmachten, oder dass bei ihnen tatsächlich eine Epilepsie diagnostiziert wurde. Interessanterweise hörte bei diesen Individuen während ihrer Anfälle die berichtete psychokinetische Aktivität auf.[592] Vielleicht streut ein solcher Anfall Sand in das Getriebe einer solchen Dynamik, so wie ein Niesen andere typische Körperaktivität unterbricht.

GEFÜHLE UND ELEKTROMAGNETISMUS

In diesem Kapitel wurden die vielen unterschiedlichen Weisen dokumentiert, auf die elektromagnetische Strahlung, seismische Wellen und Klangwellen sich auf den Menschen und andere Tiere auswirken können. Wir haben auch von Hinweisen darauf erfahren, dass die spezielle Neurobiologie einer bestimmten Person dazu führen könnte, dass sie die Energie verdrängter Gefühle effektiv in die Umgebung überträgt.

Wenn ein solcher Mechanismus existiert, so würde er eine bemerkenswert intime Wechselwirkung zwischen dem Menschen (oder zumindest einigen Menschen) und der Atmosphäre, in der wir leben, darstellen. Elektromagnetische Strahlung, so nehme ich an, vermag Gefühle weiterzuleiten. Die Energie, die uns in diesem Universum umgibt – oder zumindest ein Teil des uns umgebenden elektromagnetischen Spektrums –, ist, wie Roll und Persinger es formuliert haben, »sowohl physikalisch als auch psychologisch«. Spukerscheinungen und andere Anomalien können wir als »physikalisches Phänomen mit einem menschlichen Gesicht« betrachten.[593]

Das menschliche Element ist von überragender Bedeutung. Im nächsten Kapitel werden wir die Anatomie, die die anormalen Wahrnehmungen von Menschen prägt, genauer untersuchen und werden versuchen, die im ersten Kapitel beschriebenen anormalen Erfahrungen zu erklären.

7
DIE ANATOMIE EINER KRISE

Rush (dies ist sein wirklicher Vorname) ist 16 Jahre alt und hat gerade erst seinen Führerschein erhalten. An einem Samstagabend im Sommer besteigen er und vier seiner Kameraden das Auto seines besten Freundes. Rush sitzt auf dem Beifahrersitz. Sie fahren eine Straße auf dem Lande entlang und begegnen einem anderen, ebenfalls von Teenagern besetzten Auto, das in die Gegenrichtung fährt. Der Fahrer steigt auf die Bremse, wendet, und es entwickelt sich ein Rennen zwischen den beiden Fahrern.

Das Auto, in dem Rush sich befindet, rast auf der engen Straße auf eine Kurve zu. In der Kurve verliert der Fahrer die Kontrolle über den Wagen, und der Wagen schießt über den Straßenrand hinaus und auf eine hohe Böschung zu. Rush starrt durch die Windschutzscheibe: Die Böschung scheint sich in Zeitlupe auf ihn zuzubewegen. Er sitzt schreckensstarr in seinem Sitz, fühlt, wie ihm das Herz in die Hose rutscht, und hört seinen Pulsschlag in seinen Ohren hämmern. Er sieht jeden Grashalm auf der Böschung glasklar vor sich. Die Zeit scheint sich zu verlangsamen.

Dann rammt der Wagen die Böschung mit einem lauten Knall, wird durch die Luft auf die andere Straßenseite katapultiert und kommt dort zum Stehen. Die Insassen klettern aus dem Wagen – wunderbarerweise ist niemand verletzt, während das Auto ein Totalschaden ist.[594]

In seinem Buch *Angst: Zerstörungstrieb und schöpferische*

Kraft, in dem Rush Dozier später dieses grundlegendste der menschlichen Gefühle untersucht, schreibt er:

»Was ich erfuhr, war eine klassische Furchtreaktion. ... In jenem Moment dachte ich, ich müsse sterben. Deshalb kam es zu einer Reihe automatischer physischer Veränderungen in meinem Körper, die meine Überlebenschance vergrößern sollten.
Ein großer Teil meines Blutes wurde augenblicklich in meine großen Muskeln umgeleitet, insbesondere in die Beine, sodass ich über ein Höchstmaß an Energie für eine schnelle Flucht verfügen würde. ... Schweiß auf meiner blassen, kühlen Haut produzierte die Empfindung eines kalten Schweißausbruchs. Das Pochen in den Ohren war mein rasendes Herz und mein in die Höhe schießender Blutdruck. Hormone wie Adrenalin, die der schnellen Aktivierung von Energie dienen, ergossen sich in meinen Blutkreislauf und meine Muskeln. ... Das seltsame Gefühl in meinem Bauch war mein Verdauungssystem, das sich zusammenzog und innehielt, da alle in dieser Situation nicht wesentlichen Systeme in Vorbereitung auf meine Flucht abgeschaltet wurden.
Das Gefühl der Erstarrung ist ebenfalls eine charakteristische Reaktion auf Furcht ... Es zwingt einen dazu, sich ganz auf mögliche Fluchtwege zu konzentrieren. Diese Konzentration ist von einer dramatischen Verschärfung der Sinneswahrnehmung begleitet, die durch einen augenblicklichen Blutandrang zum Gehirn stimuliert wird. ... In meinem Fall stach jedes kleine Detail meiner Umgebung so scharf hervor, dass es unwirklich aussah. Meine Zeitwahrnehmung hatte sich verlangsamt.«[595]

Die meisten von uns haben wahrscheinlich ähnliche Erinnerungen an gefährliche, aufregende oder lebensbedrohliche Ereignisse. Ich zitiere Doziers Bericht hier als Beispiel für eine in Sekundenbruchteilen im Körpergeist ablaufende Kettenreaktion, die, wie ich behaupten möchte, zumindest für einige der Phänomene verantwortlich ist, die lange Zeit als paranormal angesehen wurden. Untersuchen wir die Dynamik intensiver Gefühle im Körpergeist genauer, dann finden wir vielleicht eine wissenschaftlich tragbare Grundlage für Geschehnisse, die uns außerordentlich seltsam erscheinen, die jedoch einfach mit unserer innersten menschlichen Natur zusammenhängen könnten.

ENERGIE IM KÖRPER – PRÄDISPOSITION IM GEHIRN

In dem Versuch, die Reaktion des Körpergeistes auf starken Stress – zumindest bei Menschen, die zu einer stoischen Haltung neigen, die ihre Gefühle nicht zum Ausdruck bringen und die wenig Selbstbehauptung an den Tag legen – zu erklären, habe ich im fünften Kapitel die Themen von Energie, Elektrizität und Dissoziation zusammengebracht. Angesichts eines lebensbedrohlichen Notfalls wird eine große Menge an Energie aktiviert, obwohl die Person vorübergehend erstarrt, während ihr Gehirn entscheidet, was zu tun ist. In den Mikrosekunden, die es braucht, bis eine Entscheidung getroffen ist, ist unser gesamtes neurobiologisches System in »Bereitschaft« – zu der sprichwörtlichen Kampf-oder-Flucht-Reaktion.

Während dieser Momente befindet sich das Individuum im Zustand der Erstarrung, während seine Gefühle (und die so geschaffene Energie) bereit sind, ausgedrückt zu werden. Wird dieser Wirbel von Energie jedoch nicht angemessen entladen, so bleibt er im Nervensystem stecken. Traumatische Symptome, die vom Schleudertrauma bis zur posttraumatischen Belastungsstörung reichen können, gehören zu den unvermeidlichen Resultaten.

Das Problem ist dann besonders schwerwiegend, wenn das bewusste Erleben aufgrund der extremen Erschütterung durch die Situation (und eines gleichzeitigen Mangels an Kontrolle über die Situation) vom Felt Sense abgezogen wird. Wem solches widerfährt, der kann sich von seinen eigenen Gefühlen oder sogar von seiner Fähigkeit zu fühlen dissoziieren. Individuen können eine derart versteinerte Energie und die damit verbundenen Erinnerungen und Gefühle jahrelang in sich herumtragen. Diese Energie, so habe ich behauptet, ist im Zusammenwirken mit Problemen oder Prädispositionen im Gehirn für Geister, Poltergeister und andere Spukerscheinungen verantwortlich.

Der Mensch ist nicht nur eine komplexe Kreatur, sondern auch ein einheitliches Wesen, dessen Neurologie, Physiologie und Psychologie auf vielfältige Weise miteinander vernetzt sind. Wird eine beträchtliche Menge an Energie im Körper zurückgehalten und liegt gleichzeitig ein signifikantes Problem im Gehirn vor, so könnte daraus ein explosives Spannungsverhältnis entstehen. Im Gehirn selbst wird vielleicht eine vorliegende Angelegenheit im Austausch zwischen der limbischen Region – die Gefühle erkennt – und dem präfrontalen Kortex – der den emotionalen Ausdruck moduliert und uns hilft, rational zu entscheiden, was zu tun ist – ungenügend verarbeitet. Solche Prozesse spielen sich tatsächlich unterhalb der Schwelle vollen Bewusstseins ab. Wir mögen uns zwar dessen bewusst sein, dass da irgendwo ein nagender Zweifel oder eine bohrende Frage lauert, aber worum es dabei genau geht, entzieht sich unserem Blick. Gibt es zu einem solchen Problem jedoch eine entsprechende, im Körper eingefrorene Energie, so kann es zu einer anormalen Erscheinung kommen, wenn ein entsprechender Auslöser vorhanden ist.

Kehren wir für einen Augenblick zu der physiologischen Aktivität zurück, die aus einem Alarmruf der Amygdala resultiert. Die Pupillen weiten sich, die Muskeln werden angespannt, die Blutzufuhr wird verstärkt, Pulsschlag und Perspiration nehmen zu, während der sympathische Zweig des autonomen Nervensystems in einen höheren Gang schaltet. Durch die Drüsen werden Hormone (insbesondere Adrenalin) in den Blutkreislauf freigesetzt. Entlang des Vagusnervs, der vom Herzen (tatsächlich von den meisten inneren Organen) zum Gehirn verläuft, werden chemische Rezeptoren aktiviert. Zusätzlich werden Neurotransmitter aus dem Gehirnstamm direkt ins Gehirn geschickt. Diese ganze Aktivität läuft unbewusst ab, bevor der Neokortex überhaupt Gelegenheit dazu erhält, die Natur des Ernstfalls zu identifizieren (ob er lebensbedrohlich, freudig oder irgendetwas dazwischen ist) und sich für eine angemessene Reaktion zu entscheiden. Daniel Goleman, der Autor des Buches *Emotionale Intelligenz*, nennt dies den »niederen Weg« der neuronalen Verarbeitung.[596]

Auf dem »hohen Weg« wird der Neokortex die von den Sinnen gelieferte Information eine oder zwei Sekunden später einschätzen. So wird es zu einem bewussten Erkennen der gegebenen Situation kommen, und der Impuls der Person, zu kämpfen oder zu flüchten, kann modifiziert oder ihm kann entgegengewirkt werden. Komplexere Gefühle können an die Stelle von schierem Zorn oder blankem Entsetzen treten. Zu diesen Gefühlen können Kummer, Mitleid, Erstaunen, Erleichterung, Bedauern, Beschämung, Frustration oder Ambivalenz gehören.

Wird ein grundlegendes Gefühl modifiziert oder außer Kraft gesetzt, so kommt die Anweisung dazu durch den orbifrontalen Kortex. Die unterschiedlichen biochemischen Aktivitäten, die das Individuum für Kampf oder Flucht vorbereitet haben, werden nun zurückgefahren, während das Bewusstsein wieder die Kontrolle gewinnt. Atmung, Herzschlag, Blutkreislauf und Verdauungssystem kehren zum Normalzustand zurück. Das Sekunden zuvor angesammelte Reservoir an Energie wird nun emotional zum Ausdruck gebracht, durch Lachen, Tränen, Seufzer, einen glücklichen Ausruf oder einen vorwurfsvollen Protest, aber auch durch Aktivitäten wie Kopfschütteln oder Aufstampfen mit den Füßen. (Der Zoologe Desmond Morris hat festgestellt, dass sich der Mensch »praktisch jeder trivialen Aktion bedienen kann, um aufgestaute Gefühle herauszulassen«. Er zählt solche Aktivitäten auf wie auf und ab gehen, mit den Fingern auf den Tisch trommeln, eine Zigarette rauchen, sich am Kopf kratzen, an den Fingernägeln kauen, sich am Bart oder Schnurrbart zupfen, sich das Kinn reiben und die Haare raufen.[597]) Ganz gleich, wie sie zum Ausdruck kommt, die Energie, die durch unser sympathisches Nervensystem in Reaktion auf eine Notsituation oder eine Überraschung augenblicklich aktiviert wird, muss dem Gesetz folgen, dass die Energie innerhalb eines lebenden Systems erhalten bleibt. Schließlich schalten dann auch die Warnlichter der Amygdala wieder auf Grün.

Was aber vielleicht nicht zurückschaltet, kann die Hypothalamus-Hypophyse-Nebennieren-Achse (HHN-Achse) sein. Die Aktion dieses Systems – zu der die Freisetzung und Reabsorption von Cortisol gehört – hält wesentlich länger an, besonders wenn die Bedrohung als überwältigend und/oder chronisch wahrgenommen wird. Auf welche Rolle des orbifrontalen Kortex können wir schließen, wenn die HHN-Achse für längere Zeit aktiv ist? In einer solchen Situation wird ein grundlegendes Gefühl nicht entweder durchlebt oder modifiziert oder außer Kraft gesetzt, sondern die Gefühle des Individuums gehen in den Untergrund, wie im Fall der Phantomschmerzen und der posttraumatischen Belastungsstörung. (Wie wir gesehen haben, sind beide im Grunde dissoziative

Syndrome.) Dieser Mangel an Auflösung könnte sehr wohl auch neuronal widergespiegelt werden, wobei die damit verbundenen Sorgen zwischen dem emotionalen Gehirn und dem präfrontalen Kortex feststecken. Aber auch damit überhaupt nicht in Zusammenhang stehende Themen und Probleme (wie zum Beispiel halb verstandene Zwangshandlungen, Befürchtungen, Schuldgefühle) könnten ebenfalls unzureichend verarbeitet werden. In jedem Fall ist, wie ich behaupten möchte, die Bühne für das Auftreten von bizarren Ereignissen bereitet, wenn eine Reihe von Umständen im Körper von entsprechenden Umständen im Gehirn gespiegelt wird.

GENETISCHE INDIZIEN

Zumindest für die neurologische Seite dieses Szenarios findet sich ein hochinteressantes Indiz in der Arbeit des Neurologen Richard Myers von der Stanford University. Er und seine Kollegen haben das Hirngewebe Verstorbener untersucht, die zu Lebzeiten an Depressionen, bipolarer Störung und Schizophrenie gelitten hatten. (Es wurde aber auch Hirngewebe von Individuen untersucht, die von keiner dieser Störungen betroffen waren.) Myers' Team suchte nach den Genen, die diesem Leiden zugrunde liegen könnten. Sie fanden heraus, dass »die Muster aktiver Gene in zwei unterschiedliche Gruppen einzuteilen waren – abhängig davon, wie die Patienten gestorben waren. Die statistischen Daten schrien geradezu zum Himmel – das Ganze war ausgesprochen bemerkenswert.« Wie sich herausstellte, fand man bei den Individuen, bei denen sich das Sterben lange – über Stunden oder Tage – hingezogen hatte, ein bestimmtes Muster genetischer Aktivierung. Bei jenen, die plötzlich gestorben waren (zum Beispiel an einem Herzanfall, bei einem Unfall oder durch Selbstmord), fand man ein anderes Muster.[598]

Myers glaubt, dass sein Team unbeabsichtigt einen Schnappschuss von sterbendem Gehirngewebe erhalten hat. Aber warum sollte sich die genetische Spur bei denjenigen, die schnell starben, und denjenigen, bei denen sich das Sterben länger hinzog, unterscheiden? »Während einer längeren Krankheit«, so lautet seine Hypothese, »könnte das Gehirn einen Mangel an Sauerstoff und Zuckern erleiden, was es dazu bringen könnte, eine ganze Reihe von Genen einzuschalten, die den Zellen helfen sollen, zu überleben.« Doch dieser Prozess muss mit wenig Energie auskommen, denn »das sterbende Gehirn scheint auch die Aktivität von Genen zu dämpfen, die mit dem Energiemetabolismus zu tun haben.« Daraus ergibt sich das Bild eines Gehirns, das darum kämpft, zu überleben, und das angesichts eines Mangels an Brennstoff sein Bestes tut. Parallel dazu könnte es zu einem ähnlichen Kampf im Rest des Körpers kommen, weil, so spekulieren die Forscher, Proteine und andere Zellkomponenten, die im sterbenden Gehirn aktiviert werden, ins Blut gelangen könnten.[599]

Ich finde diese Entdeckung hochinteressant, denn sie legt nahe, dass bestimmte Gene eingeschaltet werden, wenn das Gehirn spürt, dass es stirbt. Und dies könnte zelluläre Prozesse im gesamten Organismus beeinflussen. Wäre es also so, dass eine wichtige Angelegenheit den orbifrontalen Kortex (jenen Bereich, in dem Signale aus der limbischen Region und dem präfrontalen Kortex zusammenkommen) beschäftigt, und würde gleichzeitig verdrängte Energie im Körper festgehalten, dann könnte ein verlängerter Sterbeprozess den Individuen zumindest die Gelegenheit geben, diesen Konflikt zu lösen. Im Falle eines plötzlichen Todes jedoch würde eine solche Unklarheit niemals aufgelöst, und die Energie bliebe eingefroren. Meine Schlussfolgerung ist, dass Menschen, auf die dieses Körpergeist-Profil zutrifft und die plötzlich sterben, mehr dazu neigen, sich als Geister oder Spukerscheinungen zu manifestieren, als Menschen, die darum wissen, dass sie sterben werden, und die deshalb Gelegenheit haben, innerlich mit sich ins Reine zu kommen.

EIN VENTIL FÜR DIE INNERE ENERGIE

Im fünften Kapitel haben wir gehört, dass sehr viel Energie mobilisiert werden kann, wenn das sympathische Nervensystem eines Menschen durch eine mögliche Bedrohung alarmiert wird. Ich sagte, das sei etwa so, als würden Sie das Gaspedal durchtreten – wobei Sie das Auto sind. Betrachten wir jetzt also ein seltsames Phänomen, welches uns erlaubt zu würdigen, wie viel Energie hier tatsächlich im Spiel ist.

Episodischer Kontrollverlust ist ein seltenes Leiden, das bei ansonsten völlig normalen Menschen zu plötzlichen Wutausbrüchen führt. Oft wird dieses Leiden durch einen Gehirntumor, eine Kopfverletzung oder einen epileptischen Anfall ausgelöst. In einem Fall versuchte ein Mann seine Frau und seine Töchter zu enthaupten; er wurde dermaßen gewalttätig, dass die Polizei ihn in ein Fischernetz gewickelt abtransportieren musste. In einem anderen Fall riss ein 16-jähriger Junge die Tür eines Kühlschranks ab. Und eine nur 40 Kilogramm schwere Frau hob während eines Wutanfalls einen großen gepolsterten Sessel hoch und warf ihn über einen Esstisch.[600]

»Bei einem Anfall episodischen Kontrollverlusts«, erklärt Dozier, »werden die intensive Furcht und der heftige Zorn nachgeahmt, die ein jeder von uns fühlen könnte, wenn ein Fremder plötzlich versuchte, ihn zu töten. Doch bei dieser Krankheit gibt es keine wirkliche Bedrohung, nur eine fälschliche Auslösung des primitiven Furchtsystems.« Dies wurde von dem Neurologen demonstriert, der Julie untersuchte, eine Patientin, die eine andere Frau niedergestochen hatte, weil diese sie in einer öffentlichen Toilette im Vorübergehen gestreift hatte. Als er Julies Reaktion auf die elektrische Stimulierung verschiedener Teile ihres Gehirns untersuchte, stellte der Neurologe fest, dass es bei ihr zu epileptischen Anfällen in der rechten Amygdala kam.[601]

Wir wissen auch, dass normale Menschen in besonders bedrohlichen Situationen erstaunliche Leistungen des Mutes und der Kraft vollbringen können. Diese Energie verdankt sich hauptsächlich der Kombination von Adrenalin und Noradrenalin, die den Herzschlag beschleunigen, die Lungenkapazität vergrößern, die Muskeln durch neue Bereitstellung von Zucker stärken und den Sauerstoffgehalt des Blutes, das in die Muskeln fließt, anheben.[602] Dozier erzählt die folgende Geschichte, die ihm eine befreundete Lehrerin erzählte, eine »schmächtige Frau«, die noch das College besuchte, als es zu dem Vorfall kam:

> »Eines Nachts begann eine Horde betrunkener männlicher Studenten an die Eingangstür des Hauses einer Studentinnenvereinigung zu klopfen und Einlass zu verlangen. Als die junge Frau und einige ihrer Kommilitoninnen sich weigerten, die Tür zu öffnen, blieb es für eine Weile still. Dann krachte plötzlich etwas Schweres gegen die Eingangstür. Die Studenten waren wieder da und benutzten jetzt einen Telefonmast als Rammbock. Eine Telefongesellschaft war dabei, in der Gegend neue Masten zu installieren, und hatte einen Stapel Telefonmasten in der Nähe zurückgelassen. Die Hausmutter der Studentinnenvereinigung kam gerade in dem Augenblick dazu, um zu sehen, was los war, als die Studenten die Tür aufsprengten und mitsamt dem Telefonmast in den Eingangsbereich stolperten. Dort ließen sie den Mast fallen, genau auf das Bein der Hausmutter. Als ihnen klar wurde, was sie getan hatten, gerieten die Studenten in Panik und rannten davon.

Meine Freundin sagte, sie habe sich noch nie zuvor in ihrem Leben so sehr gefürchtet. Sie rannte zu der Hausmutter hin, die mit einem gebrochenen Bein unter dem schweren Mast eingeklemmt war. Voller Verzweiflung packte sie ein Ende des Mastes und hob ihn von der Frau. Sie hatte keine Ahnung, wie sie das schaffen konnte. Als die Polizei ankam, brauchte es sechs Männer, um den Mast wieder aus dem Haus zu tragen. Sie sagte, jeder Muskel in ihrem Körper habe danach noch wochenlang geschmerzt.«[603]

Wie ich vermute, wird sich herausstellen, dass solche latente Energie für die ansonsten unmögliche Bewegung schwerer Objekte bei Poltergeist-Erscheinungen verantwortlich ist. Im Zentrum der Geschehnisse bei solchen Erscheinungen steht immer eine bestimmte Person. (Die Forscher nennen diese Personen den »Auslöser« oder »Fokus«.) Nach meiner Theorie findet man bei solchen Menschen das Profil, das wir diskutiert haben: ein Zusammentreffen einer schwerwiegenden, im Gehirn nicht aufgelösten Angelegenheit mit einem Wirbel an im Körper festgehaltener Energie.

EIN VERSUCH DER ERKLÄRUNG PARANORMALER EREIGNISSE

Um zu illustrieren, wie ein solches Zusammentreffen anormalen Erscheinungen zugrunde liegt, lassen Sie uns zu den im ersten Kapitel erwähnten Fällen (siehe Seite 35–41) zurückkehren. Wir wollen diese interessanten und gut dokumentierten Fälle einen nach dem anderen untersuchen.

Flug 401

Für einen Zeitraum von mehr als einem Jahr nach dem Absturz des Fluges 401 der Eastern Airlines in den Everglades von Florida sahen und hörten Passagiere und Crewmitglieder anderer Flüge dieser Fluggesellschaft lebensechte, dreidimensionale Erscheinungen von Flugkapitän Bob Loft und (häufiger) seines Zweiten Offiziers Don Repo, die beide den Verletzungen, die sie bei dem Absturz davongetragen hatten, erlegen waren. Passagiere, die keinen der beiden Männer kannten, identifizierten sie auf Fotos ohne jedes Zögern.[604]

Zur Zeit des Absturzes hatten Flugkapitän Loft und der Erste Offizier Bert Stockstill im Cockpit die Kontrolle. Sie umflogen den Flughafen von Miami in einer Höhe von 600 Metern, weil beim ersten Anflug auf den Flughafen etwas darauf hinwies, dass das Bugrad nicht komplett ausgefahren und eingerastet sein könnte. Repo, der auch der Chefingenieur des Fluges war, und Angelo Donadeo, ein anderer Techniker, waren in den Schacht unterhalb des Cockpitbodens hineingekrochen, um nachzusehen, ob das Bugrad ausgefahren war oder nicht.

Was allen vier Männern nicht bewusst war, war die Tatsache, dass der Autopilot weiterhin 600 Meter anzeigte, dass er aber versehentlich abgeschaltet worden war und die Maschine sich tatsächlich im Sinkflug befand.[605] Da die Everglades stockdunkel waren, wies nichts auf den schnellen Sinkflug hin. Es leuchtete kein Warnlicht im Cockpit auf, und das einzige Warnsignal, das auf die Situation aufmerksam machen sollte, war so leise, dass niemand von der Crew es bemerkte. Die Maschine schlug in jener Nacht um 11.42 Uhr mit erschreckender Plötzlichkeit auf.

Der Absturz kostete 99 Menschen das Leben. Unglaublicherweise gab es 77 Überlebende, unter ihnen Donadeo. Der weiche Schlamm und das Wasser der Everglades, die den Aufprall dämpften und verhinderten, dass das Feuer mit aller Macht ausbrach, waren für die große Zahl von Überlebenden verantwortlich.[606] Loft und Repo fand man schwer verletzt, aber noch am Leben. Loft stand offensichtlich unter Schock und kämpfte darum, sich aus dem Wrack zu befreien. Er war klar genug bei Sinnen, um seinen Rettern zu sagen: »Ich werde sterben.« Sein Todeskampf endete, etwa eine Stunde nachdem man ihn gefunden hatte. Donadeo und Repo befanden sich in dem Schacht unter dem Cockpit, in den Wasser einströmte, und schrien dort um Hilfe. Wie einer ihrer Retter bemerkte, schien Repo »wütend zu sein«. Man flog ihn in ein Krankenhaus, aber er starb 36 Stunden danach.[607]

Mehrere Elemente dieses Berichts sind bemerkenswert. Zuerst einmal kamen Loft und Repo nicht sofort ums Leben, sondern waren sich ihres Zustands bewusst. Obwohl sie unter Schock standen, kämpften sie um ihr Leben. Besonders Repo ließ Wut erkennen sowie die Entschlossenheit, zu kämpfen. Wie wir wissen, kann Wut im Kampf um das Überleben eine beträchtliche Menge an Energie mobilisieren.

Beide Männer waren zudem sehr leidenschaftlich für ihren Beruf engagiert. Loft war ein erfahrener Pilot; seine Kollegen beschrieben ihn als »gewissenhaft, ein Perfektionist«.[608] Repo hatte sich vom Flugzeugmechaniker zum Flugingenieur hochgearbeitet und hatte eine starke innere Beziehung zu dem L-1011-Flugzeug.[609] Es ist sehr wahrscheinlich, dass beide Männer sich sehr für das Schicksal der Maschine und das Wohlergehen der Passagiere und der Besatzung verantwortlich fühlten. Ihre Verletzungen machten es ihnen jedoch nicht möglich, helfend einzugreifen. Dies stellt genau jene Art von neuronalem Dilemma dar, das uns so interessiert – eine Überschneidung der Aktivität des limbischen Systems, das Furcht und Zorn hervorruft, mit der Aktivität des stärker vernunftbetonten präfrontalen Kortex.

Drittens könnte die Tatsache, dass es in einem solchen Flugzeug eine große Menge elektronischer Geräte gibt, für die sich später einstellenden Erscheinungen relevant sein. Angrenzend an den Schacht des Bugrades, wo Repo sich zur Zeit des Absturzes aufhielt, befanden sich viele elektronische

Geräte.[610] So könnte auch wichtig sein, dass viele der Erscheinungen Repos in anderen L-1011-Maschinen der Fluggesellschaft in der Nähe der Bordküche gesehen wurden, in deren Umkreis ebenfalls viele elektrische Geräte in Betrieb sind.[611] Das könnte zwar ein Zufall sein, es könnte jedoch auch mehr bedeuten. Wie auch immer: Schließlich entschloss Eastern Airlines sich, alle noch verwendbaren Teile aus der abgestürzten Maschine, die in andere Maschinen vom Typ L-1011 eingebaut worden waren, wieder zu entfernen.[612] Kurz danach, Mitte des Jahres 1974, hatten die Erscheinungen aufgehört.

Der kleine Adam

Der Bericht über den 18 Monate alten Adam ist aus ganz anderen Gründen faszinierend. Anders als die Besatzung von Flug 401 war er nicht in Gefahr. Tatsächlich erhielt er an diesem Abend ein entspannendes Bad. Er war auch noch nicht alt genug, um die Art von hoch entwickeltem kognitivem System zu besitzen, die wir mit der Fähigkeit in Verbindung bringen, sich über bestimmte Gefühle hinwegzusetzen. Auch elektronische Geräte gehören hier nicht zum Bild.

Was uns auffällt, ist das Vorhandensein von Wasser, auch wenn es Adam in diesem Fall half, sich zu entspannen, was an sich wiederum bedeutsam sein könnte. Die Forscher, die paranormale Erscheinungen untersucht haben, haben oft festgestellt, dass Entspannung für außersinnliche Wahrnehmung förderlich sein kann.[613] In der Tat erlebte Adam andere Episoden wie diese zumeist dann, wenn er sich im Bad befand, aber wenigstens einmal auch während er gerade mit Puppen spielte.[614] In all diesen Fällen ließ Adam intensive Panik erkennen.

Wer die bewaffneten Männer in seinem Bericht waren und wer sich da verstecken wollte, das sind Fragen, die Adams Eltern natürlich beschäftigten. Sie kamen zu der Schlussfolgerung, dass die bewaffneten Männer deutsche Sturmtruppen und die Versstecksuchenden jüdische Zivilisten waren. Die ganze Sache blieb jedoch rätselhaft, da seine Eltern ...

> »... ihm niemals Material über den Zweiten Weltkrieg gezeigt hatten und auch niemals in seiner Gegenwart über Hitler oder die Nazis gesprochen hatten. Sie waren zwar Juden, aber nicht direkt vom Holocaust betroffen gewesen. Die Familien beider Elternteile lebten während des Krieges bereits in den Vereinigten Staaten. Außerdem waren die Eltern sicher, dass Adam niemals von seinen Großeltern, Tanten oder Onkeln Geschichten über den Krieg gehört hatte. Als Quelle blieb nur noch der Babysitter übrig, eine Frau, die während dieser Zeit gelegentlich für ein bis zwei Stunden auf ihn aufgepasst hatte. ... Nachdem diese Episoden begonnen hatten, fragte man sie natürlich gründlich darüber aus, wie Adam seine Zeit in ihrer Obhut verbracht hatte. Schließlich fragte man sie direkt, ob sie mit Adam jemals über die Nazis gesprochen hätte. Sie antwortete indigniert, sie hätte dies ganz gewiss nicht getan, und fügte hinzu, dass ein solcher Schrecken doch nichts sei, worüber man mit irgendeinem Kind, und bestimmt nicht mit Adam, sprechen würde.«[615]

Es ist möglich, dass Adam nur seinen Spaß daran hatte, den Eltern einen Streich zu spielen, aber dies scheint unwahrscheinlich, wenn man sein Alter bedenkt sowie das sehr reale Entsetzen, das er offenbar erlebte, und die bizarre Natur seiner Erklärung dessen, was da geschah.

Entsetzen ist in den Worten des Psychologen Alexander Lowen »eine lähmende Emotion, die den Körper erstarren lässt«.[616] Es ist »eine intensivere Form der Furcht als bloße Panik und entsteht in Situationen, in denen jedes Bemühen um Widerstand oder Entkommen hoffnungslos erscheint«. Im

Zustand eines solchen Schreckens »wird das Fühlen von der Peripherie des Körpers zurückgezogen. ... Dies stellt eine Art Flucht nach innen dar.«[617] Das ist genau der Mechanismus, den wir als Dissoziation beschrieben haben, also ein Sichzurückziehen vom Felt Sense.[618]

Doch bei wem kam es zu dieser Dissoziation? Wie konnte denn der kleine Adam in der Sicherheit seines Heims in den Vereinigten Staaten Zugang zu den Erinnerungen entsetzter jüdischer Zivilisten, die ein halbes Jahrhundert zuvor auf einem ganz anderen Kontinent gelebt hatten, haben? Diese Fragen sind schwer zu beantworten, aber ich werde später in diesem Buch Antworten vorschlagen. Für den Augenblick ziehen Sie einfach nur die Möglichkeit in Betracht, dass Entsetzen – oder auch jedes andere intensive Gefühl, welches nicht angemessen zum Ausdruck gebracht wird – sich als extrem problematisch erweisen kann, auch wenn es Teil der Persönlichkeit und der Erfahrung eines Individuums aus einer ganz anderen Welt ist.

Melanie und ihre Mutter

Wir alle haben schon Berichte darüber gehört, wie eine Mutter plötzlich gespürt hat, dass mit ihrem Kind etwas nicht in Ordnung war; eine Frau ist sich sicher, dass ihr Ehemann in Schwierigkeiten ist; ein Geschwisterteil hat die Intuition, dass einem Bruder oder einer Schwester etwas passiert ist; oder jemand hat das Gefühl, dass ein guter Freund in großer Not ist. Natürlich hören wir dann jedes Mal, dass die Ahnung sich als zutreffend erwies und dass die unerklärliche Sorge berechtigt war. Viele, vielleicht die meisten dieser Berichte können wir unter das einreihen, was man den »Schubladeneffekt« genannt hat; das heißt, dass man sich an jene Vermutungen erinnert, die sich als gültig erwiesen, während man alle anderen, die kommen und gehen und unbegründet waren, wieder vergisst. In Melanies Fall jedoch wurde der Ausbruch der

Mutter während einer Geschäftssitzung im Protokoll notiert.[619] Wenn hier mehr im Spiel ist als bloßer Zufall, was könnte es dann erklären?

Beginnen wir damit, dass wir uns klarmachen, dass solche Synchronizitäten immerhin so häufig sind, dass man wenigstens zwei Begriffe zu ihrer Beschreibung formuliert hat: »telesomatisches Ereignis« (»tele« für »Entfernung« und »somatisch« für »körperlich«) sowie »Hellfühligkeit« (die angenommene Fähigkeit, den Schmerz oder den körperlichen Zustand eines anderen Menschen über Entfernungen hinweg im eigenen Körper zu spüren).[620] Der Empfänger der Information nimmt sie plötzlich wahr, ohne sie erwartet zu haben, und fühlt oft etwas Erstaunliches, Beeindruckendes oder Seltsames.[621] Hier nur drei von zahllosen Beispielen, die sich in der Literatur finden:

- Eine Mutter war gerade dabei, einen Brief an ihre Tochter zu schreiben, die an einem College studierte. Sie begann in ihrer rechten Hand ein so intensives Brennen zu spüren, dass sie den Stift nicht mehr halten konnte. Kaum eine Stunde später erhielt sie einen Telefonanruf vom College; man sagte ihr, dass ihre Tochter bei einem Unfall in einem Laboratorium durch Säure starke Verbrennungen an der Hand erlitten habe.[622]
- Ein Ehepaar besucht gerade ein Fußballspiel, als der Mann plötzlich aufsteht und sagt, sie müssten nach Hause zurückkehren, weil ihr Sohn sich verletzt habe. Als sie zu Hause ankommen, stellen sie fest, dass ihr Sohn sich mit einer Luftpistole in den Daumen geschossen und eine Verletzung zugefügt hat, die sofort operiert werden muss.[623]
- Eine Frau krümmt sich plötzlich zusammen und greift sich an die Brust, als habe sie dort starke Schmerzen. Dann sagt sie: »Nora ist etwas passiert; sie ist verletzt.« Zwei Stunden später kommt ein Polizist an die Tür, um ihr mitzuteilen, Nora sei auf dem Weg ins Krankenhaus gestorben. Sie

war in einen Autounfall verwickelt, bei dem ein Teil des Lenkrads in ihre Brust eingedrungen war.[624]

Wenn bei einem solchen Ereignis Mütter und ihre Kinder involviert sind, neigen wir dazu, dies unter »mütterliche Intuition« abzulegen, als könne diese umgangssprachliche Benennung das Phänomen wegerklären. Sie tut es nicht. Erklärungsversuche haben sich auf die enge Verbindung von Mutter und Kind während der Zeit der Schwangerschaft und unmittelbar nach der Geburt konzentriert, in der zwei Individuen praktisch eins sind. Ein Psychiater, der sich mit Anomalietätern beschäftigt hat, schlägt folgende Erklärung vor:[625]

> »Das Baby ist die direkte Erweiterung des Körperbildes seiner Mutter ... Sie ist es, die das ›Handeln‹ für das Baby übernimmt. Sie füttert es, wenn es hungrig ist, sie gibt ihm Wärme, wenn es friert. ... Signalisiert es sein Unwohlsein durch ein Wimmern oder Schreien, durch Strampeln oder Fuchteln, so eilt sie ihm sofort zu Hilfe.
> [Doch] das Neugeborene lässt zwar seine Stimme hören, kann sich aber noch nicht sprachlich ausdrücken. Seine expressiven Bewegungen vermögen kaum mehr als Unwohlsein oder Wohlsein, Hunger oder Sättigung zu signalisieren. ... Doch die Effizienz der Interaktion zwischen Mutter und Baby scheint weit über das begrenzte Repertoire jedes konventionellen Codes von Signalen hinauszugehen, der die beiden zu einer funktionierenden Ganzheit verbindet. [Es muss so sein,] dass in der präverbalen oder nonverbalen Phase Signale ausgetauscht werden und es zu einer ›wechselseitigen Einstimmung‹ kommt, die dem Vermögen des Kleinkindes, sich verständlich zu machen, weit vorauseilt. [Die] Mutter scheint auf eine Weise zu ›verstehen‹, die in Begriffen der ›gewöhnlichen‹ Kommunikationsmittel schwer zu erklären ist.«

Gegen diesen Erklärungsversuch gibt es drei Einwände. Zuerst einmal ist im Lichte dessen, was die Wissenschaft heute über Spiegelneuronen herausfindet, eine psychiatrische oder telepathische Erklärung unnötig (wenn nicht gar aus der Luft gegriffen). Wenn zweitens die Sprache später diese angenommene telepathische Verbindung ablöst, warum sollte diese Verbindung dann andauern, nachdem das Kind erwachsen wurde? Drittens haben Geschwister kaum dieselbe symbiotische Beziehung wie Mütter und Kinder – und Freunde oder Ehepartner auch nicht. Welche Art von »Informationsübertragung« sollte es einer Person in einer solchen Beziehung also möglich machen, plötzlich die Bedrängnis der anderen Person zu fühlen?

In diesem Zusammenhang ist eine Untersuchung relevant, die Ian Stevenson von der Universität von Virginia durchgeführt hat. Danach betrifft ein Drittel der Fälle dieser Art Eltern und Kinder, während dies bei zwei Dritteln nicht der Fall ist. Dies scheint darauf hinzuweisen, dass emotionale Bande für das Verständnis des Phänomens wichtiger sind als die Mutter-Kind-Beziehung an sich.[626]

Susannes Geruchssinn

Im Fall der 44-jährigen Susanne war es, wie Sie sich vielleicht erinnern, so, dass sie anfangs das Gefühl hatte, jemand befinde sich mit ihr in ihrem Schlafzimmer; in der folgenden Nacht wachte sie mit dem starken Gefühl der Präsenz ihres Vaters auf, und in der dritten Nacht wachte sie auf und roch das Haarwasser ihres Vaters. Sie »sah« ihren Vater in der Folge in gutem Gesundheitszustand und hatte den Eindruck, dass er, obwohl er einsam und krank gestorben war, jetzt in Ordnung sei.

Zu diesem Bericht gibt es eine Parallele in dem Buch, das die Erscheinungen im Zusammenhang mit Flug 401 beschreibt. Repos Frau erzählte dem Autor John Fuller, dass sie eines Nachts aufwachte, weil »von dem Kissen neben ihr ein überwältigender Geruch von Vitalis ausging. Don hatte stets Vitalis genommen, aber als es zu dieser Wahrnehmung kam, hatte sie schon mehr als ein Jahr lang kein Vitalis mehr im Haus gehabt. Die Kissen waren neu und sauber. Doch der Geruch war so stark, dass er sie aufweckte ... er verschwand erst im Lauf des folgenden Tages wieder.«[627]

Man könnte solche Berichte mit Michael Persingers Theorie der von Trauernden erfahrenen Erscheinungen erklären, die besagt, dass die Erinnerungen an einen geliebten Menschen durch das Wirken des Hippocampus greifbar werden. Es ist wahr, dass der Geruchssinn zu den ältesten Fähigkeiten des menschlichen Organismus gehört. Wie wir im dritten Kapitel schon festgestellt haben, ist der Riechkolben gleich über dem Gehirnstamm und nahe an limbischen Strukturen wie der Amygdala und dem Hippocampus lokalisiert. Wenn wir also etwas riechen, ruft das oft lebendige Assoziationen hervor. Vielleicht wirkt das Nachsinnen über einen geliebten Menschen im Schlaf ja auch in die Gegenrichtung, also von spezifischen Assoziationen (einem Gesicht, einem Kissen) hin zu dem Geruch, der so eng mit dem geliebten Menschen verbunden war. Die Eindringlichkeit dieser gefühlten Erinnerungen könnte den schlafenden Menschen aufwecken.

Ich möchte jedoch einen anderen Erklärungsversuch wagen. Wir wissen, dass der Mensch ein soziales Wesen ist und dass sich bei ihm komplexe emotionale Werkzeuge entwickelt haben, die es ihm ermöglichen, unter seinen Mitmenschen zu überleben. Wenn wir ein Faible für das Kommunizieren haben – was bedeutet, ebenso Botschaften zu empfangen wie sie zu senden –, dann sind wir vielleicht darauf programmiert, durch die primitiven limbischen Kanäle des Gehirns, die besonders eng mit dem Geruchsempfinden verbunden sind, emotionale Energie in der elektromagnetischen Umgebung wahrzunehmen. Ein bestimmter Geruch könnte deshalb das

Vorhandensein von emotionaler Energie sowie die Möglichkeit, zu ihr Zugang zu gewinnen, implizieren.

Ruth und ihr Vater

Wie Dr. Morton Schatzman, ein amerikanischer Psychiater, der Mitte der 1970er-Jahre in London praktizierte, berichtet, wurde er von einer Frau, die er Ruth nennt, aufgesucht, die aufgrund wiederkehrender Erscheinungen ihres Vaters erschreckt und verängstigt war. Sie schien in jeder anderen Hinsicht völlig normal zu sein. »Bei ihr lag weder eine psychiatrische Störung vor«, schreibt Schatzman, »noch war sie körperlich krank oder litt an einer Störung der Sinnesorgane.«[628]

Bemerkenswert war, welch enorme Furcht und Abscheu diese Erscheinung ihres Vaters bei Ruth hervorrief. Schatzman berichtet: »Wenn der ›Vater‹ von Ruth während ihrer Besuche in meiner Praxis auftauchte, war sie starr vor Entsetzen. Ich habe noch nie einen dermaßen von Furcht überwältigten Menschen gesehen. Was muss das für ein Mensch gewesen sein, fragte ich mich, der solche Gefühle auslösen kann?« Die Antwort zeigte sich während der Therapie. Ruth erinnerte sich, dass ihr Vater versucht hatte, sie zu vergewaltigen, als sie zehn Jahre alt war. Er wurde häufig ins Gefängnis oder in eine psychiatrische Anstalt eingeliefert. Er war auch Alkoholiker und gewalttätig.[629]

Ruth wusste zwar, dass die Wahrnehmungen nicht real waren, aber sie waren trotzdem in jeder Hinsicht lebensecht. Heute, so glaube ich, würde man sagen, dass sie unter einer posttraumatischen Belastungsstörung litt. Im fünften Kapitel haben wir gesehen, dass die posttraumatische Belastungsstörung zutreffend als »sprachloses Entsetzen« und als »im Gedächtnis erstarrter Schrecken« beschrieben wurde.[630] Menschen, die besonders sensibel reagieren – deren Schwelle für eine Reaktion der HHN-Achse also sehr niedrig ist –, erleben ihre traumatischen Erfahrungen erneut, so als geschähen sie jetzt. Was sie gesehen, gehört und gerochen haben, wurde ebenso wie ihre Furcht nicht auf die übliche Weise in die Erinnerung eingegliedert. Ich habe vorgeschlagen, dass sie eine in sich abgeschlossene »Versteinerung« zurückbehalten haben, die gelegentlich von den Strömungen und Wirbeln des Körpergeistes an die Oberfläche des Bewusstseins gespült wird.

Dass Ruth eine ganz spezielle neurobiologische Funktion »eingeschrieben« war, wurde durch ein geniales Experiment demonstriert, das Schatzman und sein Kollege Peter Fenwick durchführten. Mithilfe eines Elektroenzephalografen und eines Elektroretinografen stellten sie fest, dass die Retina von Ruth immer dann, wenn sie eine Erscheinung ihres Vaters sah, normal auf Licht reagierte, dass die Gehirnwellen in ihrem visuellen Kortex jedoch verändert waren. Eine ähnliche Reaktion zeigte sich bei ihrem Gehör.[631] Diese Resultate entsprechen jüngeren Befunden durch Hirnszintigramme, die man bei Menschen durchgeführt hat, die für hypnotische Suggestion anfällig sind. Sie verarbeiten die Realität tatsächlich anders.[632]

Dass Ruth dazu neigte, die Vergangenheit (ihren gewalttätigen Vater) gegenwärtig und unmittelbar erfahrbar zu machen, ermöglicht es ihr jedoch auch, die Erscheinungen zu kontrollieren. Von ihrem Therapeuten, der sie sehr stark unterstützte, dazu aufgefordert und zuerst langsam und in kleinen Schritten, gelang es ihr, dem Bild ihres Vaters zu sagen, er solle »abhauen« und aufhören, sie zu belästigen. Und nach einiger Zeit geschah dies auch. Von diesem Erfolg inspiriert, fragte Schatzman Ruth, ob sie auch Erscheinungen anderer, freundlicher Menschen, die sie kannte, heraufbeschwören könne. Es stellte sich zur Freude von Ruth heraus, dass sie das tatsächlich konnte. Diese Fähigkeit ist, wie wir später sehen werden, charakteristisch für Menschen, die das an den Tag legen, was man psychosomatische Plastizität nennt.

Es wird geschätzt, dass weniger als 50 Prozent dessen, was wir sehen, tatsächlich auf der Information beruht, die in unsere Augen eintritt.[633] Diese Zahl, das sei ebenfalls angemerkt, ist allerdings nicht festgeschrieben. Jeden Moment kann Sie oder mich die Tatsache überraschen, dass wir gerade ein Stoppzeichen überfahren haben, oder wir begrüßen in einer Menschenmenge einen anderen Menschen herzlich, nur um dann peinlich berührt festzustellen, dass er ein völlig Fremder ist. Was wir hören, sehen, berühren, schmecken und riechen, kann sehr wohl auf etwas gründen, was wir gewohnt sind, was wir erfahren wollen oder was wir zu erfahren erwarten. Bei einigen von uns ist die Übereinstimmung von innerer Erwartung und äußerer Realität im Allgemeinen höher als 50 Prozent. Bei anderen Menschen (den besonders Fantasiebegabten, darüber mehr im 8. Kapitel) mag der Prozentsatz wesentlich niedriger sein.

Der springende Punkt, um den es hier geht, ist die Bedeutung von Gefühlen für die Konditionierung unserer inneren Bilder und für das Funktionieren unseres Körpergeistes. Bei Menschen wie Ruth, die unter einer posttraumatischen Belastungsstörung leiden, tauchen Erfahrungen, die Monate oder Jahre zurückliegen, erneut als unmittelbare, intensiv gefühlte Bilder auf. Das liegt daran, dass Bilder tatsächlich die Sprache unseres Körpergeistes darstellen und dass sie eng mit Gefühlen verbunden sind.

Fragen Sie einmal einen Maler, ob er an der Gültigkeit dieser Aussage zweifelt. Bilder sprechen besonders die rechte Hemisphäre des Gehirns an, die stärker als die linke Gehirnhälfte Formen (zum Beispiel Gesichtsausdrücke, stimmliche Ausdrücke, Körperhaltungen) und Gefühle (zum Beispiel Musik) verarbeitet. Die Bildersprache ist reichhaltig, symbolisch und sehr persönlich – aber man kann sagen, dass sie in jedem Menschen die Schnittstelle zwischen Gehirn und Körper darstellt.[634] Deshalb kann man zu Gefühlen, die dissoziiert und im Körpergeist zurückgehalten wurden, durch Bilder Zugang gewinnen.

Wie wir sehen werden, geschieht es bei Menschen, die aufgrund einer Kombination von Veranlagung und Umwelt besonders sensibel reagieren, eher als bei anderen, dass sie ihre Bilder für die Realität halten, dass sie aber auch ein sehr bemerkenswertes Vermögen besitzen, unterschwellig Zugang zur emotionalen Energie anderer zu gewinnen.

Roberts erweiterte Wahrnehmung

Gefühle und Bilder sind integrale Bestandteile des Träumens. Sie stellen auch eine Verbindung zum Paranormalen her, wie der Fall von Robert demonstriert, dem frischgebackenen Vater, der an zwei aufeinanderfolgenden Nächten von seinem Vater träumt, mit dem er schon sehr lange keinen Kontakt mehr gehabt hat, und der kurz darauf erfährt, dass dieser im Krankenhaus im Sterben liegt. Nachdem er seinen Vater dort besucht hat, träumt Robert von einem eleganten, schwarz lackierten alten Auto, das für ihn zu jenem Zeitpunkt nichts Besonderes bedeutet. 20 Jahre später findet er jedoch ein Foto von seinem Vater, der neben diesem alten Auto steht und ihn als Baby im Arm hat, und er realisiert, dass dies das einzige Foto in seinem Besitz ist, auf dem er zusammen mit seinem Vater zu sehen ist.

In Roberts Bericht über die Ereignisse werden seine Gefühle sehr deutlich. Als er hört, in welchem Zustand sein Vater im Krankenhaus liegt – und sich anfänglich entscheidet, ihn nicht zu besuchen –, wird er von machtvollen Erinnerungen überwältigt:

»Zorn, Bitterkeit und Selbstmitleid hüllten mich ein wie Nebel. Wo war er denn gewesen, als ich ihn gebraucht hatte? ... Heftiger Streit zwischen meinem Vater und meiner Mutter, der Spuren in ihrem Gesicht hinterließ, und ich, der ich in hilfloser Furcht dastand und sagte ›Mami, ich hol dir meinen Hammer, damit du ihn schlagen kannst‹ – diese ganzen Erinnerungen brachen über mich herein. Dieser verfluchte Schweinehund! ... Er hatte mich um eine normale Kindheit betrogen. Er zahlte nicht einmal die Alimente von fünf Dollar pro Woche, die der Scheidungsrichter festgelegt hatte. ... Er hat mir nie eine Weihnachtskarte geschickt! Warum hat er mir so übel mitgespielt? Soll dieser Hurensohn doch allein sterben, so wie er es verdient!

Ich lief an diesem ganzen schönen Herbsttag mit tränenüberströmtem Gesicht herum und schwankte zwischen Bitterkeit und Traurigkeit. Allmählich war ich mir nicht mehr so sicher, ob ich wirklich nicht hingehen sollte. ... Ich wusste einfach nicht, was ich tun sollte.«[635]

Robert berichtet, er könne sich nicht erinnern, außer in diesen beiden Nächten von seinem Vater geträumt zu haben, und er habe so gut wie keinen Kontakt zu ihm gehabt. Die Träume muten deshalb seltsam an, besonders da sie seinen Vater in einem günstigen Licht erscheinen lassen. Er nahm an, sie müssten damit zu tun haben, dass er selbst gerade Vater geworden war, aber ihre Bedeutung blieb ihm verborgen.

Bevor wir uns mit diesem Fall beschäftigen, müssen wir uns den Traumzustand selbst etwas genauer ansehen. Für Träume ist sicherlich besonders charakteristisch, dass die Realität in ihnen verschwimmt und es keine wohldefinierte Abfolge von Gefühlen und Ereignissen gibt. »Die Gesetze der Logik, der Physik, des Anstands und des gesunden Menschenverstandes werden offensichtlich ignoriert«, schreibt der Autor John McCrone, »wenn wir diesen Spielplatz [des Unterbewussten] betreten.«[636] Nach McCrone hat diese Zusammenhanglosigkeit damit zu tun, dass unsere bewussten Gedankengänge (die er die »innere Stimme« nennt) auf Abwege geraten, sodass Erinnerungen, Wünsche, Gefühle, Assoziationen und Eindrücke durcheinanderpurzeln, ohne von einem kohärenten, bewussten Erzähler geordnet zu werden.[637] Er kommt zu dem Schluss, dass Träume »nicht mehr sind als eine durcheinandergeratene Version des normalen ... Bewusstseins« und dass sie nicht, wie Freud und seine Anhänger behaupten, auf verdrängtes Material hindeuten oder eine symbolische Bedeutung haben.[638]

Ich halte McCrones Einschätzung des Traumprozesses für schlüssig, teile jedoch nicht seine Schlussfolgerung. Ganz gewiss navigieren unsere Träume mühelos durch ein breites Spektrum an Wahrnehmungen, Erinnerungen und Assoziationen. Flüchtige Beobachtungen, die wir während des Tages gemacht und in unserem Wachbewusstsein kaum zur Kenntnis genommen haben, treten im Traumzustand in den Vordergrund. Unausgegorene Gedanken sowie nicht zum Ausdruck gebrachte Gefühle oder Impulse, denen wir nicht gefolgt sind, treten während der Nacht hervor und ermöglichen es uns damit (wenn wir uns an die Traumbilder erinnern), unser Gewahrsein dessen, was uns berührt und was wir tief in unserem Inneren fühlen, zu erweitern. Wenn der bewusste Erzähler aus dem Weg geräumt ist, können wir uns kaum bemerkten Impulsen widmen und sie entweder verwerfen, sie abspeichern oder sie mit ähnlichen Erinnerungen und Reflexionen zusammenführen. Details, die uns im Wachzustand vielleicht nicht bewusst geworden sind, mögen an die Oberfläche treten, und vielleicht werden auch Verbindungen zwischen Ereignissen oder Persönlichkeiten unserer Gegenwart hergestellt.

Manchmal nehmen wir Informationen, um die wir auf einer unbewussten Ebene des Körpergeistes wissen, im Kontext eines Traumes wahr. Robert Van de Castle, ein ehemaliger Professor der Universität von Virginia, der den Traumzustand gründlich studiert hat, sagt, dass »Träume sensible Indikatoren für biochemische oder physiologische Veränderungen sein können«.[639] Es ist bekannt, dass schwangere Frauen oft von

Gebäuden, Räumen oder Tieren träumen, die Bilder des Körpers, des Mutterschoßes und des sich entwickelnden Fötus sind. In seinem Buch *Our Dreaming Mind* führt Van de Castle zahlreiche Fälle an, in denen »der unbewusste Geist schwangerer Frauen in der Lage zu sein scheint, biochemisches Ungleichgewicht, Gewebeabnormitäten und strukturelle Mängel im Bereich des Uterus zu beobachten und zu entdecken und dem Bewusstsein Funktionsstörungen durch Traumbilder zu kommunizieren, die manchmal ziemlich buchstäblich, manchmal auch symbolisch sind«.[640]

Träume könnten also, mit anderen Worten gesagt, als eine Art nächtliches Sonogramm dienen. Der Menstruationszyklus kann ebenfalls Auswirkungen auf das Träumen haben. Nach einer Studie berichten Frauen nach dem Eisprung tendenziell von einer anderen Art von Träumen als vor dem Eisprung.[641]

Jedermann – Mann oder Frau – kann über die Traumbilder Informationen über seinen Körper erhalten. In einer Art von Träumen, die Van de Castle »prodromal« nennt, spiegeln die spezifischen Bilder Symptome eines körperlichen Zustandes wider, der noch nicht bewusst wahrgenommen wird. Berichte über solche Träume findet man bereits bei Aristoteles, Hippokrates und Galen, einem griechischen Arzt des zweiten Jahrhunderts, der den Fall eines Mannes erwähnt, der davon träumte, sein Bein sei zu Stein geworden, und bei dem sich einige Tage später eine Lähmung dieses Beins entwickelte.[642] Van de Castle gibt mehrere Beispiele aus unserer Zeit:[643]

- Ein Mann träumt, dass er Pizza isst und daraufhin sein Magen aufplatzt; in der folgenden Nacht erleidet er einen Durchbruch eines Magengeschwürs.
- Eine Frau träumt von »sich windenden, leuchtenden Würmern in allen Farben«, die über ihre Augenlider kriechen; zwei Tage später entwickelt sich eine Entzündung der Retina.

- Ein Mädchen träumt davon, dass ihr jemand in die linke Seite des Kopfes schießt; sie wacht auf und hat schwere Migränekopfschmerzen auf dieser Seite.

Solche Fälle illustrieren, dass unsere Träume eine Art virtuelles Röntgenbild sein können. Angesichts der Tatsache, dass die Kommunikation zwischen unserem Gehirn und unserem Körper so stark und durchgehend ist, überrascht es nicht, dass neuronale, hormonelle und die Drüsen betreffende Veränderungen während des Schlafes ins Bewusstsein treten. Dies ist schließlich ein Zustand, in dem wir leichter Zugang zu unterschwelliger Information gewinnen.

Könnten prodromale Träume möglicherweise eine Erfahrung widerspiegeln, die ein anderer Mensch gerade macht? Ich würde diese Möglichkeit gern in Betracht ziehen. Robert zum Beispiel träumte von seinem Vater, unmittelbar bevor er erfuhr, dass dieser schwer krank war. Vielleicht war dies mehr als bloßer Zufall. Solche Träume sind wohlbekannt und werden entweder als telepathisch, hellsichtig oder paranormal erkannt oder abgetan. Es geht dabei unweigerlich um Menschen oder Themen, die der Träumende gut kennt und zu denen er oder sie eine starke emotionale Verbindung hat.[644] Was hier geschieht, so vermute ich, ist, dass die Quelle der Bilder (in diesem Fall Roberts Vater) Umstände erfährt, die von starken Gefühlen begleitet sind.

Bedenken Sie, dass Roberts Vater tatsächlich im Sterben lag. Über die körperlichen Elemente hinaus, die mit dem Sterbeprozess zu tun haben, dachte er wahrscheinlich auch an sein Leben zurück und daran, dass er seine Familie verlassen hatte. Erinnern Sie sich an die Funde von Myers, der festgestellt hat, dass das Gehirngewebe von Individuen, deren Sterben sich über längere Zeit hingezogen hatte, ein genetisches Muster aufwies, welches sich von dem Muster bei Menschen, die plötzlich gestorben waren, unterschied. Ich habe angenommen, dass es im Körper zelluläre Aktivitäten gibt, die eine Parallele zu dem Kampf darstellen, der sich im sterbenden Gehirn abspielt. Sind im Gehirn einer bestimmten Person schwerwiegende Fragen oder Probleme in einem Schwebezustand und wird gleichzeitig die Energie dissoziierter Gefühle in ihrem Körper festgehalten, dann könnte vielleicht etwas von dieser Situation über die elektromagnetische Umwelt an jemand anderen übermittelt werden, bei dem eine Dissoziation vorliegt. Hat die Person, die die intensiv gefühlten Umstände erfährt, eine emotionale Verbindung mit dem Träumenden, dann wäre der Träumende sogar noch empfänglicher.

Wir wissen, dass die Erinnerung umso klarer ist, je lebhafter eine Erfahrung gefühlt wird. Im limbischen Gehirn sind die Amygdala und der Hippocampus involviert, aber auch der Vagusnerv – der das, was kognitiv geschieht, mit dem verbindet, was in den Eingeweiden passiert – ist involviert. Hormone, Peptide und andere Informationssubstanzen reisen durch den Körpergeist; das Ganze ist praktisch ein psychosomatisches Netzwerk. Erinnern Sie sich daran, wo Sie waren, als John F. Kennedy erschossen wurde, als die Raumfähre Challenger explodierte, als John Lennon ermordet wurde oder als am 11. September die Flugzeuge in das World Trade Center einschlugen. Sie werden sich wahrscheinlich an eine Vielzahl kleiner Details erinnern, an die Sie sich niemals erinnern würden, wären diese Ereignisse nicht so eindrücklich gewesen. Auf ähnliche Weise könnten die Menschen, die dem diskutierten Körpergeist-Profil entsprechen, veritable »Schnappschüsse« ihrer Gefühle erzeugen, die für andere zugänglich sind. Die Bilder oder zumindest die Intuitionen würden dem gleichen, was während eines prodromalen Traumes auftaucht.

Das allgemeine Konzept – ohne die Neurobiologie – wird von Michael Shallis, einem früheren Dozenten an der Oxford University, in seinem Buch *On Time* (»Über Zeit«) umrissen:

> »Ein Körper hört nicht an der Haut auf, sondern erstreckt sich nach außen in den Raum um ihn herum. Die menschlichen Sinne greifen aus in die Welt, einige weiter hinaus als andere, doch auch abgesehen von den fünf Sinnen erstreckt sich der Mensch nach außen. ... Wenn ich mich glücklich und mitteilsam fühle, dehne ich mich in gewisser Weise aus; ich fühle mich größer. Wenn ich mich unsicher fühle, schrumpfe ich sowohl psychisch als auch in dem Raum um mich herum zusammen. ... Wenn Menschen sich im Raum ausdehnen, warum nicht auch in der Zeit? ... Ist ein Lebewesen plötzlich in extrem dramatische Umstände verwickelt, dann könnte sich das ausgedehnte Selbst sehr wohl dramatisch in Raum und Zeit ausweiten und könnte deshalb von Menschen, die für diese Dinge sensibel genug sind, wahrgenommen werden.«[645]

Robert hatte natürlich widersprüchliche Gefühle hinsichtlich seines Vaters (Zorn und Feindseligkeit neben Liebe und Sehnsucht). Diese Gefühle waren weitgehend unterdrückt und nicht anerkannt. Dies repräsentiert die Umwelt-Seite der Veranlagung, von der ich annehme, dass sie für die erhöhte Sensibilität bestimmter Individuen verantwortlich ist. Für sie kann sich das Hintergrundbild der Gefühle augenblicklich zu einem bestimmten Bild verdichten. Wie eine solche Dynamik die normalen Grenzen von Raum und Zeit zu überschreiten vermag, ist eine besonders faszinierende Frage, die wir im 12. Kapitel ausführlich diskutieren werden.

Der Poltergeist von Jacksonville

Noch seltsamer als die bisher untersuchten Berichte war eine Folge von Ereignissen, die von den Parapsychologen Andrew Nichols und William Roll beschrieben wird. Die Ereignisse spielten sich zwischen November 1996 und Januar 1997 in einem Haus in Jacksonville in Florida ab.[646]

Um sie zu rekapitulieren: In dem Haus lebten die 62-jährige Maria Barton, ihre Mutter Lillian im Alter von 87 Jahren, ihr 28-jähriger Sohn Keith und ihrer Enkelin Christa im Alter von elf Jahren. (Alle Namen sind Pseudonyme.) Das Haus war ein modernes, erst sieben Jahre altes Gebäude in einem Villenviertel; es hatte fünf Schlafzimmer, drei Badezimmer und einen Swimmingpool. Zuerst wurden Kratzgeräusche gehört, und in der Folge verschwanden Haushaltsgegenstände und tauchten wieder auf, man spürte seltsame kalte Stellen und nahm ungewöhnliche Gerüche wahr. Wasserduschen schienen aus dem Nichts zu kommen, und ihre Intensität und Häufigkeit nahmen zu. Es bildeten sich Wasserpfützen, und es gab spontane Güsse von mehreren Litern Wasser. Die betagte Lillian schien am häufigsten durchnässt zu werden; sie geriet auch dadurch in Gefahr, dass ein schwerer Spiegel mit vergoldetem Rahmen sie beinahe traf, als er plötzlich umfiel. Die Berichte wurden von Installateuren bestätigt, die gerufen wurden, um die Quelle der Wasserduschen zu identifizieren, die jedoch niemals gefunden wurden. (Einer der Arbeiter wurde ebenfalls durchnässt und war darüber dermaßen entsetzt, dass er sich weigerte, in das Haus zurückzukehren.)

Die Versicherung, bei der die Familie Wasserschäden an den Möbeln und Teppichen anmeldete, setzte sich mit Nichols und Roll in Verbindung. Diese interviewten daraufhin sämtliche Zeugen und machten Fotos sowie Messungen von Temperatur sowie elektrischen und magnetischen Feldern im Haus. Nichols und Roll identifizierten Christa als den Fokus der seltsamen Ereignisse, zu denen es nur kam, wenn sie zu Hause war. Die ganze Familie machte auf sie einen ziemlich unglücklichen Eindruck (was angesichts der bizarren Ereignisse durchaus verständlich war). Christa schien besonders bedrückt zu sein. Sie hatte bereits einmal einen Abschiedsbrief verfasst, da sie Selbstmordgedanken hatte, und legte »ein außerordentliches Maß an Aggressivität« an den Tag.

Christas Beziehung zu ihrer Urgroßmutter Lillian schien besonders belastet zu sein. Auf der physikalischen Ebene fanden die Forscher deutliche Unterschiede in der magnetischen Feldstärke an mehreren Stellen, an denen die Phänomene aufgetreten waren.

Nichols und Roll schlugen der Familie schließlich vor, therapeutische Hilfe zu suchen. Ihr Bericht schließt mit der Bemerkung ab: »Seit Christa mit der Psychotherapie begonnen hat, hat es keine weitere Aktivität in ihrem Heim mehr gegeben. ... Es ist schwer zu sagen, ob dies das Resultat der Therapie ist oder ob die Phänomene einfach ihren eigenen Verlauf genommen haben.«[647]

In diesem Fall traten mehrere bizarre Phänomene auf, die schon seit Langem zum Repertoire von Poltergeistern gehören: unerklärliches Ausströmen von Wasser (oder, als Alternative dazu, spontane kleine Feuer); elektrische Anomalien wie etwa Fernsehgeräte und andere elektrische Geräte, die sich ein- und ausschalten; Objekte, die sich von selbst bewegen (manchmal ziemlich schwere Objekte); Gegenstände, die verschwinden und wieder auftauchen (wobei manchmal völlig neue Gegenstände auftauchen); seltsame Gerüche sowie Kratzgeräusche und andere Geräusche.

Außerdem stand Christa im Fokus der Geschehnisse, eine Jugendliche mit einem Profil, das die Forscher eine »Poltergeist-Persönlichkeit« nennen, was bedeutet, dass sie eine niedrige Frustrationsschwelle hatte, was begleitet war von verdrängten Gefühlen der Feindseligkeit.[648]

Der Bericht eines ehemaligen Poltergeist-Auslösers namens Michael Talbot kann uns helfen, solche Phänomene besser zu verstehen. Sein Buch *Das holographische Universum* ist von seiner persönlichen Erfahrung inspiriert.[649]

> »Als ich noch ein Kind war, wurde das Haus, in das meine Familie kürzlich umgezogen war (ein neues Haus, das mei-

ne Eltern selber gebaut hatten) zum Ort eines aktiven Poltergeist-Spuks. Da unser Poltergeist mein Familienhaus verließ und mir folgte, als ich aufs College ging, und da seine Aktivität ganz offensichtlich mit meinen Stimmungen in Zusammenhang zu stehen schien – seine Streiche wurden bösartiger, wenn ich zornig oder niedergeschlagen war, und schelmischer und skurriler, wenn meine Stimmung heiterer war –, habe ich immer die Vorstellung akzeptiert, dass Poltergeister eine Manifestation der unbewussten psychokinetischen Fähigkeiten der Person sind, um die herum sie am aktivsten sind.

Diese Verbindung zu meinen Emotionen zeigte sich häufig. Wenn ich guter Stimmung war, wachte ich zum Beispiel auf und fand meine Socken über die Pflanzen im Haus drapiert. War ich in einer eher düsteren Stimmung, konnte der Poltergeist sich manifestieren, indem er kleine Objekte durch den Raum warf oder gelegentlich auch etwas zerbrach. ... Meine Mutter hat mir erzählt, dass bereits Töpfe und Pfannen von der Mitte des Küchentisches auf den Boden zu springen begannen, als ich noch ein Säugling war. ...

Ich spreche nicht leichtfertig von diesen Dingen. Ich bin mir dessen bewusst, wie seltsam solche Ereignisse aus der Sicht der Erfahrung der meisten Menschen sind, und verstehe sehr gut, wenn mein Bericht in manchen Kreisen auf große Skepsis stoßen wird. Dennoch fühle ich mich dazu gedrängt, von ihnen zu berichten, weil ich glaube, dass es von großer Bedeutung ist, solche Phänomene zu verstehen und sie nicht einfach unter den Teppich zu kehren.«

Ich finde Talbots Eingeständnis sehr erhellend. Seine Identifikation einer offensichtlichen Verbindung zwischen seinen Gefühlen und den seltsamen Manifestationen ist sehr aussagekräftig und, wie mir scheint, vollkommen richtig. (Leider ist

Talbot inzwischen verstorben, sodass er nicht als Berater für dieses Buch dienen konnte. Roll war jedoch einer meiner wichtigsten Berater.)

Lassen Sie uns jetzt doch zu den seltsamen Phänomenen selbst kommen. Uns ist bereits bewusst, dass Gerüche eine besondere Rolle für das emotionale Gehirn spielen, sodass seltsame Gerüche im Zusammenhang mit einem Poltergeist-Phänomen wohl nicht mehr so unerklärlich erscheinen. In Hinsicht auf das Kratzen und andere seltsame Geräusche (manchmal wird sogar von Explosionen berichtet) haben wir im letzten Kapitel gehört, dass im Zusammenhang mit Nordlichtern manchmal von zischenden, rauschenden und knisternden Geräuschen berichtet wird. Wir haben auch die seltsamen Auswirkungen von niederfrequentem Infraschall betrachtet. Ich möchte jetzt behaupten, dass die Atmosphäre selbst für die Geräusche im Zusammenhang mit Poltergeist-Erscheinungen verantwortlich ist. Wenn dies zutrifft, dann sollten manche Menschen für solche Strahlungen sensibler sein als andere. Dieselben Menschen, so vermute ich, würden auch seltsame Gerüche und ebenso die kühlen Stellen, von denen oft berichtet wird, bemerken.

Dieser Punkt sollte systematischer untersucht werden, damit wir herausfinden, ob Individuen, die aufgrund der Funktion ihres HHN-Stresssystems eine hohe Reaktionsbereitschaft zeigen, signifikant häufiger von anormalen Wahrnehmungen berichten, und ob im Fall von Poltergeist-Erscheinungen solche Menschen die einzigen sind, die von seltsamen Geräuschen, Gerüchen und Temperaturschwankungen berichten, oder ob ihre Wahrnehmungen von anderen, weniger sensiblen Menschen geteilt werden. Mit anderen Worten: Wie real (im Gegensatz zu subjektiv) sind solche Phänomene? Ich vermute, dass sich bei den wenigen Poltergeist-Berichten in jedem Jahr, die legitim zu sein scheinen und die wissenschaftlich untersucht werden, zeigen wird, dass die aufgetretenen

Wahrnehmungen weitgehend, wenn auch nicht immer, im Körpergeist des Wahrnehmenden auftreten.

Das bringt uns zu den drei eindrucksvollsten Aspekten des Jacksonville-Falles: der großen Menge an Flüssigkeit (ob es Wasser war, ist nicht völlig gewiss), der Bewegung schwerer Objekte und dem spontanen Erscheinen, Verschwinden und Wiederauftauchen von allen möglichen Haushaltsartikeln. Wenn diese Berichte nicht gefälscht sind und sie nicht von einem geschickten Magier hervorgerufen werden, dann ist hier offenbar ein beträchtlicher Betrag an Energie involviert. Ich würde auch hier wiederum das emotionale Gehirn in Betracht ziehen. Wir haben gesehen, dass das Phänomen des »episodischen Kontrollverlustes« bei manchen Menschen zu plötzlichen, nicht provozierten Ausbrüchen von Gewalt führen kann. Ob es ein Teenager ist, der eine Kühlschranktür aus ihren Angeln reißt, eine zierliche Frau, die einen schweren gepolsterten Sessel über einen Esstisch wirft, oder ein Mann, der dermaßen gewalttätig wird, dass die Polizei ihn in ein Fischernetz einwickeln muss – ein limbisches System, das durchdreht, kann offenbar beträchtliche Energie mobilisieren.

Ist der Poltergeist-Fokus nicht bereit oder nicht in der Lage, die Energie seiner Gefühle auf normalem Weg zum Ausdruck zu bringen, dann kann, wie ich vermute, diese Energie auf elektromagnetischem Wege auf seine Umgebung wirken. In diesem Zusammenhang sollten Sie sich auch an Gabor Matés Beobachtung erinnern, dass Menschen, die chronisch unfähig sind, für sich selbst einzustehen, Gefahr laufen, aufgrund eines beeinträchtigten Immunsystems zu erkranken. Das Immunsystem spiegelt dann die Unsicherheit dieser Person in Bezug auf ihre eigenen Grenzen wider sowie ihre Gewohnheit, Gefühle vom Bewusstsein zu dissoziieren.[650]

Die Poltergeist-Persönlichkeit exemplifiziert solche Schwierigkeiten in extremem Maße. Vielleicht wird in diesen Fällen die emotionale Verarbeitung des Individuums durch ein organisches Problem beeinträchtigt – eine Gehirnverletzung oder eine Fehlzündung neuronaler Abläufe wie bei einer Epilepsie –, wobei auch noch die großen hormonalen Veränderungen ins Spiel kommen, die für die Pubertät charakteristisch sind. Wir müssten bei solchen Auslösern wie Christa ein Hirnszintigramm durchführen können, um herauszufinden, ob dies zutrifft. Da allerdings die Phänomene in Christas Haus verschwanden, nachdem sie mit der Psychotherapie begonnen hatte, sind organische Schwierigkeiten vielleicht weniger involviert als die in der Familie erlernte Art und Weise, mit Gefühlen umzugehen.

Da viele – aber durchaus nicht alle – Poltergeist-Auslöser Jugendliche sind, könnten wir außerdem untersuchen, welche Aspekte unter den vielfältigen biochemischen Veränderungen, die sich in diesem Alter vollziehen, am meisten zu den Phänomenen beitragen. Wir wissen zum Beispiel, dass der Östrogenspiegel exorbitant steigt. Sind diese Veränderungen bei Poltergeist-Auslösern sehr viel stärker als bei anderen? Und was hat es mit der enormen Zunahme und der darauf folgenden weitgehenden Beschneidung von Zellen in den Frontallappen auf sich? Zwischen dem Alter von, grob gesagt, 10 und 19 Jahren werden die Verbindungen zum rechten orbifrontalen Kortex, der sehr viel mit der Kontrolle von Impulsen zu tun hat, fein abgestimmt. Könnten irgendwelche Störimpulse im Verlauf dieser massiven Veränderungen dafür verantwortlich sein, dass die heftigen Gefühlswallungen der Teenagerjahre sich zu einer Poltergeist-Erscheinung auswachsen?

In diesem Zusammenhang treten weitere Fragen auf und müssen gestellt werden. Spielt der Neurotransmitter Serotonin eine Rolle? Wie ist es mit der Anreicherung positiver Ionen in der Luft bei heißem oder drückendem Wetter? Sind vielleicht Muster lokaler seismischer Aktivität involviert? Das ganze Phänomen der Poltergeister ist, so möchte ich behaupten, so seltsam, dass es uns eine wunderbare Gelegenheit gibt, sowohl das normale als auch das anormale Funktionieren des Menschen besser zu verstehen.

ELEKTROMAGNETISCHE WECHSELWIRKUNGEN

Der Mensch erfährt sein Leben zuerst und vor allem durch Gefühle. Jeder Schattierung unserer Gefühle liegt ein komplexes Gemisch von elektrochemischen Aktivitäten im gesamten Körpergeist zugrunde. Ich habe vorgeschlagen, dass anormale Erscheinungen das Resultat einer Gefühlsverwirrung sind. Solche Störungen müssen elektrochemischer Natur sein, und es wäre einleuchtend, wenn sie auch eine Auswirkung auf die äußere Umgebung hätten, genauso wie die äußere Umgebung ganz gewiss eine Auswirkung auf uns hat. Doch gibt es, so müssen wir fragen, Hinweise darauf, dass dem so ist? Es gibt sie.

In Großbritannien haben der Arzt Jean Monroe und der Elektroingenieur Cyril Smith während der vergangenen Jahrzehnte bemerkenswerte Experimente mit Individuen durchgeführt, die offenbar unter einer starken elektromagnetischen Sensitivität leiden. Ihre Patienten zeigten allergische Reaktionen, wenn sie bestimmten Frequenzen ausgesetzt wurden. Diese Menschen sandten offenbar selber ebenfalls elektrische Signale aus. Bemerkungen wie »Ich habe kein Händchen für elektrische Geräte« oder »Ich kann keine Quarzuhren tragen, weil die bei mir immer stehen bleiben« waren bei ihnen an der Tagesordnung. Einige Berichte waren besonders bemerkenswert, wie etwa der von dem Mann, bei dem »in den Montagerobotern einer Fabrik immer dann schwere Störungen auftraten, wenn er neben ihnen stand«, oder von dem Mann, bei dem die Zündung seines Autos immer dann versagte, »wenn bei ihm von den Diesel-Abgasen eines Lastwagens vor ihm eine allergische Reaktion ausgelöst wurde«.[651] (Die von Monro und Smith untersuchten Personen befinden sich zumindest in einer Hinsicht in guter Gesellschaft. Wolfgang Pauli, einer der großen theoretischen Physiker der Neuzeit, stand in dem Ruf, immer wieder fein justierte physikalische Gerätschaften zu stören; seine Kollegen sprachen deshalb scherzhaft vom »Pauli-Effekt«.)

Die Methode von Smith, den Effekt deutlich zu machen, war ziemlich einfach. Seine Versuchspersonen hielten einen Kassettenrekorder in der Hand, der auf Aufnahme gestellt war, an den jedoch kein Mikrofon angeschlossen war. »Wenn die Versuchspersonen stark genug reagieren«, so schreibt Smith, »wird genügend Interferenz durch das Gerät gehen, um von den Verstärkerschaltkreisen aufgefangen zu werden. Beim Abspielen der Bänder stellt man eine Vielzahl von Signalen fest, und diese unterscheiden sich nicht nur von Patient zu Patient, sondern auch bei denselben Patienten unter verschiedenen Umständen.«[652]

Anekdotische Belege wurden in den 1980er-Jahren auch von Shallis gesammelt.[653] Er schrieb einen Leserbrief an etwa 20 Zeitschriften und lud deren Leser ein, ihm Berichte über elektrische Sensibilität zu senden. Schon bald hatte er Hunderte von Antworten erhalten, es hatten sich zahlreiche Naturwissenschaftler und andere Forscher bei ihm gemeldet, und die BBC berichtete über ihn. Er entwarf daraufhin einen Fragebogen und führte Interviews durch. Zu seinen Resultaten gehören die folgenden:

- 70 Prozent der von Shallis Befragten berichteten, unter Allergien zu leiden. Je größer ihre elektrische Sensibilität war, desto schwerer waren die Allergien.
- 69 Prozent behaupteten, schon einmal eine anormale Erfahrung gemacht zu haben.
- 70 Prozent berichteten, sich im Verlauf ihres Lebens schon einmal einem chirurgischen Eingriff unterzogen zu haben.

Diese Punkte sind bemerkenswert, nicht nur wegen der Verbindung von Elektrizität und wahrgenommenen Anomalien, sondern auch wegen der Erwähnung von Allergien und körperlichen Verletzungen (in der Form von Operationen). Shallis schreibt: »In den Fällen, die ich untersucht habe, ist immer wieder von Krankenhäusern die Rede, vielleicht deshalb, weil Menschen, die sich in einem Krankenhaus befinden, oft in einem angespannten oder bekümmerten emotionalen Zustand sind.«[654] (Man könnte ebenso sagen, dass eine Person, die noch nicht angespannt ist, wenn sie in ein Krankenhaus eingeliefert wird, es dort angesichts der Belastungen, die die institutionalisierte Gesundheitsfürsorge mit sich bringt, sehr wahrscheinlich wird.) Bei Shallis finden sich auch unkonventionelle Berichte von starken Gefühlen, die mit scheinbaren Anomalien verbunden sind. Eine Frau sagte zum Beispiel aus, dass in ihrer Gegenwart Glühbirnen ausgingen, wenn sie ärgerlich war. Die Probleme einer anderen Person mit Elektrizität begannen anscheinend, nachdem ihr Vater gestorben war. Eine andere Person behauptete, dass ihre Nachttischlampe auch dann, wenn sie nicht eingeschaltet war, blau glühte, wenn sie sich in einem emotional aufgewühlten Zustand befand. Eine andere Anekdote berichtet von einer Frau, die nach einer intensiven emotionalen Erfahrung aus ihrer Haustür trat, woraufhin »vor ihren Füßen ein Blitz auf dem Weg einschlug«.[655]

Aussagen wie diese mögen sich völlig grotesk anhören. Sind diese Menschen total übergeschnappt? Vielleicht haben sie ja eine blühende Fantasie oder sind Borderline-Persönlichkeiten mit Wahnvorstellungen? Die Literatur ist zweifellos voll von Dokumenten über Individuen, die höchst suggestibel, sehr fantasiereich und so weiter sind und die höchst unwahrscheinliche Erklärungen für alltägliche Geschehnisse haben.[656] Menschen, die eine schwierige Kindheit gehabt haben oder in deren Familie es Alkoholismus oder Depressionen gegeben hat, neigen auch mit größerer Wahrscheinlichkeit zu

»magischem Denken«.[657] Versuche mit Menschen, die behaupten, für Elektrizität sensibel zu sein, konnten eine solche Empfindlichkeit gewöhnlich nicht belegen.[658] Und, was für unsere Diskussion besonders relevant ist, es gibt Belege dafür, dass Halluzinationen selbst »hauptsächlich aus Bildern zu bestehen scheinen, die starke Gefühle hervorrufen«.[659] Ich möchte jedoch zumindest die Möglichkeit offenlassen, dass manche Menschen aufgrund einer neurobiologischen Veranlagung durchaus zu höchst ungewöhnlichen Wahrnehmungen und/oder Wechselwirkungen mit ihrer Umgebung fähig sind, einer Fähigkeit, die den meisten von uns fantastisch, unglaubwürdig oder einfach bizarr vorkommt.

Kehren wir für einen Augenblick zu der Art von energetischen Extremen zurück, um die es in diesem Kapitel hauptsächlich ging. Ein heftiger elektrischer Schlag ist sicherlich ein solcher Extremfall, und wie zu erwarten ist, haben viele Menschen mit angeblichen medialen Fähigkeiten als Kind einen elektrischen Schlag erlitten.[660] Ein interessantes Beispiel ist der Engländer Matthew Manning. Er wurde bereits in jungen Jahren wissenschaftlich untersucht; in seinen eigenen Büchern erzählt er von einer ganzen Reihe außerordentlich seltsamer Ereignisse, die um ihn herumzuwirbeln scheinen, wie ein Wirbelsturm um sein Auge kreist. Manning konnte sich zwar nicht erinnern, jemals einen elektrischen Schlag erlitten zu haben, aber ein Gespräch eines der Forscher mit seinen Eltern brachte zutage, dass seine Mutter »drei Wochen vor der Geburt von Matthew einen so heftigen elektrischen Schlag erlitten hatte, dass sie fürchtete, [ihn] verlieren zu können«.[661]

Angesichts dessen, was wir im vierten Kapitel über den Einfluss der Erfahrungen von Schwangeren auf den Fötus gehört haben, könnten wir annehmen, dass der elektrische Schlag, den das System seiner Mutter erfahren hatte, zu einer niedrigeren Reaktionsschwelle seiner eigenen HHN-Achse geführt hat. Er könnte auch dazu »programmiert« worden sein, die Energie seiner Gefühle auf ungewöhnliche Weise zu aktivieren oder unwillkürlich mit der elektrischen Energie in seiner unmittelbaren Umgebung zu interagieren.

Manning erinnert sich zum Beispiel an folgende Erfahrungen mit Automobilen, in denen er unterwegs war:

> »Auf mehreren Fahrten mit meinem Vater ... setzte der Motor ohne ersichtlichen Grund aus, so als hätte man den Zündschlüssel herumgedreht. Es sah so aus, als hätte ein elektrischer Defekt den Motor zum Stillstand gebracht. Es konnte sein, dass wir mit 100 km/h dahinfuhren und der Motor plötzlich nicht mehr zog und dann stehen blieb und nicht wieder anspringen wollte. Wie wir nach einigen solchen Erfahrungen herausfanden, bestand die Abhilfe darin, dass ich ausstieg; dann sprang der Motor sofort wieder an. Dies passierte mit drei verschiedenen Autos und ist niemals geschehen, wenn ich nicht an Bord war.«[662]

Mannings Bericht, wenn er der Wahrheit entspricht und nicht einfach auf eine Serie von mechanischen Zufällen zurückgeht, deckt sich mit einer Beobachtung von Smith. Da einige seiner elektrisch sensiblen Patienten ebenfalls von Problemen mit Automobilen berichteten, nahm Smith an, dass »eine ausgedehnte metallische Oberfläche in der Nähe eines allergischen Patienten, die als ein Spiegel für die elektromagnetischen Emissionen des Patienten selbst dient, diese Reaktionen zu verschlimmern scheint«.[663]

SEXUELLER AUSDRUCK

Meine Mutmaßung ist, dass Individuen, die einem bestimmten Körpergeist-Profil entsprechen – nämlich diejenigen, in deren Gehirn es nur halb gelöste Probleme gibt und die zugleich einen Stau von unausgedrückter Energie im Körper mit sich herumtragen –, auf höchst ungewöhnliche Weise auf ihre Umgebung wirken könnten. Dass bei solchen Menschen schwere oder chronische Allergien auftreten, ist verständlich, weil das Immunsystem der Person widerspiegeln könnte, dass sie sich im Umgang mit ihren Gefühlen nicht über ihre Grenzen im Klaren ist (oder die Gefühle aus dem Bewusstsein verdrängt).

Es wäre auch nachvollziehbar, dass zu dieser Dynamik beitragen könnte, wenn eine Person kein Ventil für ihre Sexualität hat. Schließlich ist bekannt, dass sexuelle Aktivität ein energetisches Ventil für starke Gefühle wie Eifersucht, Feindseligkeit und Wut sein kann. Man könnte argumentieren, dass solche Gefühle nicht nur aufrichtigen und liebevollen sexuellen Begegnungen im Wege stehen, sondern dass die sexuelle Erregung genauso oft auch durch die Freisetzung untergründiger Spannungen erhöht werden kann.

Mindestens ein Forscher fand »eine Verbindung zwischen sexueller Frustration und Poltergeist-Erscheinungen. ... Solche Erscheinungen hören auf, wenn [die jeweilige Person] ein normales Sexleben führt.«[664] Ein anderer unerschrockener Erforscher des Paranormalen, der verstorbene Scott Rogo, berichtete detailliert über mehrere interessante Fälle, in denen ein Mönch seltsame Erfahrungen machte. Mönche führen ein asketisches Leben. Rogo entschied sich jedoch für eine psychologische Erklärung – verdeckte Schuldgefühle – als Ursache für die Poltergeist-Phänomene.[665] Ich würde meinen, dass Schuldgefühle zwar zu jenen Dingen gehören, die sehr leicht halb verarbeitet zwischen dem limbischen Gehirn und dem präfrontalen Kortex herumgeistern können, dass mit größerer Wahrscheinlichkeit jedoch nicht zum Ausdruck gebrachte sexuelle Energie zu innerem Aufruhr führt.

Die Kehrseite der Medaille ist, dass sexueller Kontakt eine ganze Kaskade von sehr realen inneren Veränderungen in

Gang setzt. Beim Geschlechtsverkehr geht es darum, zu berühren und berührt zu werden – und Berührung kann intime und tiefgreifende Wirkungen haben. Während der sexuellen Erregung steigt der Spiegel des Hormons Dehydroepiandrosteron im Gehirn ebenso wie der der Peptide Vasopressin und Oxytocin im Blut.[666] Beim Orgasmus erreicht der Oxytocin-Spiegel das Fünffache des normalen Wertes, die Pulsfrequenz verdoppelt sich, und es werden etwa 200 Kalorien verbrannt. Im Gehirn werden Endorphine freigesetzt, die die Sexualpartner in einen regelrechten Rausch versetzen.[667] Beim Sex vertieft sich auch die Atmung, was wiederum Kohlendioxid aus dem Blut entfernt.[668] Während des vergangenen Jahrzehnts hat die Wissenschaft dieses faszinierende Thema genauer untersucht. Wir wissen jetzt, wo im Gehirn die orgastische Aktivität erzeugt wird: im Septum.[669] Man hat auch herausgefunden, dass Sex das Immunsystem stärkt. Man konnte zeigen, dass der Spiegel des Antikörpers Immunoglobulin bei College-Studenten, die regelmäßig Geschlechtsverkehr hatten, um 30 Prozent höher war als bei denjenigen Studenten, die keinen regelmäßigen Sex hatten. Außerdem ist häufige sexuelle Aktivität bei Frauen mit einem niedrigeren Risiko von Brustkrebs und bei Männern von Prostatakrebs verbunden.[670]

Man kann den Orgasmus sogar als eine Form von »Entschlackung« ansehen, da er die Haut von Pickeln und Akne befreit, Stress verringert und Depression unterbricht.[671] In all diesen Hinsichten sind die Nachwirkungen einer befriedigenden sexuellen Begegnung ausgesprochen wohltuend. Verhinderte sexuelle Aktivität jedoch wirkt zweifellos in die Gegenrichtung. Ebenso wie bei vielen psychosomatischen Leiden unterdrückte Gefühle ein Faktor sind – vielleicht sogar der Hauptfaktor –, wird aufgestaute sexuelle Energie zu Spannungen, die im Körpergeist zurückgehalten werden. Wie auch bei anderen Formen von aufgestauter Energie, so möchte ich behaupten, kann ein Rückstau von sexueller Energie zumindest unter bestimmten Umständen elektromagnetische Konsequenzen haben.

EIN BLICK NACH VORN

Noch eine letzte Bemerkung zum Abschluss dieses Kapitels: Im 19. Jahrhundert wurden medial begabte Menschen oft als »Sensitive« bezeichnet. Wie wir in den nächsten Kapiteln sehen werden, trifft dieser Begriff genau ins Schwarze. Er hatte damals noch keine wissenschaftliche Grundlage, aber im Lichte der heutigen neurobiologischen Forschung beschreibt dieser Begriff jenen Persönlichkeitstyp sehr zutreffend.

8
SENSIBILITÄT, PERSÖNLICHKEITSZÜGE UND ANORMALE WAHRNEHMUNGEN

Ich bin medial begabt. ... Das ist nicht etwas, was ich mir gewünscht habe. Ich habe es unterdrückt und geleugnet ... und ich habe endlos Einwände dagegen diskutiert, aber nur mit mir selbst. ... Ich bin überzeugt, dass es in unserer Kultur eine schweigende Gruppe von Medien gibt, die lächerlich gemacht werden und verwirrt sind, weil es einfach keine reproduzierbaren Daten gibt, und die mit ihren Fähigkeiten gern ans Licht treten würden.

Leserbrief (Name zurückgehalten) an die Zeitschrift *Newsweek*

Wollen Sie behaupten, dass jemand, der auf 50 Meter Entfernung ein Rasiererwasser zu riechen vermag – und bei dem das eine Migräne hervorrufen kann –, psychisch krank ist?[672]

Jim Chambers im Hinblick auf seinen Sohn Jeremy

Tanzende werden von denjenigen, die keine Musik hören können, für verrückt gehalten. George Carlin

Im letzten Kapitel haben wir jene neurobiologische, emotionale und energetische Dynamik innerhalb von Individuen betrachtet, die bestimmte Arten anormaler Phänomene hervorrufen kann. Jetzt werden wir die Persönlichkeitszüge untersuchen, die in ihrem Zusammentreffen gewisse Menschen feinfühlig für Umwelteinflüsse machen, die der Rest von uns nur selten, wenn überhaupt wahrnimmt. Um es anders auszudrücken: Wir werden die Frage beantworten: Wer wird mit der größten Wahrscheinlichkeit Erscheinungen wahrnehmen und warum?

EINE REMINISZENZ

Beginnen wir mit einer interessanten Beobachtung des britischen Parapsychologen Tony Cornell. Er untersuchte im Jahre 1967 den Fall einer Frau, die von einer Erscheinung in ihrem Heim berichtete. Cornell verblüffte die Tatsache, dass er als der die Untersuchung Leitende in dem Haus nichts Außergewöhnliches wahrnehmen konnte, während sowohl die Frau als auch einer seiner Mitarbeiter zur selben Zeit davon berichteten, dieselbe geisterhafte Figur in identischer Kleidung zu sehen. Er fragte sich also: »Wie kann es sein, dass eine Person eine Erscheinung so detailliert zu sehen vermag, dass sie sogar ihre Kleidung beschreiben kann, während eine andere Person am selben Ort und zur selben Zeit absolut nichts sieht? ... Fälle wie diese konfrontieren uns mit einem Widerspruch, der schon immer ein Problem der parapsychologischen Forschung gewesen ist.«[673]

In diesem Fall meinte Cornells Mitarbeiter, die Antwort könnte vielleicht eine Art von Telepathie sein, vermittels der die Frau ihm ihre Eindrücke kommuniziert habe. Der Mitarbeiter war jedoch gerade erst am Ort des Geschehens eingetroffen, als er schon behauptete, die Erscheinung zu sehen, während Cornell schon eine Weile vor Ort gewesen war und sich mit der Dame unterhalten hatte. Warum sollte ihre telepathische Vision sofort den Neuankömmling aussuchen und Cornell übergehen?

In diesem Kapitel schlage ich eine völlig andere Erklärung vor, die auf dem Konzept der Sensibilität beruht.

WAS IST SENSIBILITÄT/SENSITIVITÄT?

Natürlich kennen wir das Wort »Sensibilität«[674]; aber was heißt es wirklich, sensibel zu sein? Ein englisches Wörterbuch liefert uns eine Definition in vier Teilen:

1) Fähigkeit, mit einem Sinn oder den Sinnen wahrzunehmen
2) Empfänglichkeit für äußere Umstände oder Reize
3) Beeinflussbarkeit durch das Verhalten, die Gefühle oder die Umstände anderer
4) Auffassung sehr geringer Unterschiede oder Veränderungen der Befindlichkeit.[675]

Was die Sensibilität angeht, gibt es offenbar beträchtliche Unterschiede, sowohl zwischen einzelnen Individuen als auch in verschiedenen Lebensstadien einer einzelnen Person. Einige dieser Unterschiede sind allgemein bekannt. Zuerst einmal zeigen Frauen eine deutlich größere Sensibilität im Bereich aller fünf Sinne.[676] Die Wahrnehmung von Schmerz unterscheidet sich von Person zu Person beträchtlich,[677] ebenso wie die Sinnesschärfe in der Wahrnehmung von Geschmack, Geruch und Farben.[678] Die Veränderungen innerhalb der Lebensspanne einer einzelnen Person sind ebenfalls bemerkenswert, wobei die Sensibilität aufgrund des Einflusses von Hormonen (zum Beispiel bei einer Frau während des Eisprungs), von persönlichen Umständen (zum Beispiel bei einer Verletzung oder Krankheit), von vorprogrammierten genetischen Bedingungen (zum Beispiel das Einsetzen von Nahsichtigkeit) und aufgrund des Alters (die Schärfe des Geruchssinnes zum Beispiel lässt sowohl bei Frauen als auch bei Männern im Alter nach) schwanken kann.[679] Zudem ist allgemein bekannt, dass Individuen, bei denen eine Behinderung einer Sinnesfähigkeit vorliegt, oft in anderen Bereichen wesentlich sensibler sind.[680]

DIE PERSPEKTIVE DES AUTORS

Warum sollten diese Unterschiede nun bedeutsam sein? Und warum sollte ich – ein ganz normaler Typ, der sich nicht für sonderlich sensibel hält – mir solche Mühe geben zu erklären, warum andere Menschen besonders sensibel sind? Die Antwort hat mit beruflichen Erfahrungen in Washington, D. C., zu tun, wo ich zehn Jahre lang als Repräsentant der Besitzer und Verwalter von Bürogebäuden gearbeitet habe. Eines der zentralen Themen, mit denen ich zu tun hatte, war die Luftqualität in diesen Gebäuden, denn das Ausmaß, in dem Menschen sich an ihrem Arbeitsplatz wohlfühlen und produktiv sind (oder sich nicht wohlfühlen und krank werden), hängt unter anderem von der Qualität der Luft ab, die sie dort atmen. Das scheint auf den ersten Blick wenig mit den Themen dieses Buches zu tun zu haben, also der Grundlage von Anomalien und anormalen Wahrnehmungen in der Neurobiologie der menschlichen Emotionen. Es gibt jedoch tatsächlich eine Verbindung.

Es war meine berufliche Aufgabe, mit der Umweltschutzbehörde und mit den Bauunternehmen, die zu dem Wirtschaftsverband gehörten, für den ich arbeitete, zu kooperieren und Leitlinien dafür zu entwickeln, wie man eine akzeptable Luftqualität innerhalb der Gebäude aufrechterhalten und wie man Probleme, wenn sie auftraten, beseitigen konnte. Alle Beteiligten waren bemüht, sogenannte »kranke Gebäude« zu vermeiden, das heißt Gebäude, in denen eine Anzahl von Menschen, die darin arbeiteten, erkrankten.[681] Wird ein Gebäude erst einmal als »krank« eingestuft, dann will niemand mehr darin arbeiten, und wenn niemand mehr darin arbeiten will, dann geht sein Marktwert natürlich in den Keller. Deshalb war der Verband, für den ich arbeitete, aus Eigeninteresse an einer guten Luftqualität in den Gebäuden interessiert.

Die Symptome, die mit einer fragwürdigen Luftqualität in Gebäuden einhergehen, sind dieselben, die typischerweise mit bestimmten Krankheiten von einer einfachen Erkältung bis zum chronischen Erschöpfungssyndrom verbunden sind: zum Beispiel Kopfschmerzen, Heiserkeit, Schwindel, Müdigkeit und Tränen der Augen. Einige von diesen Symptomen können auch von Stress hervorgerufen (oder verschlimmert) werden. Sie können aber auch von Schimmel, zu feuchter oder zu trockener Luft, unzureichender frischer Luft und den Chemikalien, die von neuen Teppichen und Möbeln sowie von Farben und Reinigungsmitteln ausgedünstet werden, verursacht werden. Gelegentlich hat eine Person auch das Gefühl, von der schlechten Luftqualität in einem Gebäude beeinträchtigt zu sein, und meint, dass die Schritte, die die Gebäudeverwaltung unternimmt, um die vermeintlichen Quellen dieses Unbehagens zu beseitigen, unzureichend sind. Eine solche Person kann dann zu einem hartnäckigen Nörgler werden und das Gefühl haben, es nicht länger an diesem bestimmten Arbeitsplatz aushalten zu können, auch ohne dass sie sich krank fühlt. In extremen Fällen wurden solche Individuen als Hypochonder bezeichnet, nicht nur von ihren Chefs, sondern auch von ihren Familienmitgliedern und ihren Kollegen. Während andere sie vielleicht für mental oder emotional gestört halten, betrachten solche Individuen sich selbst typischerweise als Opfer ihrer »Umwelt«. Wenn ihnen niemand glaubt und die Situation an ihrem Arbeitsplatz nicht verbessert werden kann, dann werden sie oft depressiv, verzweifelt und von ihren Mitarbeitern isoliert.

Dies ist das Schlimmstfall-Szenario eines Problems mit der Luftqualität in einem Gebäude. Die Frage stellt sich dann, wie viel von der Situation auf die Bausubstanz zurückgeht und wie viel davon mit der gefühlten Umgebung des Individuums zu tun hat. Im Verlauf meiner Gespräche mit Büroangestellten, die glaubten, ihre Umwelt mache sie krank, begann ich zu vermuten, dass die Probleme weder gänzlich in ihrem Kopf existierten noch gänzlich äußerer Natur waren. In der Tat berichteten mir mehrere Menschen, dass sie bereits, solange sie sich erinnern könnten, besonders sensibel auf verschiedene Dinge reagiert hätten (zum Beispiel auf Gerüche, auf Licht oder sogar auf die Strahlung von Bildschirmen). Als mir einige wenige Individuen eingestanden, sie hätten auch Erfahrungen mit Erscheinungen gemacht, begannen die Zahnräder in meinem Kopf ineinanderzugreifen.

Könnte es sein, so fragte ich mich, dass diese Menschen nicht einfach Spinner sind, sondern dass die Reaktionsschwelle ihrer Sensibilität sehr viel niedriger liegt als bei den meisten von uns? Wären ihre Eindrücke dann für uns nicht schwer zu akzeptieren und könnte es nicht schwierig sein, für ihre Beschwerden Abhilfe zu finden? Ich musste an meine Frau denken, die bereits seit dem Alter von drei Jahren Asthmatikerin ist und die in dem Arbeitszimmer im Erdgeschoss unseres Hauses immer zu keuchen beginnt, während ich mich stundenlang in diesem Raum aufhalten kann, ohne irgendetwas zu spüren. Wir konnten dieses Problem zwar durch eine zusätzliche Drainage um diesen Raum mildern, aber meine Frau ist immer noch Asthmatikerin. Wenn sie zu keuchen beginnt, ist das immer eine Frage der Wechselwirkung der äußeren Umgebung mit ihrer Physiologie. Was wäre, wenn die Wahrnehmung von Erscheinungen etwas Ähnliches wäre?

Ich beschloss zu erforschen, in welchem Ausmaß die Wahrnehmung von Erscheinungen mit den verschiedenen Formen von Umwelterkrankungen zusammenfallen könnte, also zum Beispiel mit chronischer Allergie, Migränekopfschmerzen, chronischen Schmerzen, chronischer Erschöpfung und mit den noch wenig verstandenen Varianten des Sick-Building-Syndroms, der multiplen Chemikalienunverträglichkeit und der elektrischen Sensitivität. Das war im Jahre 1959, und ich hatte damals noch wenig Vorstellungen davon, wie ich eine solche Studie aufbauen und wie ich sie publizieren könnte. Trotzdem entschloss ich mich, die Angelegenheit zu untersuchen, ganz unabhängig von meiner beruflichen Verantwortung.

Mir war klar, dass ich eine Menge über Neurowissenschaft, Biologie, Physiologie und verwandte Disziplinen würde lernen müssen und dass die bloße Vorbereitung einige Jahre in Anspruch nehmen würde. Ich wusste auch, dass die Menschen, die ich im Zusammenhang mit der Verbesserung der Luftqualität in Gebäuden interviewt hatte, über besondere Einsichten verfügten. Wenn ich ihre Berichte also für bare Münze (und trotzdem nicht mit kritikloser Gutgläubigkeit) nahm, dann würde ich das Rohmaterial haben, das ich brauchte. Und wenn ich mich mit ernsthaften und doch aufgeschlossenen Gelehrten in den verschiedenen Bereichen abstimmen würde, dann sollte es mir möglich sein, einen Bezugsrahmen zu entwickeln, in dem ich solche Berichte in einen neurobiologischen Kontext würde einordnen können.

Mir war bewusst, dass die Erforschung der Emotionen heute immer mehr Glaubwürdigkeit gewinnt. Was früher als bloß subjektive Erfahrung betrachtet wurde, eher als die Domäne von Dichtern und Schriftstellern als die von Biologen oder Neurowissenschaftlern, war jetzt zu einem Thema objektiver Forschung geworden. Ich fand die Idee, dass eine Vielzahl von anderen Formen von bisher als subjektiv erachteten Erfahrungen vielleicht eine gemeinsame Grundlage haben könnte und dass das organisierende Prinzip das der Sensibilität sein könnte, ausgesprochen aufregend. Ich beschloss, so viele relevante Daten wie möglich zu sammeln, so viele Akademiker mit einem offenen Geist wie möglich zu befragen und eine ausreichende Anzahl von »Sensitiven« sowie von »Kontrollpersonen« zu kontaktieren, mithilfe derer Aussagen ich anwendbare Hypothesen entwickeln (und idealerweise testen) könnte.

Dieses Projekt hat mich jetzt seit mehr als zehn Jahren beschäftigt, und es hat mir eine unvergleichliche Gelegenheit gegeben, mehr über das menschliche Tier zu lernen. Im Verlaufe dieser Arbeit habe ich gründlich zu schätzen gelernt, was es heißt, sensibel zu sein.

FALLBEISPIELE

Eine Frau schrieb mir, ihr Sohn (Alter nicht angegeben) sei »hypersensibel ... [sein] Gehör ist so empfindlich, dass er im Haus kleine Tiere außerhalb des Hauses herumlaufen und Züge bereits in großer Entfernung hört, die andere Leute sonst nicht zu hören vermögen, wenn sie nicht sämtliche Geräusche abstellen und sehr sorgfältig lauschen«. Das hört sich ein bisschen nach der Figur des Radar O'Reilly aus dem Film M*A*S*H* an, aber die Frau fuhr fort: »Er hat auch Erfahrungen, bei denen er schattenhafte Menschen sieht, die sonst niemand erblickt. Als er klein war, sah er, wenn er krank war, von ihm sogenannte »Viecher«, die ihm Angst machten. Als Säugling war er überempfindlich. ... Ich denke mir, dass er vielleicht einfach sensibel genug ist, um etwas zu sehen, was die gewöhnlichen Menschen nicht sehen, da seine anderen Sinne dermaßen empfindlich sind.«[682]

Bedenken Sie als Nächstes die im Folgenden umrissenen vier Individuen, die ich interviewt habe. Ihre Namen wurden verändert, und ich habe ihre Aussagen paraphrasiert:

Sally

Sally ist 62 Jahre alt, geschieden und hat drei erwachsene Kinder. Sie hat, wie andere Mitglieder ihrer Familie, fast ihr ganzes Leben lang an Allergien gelitten. Sie betrachtet sich als sensibel für Elektrizität und behauptet, dass Computer und andere elektronische Geräte in ihrer Gegenwart unerklärliche

Dinge tun. Sie berichtet, dass sie gelegentlich Stimmen hört, Lichter sieht und taktile Erfahrungen ohne ersichtliche Quelle hat. Diese Wahrnehmungen sind schon ihr ganzes Leben lang mehr oder weniger deutlich aufgetreten; ein Zeitraum, in dem sie häufig auftraten, war eine Zeit, in der sie mit ihrer Ehe unzufrieden war.

Edward

Edward ist ein Arzt in seinen Fünfzigern; er ist verheiratet und hat Kinder. Er ist ein sportlicher und gesundheitsbewusster Typ und litt während des vergangenen Jahrzehnts an multipler Chemikalienunverträglichkeit, einem Leiden, dessentwegen er sogar schon einmal ins Krankenhaus eingeliefert wurde. Heute meidet er so weit wie möglich den Kontakt mit Reinigungs- und Lösungsmitteln, Farben, Pestiziden und sogar Raumsprays und Parfums, und er betreibt eine Klinik für Menschen mit einer ähnlichen Sensitivität. Manchmal bemerkt Edward, dass Computerbildschirme und Lampen zu flackern scheinen, wenn er sich in ihrer Nähe befindet. Er sagt, dass er gelegentlich eine Präsenz fühlt oder eine Erscheinung sieht. Einige von seinen Patienten berichten von ähnlichen Erfahrungen.

Betty

Betty ist in ihren frühen Sechzigern; sie ist Ärztin, verheiratet und hat Kinder. Sie hat früher an Kopfschmerzen gelitten, die so stark waren, dass sie sich einer Operation unterzog, um sie zu lindern. Man benutzte Teflon-Implantate und später Titan-Implantate. Diese Implantate führten zu weiteren chronischen Schmerzen sowie, wie sie behauptet, zu multipler Chemikalienunverträglichkeit. Betty hat gelernt, mit diesem Leiden zu leben, und glaubt, dass sie die von anderen Menschen ausgehende Energie sehen und fühlen kann. Sie vermutet, dass sie diese Fähigkeit schon immer besessen hat, und betrachtet sich heute als Heilerin, sowohl beruflich als auch privat.

Hank
Hank ist 50 Jahre alt; er besitzt ein kleines Geschäft und hat ein Kind. Er hat viele Jahre lang mit Depressionen und Schlafstörungen gelebt. Als er fünf Jahre alt war, wurde er von einem Auto angefahren und erlitt eine Kopfverletzung. Seit jener Zeit, so behauptet er, ist er sich bewusst, dass er die Gefühle anderer Menschen spüren kann. Hank war nicht bewusst, dass dies nicht normal ist, bis er einen Menschen traf, den er für telepathisch begabt hält und der ihm geholfen hat, diese Fähigkeit zu verfeinern. Heute hat Hank einen ganzen Kreis von Freunden mit einer ähnlichen Sensibilität, von denen viele, wie er berichtet, offenbar Probleme mit Armbanduhren, Computern und anderen Geräten haben, die in ihrer Gegenwart verrückt spielen.

In Gesprächen mit diesen vier Menschen machten sie einen freundlichen, wohlerzogenen und offenbar ausgeglichenen Eindruck auf mich. Nur die Themen, die sich durch ihre Berichte ziehen – Unfälle oder erhebliche gesundheitliche Probleme, emotionaler Aufruhr und emotionale Einstimmung, Sensitivität gegenüber Chemikalien oder Elektrizität und anormale Wahrnehmungen –, sind ungewöhnlich.

DIE SENSITIVITÄTSSTUDIE

Als ich 1995 den Parapsychologen Dr. William Roll traf, erzählte ich ihm von meinem Interesse an einem möglichen Zusammenhang zwischen Umwelterkrankung und der Erfahrung von Erscheinungen. Roll schlug mir vor, eine Studie zu entwerfen, um herauszufinden, welche Faktoren involviert sein könnten, und ich griff diese Idee enthusiastisch auf.

Ich versandte ein Exposé der Studie an mehrere Ärzte, die sich auf die Behandlung von Umwelterkrankungen spezialisiert hatten, und erstellte auf der Grundlage ihrer Antworten einen Fragebogen. Ich suchte auch den Rat von Roll und anderen Parapsychologen, die bereits Erfahrungen mit Studien hatten. Der Fragebogen, mit dem ich schließlich arbeitete, umfasste 54 Punkte, mit deren Hilfe ich die körperlichen, mentalen und emotionalen Faktoren, die vielleicht verschiedenen Manifestationen von Sensitivität zugrunde lagen, zu bewerten hoffte. Die meisten der Fragen (von Nummer 1 bis Nummer 43) zielten darauf ab, ein Bild von der medizinischen und emotionalen Geschichte sowie von der Familiengeschichte der einzelnen Individuen zu erhalten. Zu den Gegenständen, nach denen ich fragte, gehörten:

- Geschlecht, Alter, Händigkeit
- Gewicht und Wahrnehmung der eigenen Körpergestalt (Diese Punkte wurden aufgenommen, weil ich beobachtet hatte, dass viele bekannte Medien, besonders die weiblichen, ziemlich korpulent waren.)
- Personenstand, Zahl der Kinder, höchstes erreichtes Ausbildungsniveau
- Selbsteinschätzung des Temperaments und der Neigung zur Imagination
- Reihenfolge der Geburt, Frühgeburt oder Spätgeburt, wenn bekannt
- Selbsteinschätzung der Glücklichkeit der Kindheit
- Erinnerte Kindheitstraumata (Ich stufte folgende Erfahrungen als traumatisch ein: eine schwere oder langwierige Krankheit, ein schwerer Unfall, eine größere Operation, Misshandlung und Missbrauch, plötzlicher Verlust des Heims.)
- Hat die Person jemals geraucht oder ist sie in einer Familie von Rauchern aufgewachsen? (Diese Frage wurde gestellt, da der Tabakrauch ein Faktor für die Gesundheit des Individuums sein könnte.)

- Zufriedenheit mit dem Maß an körperlichem/sexuellem Kontakt im Leben
- Gesundheitliche Probleme wie Asthma, Allergien, Migränekopfschmerzen, Schlafstörungen oder Albträume, Depressionen oder Stimmungsschwankungen, Essstörungen, Erschöpfung oder chronische Müdigkeit, Schizophrenie, Epilepsie, Alkoholismus und Dyslexie
- Wahrgenommene Befindlichkeiten wie elektrische oder chemische Sensitivität, ungewöhnliche Sensibilität für Klänge und Licht und Synästhesie (Die letzten beiden Themen wurden den Fragebogen erst im Verlauf der Studie hinzugefügt, da ich durch bereits ausgefüllte Fragebogen darauf aufmerksam wurde.)
- Schwere und Dauer der oben genannten Leiden
- Auftreten der oben genannten Leiden im engeren Familienkreis der Person
- Ein eventuelles auslösendes Ereignis, das mit einem oder mehreren der genannten Leiden zu tun haben könnte
- Hat die Person jemals einen starken elektrischen Schlag erlitten?
- Scheinen elektrische oder mechanische Geräte eine Auswirkung auf die Person zu haben?
- Medikamentöse und psychotherapeutische Behandlungen (Diese Fragen sollten klären, ob eine Person unter körperlichen und emotionalen Schwierigkeiten gelitten hatte. Unterzieht sich jemand einer Therapie, dann könnten die vorliegenden Probleme diesen Menschen für Stress oder Krankheit anfälliger machen. Außerdem sollte man die möglichen Auswirkungen von Medikamenten auf die Wahrnehmungen und das Verhalten einer Person berücksichtigen.)

Bei den restlichen Fragen (Nummer 44–54) ging es darum, ob die Person jemals die Erfahrung einer Erscheinung gemacht hatte, das heißt, etwas gefühlt oder wahrgenommen hatte, das sich nicht als etwas physisch Vorhandenes identifizieren ließ. Weil diese Art von Erscheinungen im Mittelpunkt stehen sollte, wurde nicht nach anderen unerklärlichen Wahrnehmungen gefragt. Im Gegensatz zu den Fragen 1–43, die Multiple-Choice-Fragen waren, mit Ja/Nein beantwortet werden konnten oder eine Einschätzung auf einer Skala von 1–5 verlangten, waren diese letzteren Fragen bewusst sehr allgemein gehalten. Damit sollte verhindert werden, dass die Befragten durch die Verwendung von Begriffen wie »Gespenst«, »Poltergeister«, »Präsenz« oder »Energie« in eine bestimmte Richtung gelenkt wurden. Sie sollten die Möglichkeit haben, mit ihren eigenen Worten zu beschreiben, wie sie sich an die Erfahrung erinnerten. (Einige Befragte beschrieben Erfahrungen, die keine Erscheinungen waren, wie etwa die Bewegung von Objekten, Präkognition oder Telepathie. Statt solche Erwähnungen auszusondern, nahm ich sie in die abschließende Liste auf.)

Die Fragebogen wurden an Menschen verteilt, die sich selbst als entweder psychisch oder in Hinsicht auf die Umwelt sensitiv bezeichneten. Ich benutzte vor allem drei Kanäle, um Kandidaten zu identifizieren und ihnen die Fragebogen zukommen zu lassen:

1. Beschreibung des Projekts in Mitteilungsblättern und Zeitschriften, die von wahrscheinlich an diesen Themen interessierten Menschen gelesen werden
2. Verteilung der Fragebogen von Umweltärzten und anderen, mit denen ich gesprochen hatte, an ihre Patienten und Kollegen
3. Hinweis auf die Studie in Online-Foren, in denen es um Umwelterkrankungen und paranormale Phänomene geht.

Drei Fachzeitschriften berichteten außerdem über dieses Projekt, das Journal of Parapsychology, das Journal of the Society for Psychical Research und das Journal of the Society for Scientific Exploration. Drei Gesellschaften erwähnten es zudem in ihren Newslettern, nämlich die American Psychosomatic Society, die Bioelectromagnetics Society und die American Academy of Environmental Medicine. Das Center for Frontier Sciences der Temple University berichtete in seiner Zeitschrift Frontier Perspectives darüber, ebenso wie zwei ausgefallene, aber sehr nützliche Foren, die Zeitschrift Fate sowie eine E-Mail-Liste des Parapsychologen Dennis William Hauck, des Verfassers des Buches *Haunted Places: The National Directory*.[683]

Nach mehreren Jahren fortgesetzter Bemühungen hatte ich schließlich vollständig ausgefüllte Fragebogen von 112 Menschen erhalten, 62 Fragebogen von solchen, die sich selbst als Sensitive bezeichneten, und 50 von einer Kontrollgruppe von Menschen, die sich nicht als Sensitive verstanden. Bei der Auswahl der Menschen in der Kontrollgruppe bemühte ich mich, möglichst viele Menschen zu befragen, die mich nicht persönlich kannten (alle bis auf fünf). Ich versuchte auch sicherzustellen, dass die Personen der Kontrollgruppe aus verschiedenen geografischen Regionen kamen, sich im Alter unterschieden und vorwiegend aus Frauen bestanden. (Das letzte Element war besonders wichtig, da die Sensitiven hauptsächlich Frauen waren.) Interessanterweise erhielt ich in diesem Stadium des Projekts Unterstützung von den National Capital Area Skeptics, einer Organisation in Washington, D.C., die gegenüber außergewöhnlichen Berichten unvoreingenommen, aber skeptisch ist. Ich bin dieser Organisation für ihre Beiträge und ihre Beratung dankbar.

HYPOTHESEN UND VORSICHTS-MASSNAHMEN

Das Konzept im Zentrum meiner Studie war, dass Sensibilität beziehungsweise Sensitivität ein echtes – und demonstrierbares – neurobiologisches Phänomen ist. Ich ging von der Annahme aus, dass bestimmte Menschen von Geburt an zu einer Reihe von Zuständen, Krankheiten und Wahrnehmungen neigen, durch deren Ungewöhnlichkeit und Intensität sie sich von der allgemeinen Bevölkerung unterscheiden. Dies geht genau in Richtung der lexikalischen Definition von »Sensibilität« als Fähigkeit der »Auffassung sehr geringer Unterschiede oder Veränderungen der Befindlichkeit«. Individuen, die außergewöhnlich sensibel sind, müssten anfälliger für Allergien, chronische Schmerzen und Erschöpfung, Migränekopfschmerzen und Reize aus der Umwelt sein, für Reize, die von Anblicken, Klängen und Gerüchen bis zu elektromagnetischen Einflüssen reichen. Bei solchen Menschen sollte man außerdem ein hohes Maß an emotionaler Sensibilität sowie ein häufigeres Auftreten anormaler Wahrnehmungen vermuten.

Die Studie sollte diese allgemeine Hypothese überprüfen. Der Fragebogen selbst hatte einen vierfachen Zweck:

1. Er sollte aufzeigen, in welchem Ausmaß Individuen, die sich selbst als sensitiv bezeichnen, von den oben erwähnten Faktoren beeinflusst werden.
2. Er sollte erkunden, ob mehrere Familienangehörige auf ähnliche Weise betroffen sind.
3. Er sollte herausfinden, in welchem Maße Sensibilität für Umweltreize mit der Wahrnehmung von Erscheinungen einhergeht.
4. Er sollte ermöglichen, die Daten der »Sensitiven« mit den Antworten von Menschen zu vergleichen, die sich selbst nicht als besonders sensibel bezeichnen.

Wie Sie sehen werden, waren die Resultate erstaunlich und ließen in Hinsicht auf mehrere Faktoren einen statistisch signifikanten Unterschied zwischen den Sensitiven und der Kontrollgruppe erkennen. Meine Studie ist allerdings nur ein erster Ansatz und keineswegs das letzte Wort zu dieser Thematik. Bedenken Sie, dass es für diese Art von Untersuchung drei ziemlich offensichtliche Beschränkungen gibt. Zuerst einmal waren die meisten Fragen des Fragebogens rückblickend und verlangten von den Befragten, sich zu erinnern und sich selbst einzuschätzen. Auch wenn man annimmt, dass jede Person nach bestem Wissen und Gewissen und vollkommen ehrlich antwortete (was nicht sicher ist, da auch reine Erfindung möglich ist), können die Antworten doch von folgenden Faktoren gefärbt sein:

- schlechte oder unzureichende Erinnerung
- Wahrnehmungen, die nicht von objektiven, klinischen Kriterien bestätigt sind
- Leichtgläubigkeit, lebhafte Fantasie oder Hypochondrie
- der bloßen Tatsache, dass die Person zur Zeit der Ausfüllung des Fragebogens vielleicht unter Stress stand, sich Sorgen machte oder sich in anderer Hinsicht unwohl fühlte

Natürlich kann eine Person auch eine echte Erkrankung in sich tragen und sich trotzdem nicht unwohl fühlen, zumindest in den frühen Stadien der Krankheit.[684]

Eine zweite Beschränkung ist die relativ geringe Zahl von Menschen in der Kontrollgruppe. Es ist nicht leicht, für diese Art von Untersuchung Personen zu finden, da nicht von dem Problem Betroffene kein besonderes Interesse an dieser Thematik hegen und deshalb nicht motiviert sind, an einer solchen Studie teilzunehmen. Je größer die Kontrollgruppe jedoch ist, desto bessere Rückschlüsse kann man auf besondere, mit Sensitivität verbundene Befindlichkeiten treffen.

Drittens versuchte meine Studie nicht über einige wenige

Fragen zur Selbsteinschätzung (in Bezug auf Imagination, Temperament und eine glückliche Kindheit) und eine Frage zur Psychotherapie hinaus, die Befragten in Hinsicht auf in der Parapsychologie übliche Maßstäbe einzuordnen. Zu diesen gehört eine Einschätzung der Hypnotisierbarkeit, der Neigung zur Dissoziation, zur Somatisierung (der Umwandlung mentaler oder emotionaler Probleme in körperliche Beschwerden), zum magischen Denken und zum Glauben an das Paranormale. Ich hatte mich entschlossen, diese Fragen zur Persönlichkeit nicht aufzunehmen, da sie den Fragebogen zu umfangreich gemacht und die Wahrscheinlichkeit reduziert hätten, dass jemand ihn ausfüllen würde. (Schlussendlich vermute ich, dass meine Untersuchung jene Persönlichkeitszüge trotzdem berührt hat. Mehr darüber später.)

Sie können den Fragebogen von meiner Website www.emotiongateway.com herunterladen und an mich zurücksenden. Meine Mitarbeiter und ich sind weiterhin an ausgefüllten Fragebogen interessiert, sowohl von Sensitiven als auch von Individuen, die nicht besonders sensibel sind. Je mehr Daten wir sammeln können, desto aussagekräftiger wird die Untersuchung sein.

VORANGEGANGENE UND PARALLELE UNTERSUCHUNGEN

Dieses Projekt hat sich natürlich nicht in einem Vakuum entfaltet. Es gibt inzwischen immer mehr Forschungsergebnisse in Hinsicht auf die Frage, ob bestimmte Persönlichkeitstypen zu außerordentlicher Sensibilität veranlagt sind und woran das liegen könnte. Diese Forschungsarbeiten betrachten Sensibilität aus zwei gleichermaßen zulässigen Perspektiven: als Reaktion auf winzige Veränderungen der inneren Befindlichkeit einer Person und als Empfänglichkeit für sich verändernde Bedingungen außerhalb des Individuums. Beginnen wir unseren Überblick mit der relevantesten Literatur in Hinsicht auf die innere Befindlichkeit.

Angeborene sensorische Unterschiede

»Keine zwei Menschen leben in derselben sensorischen Welt«, sagt Paul Breslin, ein Neurowissenschaftler vom Monell Chemical Senses Center in Philadelphia. »Die Welt, die Sie sehen, die Nahrung, die Sie schmecken, die Gerüche, die Sie riechen – das alles wird auf eine für Sie einzigartige Weise wahrgenommen.«[685] Was zum Beispiel für eine Person bitter schmeckt, kann eine andere Person überaus reizvoll finden. Die Unterschiede sind nicht bloß qualitativ. Bei Tests am Monell Center hat man herausgefunden, dass Phenylthiocarbamid (PTC), ein chemischer Bitterstoff, von manchen Individuen bereits in der winzig kleinen Konzentration von 18 Einheiten/Milliarde geschmeckt wird. Doch erst wenn die Konzentration hoch genug ist – etwa 360 Einheiten/Million –, kann jedermann sie schmecken. Diese Ergebnisse haben eine Parallele im Bereich des Geruchs, wo manche Menschen mit Mukoviszidose bestimmte Gerüche bereits in tausendfach schwächerer Form wahrnehmen können als der Durchschnitt.[686]

Breslin und seine Mitarbeiter beginnen solche Unterschiede mit unserem Erbgut in Verbindung zu bringen. Es hat sich gezeigt, dass die Wahrnehmung von Geschmack, Geruch und Farben sich je nach dem Typ, der Quantität und der Konfiguration der Sinnesrezeptoren einzelner Individuen unterscheidet. In vielen Fällen sind die Unterschiede beträchtlich. Denken Sie etwa an die Farbenblindheit, die bei etwa 8% der Bevölkerung auftritt, zumeist bei Männern. Sie ist offensichtlich ein sensorisches Defizit. Andererseits besitzen manche Frauen eine erweiterte Farbwahrnehmung; sie sind in der Lage, zwischen Schattierungen von Grün zu unterscheiden, die für die meisten von uns identisch aussehen. (Und bedauerlicherweise begreifen manche Männer, zu denen auch ich gehöre, das Konzept des Violett nicht wirklich.) Auch die Schwelle der Schmerzwahrnehmung scheint von genetischen Unterschieden abhängig zu sein, ein Thema, das heute zunehmend untersucht wird.[687]

Die Implikationen dieser Forschungsergebnisse sind weitreichend. Wenn man bedenkt, dass praktisch alles, was wir über uns selbst und über die Welt wissen, auf Informationen beruht, die wir durch unsere Sinne empfangen, dann bedeutet die Tatsache, dass es bei den Sinnesfähigkeiten einzelner Menschen objektive Unterschiede gibt, dass unsere Konsensrealität ein wesentlich breiteres Spektrum umfassen könnte, als man zuvor angenommen hat. Wir sind nicht nur als Individuen das Produkt unserer Sinne, sondern die Art und Weise, auf die wir Facetten unserer eigenen Existenz erfahren, kann sich beträchtlich von der unserer Mitmenschen unterscheiden.

Hohe Sensibilität

Die Psychologin Elaine Aron hat sich eingehend mit »hochsensiblen Personen« (HSP) beschäftigt – das ist ein Begriff, den sie auf der Grundlage von Interviews und Konsultationen mit Tausenden von Sensitiven über einen Zeitraum von zwölf Jahren geprägt hat.[688] Aron beschreibt hochsensible Personen folgendermaßen:

> »Hochsensible Individuen besitzen eine angeborene Neigung, in ihrer Umgebung mehr als andere zu bemerken und tiefer über alles nachzudenken, bevor sie handeln. … Sie werden ebenfalls leichter von »großer Lautstärke« oder großen Mengen gleichzeitig ankommender Informationseingabe überwältigt. Sie versuchen, dies zu vermeiden. …

Auch wenn hochsensible Personen mehr bemerken, haben sie nicht unbedingt bessere Augen, Ohren, einen besseren Geruchssinn oder bessere Geschmacksknospen – auch wenn einige von ihnen aussagen, dass bei ihnen zumindest ein Sinn besonders scharf ausgeprägt ist. Größtenteils verarbeitet ihr Gehirn Information einfach gründlicher. Dieser Prozess betrifft jedoch nicht nur das Gehirn, denn hochsensible Personen, seien sie Kinder oder Erwachsene, haben schnellere Reflexe ... und reagieren stärker auf Schmerzen, Medikamente und Aufputschmittel; sie haben ein stärker reagierendes Immunsystem und leiden schneller unter Allergien. In gewissem Sinne ist ihr ganzer Körper so konstruiert, dass er alles, was er aufnimmt, präziser entdeckt und versteht.«[689]

Aron fügt hinzu, dass hochsensible Personen »ungewöhnlich einfühlsam« sind; sie fühlen ihre eigenen Emotionen stärker und achten mehr auf die Emotionen anderer als die übrigen Menschen. Sie haben tendenziell auch ein reichhaltigeres Innenleben (mit komplexen, lebhaften Träumen) und wirken besonders scharfsinnig, kreativ und intuitiv, wenn sie über ihre natürliche Neigung zur Schüchternheit, Ängstlichkeit, zum Stress und zum Sichzurückziehen hinauszugehen vermögen.[690]

Aron glaubt, dass die Sensibilität aus guten evolutionären Gründen in die menschliche Neurobiologie eingebaut ist. Die anderen Spezies, so sagt sie, lassen sich in »umherstreifende« und »sitzende« Individuen unterteilen. Die Umherstreifenden suchen mutig nach der Befriedigung solcher Grundbedürfnisse wie Nahrung, Wärme und Behausung, während die vorsichtigeren Sitzenden sich eher zurückhalten. »Es gibt enorme Vorteile«, schreibt sie, »über eine ... Minderheit von Individuen zu verfügen, die überlegen, bevor sie handeln. Sie bemerken potenzielle Gefahr früher ... denken sorgfältiger über

Konsequenzen nach ... und bestehen oft darauf, dass die anderen innehalten ... und die beste Strategie entwickeln. Es ist offensichtlich am besten, wenn beide Veranlagungen zusammenarbeiten.«[691]

Die renommierten Psychologen Jerome Kagan und Nancy Snidman von der Harvard-Universität haben umfangreiche Belege dafür gesammelt, dass alle Menschen tatsächlich zu einer dieser beiden Gruppen gehören. In ihrem Buch *The Long Shadow of Temperament* berichten sie, dass etwa ein Fünftel der jungen Kinder, die sie untersucht haben, »hochempfindlich« ist und bei neuen Reizen oder Situationen ein hohes Maß an Unbehagen oder Überforderung erkennen lässt. Die 40 Prozent, die »wenig empfindlich« sind, begrüßen dagegen neue Erfahrungen und passen sich an sie an. Dieses Muster erstreckt sich typischerweise bis in die Pubertät hinein und wahrscheinlich noch darüber hinaus.[692]

Wie wir im vierten Kapitel gesehen haben, neigen Kleinkinder mit größerer Aktivität und Durchblutung im rechten frontalen Teil ihres Neokortex zur Ängstlichkeit. Aron interpretiert diesen Befund als Widerspiegelung der angeborenen Natur hoher Sensibilität. Das ist deshalb einleuchtend, so sagt sie, weil man annimmt, dass das »System der Hemmung von Verhalten« des Gehirns, welches bei hochsensiblen Personen vermutlich besonders aktiv ist, mit dem denkenden Teil des Gehirns (dem »Abwarten und Tee trinken«) verbunden ist.[693] Angesichts dieser Veranlagung zur Vermeidung statt zur Annäherung sollten hochsensible Personen eher dazu neigen, intensiv zu beobachten und ankommende Reize zu verarbeiten, seien sie auditiver, visueller oder olfaktorischer – und, so möchte ich hinzufügen, emotionaler – Natur.

Sensorische Defensivität

Aron vermutet, dass 15 bis 20 Prozent der Kinder hochsensibel sind.[694] Eine andere Forscherin, Sharon Heller, die sich besonders mit dem beschäftigt hat, was sie »sensorische Defensivität« nennt, teilt diese Einschätzung. Hellers Buch trägt den sprechenden Titel *Too Loud, Too Bright, Too Fast, Too Tight* (»Zu laut, zu hell, zu schnell, zu eng«).[695] Sie pflichtet der Hypothese bei, dass Sensitivität ihren Ursprung oft, wenn auch nicht immer, in der frühen Kindheit hat. »Für die meisten Erwachsenen«, so schreibt sie, »ist Überempfindlichkeit ein Problem, das sie schon lange haben. Ihre Eltern erinnern sich oft, dass sie in ihrer Kindheit bereits ungewöhnlich sensibel waren – sie mochten es vielleicht nicht, getätschelt zu werden, und sie erschraken vielleicht leicht bei Geräuschen.«[696] Allerdings, so fügt sie hinzu, »kann jedes Trauma, welches das Nervensystem – ganz gleich in welchem Alter – stört, sensorische Defensivität hervorrufen.« Ein solches Trauma, so schreibt sie, kann »die Gehirnchemie verändern und das Gehirn praktisch neu verdrahten«.[697] Und sensorische Überlastung, wie immer es dazu kommt, erhöht den Stress und die Anfälligkeit für Krankheiten.[698]

Heller nennt die folgenden Indizien für sensorische Defensivität in der frühen Kindheit:

- Taktil defensive Neugeborene wehren sich gegen Kuscheln, indem sie sich versteifen oder wegstoßen.[699]
- Hochempfindliche Kleinkinder zeigen einen schnelleren Herzschlag, wenn sie gestresst sind und sogar während sie schlafen.[700]
- Viele sensorische defensive Erwachsene erinnern sich daran, dass sie als Kinder einen besonders empfindlichen Geruchssinn hatten, zusammen mit stärkeren Allergien.[701]

Im Laufe der Zeit, so sagt Heller, hat sensorische Defensivität eine tief greifende Wirkung auf den Körper. Sie beschreibt eine Frau, die sie Sandra nennt. Während Sandra »immer ein schwaches Immunsystem und eine empfindliche Konstitution hatte«, leidet sie im Alter von 38 Jahren immer noch unter einem ganzen Katalog höchst unangenehmer Beschwerden: chronische Erschöpfung, schmerzende Muskeln, Schlafstörungen, Kopfschmerzen, Asthma und Allergien.[702] Woher mag das kommen? Heller bringt dies in Zusammenhang mit dem Kampf-oder-Flucht-System des Körpers. Bei Menschen, so sagt sie, die sensorisch defensiv sind, ist dieses System ständig aktiviert. Umweltreize, die bei anderen Menschen keine Stressreaktion auslösen würden, führen bei diesen Individuen zu einer chronischen Stressreaktion. Heller meint, dass »das Immunsystem schließlich erschöpft ist, der Körper sich ergibt und zusammenbricht«.[703] An diesem Punkt, so schreibt sie, ist die Bühne für eine Vielzahl von Leiden bereitet, wozu chronische Erschöpfung und Depression, Schlafstörungen und Albträume, Gedächtnisschwäche und Konzentrationsschwäche, hoher Blutdruck, Migränekopfschmerzen, Reizdarm, Magengeschwüre, Magen-Darm-Erkrankungen, Allergien, Hautbeschwerden und chronische Schmerzen gehören.[704]

Wenn Heller recht hat, sind solche Menschen anfällig für jene Umweltkrankheiten, die in den zu Anfang dieses Kapitels skizzierten Profilen der vier Persönlichkeiten Sally, Edward, Betty und Hank genannt werden. Allergene oder Pollen, die bei den meisten Menschen kaum Auswirkungen haben – vielleicht sogar ein relativ leises Geräusch, ein flackerndes Licht oder ein flüchtiger Duft –, könnten bei solchen Menschen ganz legitime somatische Probleme auslösen oder beschleunigen, mit denen die meisten von uns es zum Glück nie zu tun bekommen. In manchen Fällen, so könnte man spekulieren, könnten sich solche Probleme zu noch merkwürdigeren Anomalien auswachsen.

Sensorische Verarbeitungsstörung

Überempfindliche Menschen, hochsensible Personen und Menschen mit sensorischer Defensivität – diese Konzepte (und Neurobiologien) sind durch einen neuen Begriff ins öffentliche Bewusstsein getreten, der eines der Schlagwörter unserer Zeit enthält, nämlich »Störung«. Die »sensorische Verarbeitungsstörung« (SPD, von Sensory Processing Disorder) wird all jenen bekannt vorkommen, die die vorangegangenen Kapitel gelesen haben. Der Unterschied zu den bisher besprochenen »Störungen« liegt vielleicht darin, dass diese sehr viel stärker von Logotherapeuten als von Psychologen beachtet worden sind.

Ein Psychologe und Beschäftigungstherapeut, der verstorbene A. Jean Ayres, hat dieses Leiden zuerst im Jahre 1972 als etwas beschrieben, in dessen Zentrum die Schwierigkeit steht, mit durch die Sinne aufgenommenen Informationen umzugehen, wobei nicht nur die üblichen fünf Sinne gemeint sind, sondern auch der propriozeptive und der vestibuläre Sinn, die ebenso wesentlich sind. Die letzteren Sinne sagen uns, wo sich unsere Gliedmaßen in Relation zum Rest unseres Körpers befinden und wie unser Körper im Raum orientiert ist. Beispiele für solche Probleme sind:

- Extreme Sensibilität gegenüber Berührung bei gleichzeitiger Unfähigkeit zu sagen, wo man berührt wird.
- Ein labiles Gleichgewichtsgefühl oder die Unfähigkeit, eine aufrechte Haltung beizubehalten (Ataxie).
- Unvermögen, die linke und die rechte Seite des Körpers auf koordinierte Weise zu benutzen.
- Unsicherheit in Hinsicht darauf, wie man neue oder ungewohnte Bewegungen ausführen soll.
- Anrempeln gegen Menschen und Dinge und allgemeine Ungeschicklichkeit.
- Extreme Reaktionen auf sensorische Reize, die für die meisten von uns nichts Besonderes sind.[705]

Diese Art von Problemen ist nach Ayres und ihren Nachfolgern Ausdruck eines neuronalen Defizits – einer Abkoppelung der Sinneswahrnehmung selbst von ihrer Übersetzung in Bedeutung und Handlung. Bei solchen Kindern mag das Gehirn nicht automatisch erkennen, wo eine bestimmte Empfindung herkommt oder ob diese Empfindung wichtig oder trivial, gefährlich oder harmlos ist. Dies ist eine Funktion, die für die meisten von uns selbstverständlich ist, aber Kinder mit Sensorischer Verarbeitungsstörung fühlen sich ständig von Reizen überwältigt, frustriert, verwirrt oder gequält. Diese Gefühle übersetzen sich in problematisches Verhalten wie etwa Reizbarkeit, Schreckhaftigkeit oder regelrechte Wutausbrüche.

Für die Eltern, Lehrer und Kameraden dieser Kinder tritt solches Verhalten ohne offensichtlichen Grund auf. Die Kinder legen einer Kombination von Zurückgezogenheit, Unaufmerksamkeit, Irritierbarkeit, Benommenheit, Respektlosigkeit, Ungezogenheit und Unberechenbarkeit an den Tag. Sie gelten auch als lernbehindert und disziplinlos. Das Unvermögen, mit solchen Kindern zurechtzukommen, kann die liebevollsten Eltern und andere Bezugspersonen frustrieren oder Schuldgefühle bei ihnen hervorrufen. Hier ist ein Fallbeispiel, beschrieben von Dr. Karen Smith, der Mutter eines Jungen namens Evan (die ein von der Erfahrung mit Evan inspiriertes Buch mit dem Titel *The Sensory Sensitive Child* geschrieben hat): »[Mir wurde klar, dass] Evan nicht von Natur aus widerspenstig war. Er war auch nicht falsch erzogen worden. Er war vielmehr am Ende seines Lateins und versuchte ständig, die Anforderungen seiner Welt zu erfüllen, ohne die notwendige neurologische Grundlage zu besitzen. Er versuchte – ohne Erfolg – den Erwachsenen in der Schule und zu Hause zu gefallen, die wir ihn durch sein Leben zerrten, ohne uns bewusst zu sein, welche Herausforderungen sich ihm jeden Tag stellten.«[706]

Hier stellt sich unwillkürlich die Frage, ob die sensorische Verarbeitungsstörung (SPD) sich mit Leiden wie dem Autismus und dem Aufmerksamkeits-Defizit/Hyperaktivitäts-Syndrom (ADHS) überschneidet, bei denen einige derselben

Symptome auftreten. Die erste Antwort ist, dass die Mehrzahl der Kinder mit SPD nicht autistisch ist, weil sie keinen Ausfall in drei für den Autismus typischen Bereichen erleiden, nämlich der Sprachentwicklung, den sozialen Beziehungen und der Empathie.[707] Die Forschungsergebnisse legen auch nahe, dass SPD sich von ADHS unterscheidet.[708]

Aufgrund ihrer Arbeit am Institut für Gehirnforschung der Universität von Kalifornien in Los Angeles in den 1960er- und 1970er-Jahren kam Ayres zu der Überzeugung, dass die effiziente Organisation, Interpretation und der effiziente Gebrauch von sensorischen Informationen jedem Aspekt der Wahrnehmung und des Verhaltens zugrunde liegen. Ihr wurde klar, dass das Gehirn (wie wir es im vierten Kapitel beschrieben haben) durch Umweltreize gedeiht: Ohne Reize hätte das Gehirn nichts zu tun. Sensorische Integration ist nach Ayres das Produkt von drei zusammengesetzten Prozessen: sensorische Modulation (die automatische Anpassung des Gehirns an die Intensität ankommender Reize), sensorische Unterscheidung (die Fähigkeit des Gehirns, verschiedene Quellen und Arten der sensorischen Erfahrung zu unterscheiden und ihre relative Bedeutsamkeit einzuschätzen) und motorische Planung (die Fähigkeit, auf sensorische Informationseingabe mit organisierter, zielgerichteter motorischer Aktivität zu reagieren).

Ayres verglich den Zusammenbruch der sensorischen Integration mit einem »Verkehrsstau im Gehirn«.[709] Für ein Kind, das mit einem der konstituierenden Prozesse Schwierigkeiten hat, ist das Funktionieren von Moment zu Moment problematisch. Erinnern Sie sich an den Titel von Hellers Buch: Wir können sehen, dass ein solches Kind tatsächlich auf die Dinge reagiert, als seien sie zu laut, zu hell, zu schnell, zu eng – aber auch zu heiß, zu kalt, zu überfüllt, zu stinkend oder zu eklig. Gegenüber ihren Eltern oder ihren Lehrern sagen sie vielleicht merkwürdige Dinge wie:

- »Ich bin allergisch gegen Dinge auf meiner Haut.«
- »Ich mag das Hemd nicht. Es ist mir innen zu kratzig.«
- »Das Geräusch der Wellen macht mich in meinem Kopf verrückt.«
- »Ich blute innerlich!« (So die Reaktion eines Kindes auf Schmerz.)

Über die uns allen bekannten und von uns allen geschätzten fünf Sinne hinaus machte Ayres besonders auf zwei weitere Sinne aufmerksam: auf den vestibulären und den propriozeptiven Sinn. Zentrum des Ersteren ist das Innenohr; vestibuläre Informationseingabe hilft uns, unser Gleichgewicht zu bewahren, indem sie uns sagt, ob wir uns in Ruhe oder in Bewegung befinden, wie schnell wir uns bewegen, in welche Richtung wir uns bewegen und welche Objekte sich um uns herum bewegen. Propriozeptive Informationseingabe erreicht das Gehirn aus dem gesamten Körper, einschließlich der Gelenke, Muskeln und Knochen; sie gibt uns die Empfindung, wie sich unser Körper in einem bestimmten Moment anfühlt und wo im Raum er sich befindet. Zusammengenommen halten diese beiden Systeme uns buchstäblich »geerdet«. Sie regulieren unsere Körperhaltung und unseren Muskeltonus und helfen uns, unsere Entfernung von anderen Menschen und Dingen einzuschätzen.

Ein Kind, das mit einem dieser Sinne Schwierigkeiten hat, wird einfach nicht die gleiche Beziehung zur Schwerkraft haben, so könnte man es ausdrücken, wie eine typische Person. Ein solches Kind mag ungeschickt oder desorganisiert erscheinen. Aufgaben, die motorische Planung verlangen – wie etwa das Schreibenlernen, das Ausmalen von Bildern, das Zusammensetzen von Puzzlespielen, das Treffen eines Balles oder das Radfahren –, mögen ebenfalls schwer zu bewältigen sein.[710]

Auf der Grundlage solcher Informationen gelangte Evans Mutter zu einigen Erkenntnissen über ihren Sohn:

> »[Er war] ein Junge, der nicht aufhören konnte – unmöglich aufhören konnte –, über die Naht seiner Socke oder den Bund seiner Unterhose oder das Etikett am Kragen seines Hemdes nachzudenken. Ein Junge, der seine Hosen nicht zuknöpfen, seinen Reißverschluss nicht zumachen und seinen Sitzgurt nicht befestigen konnte, weil er nicht zu sagen vermochte, welcher seiner Finger die Dinge berührte, die er in die Hand nahm. Ein Junge, der ständig Krach machte, um sich gegen Krach abzuschirmen. Ein Junge, der Kinder anrempelte und der ständig in Bewegung war, um sein Gleichgewicht zu halten. Ein Junge, der sich angegriffen fühlte von seiner Haut, von Gerüchen und Geräuschen. Von seinen Freunden. Von seinem Vater. Von mir. Kein Wunder, dass er sich wehrte. Sein Körper war in einem ständigen Alarmzustand, und es kostete ihn ungeheure Anstrengung, einfach jeden Tag zu überstehen.«[711]

Die Sache mit dem »ständigen Alarmzustand« oder der Überwachsamkeit erinnert uns an etwas, das wir im dritten Kapitel gelernt haben: dass der Körpergeist im Säuglingsalter, in der Kindheit und sogar schon vor der Geburt auf eine niedrige Reaktionsschwelle hin programmiert werden kann. Hochsensible Personen und Menschen mit sensorischer Defensivität weisen, wie sowohl Elaine Aron als auch Sharon Heller beobachtet haben, ein stärker reagierendes Immunsystem auf und leiden häufiger an Allergien. Es wundert uns also nicht, wenn wir hören, dass viele Kinder mit SPD an Allergien und anderen Problemen mit dem Immunsystem leiden.[712]

Es dürfte inzwischen keine Überraschung sein, wenn wir hören, dass wenigstens einige Kinder mit sensorischer Verarbeitungsstörung von anormalen Wahrnehmungen berichten.[713] Dies lässt sich vielleicht in Begriffen der oben genannten sensorischen Integration verstehen, die bei den meisten von uns mühelos und außerhalb des Bewusstseins abläuft. Bei

Kindern – und natürlich auch bei Erwachsenen –, die unter sensorischer Verarbeitungsstörung leiden, läuft diese Integration nicht nahtlos ab. Was, so könnte man fragen, geschieht in den Lücken?

Erinnern Sie sich an Rush, dem wir im letzten Kapitel begegnet sind und dessen jugendliche Autoraserei beinahe in einer Katastrophe endete. Man könnte sagen, dass seine Sinne, bevor das Auto auf die Böschung prallte und in die Luft geschleudert wurde, bestens integriert waren. Doch sobald der Wagen total außer Kontrolle geriet, gerieten auch seine Sinne (insbesondere das vestibuläre und das propriozeptive System) durcheinander. Sein Körpergeist wurde von Furcht angetrieben, und seine Wahrnehmungen veränderten sich drastisch. Ich möchte behaupten, dass unsere Sinne in solchen Fällen nicht mehr integriert und unsere Gefühle zeitweilig dissoziiert sind. Könnte eine solche Situation ein Tor öffnen, durch das uns anormale Information verfügbar wird? Und könnten ebenso Individuen, für die Dissoziation ein mehr oder weniger ständiger Bestandteil ihrer Persönlichkeit ist – oder deren Lebensweise durch eine sensorische Verarbeitungsstörung oder etwas Entsprechendes geprägt ist –, für anormale Einflüsse offen sein? Könnte Susanne, die Frau, der wir im ersten Kapitel begegnet sind – sie wachte in der Nacht mit einem starken Gefühl der Präsenz ihres Vaters und mit dem Geruch seines Rasierwassers in der Nase auf –, vielleicht etwas verarbeitet haben, das vor allem äußerlicher Natur war, statt bloß von einem plötzlichen Aufwallen ihrer eigenen tief sitzenden Erinnerungen aufgeschreckt worden zu sein? Ich stelle diese Frage nicht aus Naivität, sondern mit der Absicht, ein ernsthaftes Nachdenken darüber anzustoßen.

Dünne Grenzen

Die oben diskutierten Konzepte lassen sich leicht unter das Dach des Begriffes »Grenzen« einordnen. Von der Bedeutung von Grenzen für die Persönlichkeit sprach Ernest Hartmann, ein Psychiater vom Newton-Wellesley Hospital in Boston, der Schlafstörungen erforscht hat.[714] Ich werde in diesem Buch immer wieder auf die Nützlichkeit dieses Konzepts zurückkommen. Es gestattet uns nämlich, die Verbindungen innerhalb eines jeden von uns in Begriffen von persönlichen Eigenschaften und von Verhalten, das wir sehen können, einzuschätzen – die neuronalen, hormonellen und dem Immunsystem eigentümlichen Verbindungen, aus denen unser Körpergeist besteht und die für unser Ich charakteristisch sind.

Hartmann behauptet, dass man jeden Menschen in ein Spektrum, das von besonders dicken zu besonders dünnen Grenzen reicht, einordnen kann. Er schreibt:

> »Es gibt Menschen, die uns sehr fest und gut organisiert vorkommen; sie halten alles an seinem Platz. Sie sind gut verteidigt. Sie scheinen rigide, ja sogar gepanzert zu sein; wir bezeichnen sie manchmal als »dickhäutig«. Diese Menschen haben, meiner Ansicht nach, sehr dicke Grenzen. Das andere Extrem bilden Menschen, die besonders sensibel, offen oder verletzlich sind. In ihrem Geist sind die Dinge relativ flüssig. ... Solche Menschen haben besonders dünne Grenzen. Ich möchte behaupten, dass sich individuelle Unterschiede in Begriffen von dicken und dünnen Grenzen verstehen lassen.«[715]

Hartmanns Bezugsrahmen (siehe Abbildung 7) ist angesichts der evolutionären Lektion, die wir im dritten Kapitel gelernt haben – nämlich dass wir ohne unseren Körper und besonders ohne unsere körperlichen Grenzen keine fühlenden oder bewussten Wesen und keine Individuen sein könnten –, besonders nützlich.[716] Und natürlich könnten wir ohne Grenzen keine individuelle Persönlichkeit besitzen.

Hartmanns Ansatz ist wohlfundiert; seit den 1980er-Jahren haben mindestens 5000 Individuen seinen Grenzen-Fragebogen ausgefüllt, und mehrere Hundert wissenschaftliche Abhandlungen beziehen sich auf sein Konzept. Einige der Charakteristika des Persönlichkeitstyps der dünnen Grenzen sind:

- Ein weniger solider oder klar umrissener Sinn dafür, dass die Haut die Grenze des eigenen Körpers ist.[717]
- Ein Gefühl der Ausweitung und Verschmelzung mit einer anderen Person, wenn man sie küsst oder Geschlechtsverkehr mit ihr hat.[718]
- Sensibilität gegenüber körperlichen und emotionalen Schmerzen, in einem selbst ebenso wie in anderen.[719]
- Eine erhöhte Fähigkeit, sich an Träume zu erinnern,[720] aber auch eine Neigung zur Erfahrung von Albträumen.[721]

Hartmann glaubt, dass das Konzept der Grenzen nicht nur nützlich ist, um Unterschiede zwischen Menschen zu beschreiben, sondern dass sich auch herausstellen wird, dass es tatsächliche neurobiologische Unterschiede widerspiegelt.[722] Ich pflichte ihm bei und werde in diesem und in den folgenden Kapiteln auf seine provokanten Behauptungen eingehen.

Individuen mit dünnen Grenzen, so meint Hartmann, sind bereits seit jungen Jahren ungewöhnlich sensibel, und deshalb reagieren sie (oder erinnern sich daran, reagiert zu haben) intensiver auf die üblichen Traumata und Schwierigkeiten der Kindheit.[723] Er stützt sich unter anderem auf eine faszinierende im Jahre 1949 von Paul Bergman und Sibylle Escalona veröffentlichte Studie mit dem Titel »*Unusual Sensitivities in Young Children*« (»Ungewöhnliche Empfindlichkeiten bei jungen Kindern«).[724] Schon lange bevor man sich eingehender mit Sensibilitäten befasst hat, beobachteten diese Forscher Kinder im Alter von drei Monaten bis sieben Jahren, die

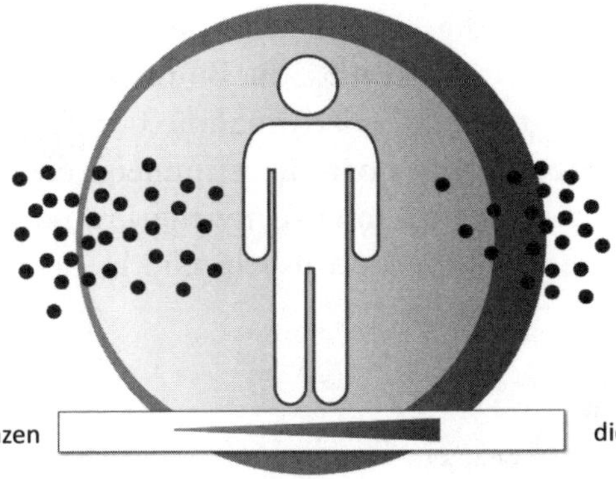

Abbildung 7. Das Konzept der Grenzen.

außerordentlich sensibel auf Reize (wie Gerüche, Klänge, Farben, Oberflächenstrukturen, Temperaturen) reagierten und deren Gefühle ebenfalls leicht verletzt wurden. Man beobachtete, dass die Kinder sich rhythmisch vor und zurück wiegten oder dass sie ihre Augen und Ohren gegen unwillkommene Reize schützten, die »auf diese Kinder in sehr frühen Jahren eine außerordentlich starke Wirkung zu haben schienen. Die Kinder waren im zweifachen Sinn des Wortes ›sensibel‹: Sie waren leicht verletzlich und leicht zu stimulieren. ... Variationen bei den sensorischen Eindrücken, die für das durchschnittliche Kind keinen Unterschied machten, machten für diese Kinder einen himmelweiten Unterschied.«[725]

Bergman und Escalona stellten die Hypothese auf, dass diese Kinder das Leben mit einem hohen Maß an Sensibilität beginnen, »bis es ihnen schließlich gelingt, gewisse Verteidigungsstrategien dagegen zu entwickeln«. Doch werden solche Verteidigungsmechanismen schon zu früh in der Entwicklung

Abbildung erstellt von Eric Scafetta Design & Illustration.

des Kindes notwendig – oder wird ihre Bildung durch ein Trauma gestört –, dann könnte die Bühne für psychologische Probleme bereitet sein.[726] Die Annahme der Forscher scheint mit einer Beobachtung übereinzustimmen, die sich immer wieder in der Literatur über Umwelterkrankungen findet, nämlich dass Sensibilität und psychische Herausforderungen oft Hand in Hand gehen.

Somatisierung

Ian Wickramasekera, ein Psychologe, der sich für die psychosomatische Natur gewisser Krankheiten interessierte, stellte ähnliche Verbindungen her.[727] Wickramasekera sieht jedoch Ursache und Wirkung umgekehrt. Statt anzunehmen, dass körperliche Sensibilität den psychischen Konsequenzen vorausgeht oder sie konditioniert, schlägt er vor, dass die hoch aufgeladenen psychischen Probleme eines Individuums in physische Probleme umgewandelt werden können, etwa in Asthma und andere Formen der Allergie, in chronische Schmerzen und Erschöpfung sowie in Schlafstörungen.

Der Prozess, durch den psychische Belastung zu physischer Krankheit führt, wird Somatisierung genannt. »Um es einfach zu sagen«, schreibt Wickramasekera, »wird [das Individuum] ... von es belastenden geheimen Wahrnehmungen, Erinnerungen oder Stimmungen krank gemacht, die es aus dem Bewusstsein ausschließt.«[728] Trotz der unbewussten Natur der Somatisierung kann die betroffene Person deutlich hypersensitiv werden[729] und sogar (in Entsprechung zu Hartmanns Konzept der dünnen Grenzen) von den Problemen anderer dermaßen absorbiert werden, dass sich aus dieser »überschüssigen Empathie« somatische Symptome entwickeln.[730]

Übererregbarkeiten

Ein tiefes Bedürfnis nach Verbindungen mit anderen Menschen ist einer von fünf Bereichen extremer Sensibilität, die

Kazimierz Dabrowski (1902–1980), ein polnischer Arzt, der sich für die Persönlichkeitsentwicklung interessierte, identifiziert hat. Dabrowski untersuchte »begabte« Individuen und stellte bei ihnen die folgenden wiederkehrenden Züge fest, die er Übererregbarkeiten nannte:[731, 732]

- Psychomotorisch – ein Überschuss an Energie, Ruhelosigkeit, Neugierde
- Sensorisch – eine starke (entweder positive oder negative) Reaktion auf sensorische Reize, ästhetisches Gewahrsein
- Fantasiereich – stark bildliches Denken, lebhafte Fantasie, erinnert sich an Träume, liebt Gedichte oder metaphorische Sprache
- Intellektuell – intensive Konzentration auf bestimmte Themen, liebt es, Dinge infrage zu stellen, und liebt komplexe Gedankengänge; gute Problemlösung
- Emotional – verstärkte emotionale Reaktionen, Bedürfnis nach starker Bindung, einfühlsam, hat Schwierigkeiten, sich auf Wandel einzustellen

»Übererregbarkeit«, die Übersetzung von Dabrowskis Begriff ins Deutsche, soll auf die Überfülle an Energie, die begabte Individuen besitzen und die sich in diesen Bereichen manifestiert, hinweisen. Dabrowski glaubte, dass begabte Kinder kraft solcher Energie nicht nur anders denken als ihre Altersgenossen, sondern dass sie Wahrnehmungen auch intensiver registrieren und Dinge tiefer fühlen.[733] (Hier sind bereits Andeutungen von Arons 50 Jahre später formuliertem Konzept der hochsensiblen Persönlichkeit vorhanden.)

Wie zu erwarten, sah Dabrowski Übererregbarkeiten nicht nur als Züge der Begabung, sondern auch als den Stoff von Neurosen. Er stellte die These auf, dass Individuen, die diese Züge an den Tag legen, unweigerlich eine Reihe von Entwicklungskrisen durchmachen müssen, die, wenn sie erfolgreich bestanden würden, zur Entstehung einer unverwechselbaren und überaus funktionstüchtigen Persönlichkeit führen würden.[734] Eine solche Verbindung sieht auch ein Therapeut, der sagt, dass »Jahre der Erfahrung mit begabten Kindern mich davon überzeugt haben, dass ... erhöhte Sensibilität oft die Wurzel verschiedener Probleme ist, die begabte Personen in eine Therapie führen.«[735]

Ein anderer Therapeut, der mit begabten Kindern arbeitet, stellt noch etwas viel Interessanteres fest, nämlich dass diese Kinder manchmal von Erinnerungen aus früheren Leben berichten.

> »Wenn ich zu Gruppen von Eltern spreche und sage, dass solche Erinnerungen ... unter hochbegabten Kindern ... häufig auftreten, werde ich mit Geschichten bombardiert, von denen ich jetzt so viele gehört habe, dass ich sie nicht länger als etwas Seltenes oder gar Ungewöhnliches abtun kann. Diese Kinder sprechen (insbesondere im Alter zwischen drei und fünf Jahren) vielleicht von ihrer ›anderen Mutter‹, bei der sie ›früher‹ an einem anderen Ort gelebt haben. Oder sie identifizieren korrekt (und oft von intensiven Gefühlen begleitet) Fotos von Orten, an denen sie (oder Mitglieder ihrer Familie) niemals gewesen sind. Sie erzählen, was sie getan haben, als sie ›einmal Erwachsene waren‹. ... In verschiedenen Altersstufen erzählen sie vielleicht davon, sie hätten mit Verwandten oder Freunden, die gestorben sind, gesprochen ... und sie bestehen darauf, dass diese Begegnungen real waren.«[736]

Ich möchte hier anmerken, dass das Institute of Noetic Sciences (eine Forschungsorganisation, die von dem früheren Apollo-Astronauten Edgar Mitchell gegründet wurde) gefunden hat, dass hochkreative Menschen eher zur Manifestation anormaler Begabungen neigen als jede andere bisher studierte Bevölkerungsgruppe.[737]

Dies ist ein weiteres, wenn auch anekdotisches Indiz für eine Verbindung von Sensibilität mit dem Anormalen. Wir werden diesen faszinierenden Bereich im Weiteren noch genauer untersuchen. Für jetzt möge es genügen zu sagen, dass Dabrowskis Arbeit es verdient, erneut zur Kenntnis genommen zu werden, weil er bestimmte Schlüsselelemente der Sensibilität identifiziert hat, mit denen die neuere Forschung sich heute befasst.

Absorption

Erinnern Sie sich daran, dass die Neigung, sich ganz in etwas zu vertiefen – sei es eine persönliche Beziehung, eine Erinnerung oder ein Tagtraum –, zu den charakteristischen Zügen der Person mit dünnen Grenzen gehört. Wie es zuerst Auke Tellegen und Gilbert Atkinson im Jahre 1974 formulierten, ist Absorption »eine Neigung zur Erfahrung von Episoden totaler Aufmerksamkeit ... woraus eine verstärkte Empfindung der Realität des Objekts der Aufmerksamkeit resultiert, die von ablenkenden Ereignissen unbeeindruckt bleibt und zu einer Veränderung in der Empfindung der Realität im Allgemeinen führt«.[738] Einige Aussagen, die von einer solchen Fähigkeit künden, sind die folgenden:[739]

- »Der Klang einer Stimme kann mich dermaßen faszinieren, dass ich immer weiter nur auf diesen Klang höre.«
- »Während ich in einem Theaterstück spielte, habe ich manchmal wirklich die Emotionen des dargestellten Charakters gefühlt und bin zu ihm oder zu ihr geworden ... und habe dabei mich selbst und das Publikum vergessen.«
- »Ich kann mich manchmal an vergangene Erfahrungen in meinem Leben mit solcher Klarheit und Lebhaftigkeit erinnern, dass es ist, als durchlebte ich sie erneut.«
- »Wenn ich will, kann ich mir bestimmte Dinge so lebhaft vorstellen (oder sie tagträumen), dass sie meine Aufmerksamkeit ebenso fesseln, wie es ein guter Film oder ein gutes Buch tut.«

Es wird Sie vielleicht nicht überraschen zu hören, dass Meryl Streep, eine der großen Filmschauspielerinnen unserer Tage, ein Beispiel für diese Qualität der Absorption und zudem für eine Person von hoher Sensibilität und mit dünnen Grenzen ist. »Ich habe halt meine Antennen, was soll ich sagen?«, erklärt sie in einem Interview. »Das ist mein Job als Schauspielerin. Ich bin überwach für alle Signale. Meine Grenzen sind nicht so klar gezogen. Ich fließe praktisch aus, in eine Person, mit der ich spreche.«[740]

Viele Schauspieler – und tatsächlich Künstler im Allgemeinen – mögen auf diese Weise funktionieren. Absorption ist eng verwandt mit Hypnotisierbarkeit und Dissoziation, die, wie wir gesehen haben, einen Mangel an Identifikation mit dem eigenen unmittelbaren Felt Sense beinhalten.[741] Die Grenzen zwischen dem, was offenkundig real, und dem, was imaginär ist, verschwinden, während die Personen sich in einen Tagtraum oder eine Erfahrung vertiefen.[742] Solche tiefen Erfahrungen werden manchmal als mystisch oder transzendent wahrgenommen.[743]

Meiner Ansicht nach könnte Sensitivität für die Umwelt ein Vorläufer der Neigung zur Absorption sein. In ihrer Studie merken Bergman und Ecalona an, dass eines der Kinder, das sie beobachteten (sie nennen es Berta), wie in Trance dasaß, während es bestimmten Sinfonien zuhörte. Es wurde auch von Erfahrungen der Berührung absorbiert.[744] Die Beschreibung der Forscher lässt vermuten, dass Berta – und andere Kinder wie sie – sich dafür entschieden, sich bestimmten unangenehmen Reizen zu entziehen, indem sie sich in angenehmere vertieften. Die private Welt, in die sie eintraten, könnte man sich als einen Schmelztiegel von Introspektion und Fantasiegebilden vorstellen. Wie wir im nächsten Abschnitt sehen werden, ist diese dissoziierte Welt auch die Pforte zu anormaler Wahrnehmung.

Neigung zu Fantasiegebilden

Eine der Studien, die für die hier behandelten Themen besonders interessant sind, ist *The Fantasy-Prone Personality* (»Die zu Fantasiegebilden neigende Persönlichkeit«) von Sheryl Wilson und Theodore Barber (1983).[745] Die Autoren beschreiben eine Gruppe von 52 weiblichen Testpersonen, »die sich einen großen Teil ihrer Zeit in Fantasievorstellungen ergehen und die typischerweise ›sehen‹, ›hören‹, ›riechen‹, ›berühren‹ und in jeder Hinsicht erfahren, was sie sich einbilden«.[746]

Diese Frauen haben sich schon seit ihrer frühen Kindheit lebhaften Fantasievorstellungen hingegeben. Imaginäre Gefährten und imaginäre Welten wurden »als so real wie die Realität« erfahren, während das Bewusstsein für die tatsächliche Umgebung zurückzugehen pflegte. Viel von dieser Fähigkeit scheint auf einer tief gehenden Eingenommenheit von sensorischer Erfahrung zu beruhen. Ein typischer Bericht ist der folgende: »Ich mochte Berührung am meisten und danach den Geruch – wie sich die Haut meiner Großmutter anfühlte, weich, aber runzlig, den Duft von Großvaters Pfeife und das Parfüm einer Frau, die eine Freundin meiner Mutter war, den Geruch des Sonntagsbratens im Ofen, den Geruch im Freien nach dem Regen, die Wälder im Herbst, die zerfallenden Blätter riechen und auch hören, mein weiches Samtkleid, als ich sechs Jahre alt war, durch den Regen laufen, kalte Tropfen, frösteln …«

Wilson und Barber meinen, dass lebhafte sensorische Erfahrungen (und die damit verbundenen lebhaften Erinnerungen) die Vorläufer einer Neigung zu Fantasiegebilden sind, dass sie das Rohmaterial liefern, aus dem die Person dann im Weiteren ihre bemerkenswert luziden Fantasien zusammensetzt.[747] Dies macht im Licht von Arons Hypothese, dass hochsensible Kinder ein stärker entwickeltes implizites Gedächtnis (jene Art von Gedächtnis, die weniger auf Worten als auf roher Erfahrung beruht) besitzen als ihre weniger sensiblen Altersgenossen.[748]

Während die Beschäftigung mit Fantasiegebilden für den größten Teil der Kinder nach der Pubertät zurücktritt, nehmen dazu neigende Individuen ihre intensive Beschäftigung mit Fantasiegebilden in das Erwachsenenleben mit hinüber – einige von ihnen sagen, dass sie »ihr Leben praktisch in der Fantasie leben«.[749] So mag eine Person zum Beispiel das, was während eines Gesprächs beschrieben wird, sehen, hören, riechen, schmecken und fühlen – eine Fähigkeit, die der Synästhesie sehr nahe kommt. Oder die Person mag, während sie »einen Vogel beobachtet oder einen Baum ansieht ... plötzlich das Gefühl für ihren Körper verlieren und das Gefühl haben, der Vogel oder der Baum zu sein«.[750] Solche stark dissoziative Erfahrungen haben mehr als eine hypnotische Qualität. Sie ähneln eher ausgewachsenen Halluzinationen, da dabei »vorgestellte Gerüche gerochen, vorgestellte Klänge gehört und vorgestellte taktile Empfindungen gefühlt werden, die so überzeugend sind wie die von tatsächlichen Reizen hervorgerufenen. ... Wenn [zu Fantasiegebilden neigende Individuen] sich an ein Ereignis erinnern, dann sind sie in der Lage, es erneut weitgehend genauso zu sehen, zu hören und zu fühlen, wie sie es ursprünglich erfahren haben. ... Sie haben manchmal das Gefühl, dass ihre Fantasiewelt real und dass die wirkliche Welt eine Fantasie ist.«[751]

Es ist auch bemerkenswert, dass die bildlichen Vorstellungen in Reaktion auf die Gedanken und Gefühle der Person automatisch auftauchen.[752] Im siebten Kapitel haben wir angemerkt, dass Bilder die Muttersprache des Körpergeistes sind – eine Sprache, die eng mit dem Fühlen verbunden ist. Dass zu Fantasiegebilden neigende Menschen eine solch flüssige (und blühende) Verbindung zu ihrem Unbewussten haben, lässt vermuten, dass sie auch in der Lage sind, die Energie ihrer Gefühle auf ungewöhnliche, transformative Weise zu aktivieren.

In der Konklusion der bemerkenswerten Studie von Wilson und Barber wird ausgeführt, in welchem Maße zu Fantasiegebilden neigende Menschen »sich selbst als sensitiv oder medial begabt sehen und von zahlreichen [anormalen] Erfahrungen berichten«. Zu den genannten Wahrnehmungen gehören Telepathie, Präkognition, außerkörperliche Erfahrungen und das Sehen und Hören von Erscheinungen, ganz zu schweigen von dem Gefühl, einen spürbaren Einfluss auf elektrische Geräte zu haben.[753]

Die Wahrnehmung, einen Einfluss auf Beleuchtungskörper, Uhren und so weiter zu haben – und zudem praktisch alle anderen Züge, die die zu Fantasiegebilden neigende Persönlichkeit ausmachen –, wird den meisten Menschen, die nicht zu Fantasiegebilden neigen (und keine dünnen Grenzen haben) als reine Wahnvorstellung erscheinen. Wilson und Barber kamen jedoch zu dem Schluss, dass bei ihren Testpersonen nichts Pathologisches vorlag. »Die überwiegende Mehrheit der zu Fantasiegebilden neigenden Individuen«, so schreiben sie, »scheinen in das breite Spektrum der normal funktionierenden Menschen zu fallen, und es wäre deshalb nicht angemessen, eine psychiatrische Diagnose auf sie anzuwenden. [Die meisten] arbeiten, lieben und haben Umgang innerhalb der normalen Bandbreite der Anpassung.«[754]

Es gibt noch andere Hinweise darauf, dass die Neigung zu Hirngespinsten kein krankhafter Zustand ist: Die vielen Erwachsenen, die in ihrer Kindheit als real erfahrene imaginäre Gefährten hatten, sind ganz natürlich aus dieser Phase herausgewachsen. Tatsächlich schätzt man, dass bis zu zwei Drittel aller Kinder die Vorstellung von mindestens einem imaginären Gefährten gepflegt hat.[755] Diese Kinder – im Vorschul- oder Grundschulalter – weisen in dieser Phase ihres Lebens mehrere von Dabrowskis (bildhaften, intellektuellen und emotionalen) Übererregbarkeiten auf.[756] Entgegen der allgemeinen Meinung sind sie nicht schüchterner als die anderen

Gleichaltrigen (sie können sogar kontaktfreudiger sein), aber sie hegen vielleicht mehr Ängste bezüglich ihrer sozialen Interaktionen.[757] Die imaginären Gefährten mögen auftauchen, weil das Kind mit einer schwierigen Situation fertig werden muss (etwa weil es ihm schwerfällt, Freunde zu gewinnen, oder weil es bald einen jüngeren Bruder oder eine jüngere Schwester bekommen wird) oder weil es darum ringt, mit bedrohlichen Gefühlen wie Zorn, Furcht oder Einsamkeit zurechtzukommen.[758]

Ein imaginärer Gefährte mag jedoch auch Ausdruck der Befähigung des Kindes zu einer lebhaften Imagination und seines Interesses an Spaß und Kameradschaft sein, eine Vermutung, die von der Tatsache gestützt wird, dass die imaginären Gefährten typischerweise in der Gesellschaft echter Kinder aufgegeben werden.[759] Kinder mit einem imaginären Gefährten sind sehr wohl in der Lage, ihre imaginären Spielgefährten von den realen Gefährten zu unterscheiden,[760] und sie haben auch keine größeren Schwierigkeiten als die Gleichaltrigen, Freunde zu gewinnen und zu erhalten.[761] Auf jeden Fall verschwinden die imaginären Gefährten gewöhnlich etwa im Alter von zehn Jahren.[762]

Einige wenige Kinder mit imaginären Gefährten werden ihre Neigung zu lebhafter Fantasie und ihre starke Verbindung zu den Gefühlen und den Bildern des Körpergeistes jedoch bis in die Pubertät und darüber hinaus bewahren. Sie werden dann zu den zu Fantasiegebilden neigenden Erwachsenen, die wir zuvor beschrieben haben. Sie erfahren nicht nur weiterhin lebhafte Bilder, sondern lassen auch ein über die Norm hinausgehendes Gewahrsein ihrer inneren Zustände von Moment zu Moment erkennen.[763]

Transliminalität

Die Idee, dass manche Menschen eine außerordentlich direkte Verbindung zu ihrem Inneren haben, hat eine lange Geschichte. Ein früher Vertreter dieser Idee war der Psychologe William James, der sich ebenso wie seine Kollegen an der Wende zum 20. Jahrhundert sehr stark mit dem beschäftigte, was damals »unterschwelliges Bewusstsein« genannt wurde. Heute wird dieses Konzept von Michael Thalbourne, einem früheren Dozenten der Universität von Adelaide, vertreten, der es modernisiert und ausgeweitet hat. Thalbourne schreibt über Transliminalität, also die Tendenz, dass psychisches Material die Schwelle des Bewusstseins überquert[764] (siehe Abbildung 8). Bei Menschen, die ein hohes Maß an Transliminalität aufweisen, »kann man ... erwarten, dass aus dem Vorbewussten Erfahrungen ins Bewusstsein durchbrechen, die je nach Sichtweise ... als übersinnlich, mystisch oder kreativ bezeichnet werden«, meint Thalbourne. »Im Gegensatz dazu wäre zu erwarten, dass Personen mit niedriger Transliminalität ... selten, wenn überhaupt jemals von [solchen] Erfahrungen berichten«.[765]

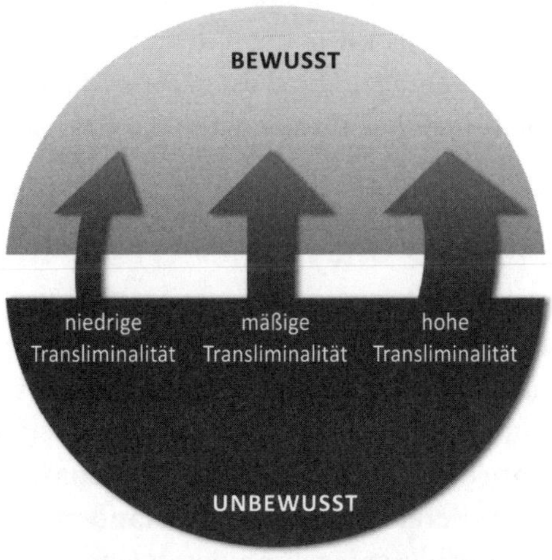

Abbildung 8. Das Konzept der Transliminalität

Abbildung erstellt von Eric Scafetta Design & Illustration

Von Thalbourne und seinem Mitarbeiter Peter Delin durchgeführte Studien haben neun Aspekte der stark transliminalen Personen dokumentiert:

- eine kreative Persönlichkeit
- mystische oder religiöse Erfahrungen
- magisches Denken (also der Glaube daran, dass man äußere Ereignisse beeinflusst oder beeinflussen kann, die normalerweise nicht beeinflussbar sind)
- manisch anmutende Erfahrungen
- Absorption
- Neigung zu Fantasiegebilden
- Glaube an das Paranormale und paranormale Erfahrungen
- Interesse an der Traumdeutung
- eine erhöhte Sensibilität für Umweltreize

Außerdem gibt es Hinweise darauf, dass Personen mit starker Transliminalität mit größerer Wahrscheinlichkeit Synästhesie erfahren. Dies macht Sinn, wenn wir annehmen, dass Synästhesie ein höheres Maß an neuronaler und sensorischer Vernetzung widerspiegelt.[766] (Mit dieser Wahrscheinlichkeit werden wir uns ausführlicher im nächsten Kapitel befassen.)

KONTEXTINDUZIERTE ERFAHRUNGEN

In Hinsicht auf die Neigung zu Fantasiegebilden und auf hohe Transliminalität stellt sich die Frage: Was genau bricht da ins Bewusstsein durch? Zu welchem Ausmaß sind die Bilder oder ist die Wahrnehmung eine korrekte Repräsentation dessen, was in der äußeren Umgebung vorhanden ist, und inwieweit sind sie eine Widerspiegelung der eigenen inneren Gefühle oder Voreingenommenheiten? Um es anders zu sagen: Wie wahrscheinlich ist es, dass Individuen dieser Art so einfühlsam und so suggestibel sind, dass legitime äußere Reize ihre innere Imaginationsmaschinerie dazu veranlassen, eine Erfahrung zu fabrizieren, die so »real wie die Realität« wird?

Zweifellos können Erscheinungen durch das intensive Bedürfnis nach etwas hervorgerufen werden – denken Sie nur an auf einer Insel Gestrandete, die ein realistisches Bild eines zu ihrer Rettung nahenden Schiffes heraufbeschwören, oder an dem Verdursten nahe Wanderer in der Wüste, die eine Oase vor sich sehen.[767] Dass man Menschen tatsächlich ziemlich leicht dazu bringen kann, etwas zu empfinden, das nicht existiert, wurde einmal vom Fernsehen der BBC demonstriert. Als Aprilscherz verkündete ein angesehener Professor den Zuschauern, es sei neuerdings möglich, Gerüche zu übertragen, und wer sich nur genügend auf den Bildschirm seines Fernsehers konzentrierte, der könne den Geruch von Zwiebeln und Kaffee wahrnehmen. Hunderte von Zuschauern schrieben an den Sender und berichteten, sie hätten tatsächlich genau jene Gerüche gerochen.[768]

Im Hinblick auf solche Beispiele schreibt der Verstorbene Gordon Rattray in seinem Buch *Die Geburt des Geistes*, dass »im älteren, primitiven Teil des Gehirns ständig Bilder produziert werden, dass diese jedoch normalerweise vom Kortex ignoriert oder ausgeschlossen werden. ... Nur wenn der Kortex betäubt oder gehemmt wird – oder wenn die Fantasie von [Bedürfnissen oder Erwartungen] sehr beflügelt wird –, brechen sie in das Bewusstsein durch.«[769]

Außerdem ist klar, dass manche Menschen das, was in ihrer Umgebung vor sich geht, falsch interpretieren, wenn sie nur hinreichend zweideutige Reize erhalten. Sehr nützliche Arbeit auf diesem Gebiet haben James Houran und Rense Lange (die damals an der Universität von Illinois in Springfield arbeiteten) geleistet. Bei einem Experiment berichtete ein Ehepaar von ungewöhnlichen Ereignissen in einem völlig spukfreien Haus, nachdem man ihm erzählt hatte, dass es dort spuke.[770] Houran und Lange nehmen an, dass über reine Suggestibilität hinaus Menschen, die sehr schnell ein Urteil über das fällen, was geschieht, statt sich die Zeit zur sorgfältigen Einschätzung von etwas Seltsamem, Neuem oder Anderem zu nehmen, mit größerer Wahrscheinlichkeit von anormalen Erfahrungen berichten.[771] Dieser Prozess wird intensiviert, so fanden die Forscher heraus, wenn die Situation Angst oder Furcht hervorruft.[772] In solchen Fällen missdeuten Menschen normale Reize (etwa Geräusche, Gerüche, Lichter oder die Bewegung von Objekten) leicht als Präsenzen und Ähnliches.

ANDERE URSACHEN VON HALLUZINATIONEN

Ich zweifle nicht daran, dass Houran und Lange recht haben. Ebenso wenig zweifle ich an den Ergebnissen des populären britischen Psychologen Richard Wiseman, der dadurch bekannt wurde, dass er eine Reihe von Orten untersuchte, an denen es angeblich spukte, und der feststellte, dass eine Reihe von Faktoren in der jeweiligen Umgebung (zum Beispiel die Art der Beleuchtung, die Höhe der Zimmerdecke, die Akustik von Räumen) zu der Wahrnehmung von Erscheinungen führen könnte.[773] Ich möchte auch nicht bestreiten, dass alle möglichen anderen Faktoren Bilder hervorrufen können.

Wir wissen zum Beispiel, dass sensorische Deprivation (Reizentzug) und lang andauernde Isolation Erscheinungen hervorbringen können. Schon seit Langem berichten viele Abenteurer – Ballonfahrer, Langstreckensegler und Piloten (wie auch Charles Lindbergh auf seinem berühmten Transatlantikflug) – davon, sie seien von Phantomgefährten besucht worden und hätten mit diesen gesprochen.[774]

Auch ein organisches Leiden, welches das Charles-Bonnet-Syndrom genannt wird, kann sehr interessante Bilder hervorbringen. Es tritt am häufigsten bei älteren Menschen auf.[775]

So beginnt zum Beispiel ein 88-jähriger Mann, der ansonsten im Vollbesitz seines Sinnesvermögens ist, dessen Sehvermögen jedoch nachlässt, kleine zeichentrickähnliche Figuren zu sehen, die ihm völlig lebensecht erscheinen. Man nimmt an, dass die Halluzinationen dadurch hervorgerufen werden, dass sein Gehirn sich aufgrund eines Mangels an eingehenden Reizen »langweilt«; es füllt die Leerräume dadurch aus, dass es ein Gemisch von erinnerten Bildern und Details hervortreten lässt.[776] Dies ist zweifellos ein ungewöhnliches Phänomen, aber es ist nicht unbedingt etwas Anormales daran.

Es gibt auch keinen Zweifel daran, dass Illusionen durch eine Vielzahl anderer Ursachen hervorgerufen werden können und hervorgerufen werden – sei es eine psychiatrische Krankheit (wie etwa Schizophrenie), eine neurologische Störung, eine traumatische Kopfverletzung, ein epileptischer Anfall, ein Gehirnschlag, Migräne, Makuladegeneration, Neurodegeneration, Schlafentzug oder Drogen- und Medikamentenmissbrauch.[777] Man weiß, dass Menschen, die unter Temporallappen-Epilepsie leiden, nicht nur visuelle Halluzinationen erfahren, sondern auch auditive, olfaktorische und gustatorische Halluzinationen. Bei solchen Menschen können plötzlich Geruchsempfindungen auftreten, die faulig oder ekelerregend sind, oder Geschmäcker, die ausgesprochen bitter, süß oder salzig sind.[778] Ein Leiden, das Phantosmie genannt wird und das möglicherweise durch Nasenpolypen oder eine Schädigung der Geruchs- oder Geschmacksnerven hervorgerufen wird, bringt wiederum andere Menschen dazu, beunruhigend starke Phantomgerüche wahrzunehmen.[779]

Ein Temporallappen-Anfall kann gelegentlich eine synästhetische Erfahrung hervorrufen,[780] diese können aber auch von der Einnahme halluzinogener Drogen ausgelöst werden.[781] Läsionen im Gehirn oder schwere Kopfverletzungen können dazu führen, dass manche Individuen »verschwommene Formen« sehen, »die sich in der Peripherie ihres Gesichtsfeldes bewegen, obwohl dort niemand ist«. Sie können auch »nicht vorhandene gedämpfte Musik im Nebenzimmer« hören, »sowohl angenehme als auch unangenehme Gerüche, die nicht vorhanden sind« riechen und »seltsame Geschmäcker im Mund« haben.[782] Ein Schweizer Gehirnchirurg vermochte sogar die Wahrnehmung einer »schattenhaften Person« heraufzubeschwören, die die Bewegungen seiner Patientin nachahmte, indem er eine Region ihres Gehirns, die Tempoparietaler Übergang genannt wird, elektrisch stimulierte. Die Frau fand die Erfahrung beunruhigend, ja sogar beängstigend, obwohl sie sehr wohl wusste, dass der Fremde hinter ihr nicht real war.[783]

Außerdem erfährt ein gewisser Teil der Bevölkerung (zu dem auch meine Frau gehört) gelegentlich im Halbschlaf vor dem Einschlafen lebhafte Bilder (die hypnagogische Bilder genannt werden) oder erfährt solche Bilder kurz vor dem vollen Erwachen (die hynopompische Bilder genannt werden). Die Wahrnehmungen sind gewöhnlich visueller und/oder auditiver Natur. Manchmal haben sie mit vergangenen Ereignissen zu tun, die von der frühen Kindheit bis zu dem, was man am Tag zuvor getan hat, reichen können.

Wie viele Menschen erfahren wohl Halluzinationen? Die Zahl ist größer, als Sie vielleicht erwartet haben. Zuerst einmal haben Untersuchungen herausgefunden, dass zwischen 19 und 28 Prozent der Bevölkerung mit dem Schlaf in Zusammenhang stehende Halluzinationen erfahren.[784] Eine Befragung von 13.000 Europäern hat gezeigt, dass ganze 40 Prozent von zumindest einer Halluzination berichten. Die gleiche Untersuchung zeigte jedoch auch, dass sehr viel weniger Menschen, nämlich 11 bis 12 Prozent, wiederkehrende Halluzinationen erfahren.[785]

Vermutlich neigen diese Individuen zu Fantasiegebilden und sind im Grunde hoch transliminal. Wenn ihre hypnagogischen oder hypnopompischen Bilder besonders bizarr oder erschreckend sind, könnten sie sie als paranormale Erscheinungen missdeuten.[786] Diese Annahme wird von der Tatsache gestützt, dass viele der zu Fantasiegebilden neigenden Testpersonen von Wilson und Barber tatsächlich berichten, dass sie häufig vor dem Einschlafen oder vor dem Aufwachen lebhafte Bilder erleben. Im Gegensatz zu den vielen Menschen, die in der Lage sind zu erkennen, dass die Bilder nicht wirklich vorhanden sind, neigt die Gruppe der zu Fantasiegebilden Neigenden dazu anzunehmen, dass das, was sie in diesen Fällen sehen, seine eigene, unabhängige Existenz besitzt. Diese Klasse der zu Fantasiegebilden neigenden Menschen kann offenbar bei offenen ebenso wie bei geschlossenen Augen Bilder hervorrufen.[787]

METACHORISCHE ERFAHRUNGEN

Diese Art von Fantasie, die so real wie die Realität erfahren wird, hat die Psychologin Celia Green metachorisch genannt.[788] Sie ist im Wesentlichen, so sagt sie, ein Traum – ein Traum, in den man ohne offensichtliche Diskontinuität eintreten und ihn wieder verlassen kann und in dem die Umgebung der Person so unmittelbar und realistisch erscheint wie die normale, physikalische Welt. Green hat zahlreiche Berichte über Erscheinungen und andere ungewöhnliche Erfahrungen gesammelt, einschließlich außerkörperlicher Erfahrungen und luzider Träume, und sie glaubt, dass »ein großer Teil dieser Erfahrungen vollkommen halluzinatorisch ist«.[789] In einigen Fällen, so schreibt sie, kann man beobachten, dass die Person sich mit jemandem unterhält oder eine Routinetätigkeit ausführt, wobei sie selbst glaubt, etwas völlig anderes zu tun. Zu solchen Zeiten befindet sich das Individuum buchstäblich in einer eigenen Welt. Manchmal gibt es dann einen deutlichen Bruch (so kann es sein, dass die aus der metachorischen Erfahrung herauskippende Person etwas verwirrt ist), aber manchmal gleitet sie auch, ohne es zu bemerken, in die Erfahrung hinein und wieder aus ihr heraus, und sie mag sogar die innere Erfahrung der der profaneren alltäglichen Welt vorziehen. Die Erfahrung ähnelt offensichtlich der eines Filmes, in dem man ganz aufgeht, wobei die Person sich allerdings in dem Film befindet.[790] Manchmal wird der Film bewusst aufgerufen, doch zu anderen Zeiten setzt er ganz spontan ein.[791]

GETEILTE WAHRNEHMUNGEN

Wenn man davon ausgeht, dass die meisten Berichte über das Paranormale von stark transliminalen, zur Absorption und zu Fantasiegebilden neigenden Menschen stammen, so bleibt doch ein Problem, nämlich die Fälle, in denen zwei oder mehr Menschen von einer geteilten Vision oder sensorischen Wahrnehmung berichten. In diesem Zusammenhang sind etliche gut dokumentierte Untersuchungen von Orten, an denen es angeblich spukt, relevant, in die sensitive Personen, aber auch Kontrollpersonen involviert waren. In diesen Fällen wurden bestimmte Teile der Lokalität (zum Beispiel ein Flur oder ein Schlafzimmer) durchgehend als Quelle der ungewöhnlichen Wahrnehmungen identifiziert.[792, 793] Dieser Trend taucht immer wieder auf, ganz gleich, ob man den Personen zuvor gesagt hat, dass es an diesem Ort spuken soll, oder nicht.

Hierfür sind drei Erklärungen vorgeschlagen worden. Die erste Erklärung von Houran und Lange besagt, dass eine normale Umgebung bei mehr als einer Person ungewöhnliche Wahrnehmungen hervorrufen kann, solange jedes dieser Individuen entweder (Sie haben die Wahl) suggestibel, ängstlich, furchtsam, zu magischem Denken oder zu dem Glauben an das Paranormale neigend ist oder einfach keine Unklarheit vertragen kann. Wenn zwei solche Personen zusammen in der gleichen Umgebung sind, dann könnten sie solche Fehlwahrnehmungen gegenseitig bestätigen. Die zweite Erklärung beruht auf Wisemans Untersuchungen, die vermuten lassen, dass bestimmte Elemente der Umgebung dafür verantwortlich sein könnten, dass mehr als eine Person von einer Anomalie berichtet. Und drittens ist da noch die Behauptung von Michael Persinger, der wir im sechsten Kapitel begegnet sind, dass nämlich elektromagnetische Störungen zusammen mit einem sensibilisierten Temporallappen für anormale Wahrnehmungen verantwortlich sein können.

Diese Theorien mögen in vielen, vielleicht in den meisten Fällen zutreffen. Sie erklären jedoch nicht die von Cornell gemachte Beobachtung, von der zu Beginn dieses Kapitels die Rede war. Wie kann eine Person, die gerade erst an einem Ort angekommen ist, behaupten, genau dasselbe Bild zu sehen wie ein anderer Mensch, der dieser Person völlig unbekannt ist? Man könnte antworten: »Der Mann hat einfach etwas erfunden« oder »Er wollte bloß der Beschreibung der Versuchsperson Glaubwürdigkeit verleihen«. Beides wäre natürlich möglich, aber ich möchte als Erklärungen auf das zurückkommen, was sich in der Literatur über angeborene sensorische Unterschiede findet – hohe Sensibilität, sensorische Defensivität, Übererregbarkeit, dünne Grenzen; es scheint mir wahrscheinlicher (und ebenfalls wissenschaftlich haltbar) zu sein.

Ich möchte behaupten, dass einige besonders sensible Individuen legitim auf einige äußere Einflüsse in bestimmten Situationen reagieren. Wenn diese Personen in ein bestimmtes Muster passen – wenn sie zum Beispiel auf bekannte Umweltallergene reagieren –, dann haben wir solide physiologische Indizien für die Möglichkeit, dass sie auch auf andere Reize außergewöhnlich reagieren könnten. Mein Vorschlag ist, dass Sensitivität für die Umwelt ein neurobiologisches Kennzeichen für die Wahrnehmung anormaler Einflüsse sein könnte, wenn diese denn existieren.

Man macht es sich vielleicht allzu leicht, wenn man Berichte über außergewöhnliche Sensibilitäten als Ausdruck von Geisteskrankheit einstuft. Da wir heute immer mehr in der Lage sind, die neurobiologischen Grundlagen unseres Verhaltens und unserer Wahrnehmungen zu bestimmen, könnte es sein, dass sich diese Empfindlichkeiten als genau das erweisen werden – nämlich Empfindlichkeiten.

TIERE, KINDER UND AUTISTEN

Bei einem von dem Psychologen Daniel Simon entwickelten Experiment wurde einer Gruppe von Menschen ein Video von zwei aus jeweils drei Personen bestehenden Teams gezeigt, die sich einen Basketball zuspielten. Die Zuschauer wurden aufgefordert, genau darauf zu achten, wie viele Pässe dabei gespielt wurden, und diese zu zählen. Wie sich herausstellte, fiel nur wenigen Teilnehmern der Gruppe auf, dass während des Spiels ein Mann in einem Gorilla-Kostüm durch die Szene lief, mitten unter den Spielern stehen blieb, sich auf die Brust trommelte und wieder aus dem Bild lief. Erst nachdem sie den Film zwei- bis dreimal gesehen hatten und bei den Wiederholungen nicht mehr auf die Pässe achten sollten, hatten schließlich alle Zuschauer den »Gorilla« bemerkt.[794]

Interessanterweise meint die Tierpsychologin Temple Grandin, Autisten würden den Gorilla ganz natürlich sehen, weil sie die Welt auf ziemlich konkrete, holistische Weise wahrnähmen. Die meisten anderen Menschen, so vermutet sie, sind zu sehr damit beschäftigt, über ihren Neokortex visuelle und andere eintreffende Reize zu entziffern. Ihr Gehirn »benutzt die detaillierten Rohdaten der Welt, um ein allgemeines Konzept oder Schema zu entwerfen, und es ist dieses

Konzept, welches zu Bewusstsein gelangt. Fünfzig Schattierungen von Braun werden so zu einer einzigen, einheitlichen Farbe: Braun.«[795] Dies ist ein völlig autonomer Prozess, der sich unserer Kontrolle entzieht. Darum sehen die meisten von uns letztlich das, was sie in einer gegebenen Situation zu sehen erwarten – und wer würde schon erwarten, dass ein Gorilla inmitten eines Basketballspiels herumtollt?

Im Gegensatz dazu, so meint Grandin, würden Tiere den Gorilla »mitbekommen«, weil sie in ihrer Informationsverarbeitung autistischen Menschen gleichen. »An einer Kuh kannst du nichts vorbeischmuggeln«, witzelt sie.[796] Sowohl Tiere als auch Menschen mit Autismus sehen die Welt vielleicht als »eine wirbelnde Masse kleiner Details«.[797] Wir könnten gleichermaßen folgern, dass Kinder, besonders jüngere Kinder, den Gorilla mitbekommen würden, weil sie noch nicht daran gewöhnt sind, auf der Grundlage fixierter Konzepte zu sehen – oder vielmehr Dinge aus dem Sehen auszuschließen. Grandin führt einige starke Argumente in dieser Richtung an, und vielleicht kann man sagen, dass zumindest einige Individuen, die autistisch sind (aber auch junge Kinder), nicht-autistischen Menschen mit dünnen Grenzen ähneln.

Apropos Autismus: Die Wissenschaft beginnt langsam, sich den Einsichten der Eltern von autistischen Kindern anzunähern, von denen viele schon seit Jahren darauf beharren, dass dieses Leiden nicht allein neuronaler Natur sein könne. Sie berufen sich auf Beobachtungen aus erster Hand, dass das Immunsystem von autistischen Kindern geschwächt sei, und haben schon lange versucht, Ärzte auf diese Tatsache aufmerksam zu machen.[798] Die inzwischen gesammelten Daten weisen auf eine Ganzkörper-Erklärung hin, wobei der Kontakt mit Umweltgiften eine potenzielle Ursache ist. Angesichts der Tatsache, dass sich der Zustand der Kinder oft verbessert, wenn ihre Ernährung sorgfältiger kontrolliert wird, sagt ein prominenter Forscher, der Zustand könne nicht »nur genetisch, pränatal, fest verdrahtet und hoffnungslos« sein. Die pädiatrische Neurologin Martha Herbert vom Massachusetts General Hospital der medizinischen Fakultät der Harvard-Universität sagt sogar, dass sie Autismus nicht mehr als eine Störung des Gehirns betrachtet, sondern als eine Störung, die sich auf das Gehirn auswirkt. Sie schreibt: »Ich glaube, was da geschieht ist, dass die Gene und die Umwelt interagieren, entweder im Fötus oder im jungen Kind, und dass dadurch die zelluläre Funktion im gesamten Körper verändert wird. ... Und es ist diese Wechselwirkung ... die zu der Veränderung der sensorischen Verarbeitung und der beeinträchtigten Koordination im Gehirn führt.«[799]

Ihre Theorie passt zu der Tatsache, dass viele autistische Kinder eine Geschichte von Nahrungsmittelallergien sowie von allergischen Reaktionen auf in der Luft enthaltene Stoffe haben und häufig Ohrinfektionen und Ekzeme bekommen. Gestützt wird diese Auffassung von Forschungsergebnissen: Eine Studie mit mehr als 700 Familien mit einem autistischen und einem normalen Kind ergab bei diesen Kindern ein signifikant unterschiedliches Profil in Hinsicht auf Antikörper (auch Immunoglobuline genannt) und andere Proteine (Cytokine), die über ihre Immunwirkung hinaus auch einen Einfluss auf Proteine im Gehirn haben könnten.[800] Außerdem identifizierte ein Forschungsteam der Universität von Kalifornien in Davis elf Gene, die natürliche Killer-Immunzellen regieren, welche in autistischen Kindern deutlich aktiver sind. Die untersuchten Kinder hatten 40 Prozent mehr natürliche Killerzellen und 20 Prozent mehr B-Zellen. Die Forscher vermuten jetzt, dass Unterschiede bei Immunzellen im Blutkreislauf der Mutter voraussagen könnten, ob sie ein Kind mit Autismus haben wird oder nicht.[801]

Wie wir es schon im vierten Kapitel bei der Depression gesehen haben, ist auch Autismus zweifellos ein sehr komplexes Leiden, das von einem Zusammenspiel von Immunsystem und genetischen sowie Umweltfaktoren verursacht wird.[802] Das Immunsystem eines Kindes – oder das der Mutter – könnte etwas auslösen, das bis vor Kurzem noch als ein rein neuronales Leiden angesehen wurde.

Von besonderem Interesse für die These dieses Buches sind von dem Autor William Stillman – der selbst am Asperger-Syndrom, einer milderen Form von Autismus, leidet – gesammelte Daten, die darauf hinweisen, dass unter den Personen mit Autismus häufig anormale Sensibilitäten auftreten.[803] Schon acht Jahre vor Stillman schrieb die Autorin Donna Williams über ihre eigenen psychischen Erfahrungen wie etwa außerkörperliche Reisen und angeblich hellseherische Träume.[804] Interessanterweise fragt Williams sich in ihrem Buch immer wieder, warum sie so ist, wie sie ist, und sie führt zwei Faktoren ins Feld, die den Lesern dieses Buches nicht unbekannt vorkommen werden: sensorische Sensitivität und dünne Grenzen. Sie beschreibt, wie sie ständig von sensorischen Informationen überflutet wird und die physischen oder emotionalen Schmerzen anderer Menschen sehr intensiv wahrnimmt, »so als hätte ihre Energie einen Einfluss auf mich … ob sie sie nun zur Schau stellen oder nicht«.[805] Sie erinnert sich daran, dass sie sich im Alter von sechs Monaten »in ihre Umgebung hinein verlor« (was an sich bereits eine beeindruckende Gedächtnisleistung ist, wenn sie die Wahrheit sagt). Dies passt sehr gut zu dem für dünne Grenzen typischen Phänomen der Absorption, über das wir oben gesprochen haben.

Absorption ist wiederum ein Zeichen für Dissoziation, das heißt einen Mangel an Identifikation mit dem eigenen unmittelbaren Felt Sense. Diese Abtrennung ist in Williams' Reflexionen über ihre Ichempfindung offensichtlich. Als Kind betrachtete sie ihren Körper als etwas, das nicht wirklich ein greifbares Heim war, und sie fragt sich noch immer, ob sie jemals wirklich darin gewohnt hat. Hat sie doch ihre körperlichen Gefühle, vielleicht aufgrund ihrer vielen Wanderungen außerhalb des Körpers, immer als etwas identifiziert, das von ihrem »Ich« getrennt war.[806]

Man kann wohl mit einiger Begründung sagen, dass die Art der Ichempfindung einer der Indikatoren für Autismus ist. Es gibt beeindruckende Belege dafür, dass Menschen mit einer hoch funktionstüchtigen Form des Autismus (zum Beispiel dem Asperger-Syndrom) eine schwächere Ichempfindung haben als normale Individuen.[807] Ich wage zu behaupten, dass Individuen mit Autismus, die hoch funktionstüchtig sind, Menschen mit einer dünnen Grenze sind, während diejenigen mit einer schwereren Form von Autismus Menschen mit dicken Grenzen sind. Das Konzept der Grenzen bezieht sich in diesem Fall auf den relativen Mangel von Verbundenheit sämtlicher Gehirnregionen in autistischen Menschen und eine relative Überverbundenheit lokaler Gehirnbereiche.[808] Die Ichempfindung einer autistischen Person ist, so möchte ich behaupten, ein Spiegelbild dieser Umstände.

Während einiges darauf hinweist, dass viele oder sogar die meisten Menschen mit Autismus hoch sensibel sind,[809] ist es, wie ich glaube, ihre Ichempfindung, die bestimmt, ob sie hoch funktionstüchtig oder stärker behindert sind. Von denjenigen, die eine schwache Ichempfindung haben, könnte man sagen, dass sie dickere Grenzen haben. Wenn sie dissoziieren, löst ihre abgespaltene Energie mit größerer Wahrscheinlichkeit anormale Ereignisse aus, während Stillman, Williams und andere Autisten mit dünnen Grenzen wahrscheinlich eher Anomalien wahrnehmen, und zwar in einer charakteristischen Fülle von Details.

Diese Unterscheidung erscheint sinnvoll, wenn wir noch einmal Matthew Manning betrachten, um den herum es zu allen möglichen bizarren Ereignissen kam und dem wir im letzten Kapitel begegnet sind. Manning hatte wahrscheinlich von Anfang an dicke Grenzen. Als Kind war er »introvertiert ... und weigerte sich strikt, mit Fremden zu sprechen. Wenn man ihn wegen Ungezogenheit schalt, pflegte er sich in einer Ecke zurückzuziehen und dort manchmal für Stunden zusammengekauert in totaler Isolation zu verweilen.« Einige Jahre später beschrieb der Direktor seines Internats ihn als »einen Einzelgänger und ziemlich lethargisch«. Selbst wenn er für das Fernsehen interviewt wurde, konnte er abwesend und mit sich selbst beschäftigt erscheinen.[810] Der verstorbene Psychiater Jan Ehrenwald, ein scharfsichtiger Beobachter, meinte, Manning sei autistisch. Die Dynamik innerhalb seiner Familie trug wahrscheinlich dazu bei, denn der Teenager schien sich »ständig in einem stillen Konflikt mit seinem überaus sachlichen Vater zu befinden«, und die Poltergeist-Aktivität, die um den jüngeren Manning herumwirbelte, »stand offenbar in totalem Gegensatz zur pedantischen Recht-und-Ordnung-Routine ... der Familie«. Später richteten dann anormale Ereignisse »Chaos und Verwüstung in den Klassenzimmern und Schlafsälen seines Internats an – in einer der letzten Zitadellen unangefochtener elterlicher Autorität auf den Britischen Inseln«.[811]

Ein weiterer Hinweis auf Mannings ausgeprägten Autismus und auf seine Abspaltung von Gefühlsenergie stammt aus einer Periode seines Lebens (dem Alter von 15–16 Jahren), in der er erstaunliche Resultate automatischen Schreibens und Zeichnens manifestierte. Das automatische Schreiben produzierte Schriften sowohl in Englisch als auch in mehreren Fremdsprachen, einschließlich des Griechischen und Arabischen, die er nicht erlernt hatte. Die Zeichnungen »schienen erstaunliche Nachahmungen von Albrecht Dürers, Leonardo da Vincis, Pablo Picassos oder Aubrey Beardsleys Werken zu sein. Auch wenn sie in einigen technischen Details Schwächen aufwiesen, spiegelten [die Zeichnungen] doch sehr getreu den Stil und die Ausführung der Originalmodelle wider.«[812] Diese Fähigkeit erinnert an die tief in sich zurückgezogenen Fachidioten jenes Typus, der die Hauptfigur in dem Film *Rain Man* ist. Solche Individuen legen einige außerordentliche Fähigkeiten an den Tag – sei es, dass sie ganze Seiten eines Telefonbuchs aus dem Gedächtnis aufsagen können oder dass sie unglaublich fein verschachtelte Kunstwerke produzieren –, die so ungewöhnlich und hermetisch erscheinen, dass sie schwer zu ergründen sind. Und natürlich sind parapsychologischen Manifestationen ebenso schwer zu erklären. Wenn jemand wie Manning beides manifestiert, ist es wohl angebracht zu vermuten, dass sie verwandt sein könnten.

WAS IST NORMAL?

Autismus, wie er heute verstanden wird, ist nicht ein einziges Leiden: Er besteht aus einer Gruppe von Störungen mit Symptomen, die das Verhalten, die Sprache und die Kognition betreffen und die eine gewisse Verbundenheit aufweisen. Das Asperger-Syndrom, eine milde Form von Autismus, ist deshalb eine von mehreren Störungen des autistischen Spektrums (ASD, von Autistic Spectrum Disorders). Menschen mit diesem Leiden haben (in unterschiedlichem Ausmaß) viele der folgenden Faktoren gemeinsam:[813]

- Probleme mit der Sprache und der Imagination, etwa dass sie alles extrem buchstäblich verstehen.
- Schwierigkeiten, nonverbale Kommunikation zu erkennen (Ton der Stimme, Gesichtsausdruck und so weiter).
- Probleme mit motorischen Fähigkeiten wie Ungeschicklichkeit oder unkoordinierte Bewegungen.
- Sich wiederholende oder eingeschränkte Muster des Denkens und Verhaltens.
- Verminderte Befähigung zur Empathie und zur Ausführung sozialer Interaktionen.
- Abnorme Sensibilität für sensorische Reize wie etwa Licht, Geräusche, Gerüche, Texturen und Geschmäcker.

Sie haben sicherlich bei dem letzten oben genannten Punkt aufgemerkt. Wir sollten zudem noch anmerken, dass aus noch wenig verstandenen Gründen Männer mit viermal größerer Wahrscheinlichkeit an Störungen des autistischen Spektrums leiden als Frauen.[814]

Wahrscheinlich sind auch manche Menschen, die Sie kennen, Kandidaten für ein autistisches Leiden. Ingenieure, Physiker, Mathematiker, Musiker, Künstler, Computerspezialisten – man nimmt an, dass es in diesen und anderen Berufsgruppen zumindest einige, wenn nicht sogar viele Menschen mit dem Asperger-Syndrom oder anderen Störungen des autistischen Spektrums gibt. Historisch gesehen gehörten Gestalten wie Isaac Newton, Albert Einstein und Vincent van Gogh wahrscheinlich irgendwo in das Autismus-Spektrum. In unseren Tagen hatte der Schachweltmeister Bobby Fischer wahrscheinlich eine schwerere Form dieses Leidens; ein anderer Kandidat für das Asperger-Syndrom könnte Bill Gates, der Gründer von Microsoft, sein.[815] Unter Störungen des autistischen Spektrums zu leiden ist offenbar kein Hindernis für Erfolg.

Schätzungen zufolge sind etwa ein bis drei Menschen von 500 von Störungen des autistischen Spektrums betroffen, wobei ASD bei Kindern umso häufiger auftreten, je jünger sie sind. Heute könnte etwa eines von 150 geborenen Kindern irgendwo in das Autismusspektrum fallen. Das ist im Vergleich zum Stand von vor zehn Jahren eine Verdoppelung der Rate, und die diagnostizierten Fälle nehmen jedes Jahr um 10 bis 17 Prozent zu.[816] Diese Zunahme veranlasst manche Beobachter bereits, von einer »Epidemie« zu sprechen. Dabei ist allerdings noch nicht klar, ob das Auftreten von Störungen des autistischen Spektrums tatsächlich zunimmt oder ob der Unterschied dadurch zu erklären ist, dass man heute stärker auf diese Zustände achtet, dass wir mehr und bessere Studien darüber haben und dass es mehr Professionelle gibt, die ein ganz eigennütziges Interesse an solchen Diagnosen und der Behandlung der so Diagnostizierten haben.[817] Roy Richard Grinker, ein Professor an der George Washington University und Vater eines autistischen Kindes, sieht die Zunahme von diagnostizierten Fällen als »ein Zeichen dafür, dass wir endlich eine Art von abweichender menschlicher Erfahrung betrachten und anerkennen, von der wir uns früher abgewandt haben und die viele Kulturen noch in Heimen und Anstalten verstecken und als bizarr verunglimpfen«.[818] Morton Ann Gernsbacher von der Universität von Wisconsin sagt schließlich: »Abnormalität wird nur in Relation zur Normalität definiert, und die Definition von Normalität liegt, wie es auch bei der von Schönheit der Fall ist, oft im Auge des Betrachters.«[819]

Dies ist eine wesentliche Erkenntnis. Menschliche Unterschiede, einschließlich derer, die manche Menschen zu hoher Sensibilität, Fantasiegebilden oder Dissoziation geneigt machen, sind eine Quelle des Wissens darüber, wer wir biologisch gesehen sind und wie wir uns als Spezies entwickelt haben. Verunglimpft man Menschen mit einer Störung des autistischen Spektrums oder stellt sie ins Abseits, so ist das ebenso kurzsichtig, als verlachte oder ignorierte man Menschen, die behaupten, hellsichtige, präkognitive oder andere anormale Fähigkeiten zu besitzen. Es ist wichtig, dass wir unsere Vorurteile beiseitelassen und mit offenem Geist hinsehen und zuhören.

BLINDSICHTIGKEIT

Kehren wir zu dem Gedanken zurück, dass die Menschen im Allgemeinen sehr viel mehr sensorische Information aufnehmen, als ihnen bewusst wird. Individuen mit dünnen Grenzen bemerken zwangsläufig mehr (zum Beispiel den Gorilla, der durch ein Basketballspiel läuft), aber wie können wir Übrigen feststellen, dass wir solche Dinge ebenfalls empfinden?

In den *Proceedings of the National Academy of Sciences* des Jahres 2005 wird ein interessantes Experiment beschrieben. Ein Team unter der Leitung von Tony Ro, einem Psychologieprofessor der Rice University, erzeugte bei freiwilligen Testpersonen mithilfe von magnetischen Pulsen, die auf ihren visuellen Kortex wirkten – also auf den Bereich im hinteren Teil des Gehirns, der das verarbeitet, was unsere Augen sehen – eine vorübergehende Blindheit. Während dieser kurzfristigen Blindheit standen die Testpersonen vor einem Computerbildschirm, auf dem entweder eine vertikale oder eine horizontale Linie aufblitzte. Bei einem zweiten Test wurde auf dem Bildschirm ein roter oder grüner Ball gezeigt.

Als man die Testpersonen fragte, was sie gesehen hätten, berichteten alle, sie hätten nichts gesehen – und in der Tat sollten sie auch nicht in der Lage gewesen sein, etwas zu sehen. Als man sie jedoch aufforderte, zu erraten, ob die Linie horizontal oder vertikal gewesen sei, rieten sie in 75 Prozent der Fälle richtig, und was die Farbe des Balles anging, so rieten sie sogar in 81 Prozent der Fälle richtig. Die Wahrscheinlichkeit von Zufallstreffern hätte aber bei ungefähr 50 Prozent gelegen.

Einige der Testpersonen sagten, sie hätten einfach ins Blaue hinein geraten, aber andere sagten, sie hätten »ein Gefühl gehabt«, was auf dem Bildschirm zu sehen gewesen war. Dieses höhere Selbstvertrauen korreliert mit größerer Treffsicherheit beim Raten.

Was passierte da? Ro und andere vermuten, dass wir Möglichkeiten haben, Information unbewusst zu verarbeiten. Im visuellen Bereich nennt man dieses Phänomen Blindsichtigkeit. Es ist wissenschaftlich bisher nicht ausreichend bewiesen, aber es wurde bereits eingehender untersucht, und man hat Theorien darüber angestellt. Stets wird angenommen, dass das Gehirn bei der Blindsichtigkeit der Hauptakteur ist. Aber was ist mit unseren Augen? Oder mit den Ohren, der Nase und der Haut? Warum sollten wir die neuronale Verarbeitung von den Sinnesorganen, die die Reize aufnehmen, willkürlich unterscheiden?

Die Antwort ist klar: Wir sollten das nicht tun – aber unser Gehirn macht uns dazu geneigt. Wie wir im sechsten Kapitel gesehen haben, schützt uns unser Gehirn (und das Nervensystem als Ganzes) davor, von Sinneswahrnehmungen überwältigt zu werden. Ein jeder von uns hat, solange er lebt, seinen eigenen und sehr wesentlichen Filter. Die Mechanismen dieser Filter unterscheiden sich jedoch von Individuum zu Individuum beträchtlich, sodass Menschen mit dünnen Grenzen mehr Reize verarbeiten. Ihre Version der Welt ist dichter und komplexer, und es ist für sie eine viel größere Herausforderung, damit zurechtzukommen. Wie Aron schreibt: »Die meisten Menschen kommen in ein Zimmer und bemerken vielleicht die Möbel und die Menschen darin – aber das ist auch schon alles. Hochsensible Personen können jedoch, ob sie es wollen oder nicht, sofort wahrnehmen, in welcher Stimmung die Menschen sind, ob es Freundschaften oder Feindseligkeiten zwischen ihnen gibt, ob die Luft frisch oder abgestanden ist oder wie der Charakter des Menschen ist, der die Blumen arrangiert hat.«[820]

DIE AUSSERORDENTLICHEN FÄHIGKEITEN VON TIEREN

In dieser Hinsicht ähneln die Fähigkeiten mancher Individuen vielleicht dem Informationsverarbeitungsvermögen vieler Tiere – und man nimmt schon seit Langem an, dass Tiere einige höchst erstaunliche Fähigkeiten besitzen. Das reicht von Hunden, die Töne mit einer sehr hohen Frequenz hören, über

Fledermäuse, die bei völliger Dunkelheit relativ weit entfernte Objekte wahrnehmen, Elefanten, die über weite Entfernungen durch niederfrequente Vibrationen im Boden miteinander kommunizieren, Zugvögel, die über riesige Entfernungen hinweg zu ganz bestimmten Orten finden, bis hin zu Ameisen mit ihrer überaus differenzierten Sprache von »Gerüchen«. Viele Tiere besitzen einen so ausgeprägten sensorischen Apparat, dass dieser, zumindest im Vergleich mit unseren eigenen Sensibilitäten, geradezu unerklärlich scheint.[821]

Hier nur ein ganz alltägliches Beispiel: Meine Frau und ich haben eine Katze, die überaus zutraulich ist, fast wie ein Hund. Wenn wir sie jedoch zum Tierarzt bringen wollen, ist es kaum möglich, sie in ihren Katzenkäfig zu sperren. Statt schnurrend auf uns herumzusteigen, wie sie das gewöhnlich tut, ist sie bei solchen Gelegenheiten einfach unauffindbar. Woher weiß sie so genau um unsere Absichten? Vielleicht liest sie unsere Körpersprache mit einer besonderen Sensibilität und versteckt sich, sobald meine Frau oder ich nur den geringsten unbewussten Hinweis darauf geben, dass wir sie in den Käfig sperren wollen.

Ein anderes, sehr viel erstaunlicheres Beispiel sind einige Hunde, die »vorhersagen« können, ob ein Mensch bald einen epileptischen Anfall erleiden wird. Ob sie das aufgrund ihres bemerkenswert feinen Geruchssinns oder durch ihre Aufmerksamkeit auf die Körpersignale der Person oder durch eine Kombination dieser beiden zu tun vermögen, ist noch nicht bekannt.[822] Andere Hunde waren in der Lage, eine Krebserkrankung bei einem Patienten »zu riechen«, bevor die medizinische Diagnose gestellt wurde.[823] Und in einem besonders bemerkenswerten Fall wird von einem Kater namens Oskar berichtet, der in der Abteilung für stark demente Patienten eines Altenpflegeheims in Providence, Rhode Island, lebt und der den Tod von 25 Patienten »vorhergesagt« hat, indem er sich während ihrer letzten Stunden auf ihrem Bett zusammengerollt hat. Oskars Vorhersage ist präziser als die des ausgebildeten Pflegepersonals. Niemand weiß, wie er die Personen auswählt, zu denen er sich auf das Bett legt, ob er bestimmte verräterische Gerüche riecht oder vielleicht Hinweise durch das Verhalten des Pflegepersonals erhält. Oskar ist kein besonders freundlicher Kater, und stundenlang bei einem Patienten zu liegen entspricht sonst nicht seinem Charakter. Aber »er macht nicht viele Fehler«, und es wurde sogar in der angesehenen Fachzeitschrift *New England Journal of Medicine* über ihn berichtet.[824]

Grandin nennt solche Fähigkeiten extreme Wahrnehmungen und sagt, dass auch manche Menschen sie besitzen. In diesem Buch behaupte ich, dass das, was allen wahren Sensitiven selbst, den Menschen in ihrer Umgebung und denjenigen, die sie erforschen, Rätsel aufgibt, sich am ehesten erschließt, wenn man es durch die Linse des Fühlens betrachtet. Angeborene sensorische Unterschiede (dünne Grenzen, sensorische Defensivität, Übererregbarkeiten – nennen Sie es, wie Sie wollen) geben uns Ansätze zur Erklärung, warum manche Menschen die Welt so anders wahrnehmen als die anderen in ihrer Umgebung. Und bestimmte Persönlichkeitszüge (hohe Transliminalität, Absorption, Neigung zu Fantasiegebilden) kommen ins Spiel, wenn wir zu erklären versuchen, warum manche Menschen ein solches Interesse an anormalen Erfahrungen haben und zu solchen Erfahrungen neigen. Wie ich annehme, ist die Gehirn-Körper-Dynamik der Gefühle das bisher fehlende Steinchen dieses Puzzles.

Durch direkte Befragung von Menschen, die hochsensibel sind, bekommen wir einen konkreten Einstieg in diese Dynamik. Dabei werden wir viel über die Natur der Wahrnehmung und der Kognition lernen sowie darüber, wie wir Menschenwesen auf unsere Umgebung wirken und mit ihr interagieren. Die emotionale Natur unserer Umwelt ist ein bisher übersehener Faktor unserer Existenz.

9
SENSIBILITÄT FÜR DIE UMWELT

Der Mensch hat keinen von seiner Seele getrennten Körper; denn das, was Körper genannt wird, ist einer von den fünf Sinnen, den Haupteingängen der Seele in diesem Zeitalter, erkannter Teil der Seele.

William Blake, *Die Hochzeit von Himmel und Hölle*

Wenn Sensitivität ein echtes neurobiologisches Phänomen ist, sollte man erwarten, dass bestimmte Individuen verschiedene Formen davon aufweisen. Die Beschaffenheit ihres Körpergeistes sollte eine Veranlagung zu ganz bestimmten Zuständen, Krankheiten sowie zu Wahrnehmungen mit sich bringen, mit denen die meisten von uns wahrscheinlich nicht mithalten könnten. Einmal abgesehen von den Krankheiten, könnte man annehmen, dass diese besonderen Veranlagungen das Leben dieser Personen interessanter machen. Wie wir sehen werden, schätzen zum Beispiel Menschen, die synästhetisch begabt sind, ihre Wahrnehmungen sehr und können sich im Großen und Ganzen nicht vorstellen, die Welt auf andere Weise zu erfahren!

SICH ÜBERLAPPENDE SENSIBILITÄTEN

Bevor wir zu den Ergebnissen meiner eigenen Umfrage kommen, möchte ich darauf hinweisen, dass es immer mehr Indizien für sich überlappende Formen der Sensibilität gibt. Zuerst einmal scheinen folgende Leiden gebündelt aufzutreten: Migränekopfschmerz, Depression, chronische Schmerzen (klinisch Fibromyalgie-Syndrom genannt) und das chronische Erschöpfungssyndrom (CES). Menschen mit chronischen Schmerzen erfahren oft mäßige bis starke Erschöpfung, Menschen, die unter Depressionen leiden, bekommen mit größerer Wahrscheinlichkeit Migränekopfschmerzen (und umgekehrt), Individuen mit chronischen Schmerzen sind mit größerer Wahrscheinlichkeit deprimiert und so weiter. In jedem dieser Fälle sind Frauen überproportional betroffen. Zudem treten Fibromyalgie, Migräne und Depression oft innerhalb einer Familie auf, was darauf hinweist, dass es hier eine genetische Veranlagung gibt.[825]

Dass bestimmte Menschen nachweislich sensitiv sind, wird durch eine Vielzahl von Hirnszintigrammen belegt. So findet sich zum Beispiel bei Individuen mit dem Reizdarmsyndrom – einer Störung, die oft mit dem chronischen Erschöpfungssyndrom und Fibromyalgie verbunden ist – eine stärkere Aktivierung einer bestimmten Region des Gehirns als bei Kontrollpersonen.[826] Menschen, die leicht hypnotisierbar sind, lassen nach einer hypnotischen Suggestion ein breiteres Muster der Durchblutung des Gehirns erkennen als dann, wenn sie nicht hypnotisiert sind.[827] Bei Menschen mit synästhetischer Erfahrung, die Worte in Farbe »hören«, gibt es gleichzeitig elektrische Aktivität im Hirnzentrum für Sprache und dem für das Sehen, während bei gewöhnlichen Individuen nur der für Sprache zuständige Bereich aktiviert wird.[828] Synästhesie ist zudem, was nicht überraschen sollte, eng mit Sensibilität für Umweltreize verbunden,[829] und es gibt, zumindest bei manchen synästhetisch begabten Menschen, eine erstaunliche Verbindung zu anormalen Wahrnehmungen.[830]

DIE UMFRAGEERGEBNISSE

Wie schon im letzten Kapitel erwähnt, habe ich mit meiner Umfrage vor allem vier Ziele verfolgt:

- Einschätzung des Ausmaßes, zu dem Individuen, die sich selbst als sensitiv bezeichnen, von verschiedenen Leiden betroffen sind, sowie des Ausmaßes, zu dem diese Menschen gewisse demografische Faktoren, Persönlichkeitszüge und Arten der Erfahrung gemeinsam haben.
- Herauszufinden, ob ihre unmittelbaren Familienmitglieder auf ähnliche Weise betroffen sind.
- Zu bestimmen, in welchem Maß Umweltsensibilität mit der Wahrnehmung von Erscheinungen einhergeht.
- Die Resultate der Befragung von »Sensitiven« mit den Resultaten der Befragung von Menschen zu vergleichen, die sich nicht als geborene Sensitive bezeichnen.

Ich stelle zuerst die Ergebnisse vor, werde mich dann auf einige signifikante Ergebnisse konzentrieren und will anschließend versuchen, diese zu interpretieren.

Demografische Grundlagen

Unter den 62 Sensitiven, die den Fragebogen ausgefüllt haben, waren 44 Frauen und 18 Männer (ein Verhältnis von 2,3 zu 1). Das Durchschnittsalter dieser Gruppe war 41,4 Jahre. Die Kontrollgruppe umfasste 50 Individuen, darunter 33 Frauen und 17 Männer (ein Verhältnis von 1,9 zu 1). Ihr Durchschnittsalter war 43,4 Jahre.

Ein großer Prozentsatz der Sensitiven (62 %) sagte aus, sie seien Erstgeborene oder Einzelkinder, wobei diese Zahl bei den Frauen höher war (66 %) als bei den Männern (53 %). Von der Kontrollgruppe sagten 52 Prozent aus, sie seien Erstgeborene oder Einzelkinder. Diese Relation war bei den Männern und den Frauen die gleiche.

In Hinsicht auf den Familienstand waren 26 Prozent der Sensitiven Singles, 52 Prozent waren schon längere Zeit verheiratet, und 18 Prozent waren geschieden oder lebten getrennt. In der Kontrollgruppe fand sich ein kleinerer Prozentsatz (18 %) von Singles, ein größerer Prozentsatz (70 %) von seit längerer Zeit Verheirateten, und 6 Prozent waren geschieden oder lebten getrennt.

Fast alle der Sensitiven (93 %) berichteten, sie hätten eine Zeit lang das College besucht, hätten einen College-Abschluss oder hätten an der Universität studiert. In der Kontrollgruppe war dieser Prozentsatz leicht geringer (88 %).

Andere Charakteristika und Erfahrungen

In Hinsicht auf die Händigkeit waren 73 Prozent der Sensitiven Rechtshänder, wobei es keine deutlichen Unterschiede zwischen den Geschlechtern gab. 21 Prozent sagten, sie seien beidhändig, und diese Rate war bei den Frauen leicht höher als bei den Männern. Von der Kontrollgruppe sagten 88 Prozent, sie seien Rechtshänder, und nur 2 Prozent bezeichneten sich als beidhändig.

24 Prozent der Sensitiven sagten aus, sie seien zu früh oder zu spät geboren, und 10 Prozent waren adoptiert worden. Bei der Kontrollgruppe waren 18 Prozent zu früh oder zu spät geboren und 3 Prozent waren adoptiert worden.

26 Prozent der Sensitiven berichteten, sie hätten irgendwann einmal geraucht, und 35 Prozent sagten, Rauchen sei in der Familie, in der sie aufwuchsen, gang und gäbe gewesen. In der Kontrollgruppe war der Prozentsatz größer; 40 Prozent sagten, sie hätten einmal geraucht, und 48 Prozent sagten, das Rauchen sei in der Familie, in der sie aufwuchsen, gang und gäbe gewesen.

Nach Psychotherapie befragt, sagten 45 Prozent der Sensitiven aus, sie hätten sich an irgendeinem Punkt in ihrem Leben in Therapie befunden (50 % der Frauen und 33 % der

Männer). Im Gegensatz dazu sagte nur 26 Prozent der Kontrollgruppe, sie seien einmal in Therapie gewesen (33 % der Frauen und 12 % der Männer). Weniger starke Unterschiede zeigten sich bei den Antworten auf die Frage »Haben Sie jemals bestimmte Medikamente für einen Zeitraum von mehr als sechs Monaten genommen?« Hier antworteten 62 Prozent der Sensitiven mit Ja (73 % der Frauen und 44 % der Männer), während es in der Kontrollgruppe 60 Prozent waren (70 % der Frauen und 47 % der Männer).

Individuelle Selbsteinschätzung

In Hinsicht auf die Selbsteinschätzung der Fantasie sagten 53 Prozent der Sensitiven (58 % der Frauen und 47 % der Männer), sie hätten eine ausgeprägte Fantasie, während nur 38 Prozent der Kontrollgruppe (42 % der Frauen und 29 % der Männer) sagten, sie besäßen eine starke Fantasie.

Das Thema der Selbsteinschätzung des Temperaments (Introvertiertheit/Extrovertiertheit) wies mehrere Unterschiede auf. Die weiblichen Sensitiven stuften sich mit viermal größerer Wahrscheinlichkeit als die Frauen der Kontrollgruppe als introvertiert/zurückhaltend ein (die Relation war 36 % zu 9 %).

Bei den Männern gab es keine so deutlichen Unterschiede; ein praktisch gleicher Prozentsatz der männlichen Sensitiven (44 %) und der männlichen Kontrollgruppe (47 %) bezeichnete sich als introvertiert/zurückhaltend.

Alles in allem betrachteten sich die Männer in meiner Umfrage, ganz gleich, zu welchem Lager sie gehörten, mit deutlich größerer Wahrscheinlichkeit als die Frauen als introvertiert/zurückhaltend. Dieser Kontrast war besonders bei den Männern der Kontrollgruppe deutlich, von denen fast die Hälfte aussagte, sie sei introvertiert/zurückhaltend, während nur 6 Prozent von sich behaupteten, sie seien extrovertiert/emotional.

Unter den Sensitiven sahen sich die Männer mit einer um den Faktor 3,5 zu 1 größeren Wahrscheinlichkeit als introvertiert oder zurückhaltend, während es bei den Frauen keine solchen Unterschiede gab. Auch in der Kontrollgruppe beschrieben sich mehr Männer als introvertiert oder zurückhaltend, aber hier war das Verhältnis wesentlich größer (8 zu 1). Die Frauen in der Kontrollgruppe sahen sich dagegen eher als extrovertiert/emotional (in einem Verhältnis von 5 zu 1).

Bei der Selbsteinschätzung der Körpergestalt neigten Sensitive beiden Geschlechts eher dazu, sich als schlank wahrzunehmen, was mehr auf die Männer zutraf (die sich dreimal häufiger als »schlank« einschätzten denn als »korpulent«) als auf die Frauen (die nur zweimal so häufig dazu neigten, sich als »schlank« zu bezeichnen). In der Kontrollgruppe war dieser Trend bei den Männern umgekehrt, die sich 1,5-mal häufiger als »korpulent« betrachteten, jedoch nicht bei den Frauen, die immer noch mit doppelter Wahrscheinlichkeit dazu neigten, sich als »schlank« zu bezeichnen.

In der Umfrage wurde auch nach der Zufriedenheit mit dem Ausmaß des körperlichen/sexuellen Kontakts im eigenen Leben gefragt, wobei sich in der Kontrollgruppe eine leicht höhere Zufriedenheit als in der Gruppe der Sensitiven zeigte. 37 Prozent der Sensitiven (38 % der Frauen und 33 % der Männer) schätzten ihre Zufriedenheit hoch ein, während 25 Prozent ihre Zufriedenheit als niedrig bezeichneten (24 % der Frauen und 28 % der Männer). Im Vergleich dazu waren in der Kontrollgruppe 50 Prozent sehr zufrieden (53 % der Frauen und 47 % der Männer), und 23 Prozent bezeichneten sich als wenig zufrieden (22 % der Frauen und 27 % der Männer). Auf einer Skala von 1 bis 5 (1 stand für »unbefriedigend« und 5 für »ideal«) ergab sich bei den weiblichen Sensitiven ein Mittelwert von 3,5 im Vergleich zu einem Mittelwert von 3,6 in der weiblichen Kontrollgruppe. Bei den männlichen Sensitiven lag der Mittelwert relativ niedrig (3,0) im Vergleich zu der männlichen Kontrollgruppe, bei der der Mittelwert bei 3,4 lag.

Die Befragten der weiblichen Kontrollgruppe erinnern sich mit größerer Wahrscheinlichkeit als die der Gruppe der weiblichen Sensitiven an eine glückliche Kindheit. In der Kontrollgruppe sagten 54 Prozent (56 % der Frauen und 53 % der Männer), ihre Kindheit sei »wundervoll« gewesen, wobei nur 10 Prozent ihre Kindheit als »unglücklich« einstuften (6 % der Frauen und 18 % der Männer). Im Gegensatz dazu meinten 23 Prozent der Sensitiven (19 % der Frauen und 33 % der Männer), ihre Kindheit sei wundervoll gewesen, während 35 Prozent (40 % der Frauen und 22 % der Männer) sie als unglücklich einstuften. Bei der Einschätzung auf einer Skala von 1 bis 5 (1 entsprach »wundervoll« und 5 »extrem unglücklich«) ergab sich bei der weiblichen Kontrollgruppe ein Mittelwert von 2,0 im Vergleich zu den weiblichen Sensitiven mit einem Mittelwert von 3,5; in der männlichen Kontrollgruppe lag der Mittelwert bei 2,5 im Vergleich zu 2,4 bei den männlichen Sensitiven.

Die Sensitiven berichteten auch eher von dramatischen Ereignissen in ihrer Kindheit, nämlich 55 Prozent im Vergleich zu 18 Prozent bei der Kontrollgruppe. Unter den weiblichen Sensitiven erinnerten sich 57 Prozent an ein traumatisches Ereignis im Vergleich zu 18 Prozent in der weiblichen Kontrollgruppe. Bei den Männern waren die Unterschiede ähnlich groß; 50 Prozent in der Gruppe der männlichen Sensitiven erinnerten sich an ein traumatisches Kindheitsereignis im Vergleich zu 18 Prozent in der Kontrollgruppe.

Umweltsensibilität/Krankheiten – individuell

Tabelle 1: Medizinische Selbsteinstufung

	abgehakt		Selbsteinschätzung als schwere Form	
Leiden	Sensitive	Kontrollgruppe	Sensitive	Kontrollgruppe
Allergien	63 %	34 %	24 %	6 %
Depression	57 %	20 %	20 %	4 %
Migränekopfschmerzen	45 %	14 %	17 %	4 %
Müdigkeit/chronische Erschöpfung	43 %	4 %	12 %	4 %
chemische Sensitivität	40 %	0 %	13 %	0 %
Schlafstörungen/ Albträume	40 %	6 %	7 %	0 %
elektrische Sensitivität	30 %	0 %	13 %	0 %
Asthma	26 %	16 %	6 %	4 %
Stimmungs-schwankungen	25 %	2 %	3 %	0 %
Essstörungen	18 %	2 %	7 %	0 %
Dyslexie	15 %	0 %	2 %	0 %
Alkoholismus	7 %	0 %	3 %	0 %

Einer der Punkte, die erst im Verlauf der Befragung hinzugefügt wurden – »Ungewöhnliche Empfindlichkeit für Licht oder Geräusche« –, wurde so häufig abgehakt, dass dieser Punkt auf der Liste weiter oben aufgetaucht wäre, wenn er bei der Befragung von Anfang an berücksichtigt worden wäre. 26 Prozent in der Gruppe der Sensitiven hakten diesen Punkt ab, während es in der Kontrollgruppe nur 2 Prozent waren.

Zwei andere Punkte, die erst während der Befragung hinzugefügt wurden, waren Albträume und Synästhesie. Erstere wurden von 11 Prozent der Gruppe der Sensitiven abgehakt und von 6 Prozent der Kontrollgruppe. Letztere wurde von 6 Prozent der Gruppe der Sensitiven abgehakt und von 0 Prozent der Kontrollgruppe. Auch hier lässt Extrapolation vermuten, dass von einem Fünftel derjenigen, die sich selbst als Sensitive bezeichnen, Albträume erfahren werden und Synästhesie von bis zu 10 Prozent.

Umweltsensibilität/Krankheiten in der Familie

Die folgende Tabelle zeigt die Zahl der nahen Verwandten (das heißt Eltern, Kinder, Geschwister, Großeltern, Tanten und Onkel), von denen die Befragten glaubten, sie seien von dem jeweiligen Leiden betroffen.

Tabelle 2:
Medizinisches Profil der Familienmitglieder (zugeschrieben)

	Sensitive			Kontrollgruppe		
Leiden	Zahl der Verwandten	weiblich	männlich	Zahl der Verwandten	weiblich	männlich
Alkoholismus	42	14	28	10	1	11
Depression/ Stimmungsschwankungen	42	24	18	19	16	1
Allergien	31	20	11	8	4	4
Migränekopfschmerzen	25	22	3	10	5	5
Asthma	15	8	7	7	6	1

	Sensitive			Kontrollgruppe		
Leiden	Zahl der Verwandten	weiblich	männlich	Zahl der Verwandten	weiblich	männlich
Schlafstörungen/ Albträume	9	4	5	3	2	1
chemische Sensitivität	7	4	3	0	0	0
elektrische Sensitivität	7	5	2	0	0	0
Schizophrenie	5	4	1	1	1	0
Legasthenie	5	1	4	1	0	1
Müdigkeit/ chronische Erschöpfung	3	3	0	1	1	0

Anmerkung: In der obigen Tabelle wurden keine Prozentzahlen verwendet, da die Befragten jede Zahl naher Verwandter (oder keine), die sie für Betroffene hielten, angeben konnten.

Ungewöhnliche Erfahrungen

14 Prozent der sensitiven Befragten sagten, sie seien vom Blitz getroffen worden oder hätten einen schweren elektrischen Schlag erlitten. Dieser Punkt wurde von einer größeren Zahl von Männern als von Frauen (Verhältnis zwei zu eins) abgehakt. Im Gegensatz dazu gab niemand aus der Kontrollgruppe an, jemals vom Blitz getroffen worden zu sein. (Tatsächlich ist die ungefähre Chance, in irgendeinem Jahr in den Vereinigten Staaten vom Blitz getroffen zu werden, 1 zu 700.000.[831])

Eine wesentlich größere Zahl, nämlich 37 Prozent aus der Gruppe der Sensitiven (42 % der Frauen, 29 % der Männer), behaupteten, ihre Gegenwart habe eine ungewöhnliche Wirkung auf Computer, elektrische Beleuchtungskörper oder andere elektrische Apparate. Nur 6 Prozent der Befragten der Kontrollgruppe (genauso viele Männer wie Frauen) hakten diesen Punkt ab. Darüber befragt, ob die angebliche elektrische Wirkung durch irgendein identifizierbares Ereignis, ein Leiden oder irgendwelche Umstände ausgelöst sein könnte, waren sich die meisten Sensitiven nicht sicher.

Im letzten Teil des Fragebogens wurde nach Erfahrungen gefragt, bei denen die Befragten etwas wahrgenommen hatten, das sich nicht mit normalen Mitteln als etwas physikalisch Vorhandenes verifizieren ließ. Fast drei Viertel der Sensitiven (74 %) sagten, sie hätten solch eine Erfahrung gemacht (82 % der Frauen und 55 % der Männer); praktisch keiner der Befragten sagte, er sei sich nicht sicher, ob er jemals eine solche Erfahrung gemacht habe. Im Gegensatz dazu sagten nur 16 Prozent der Kontrollgruppe, sie hätten die Erfahrung einer Erscheinung gemacht (21 % der Frauen und 6 % der Männer). Allerdings sagten weitere 14 Prozent der Kontrollgruppe, sie seien sich nicht ganz sicher.

Als sie gebeten wurden, diese Erfahrungen kurz zu beschreiben, hakten die Sensitiven die folgenden Wahrnehmungsmodi ab (wobei mehrere Kategorien eher die Regel als die Ausnahme waren):

Wahrnehmung	Frauen	Männer	Gesamtzahl der Nennungen
visuell	28 %	59 %	23
allgemeine »Präsenz«	35 %	29 %	21
auditiv	30 %	12 %	15
olfaktorisch	28 %	12 %	15
Licht/Energie	21 %	18 %	12

Wahrnehmung	Frauen	Männer	Gesamtzahl der Nennungen
Bewegung von Objekten	19 %	6 %	9
emotional	12 %	18 %	8
taktil	14 %	6 %	7
Präkognition	9 %	18 %	7
Telepathie	5 %	12 %	5

Die Prozentzahlen unterschieden sich stark von denen bei der Kontrollgruppe. (Ein Strich zeigt an, dass der Punkt gar nicht erwähnt wurde.)

Wahrnehmung	Frauen	Männer	Gesamtzahl der Nennungen
visuell	–	–	–
allgemeine »Präsenz«	21 %	6 %	8
auditiv	9 %	6 %	8
olfaktorisch	6 %	0 %	2
Licht/Energie	3 %	0 %	1
Bewegung von Objekten	–	–	–
emotional	–	–	–
taktil	–	–	–
Prägognition	3 %	0 %	1
Telepathie	–	–	–

Es gab kaum Hinweise darauf, dass es vorzugsweise zu einer bestimmten Tageszeit oder Jahreszeit zu der Erfahrung von Erscheinungen kommt. Von den Sensitiven, die darüber Auskunft gaben, sagten 37 Prozent, es käme in den Abendstunden oder während der Nacht zu diesen Wahrnehmungen, 28 Prozent erinnerten sich, es sei bei Tageslicht dazu gekommen, und bei weiteren 35 Prozent gab es keinen erkennbaren Trend. Von den wenigen Befragten aus der Kontrollgruppe, die auf diesen Punkt antworteten, sagte die Hälfte, es sei in den Abendstunden oder in der Nacht zu dieser Erfahrung gekommen, und bei der anderen Hälfte zeigte sich kein erkennbarer Trend. Auch in Hinsicht auf das Auftreten zu einer bestimmten Jahreszeit gab es kein erkennbares Muster.

Schließlich sagten 59 Prozent aus der Gruppe der Sensitiven (53 % der Frauen und 80 % der Männer), ein ihnen bekannter Mensch (oder sogar ein Haustier) habe auf ähnliche Weise auf das wahrgenommene Ereignis reagiert. Von den Befragten der Kontrollgruppe sagten 88 Prozent, ein Bekannter habe ähnlich reagiert. Die befragten Sensitiven (doch niemand aus der Kontrollgruppe) sagten ebenso oft, die Erfahrung sei von Haustieren geteilt worden, wie sie behaupteten, sie sei von nahen Verwandten geteilt worden.

Hauptsächliche Übereinstimmungen

Die Ergebnisse der Befragung bestätigen die Vermutung, dass bestimmte Menschen sehr viel anfälliger für Allergien, Krankheiten, Depression, Migränekopfschmerzen, Albträume und andere Leiden sind als der Durchschnitt der Bevölkerung. Dasselbe gilt offenbar auch für ihre unmittelbaren Familienangehörigen.

Die Resultate stützen auch die Annahme, dass Sensibilität für Umwelteinflüsse eventuell auch einen anormalen Aspekt umfasst, weil die Sensitiven unter den Befragten mit durchschnittlich 3,5-mal größerer Wahrscheinlichkeit behaupteten, sie hätten eine Erscheinungserfahrung gemacht. Die Sensitiven sagten auch mit 2,5-mal größerer Wahrscheinlichkeit, dass ein unmittelbares Familienmitglied von ähnlichen körperlichen, mentalen oder emotionalen Leiden betroffen sei.

Angesichts der Tatsache, dass die Befragung darauf abzielte, sowohl Umweltsensibilität als auch psychische Sensibilität zu untersuchen, überrascht es nicht, dass solche Übereinstimmungen festgestellt wurden. Zusätzliche Untersuchungen werden nötig sein, um genauer zu bestimmen, wo genau die Demarkationslinie liegt, die zwischen Menschen unterscheidet, die von sich selbst behaupten, unter einer Umweltkrankheit zu leiden (besser noch: bei denen eine tatsächliche Diagnose einer solchen Erkrankung vorliegt), und solchen Menschen, die sich als psychisch sensitiv betrachten.

Während es keinen einzelnen Faktor im Hintergrund einer Person gibt, der diese Person mit Wahrscheinlichkeit als sensitiv klassifiziert, sind doch sechs demografische Faktoren oder Persönlichkeitszüge statistisch besonders signifikant:

1. eine Frau zu sein
2. beidhändig zu sein
3. sich selbst als fantasiereichen Denker zu betrachten
4. sich selbst als introvertiert zu betrachten
5. sich an ein traumatisches Ereignis – oder eine Reihe solcher Ereignisse – in der Kindheit zu erinnern
6. zu behaupten, dass die eigene Gegenwart zu Fehlfunktionen von Fernsehgeräten, Beleuchtungskörpern, Computern und anderen elektrischen Geräten führt

Zwei weitere Faktoren – Erstgeborener oder Einzelkind zu sein sowie Single zu sein – überwogen bei den Sensitiven, allerdings nicht sehr stark.

UNABHÄNGIGE UNTERMAUERUNG DER ERGEBNISSE

Die Ergebnisse der Befragung sind verblüffend und weisen darauf hin, dass hier zugrunde liegende neurobiologische Unterschiede im Spiel sein könnten. Zur Bestätigung dieser Ergebnisse sind jedoch weitere Untersuchungen nötig. Sollten künftige Forscher dieselben Arten von Übereinstimmungen aufdecken, so würde daraus folgen, dass sensitive Personen eventuell (entweder bewusst oder unbewusst) anormale Einflüsse in der Umgebung bemerken, die den meisten anderen Menschen entgehen. Es lohnt sich durchaus, diese Möglichkeit weiter zu untersuchen. Seit der Publikation meiner Studie haben sich Dutzende von weiteren Individuen bei mir gemeldet und gesagt, sie seien ebenfalls Sensitive und sähen sich durch das obige 6-Punkte-Profil gut beschrieben.

Unabhängige Untersuchungen von Forschern, die ähnliche Fragen gestellt haben (wobei einer eine Abwandlung meines Fragebogens verwendet hat), haben ähnliche Korrelationen aufgezeigt. Zwei dieser Forscher (David Ritchey und Dean Radin) konzentrierten sich – ebenso wie ich – auf Menschen, die sich selbst als Sensitive bezeichneten.[832] Dieser Ansatz, der an und für sich seine Meriten hat, schränkt andererseits die Nützlichkeit der Ergebnisse ein.

Der dritte Forscher (Brandon Massullo) hatte einen anderen Ansatz.[833] Er befragte 251 Freiwillige, die dem Mary King's Close, einem historischen Ort in Edinburgh, Schottland, an dem es spuken soll, einen Besuch abstatteten.[834] Bevor die Befragten an einer Führung durch die Räumlichkeiten teilnahmen, füllten sie einen Fragebogen mit 30 Punkten aus, der auf meiner Untersuchung basierte. Die Befragten wurden später auf der Grundlage ihrer Antworten auf bestimmte Schlüsselfragen als Sensitive oder Nichtsensitive eingestuft. (67 der 251 Befragten – oder 27 % – galten als Sensitive. Fast zwei Drittel der Gruppe der Sensitiven waren Frauen; bei den Nichtsensitiven waren es 61 %.)

Gruppen von 5 bis 17 Individuen nahmen dann an einer Führung durch Mary King's Close teil; sie wurden von Führern begleitet, die von dem Experiment wussten, aber nicht über die Details informiert waren. Ohne dass die Führer oder die an der Führung Teilnehmenden davon wussten, waren zehn Räume, in denen sich die Versuchspersonen eine Zeit lang aufhalten sollten, zuvor mit hochempfindlichen Geräten auf elektromagnetische Strahlung untersucht worden. Fünf dieser Räume hatte man als Räume mit »starken elektromagnetischen Feldern« bezeichnet, während in den anderen fünf Räumen »schwache elektromagnetische Felder« gemessen worden waren. (Erstere wiesen Magnetfelder auf, die beinahe dreimal so stark waren wie in den Letzteren.) Die Versuchspersonen wurden gebeten, in jedem dieser Räume einige Minuten zu verweilen und eine standardisierte Checkliste auszufüllen, die Auskunft darüber geben sollte, ob sie an diesem Ort irgendeine ungewöhnliche Wahrnehmung machten.

Die Ergebnisse waren erstaunlich. Die Sensitiven berichteten signifikant häufiger über anormale Erfahrungen als die Nichtsensitiven. Die am häufigsten berichtete Wahrnehmung war eine »Veränderung in der Temperatur« (von 29 % der Befragten bemerkt), gefolgt von »Schwindel/Kopfschmerzen« (von 16 % der Versuchspersonen berichtet) und dem »Gefühl einer Präsenz« (von 9 % berichtet). In einem Verhältnis von mehr als 2 zu 1 berichteten Frauen eher über ungewöhnliche Wahrnehmungen als Männer. Das Interessanteste war jedoch: Es wurden signifikant mehr anormale Erfahrungen in den Räumen mit starken elektromagnetischen Feldern berichtet, doch dies galt nur für die Sensitiven. Die Nichtsensitiven bemerkten keine größeren Unterschiede zwischen den beiden Arten von Räumen, was für Massulo Anlass war anzunehmen, dass die sensitiven Individuen vielleicht von Effekten berichteten, die mit elektromagnetischen Feldern zu tun hatten.

Eine mögliche Erklärung ist natürlich diejenige von Richard Wiseman – nämlich dass Umgebungsbedingungen (zum Beispiel die Beleuchtung eines Raumes, seine Dimensionen oder seine Akustik) die Menschen dazu bringen, anzunehmen, dass es hier spuke. Massullo testete diese Hypothese innerhalb seines Experiments. Er bat Mitglieder der Belegschaft von Mary King's Close, die die Anlage sehr gut kannten, zu Beginn des Experiments die zehn Räume einzustufen, von denjenigen, in denen es ihrer Ansicht nach am wenigsten spukte und/oder die am wenigsten gruselig waren, bis zu den Räumen, in denen es am stärksten spukte und/oder die sie für die gruseligsten hielten. (Sie wurden zudem gebeten, die Räume nach der vermeintlichen Stärke der elektromagnetischen Felder einzustufen.) Die Resultate zeigten wenig Übereinstimmung zwischen der kollektiven Einstufung nach »Gruseligkeit« und der Zahl der später in diesen Räumen berichteten anormalen Erfahrungen und ebenso zwischen der von der Belegschaft vermuteten magnetischen Feldstärke und den Ergebnissen der tatsächlichen Messungen.

Eine zweite mögliche Erklärung aus der Perspektive der Skeptiker beruft sich auf die (im letzten Kapitel angeführten) Belege dafür, dass Menschen mit Umweltsensitivität mit einer gewissen Wahrscheinlichkeit eine zu Fantasiegebilden neigende Persönlichkeit besitzen und sie deshalb dazu neigen könnten, anormale Wahrnehmungen zu fabrizieren. In Bezug auf diesen Punkt waren die Untersuchungsergebnisse jedoch widersprüchlich. Während die Antworten auf eine der Fragen des Fragebogens zeigten, dass sensitive Versuchspersonen sich mit größerer Wahrscheinlichkeit als Nichtsensitive als fantasiereiche Denker einstuften, zeigte ein anderer Punkt keinen signifikanten Unterschied zwischen den Sensitiven und den Nichtsensitiven in Hinsicht auf die Frage, ob sie als Kind einen imaginären Gefährten gehabt hätten, was, wie wir gesehen haben, ein Hinweis auf eine lebhafte Fantasie ist.

Es bleibt noch das Hauptargument der Skeptiker, das sich auf den Glauben der Sensitiven an das Paranormale bezieht. Massullos Studie zeigte zwar bei den Umweltsensitiven einen signifikant höheren Glauben an das Paranormale, doch dies erklärt nicht, warum es gerade in den Räumen mit starken elektromagnetischen Feldern zu einer Häufung von anormalen Wahrnehmungen kam.

Alles in allem weisen die Resultate darauf hin, dass Sensitive vielleicht Unterschiede in der elektromagnetischen Strahlung bemerken, die andere Menschen nicht bemerken, und dass diese Unterschiede, zumindest in einem gewissen Ausmaß, unabhängig von dem Glauben an das Paranormale oder von Auslösereizen in der Umgebung sind. Eine offene Frage bleibt, ob Individuen, die an das Paranormale glauben und die suggestibel sind und die keine Unklarheit tolerieren, wie von Houran und Lange (siehe das letzte Kapitel) vermutet, einen unerwarteten Reiz (etwa das Gefühl eines Kribbelns aufgrund hoher elektromagnetischer Feldstärke oder ein Flackern des Lichtes oder einen flüchtigen Geruch) sofort als ausgewachsene Anomalie interpretieren. Um diese interessanten Möglichkeiten auszuloten, sind gewiss noch ausgeklügeltere Studien notwendig. Da die Befragung zur Umweltsensitivität (oder eine Abwandlung davon) hier zum ersten Mal an einem Ort angewendet wurde, an dem es angeblich spukt, ist dies zumindest ein interessanter Anfang.

EINE DISKUSSION SPEZIFISCHER TRENDS

Ich möchte jetzt einige der besonders interessanten Ergebnisse meiner Studie ausloten. Diese Ergebnisse stimmen mit vielen anderen Forschungen und Theorien überein (oder stehen zumindest nicht in offensichtlichem Gegensatz zu ihnen). Die Korrelationen lassen vermuten, dass Sensitivität in der Tat ein Phänomen mit vielen Facetten ist und dass anormale Wahrnehmungen ihre Wurzeln in demselben neurobiologischen Grund haben.

Unterschiede auf der Ebene des Körpergeistes könnten,

mit anderen Worten, eine Menge erklären. Erinnern Sie sich daran, dass keine zwei Menschen in derselben sensorischen Welt leben. Wie ein jeder von uns für die Verarbeitung eintreffender Reize konstruiert ist und ganz besonders, wie er oder sie Gefühle auf für ihn oder sie charakteristische Weise verarbeitet, ist eine höchst individuelle Angelegenheit.

Geschlechtsunterschiede

Das erste und besonders ins Auge springende Ergebnis der Studie ist das Überwiegen weiblicher Sensitiver, von denen ein hoher Prozentsatz von Erscheinungserfahrungen berichtet. Während der Prozentsatz der Befragten aus der Kontrollgruppe, die sagten, sie hätten eine Erscheinungserfahrung gemacht, offensichtlich sehr viel niedriger war, war doch der Anteil der Frauen bei ihnen noch höher als bei den Frauen aus der Gruppe der Sensitiven! Woran mag das liegen?

Es ist zwar möglich, dass Frauen einfach mehr Interesse daran haben, an einer Studie zu einem Thema wie diesem teilzunehmen, aber es gibt überzeugende Hinweise darauf, dass der weibliche Teil unserer Spezies sich von Natur aus nicht nur biologisch vom männlichen Teil unterscheidet. Zuerst einmal sind Frauen in Bezug auf Geschmackssinn, Geruchssinn und Hörvermögen sensibler als Männer, wobei die Unterschiede von der Kindheit bis ins hohe Alter bestehen bleiben.[835] Während Männer durchgehend ein schärferes Sehvermögen haben, passen sich die Augen von Frauen schneller an Dunkelheit an und vertragen umgekehrt Helligkeit besser.[836] Tests haben auch gezeigt, dass es in Hinsicht auf das, was die beiden Geschlechter in ihrem Gesichtsfeld schneller wahrnehmen, faszinierende Unterschiede gibt: Frauen sehen menschliche Gestalten schneller als Objekte, während Männer Objekte schneller wahrnehmen als Menschen. Dieser Unterschied wurde bereits bei Kleinkindern im Alter von fünf Monaten beobachtet.[837]

In Hinsicht auf Berührung sind Frauen ebenfalls sensibler. Dazu gehört auch die Schmerzwahrnehmung, die bei Frauen aller Altersgruppen stärker ist.[838] (Für die Diskussion der elektrischen Sensibilität ist vielleicht eine Studie relevant, die gezeigt hat, dass die elektrische Leitfähigkeit der Haut von Neugeborenen bei Frauen sehr viel höher ist als bei Männern.)

Frauen sind auch für eine ganze Reihe von Autoimmunerkrankungen sehr viel anfälliger.[839] Dieser Unterschied mag zum Teil auf die Auswirkungen von Sexualhormonen wie Testosteron und Progesteron auf das Immunsystem zurückzuführen sein.[840] Außerdem arbeitet der Stoffwechsel bei Männern und Frauen wahrscheinlich mit unterschiedlicher Geschwindigkeit, was den Verlauf von Gesundheit und Krankheit beeinflussen könnte. Man hat gefunden, dass Tausende von Genen bei den beiden Geschlechtern unterschiedlich zum Ausdruck kommen, und daraus gefolgert, dass Gewebe, Organe und sogar das Gehirn selbst bei ihnen so programmiert sind, dass sie mit unterschiedlicher Geschwindigkeit oder auf unterschiedlichen Ebenen der Spezialisierung arbeiten.[841]

Was das Gehirn angeht, haben viele seiner Strukturen bei den beiden Geschlechtern unterschiedliche Größen. Zum Beispiel ist der Hippocampus bei Frauen größer, während bei Männern die Amygdala größer ist. Die Produktion von Neurotransmittern unterscheidet sich ebenfalls beträchtlich. So haben Messungen zum Beispiel einen um 50 Prozent höheren Spiegel des Serotonins bei Männern gezeigt.[842] Von gleicher oder sogar größerer Bedeutsamkeit ist, dass der hintere Teil des Corpus callosum – ein längliches Bündel von Nervenfasern, welches Information zwischen den beiden Gehirnhälften überträgt – bei Frauen breiter und dicker ist als bei Männern. Dieser Unterschied besteht nicht nur im Erwachsenenalter; man hat ihn bereits in utero festgestellt.[843]

Dieser Befund in Hinsicht auf das Corpus callosum oder

den Balken lässt vermuten, dass Frauen ihr Leben lang über eine stärkere Kommunikation zwischen den beiden Gehirnhälften verfügen. Quantitative Hinweise darauf liefert auch der Befund, dass der Blutfluss zwischen den beiden Hemisphären bei Frauen im Allgemeinen um 15 Prozent stärker ist als bei Männern.[844] Während Männer 6,5-mal so viel graue Masse (die zur Fähigkeit der Informationsverarbeitung in Beziehung steht) in ihrem Gehirn haben als Frauen, haben Frauen beinahe zehnmal so viel weiße Masse (welche für die Verbindungen zwischen den Verarbeitungszentren steht) als Männer.[845]

Angesichts der offensichtlichen Unterschiede in der Organisation des Gehirns bei den beiden Geschlechtern gibt es vielleicht eine biologische Grundlage für die oft gemachte Beobachtung, dass Männer eine stärkere Vorliebe für symbolisches Denken, visuell-räumliche Aufgaben und Objekte haben, während Frauen eine größere Affinität zur Sprache, Kommunikation, zu emotional-verbalen Aktivitäten, Beziehungen und Menschen haben. Erstere verlassen sich eher auf die Aktivität einer einzigen Gehirnhälfte (der sogenannten linken Hemisphäre), während Letztere eine stärkere Verbindung mit der rechten Gehirnhälfte erkennen lassen.[846]

So überrascht es nicht, wenn Experimente zeigen, dass Frauen sich besser an emotional gefärbte Information erinnern.[847] Zweifellos spielte die Evolution eine Schlüsselrolle bei der Ausbildung dieser neuronalen Unterschiede. Der Neurowissenschaftler Rhawn Joseph führt diese Unterschiede auf die unterschiedlichen Rollen von Männern und Frauen zurück, die sich vor Tausenden von Jahren aus dem Einsetzen der Großwildjagd und der Organisation des Lebens in der Familie und der Gemeinschaft ergaben.[848] Nach der heute bereits einigermaßen traditionellen anthropologischen Sichtweise wurden die Männer zu Spezialisten für die Jagd und entwickelten mit der Zeit eine besondere Befähigung zu visuell-räumlichen Aufgaben (etwa die Wahrnehmung von Richtung, räumlicher Tiefe und Entfernung), die sie brauchten, um Beutetiere auffinden und töten zu können. Gruppen umherstreifender Männer brauchten ebenfalls die Fähigkeit, über längere Zeiträume Schweigen zu bewahren, wenn sie sich an Beutetiere anschlichen.

Im Gegensatz dazu fiel den Frauen der größere Teil des Sammelns und anderer häuslicher Aufgaben zu, was verlangte, dass sie geschickt mit Werkzeugen zum Ausgraben von Pflanzen, zum Mahlen von Nahrungsmitteln, zum Nähen von Kleidung und so weiter umzugehen vermochten. Der Gebrauch von Werkzeugen lieferte dann »das neuronale Substrat für die temporal-sequenziellen und grammatikalischen Aspekte dessen, was zur gesprochenen Sprache wurde«. Anders als den Männern stand es den Frauen frei zu reden, während sie ihren Geschäften nachgingen, wobei die Sprache den sozialen Austausch und das Bonding förderte.[849] Die zahllosen Unterschiede zwischen Männern und Frauen in der Organisation und Funktion des Gehirns sind heute offensichtlich.[850]

Das Geschlecht stellt also nicht nur einen allgemeinen biologischen Unterschied dar; je genauer wir hinsehen, desto fundamentaler werden die Unterschiede.

Erstgeborenes oder Einzelkind

Da Erstgeborene heute nur 35 Prozent aller Kinder in der Bevölkerung [der Vereinigten Staaten] ausmachen,[851] ist das überdurchschnittliche Auftreten von Erstgeborenen oder Einzelkindern unter denjenigen, die auf den Fragebogen geantwortet haben (sowohl Sensitive als auch Kontrollgruppe) vielleicht darauf zurückzuführen, dass diese Individuen vielleicht gewissenhafter sind als die später Geborenen und deshalb mit größerer Wahrscheinlichkeit auf eine Befragung antworten. Es gibt allerdings Hinweise darauf, dass Erstgeborene mit größerer Wahrscheinlichkeit an Asthma, Ekzemen und verschiedenen Allergien leiden, weil sie bereits im Mutterleib eine größere Anfälligkeit mitbekommen.[852] Zudem ist vielleicht relevant, dass viele der Kinder, die imaginäre Gefährten haben, auch Erstgeborene oder Einzelkinder sind.[853] Dieser Aspekt meiner Befragung könnte, mit anderen Worten, etwas sichtbar gemacht haben, das weiter zu erforschen sich lohnen würde.

Single sein

Die Befragung zeigte auch, dass die Sensitiven mit beinahe zweimal so großer Wahrscheinlichkeit wie die Kontrollgruppe Single oder geschieden sind oder getrennt leben und (was die Rückseite der Medaille ist) mit größerer Wahrscheinlichkeit nie verheiratet waren. Eine Interpretation wäre, dass Sensitive persönliche Probleme haben, die eine Ehe problematischer für sie und ihre Partner machen. Da das Durchschnittsalter in der Kontrollgruppe leicht höher lag als in der Gruppe der Sensitiven, könnte es aber auch sein, dass bei einigen der Sensitiven die Ehe erst noch bevorstand.

Selbsteinschätzung als fantasiereich

Die Tatsache, dass die Sensitiven (sowohl Männer als auch Frauen) sich in Hinsicht auf Fantasiereichtum deutlich höher einschätzen, ist durchaus verständlich, wenn wir uns daran erinnern, dass Sensibilität zu einer gewissen Wahrscheinlichkeit mit einer Persönlichkeit mit dünnen Grenzen verbunden ist, die zu Fantasiegebilden und zur Absorption neigt und hoch transliminal ist. Diese Wahrnehmungs- und Persönlichkeitsstile sollten in der Tat bedeuten, dass man die Welt (ganz zu schweigen von einem selbst) einigermaßen anders sieht. Sehen sich diese Menschen selbst als fantasiereich, kreativ und künstlerisch? Aber sicher.

Selbsteinschätzung als introvertiert
Der Befragungspunkt der Selbsteinschätzung des Temperaments (Introvertiertheit/Extrovertiertheit) ergab einen interessanten Unterschied. Sensitivität macht offensichtlich zu einer Selbsteinschätzung als introvertiert geneigt – aber nur bei den Frauen. Die Männer, besonders in der Kontrollgruppe, betrachteten sich offensichtlich ganz selbstverständlich eher als introvertiert. Diese Diskrepanz, so möchte ich behaupten, hat wahrscheinlich ebenso viel wie die Biologie oder gar mehr als diese mit einem erlernten Persönlichkeitsstil zu tun.

Beidhändigkeit
Unter den Sensitiven sagten zehnmal mehr Personen aus, sie seien beidhändig, als in der Kontrollgruppe – ein sehr signifikanter Unterschied. Angesichts dessen, was wir über das Corpus callosum wissen, ist es durchaus möglich, dass bei den Sensitiven ein größeres Maß an Austausch zwischen den beiden Gehirnhemisphären stattfindet. Dies würde nicht nur erklären, warum Frauen überproportional sensitiv sind, sondern auch, warum Sensitive eher dazu neigen, beide Hände zu benutzen, statt eine Hand vorzuziehen.

Interessanterweise läuft die Erforschung der Lateralität von Gehirn und Hand heute auf einen Ansatz hinaus, in dem man eher von einer »starken Hand« beziehungsweise »schwachen Hand« oder »Gemischthändigkeit« spricht, statt die Menschen nach fixierten Kategorien von linkshändig, rechtshändig oder beidhändig einzuteilen. Die Forschung hat erwiesen, dass viele Menschen, die sich selbst entweder als linkshändig oder als rechtshändig betrachten, tatsächlich zu einem gewissen Maß gemischthändig sind. Starke Linkshändigkeit ist tatsächlich nur bei 2 bis 3 Prozent der Bevölkerung vorhanden. Es mag also nützlicher sein, das Ausmaß der wechselseitigen Kommunikation zwischen den Gehirnhälften zu betrachten und nicht nur eine Richtung der Kommunikation.[854]

Dieser Ansatz führt zu einigen interessanten Einsichten. Man hat zum Beispiel herausgefunden, dass Gemischthändige bei Gedächtnistests tendenziell besser abschneiden als Starkhändige. Sie erinnern sich genauer und weiter zurück in ihre Kindheit. Dies ist einleuchtend, da das Gedächtnis über beide Hemisphären verteilt ist und Gemischthändige eventuell ein breiteres Corpus callosum besitzen. Die Unterschiede sind größer, als man erwarten würde. Gemischthändige sind offener dafür, sich überzeugen zu lassen (man könnte es auch »gutgläubiger« nennen), neigen eher zu magischem Denken, sind anfälliger für Unfälle und Hypochondrie, haben mit größerer Wahrscheinlichkeit Déjà-vu-Erfahrungen gemacht und profitieren eher von Behandlungen mit Placebos. Stephen Christman von der Universität von Toledo nimmt an, dass diese Persönlichkeitszüge Manifestationen einer »Hyperkonnektivität« im Gehirn der Gemischthändigen sind.[855]

Synästhesie

Ein interessantes Ergebnis der Studie war der große Anteil von Menschen, die zu synästhetischer Wahrnehmung neigen, unter den Sensitiven. Auch wenn der Prozentsatz nicht besonders hoch war, sagte doch keiner der Befragten aus der Kontrollgruppe, er habe synästhetische Wahrnehmungen, und Synästhesie ist in der allgemeinen Bevölkerung tatsächlich ausgesprochen selten.

Synästhesie ist eine Verschmelzung von Sinneswahrnehmungen, die bei den meisten Menschen getrennt und verschieden sind. (Das Wort kommt vom Griechischen *syn*, was »zusammen« bedeutet, sowie von *aesthesis*, was »Sinneswahrnehmung« bedeutet. Ein damit verwandtes Wort ist »Anästhesie«, was »keine Sinneswahrnehmung« bedeutet.)[856] Während Nichtsynästhetiker in einem übertragenen Sinne sagen mögen »Dieser Wein schmeckt wunderbar trocken« oder »Da sehe ich aber Schwarz«, hat ein Synästhetiker tatsächlich solche Wahrnehmungen. Für eine solche Person kann ein Geschmack rund oder spitz sein, kann ein Wort schmecken wie Kartoffeln, kann der Klang einer Violine auf dem Gesicht gefühlt werden, und ein Buchstabe oder eine Zahl oder selbst ein Geruch kann seine eigene lebhafte und wiederkehrende Farbe haben. Am häufigsten wird eine Farbwahrnehmung hervorgerufen, ob diese nun zusammen mit Wörtern, Ausdrücken, Zahlen, Buchstaben, Musik oder Geräuschen auftritt. Fast die Hälfte aller Synästhetiker erfährt mehr als einen Modus dieses Phänomens.[857]

Eine erst kürzlich entdeckte Form der Synästhesie wird Spiegel-Berührungssynästhesie genannt. Individuen, die sehen, wie jemand berührt wird, fühlen dabei, dass sie selbst berührt werden. Man könnte dies auch als extreme Einfühlung betrachten, bei der die Spiegelneuronen, von denen wir im vierten Kapitel gehört haben, besonders stark reagieren.[858] Angesichts der zentralen Bedeutung von Berührung für unsere Ichempfindung hat diese Art von Synästhesie besonders interessante Konnotationen.

Was die Synästhesie alles in allem besonders bemerkenswert macht – einmal abgesehen davon, dass sie sich offensichtlich von der typischen Sinneswahrnehmung unterscheidet –, ist ihre automatische und lebhafte Natur. Richard Cytowic, der Autor von *Farben hören, Töne schmecken: die bizarre Welt der Sinne,* schreibt: »[Die sich überlappenden Sinneswahrnehmungen sind] nicht nur unwillkürlich, sondern sie werden vom Synästhetiker auch als real und oft außerhalb des Körpers statt als Vorstellungen vor dem geistigen Auge wahrgenommen. ... Ihre Wirklichkeit und Lebendigkeit ist das, was die Synästhesie so interessant macht.«[859]

Man weiß, dass Synästhetiker dieselben sensorischen Assoziationen (zum Beispiel die Süße des Klangs einer Trompete oder das Rotsein der Zahl 4) ihr ganzes Leben lang beibehalten. Ein anderer Synästhetiker mag die Zahl 4 als lila wahrnehmen und überrascht sein, dass andere Menschen sie andersfarbig erfahren.[860] Viele Synästhetiker haben ein ausgezeichnetes Gedächtnis, was sie (wie zu Fantasiegebilden neigende Menschen) ihren einzigartigen und unvergesslichen Sinneswahrnehmungen zuschreiben.[861] Die Konstanz des Phänomens ist ebenfalls bemerkenswert. Fast alle Synästhetiker sagen, dass sie mit dieser Überlappung von Sinneswahrnehmungen aufgewachsen sind, und einige von ihnen haben stets angenommen, dass die Mitglieder ihrer Familie und ihre Freunde die Welt auf die gleiche Weise erfahren.[862] Tatsächlich taucht das Phänomen häufig mehrfach in einer Familie auf, was vermuten lässt, dass es erblich ist – auch wenn bisher kein speziell dafür verantwortliches Gen oder ein verantwortlicher Neurotransmitter gefunden wurde.[863]

Synästhesie ist ein nachweislich reales Phänomen. Hirnszintigramme mit der Positronenemissionstomografie und der Magnetresonanztomografie haben bei Menschen, die farbige Wörter sehen, Aktivität sowohl in den Sprachzentren als auch in den visuellen Zentren des Gehirns gezeigt, während bei gewöhnlichen Individuen nur das Sprachzentrum aktiviert wird, wenn sie gesprochene Wörter hören.[864] In der Tat wurde dasselbe bei Schizophrenen demonstriert, die auditive Halluzinationen haben: Wenn sie Stimmen hören, sind Teile ihrer Temporallappen aktiv, wie es bei gewöhnlichen Menschen der Fall ist, die einem tatsächlichen Gespräch zuhören.[865] Dies lässt die Frage offen, was genau bei der Synästhesie geschieht und was sie von der Schizophrenie unterscheidet.

Von besonderem Interesse für uns ist die Tatsache, dass Synästhesie oft in Verbindung mit Überempfindlichkeit auftritt. Frauen, die mit größerer Wahrscheinlichkeit als Männer sensitiv sind, sind ebenfalls häufiger Synästhetiker. Es gibt in dieser Hinsicht unterschiedliche Schätzungen; sie reichen von einem Verhältnis von 6 zu 1[866] bis (bei neueren Untersuchungen) zu einem Verhältnis von 2 zu 1.[867] (Der Unterschied könnte darauf zurückzuführen sein, dass in früheren Befragungen wesentlich weniger Männer als Frauen von ihrer Synästhesie berichtet haben.[868]) Carol Crane, eine bekannte Synästhetikerin, schreibt: »Wie viele Synästhetiker, habe auch ich eine besonders lebhafte Wahrnehmung aller Arten von sensorischen Phänomenen. ... Ich fühle mich schnell überlastet: Es ist, als käme gleichzeitig einfach zu viel sensorische Wahrnehmung an, sodass es mir schwerfällt, sie einzuordnen und damit zurechtzukommen. ... Das kann beim Einkaufen geschehen. Wenn ich mich in einem Laden befinde, in dem es zu viele Geräusche, Farben und Gerüche gibt, wird mir das einfach zu viel.«[869]

Es überrascht nicht, dass Synästhesie mit Kreativität assoziiert ist: Bildende Künstler, Musiker und Wissenschaftler sind unter den Synästhetikern überproportional repräsentiert. Der Autor Vladimir Nabokov, die Komponisten Franz Liszt und Alexander Skrjabin, der Physiker und Erfinder Nicola Tesla, der Physiker Richard Feynman und der zeitgenössische Künstler David Hockney waren oder sind Synästhetiker.[870, 871, 872] Diese Veranlagung zur Kreativität erinnert an Kazimierz Dabrowskis Studie über begabte Individuen und an die »Übererregbarkeiten«, die er identifizierte: Rastlosigkeit, sensorisches und ästhetisches Gewahrsein, Imagination und Fantasie, Erinnerung an Träume, intensive intellektuelle Ausrichtung und verstärkte Affekte. Der Kognitionswissenschaftler Vilayanur Ramachandran von der Universität von Kalifornien in San Diego vermutet, dass solche Kreativität das Ergebnis außerordentlich dichter Verbindungen im Gehirn, insbesondere zwischen den Bereichen, die sensorische Information verarbeiten, sein könnte.[873]

Zwei weitere Erklärungen werden inzwischen diskutiert. Sie implizieren, ebenso wie Ramachandrans Konzept, dass Synästhesie ein integraler Bestandteil des kindlichen und später auch des erwachsenen Gehirns ist.[874] Die Theorie des intermodalen Transfers postuliert, dass Säuglinge in der Lage sind, Objekte über einen Sinn (zum Beispiel das Sehvermögen) zu erkennen, wenn sie sie zuvor durch einen anderen Sinn (zum Beispiel den Tastsinn) wahrgenommen haben. Die neonatale Hypothese von Daphne Maurer von der McMaster University geht noch weiter. Sie postuliert, dass alle Babys mit einer die Sinnesmodalitäten übergreifenden Wahrnehmung geboren werden und dass sie als Reaktion auf die kognitive Verwirrung, welche die Synästhesie unvermeidlich hervorruft, lernen, zwischen den Sinnen zu unterscheiden. Es gibt für beide Vorstellungen Belege, etwa der Befund, dass nichtmenschliche Neugeborene (Kätzchen und Hamster) Verbindungen zwischen unterschiedlichen sensorischen Bereichen des Gehirns aufweisen. Würde sich erweisen, dass diese Prämissen auch bei Menschen zutreffen, würde dies das seit Langem akzeptierte Prinzip des Entwicklungspsychologen Jean Piaget widerlegen, dass die sensorischen Systeme bei der Geburt voneinander unabhängig sind und erst im Laufe der Entwicklung eines Kindes allmählich integriert werden.[875]

Synästhesie könnte auch eine Störung in der normalen Entwicklung des erwachsenen Gehirns darstellen. Dieses Modell wird von Simon Baron-Cohen, einem Professor für Psychopathologie der Entwicklung an der Universität von Cambridge vorgeschlagen.[876] Er betont, dass einige Formen von Synästhesie bei den jeweiligen Individuen »massiven … Stress, Schwindel und ein Gefühl der Informationsüberflutung« hervorrufen und dass solche sensorischen Kombinationen »offensichtlich maladaptiv« sind. Ein ähnlicher Gedanke findet sich auch bei Grossenbacher, der auf die »heikle Verwandtschaft« von Synästhesie und Halluzinationen hinweist, auch wenn er sagt, dass Erstere sich von Letzterer dadurch unterscheidet, dass sie »vorhersagbar, konsistent sowie erfreulich statt erschreckend ist und definitiv keine Krankheit darstellt«.[877]

Heikel, in der Tat. Cytowic vertritt die Meinung, dass Synästhetiker mehr als die allgemeine Bevölkerung zu anormalen Wahrnehmungen neigen, die in der Tat oft als pathologisch angesehen werden.[878] Könnten hier bekannte neurobiologische Mechanismen im Spiel sein? Das wäre durchaus möglich. Nicht nur zu Fantasiegebilden neigende Menschen sind in der Lage, Synästhesie zu erfahren (zum Beispiel gleichzeitiges Sehen, Hören und Fühlen dessen, was ihnen während eines Gesprächs beschrieben wird), sondern wir finden Synästhesie auch bei Menschen, die sich selbst als elektrisch sensitiv bezeichnen,[879] und bei Individuen, die eine Nahtoderfahrung gemacht haben.[880]

Wir sollten noch eine andere Möglichkeit in Betracht ziehen. Vielleicht spiegelt die Synästhesie – neben anderen Formen der Sensitivität – eine archaische Form der neuronalen Verarbeitung wider. Erinnern Sie sich an Josephs Vorstellungen vom Ursprung unterschiedlicher neuronaler Neigungen bei Männern und Frauen. Frauen sind bereits in einem frühen Stadium unserer Evolution dafür ausgestattet worden, subtilere Aspekte in ihrer Umgebung wahrzunehmen als Männer, und zwar nicht nur durch die fünf individuellen Sinne, sondern auch durch eine Überlagerung sensorischer Eindrücke. Frauen hielten schließlich (und halten immer noch) den Schlüssel zum Überleben unserer Spezies in der Hand. Wenn es keine gesunden Kinder gibt, haben wir keine Zukunft.[881] Aus einer evolutionären Perspektive betrachtet, war Überempfindlichkeit vielleicht sogar eine gute Sache, ob sie nun die Form von Synästhesie, sensorischer Defensivität oder schlichter Schüchternheit annahm.

Diese Sichtweise wird zu einem gewissen Maße von der Neurobiologin Jerre Levy von der Universität von Chicago vertreten. Sie glaubt, dass die hoch entwickelten, der Frau eigenen emotionalen und sozialen Fertigkeiten in Kombination mit ihrer Neigung, augenblicklich auf Quellen der Bedrohung in der Umgebung zu reagieren, die Wurzel eines anderen Phänomens sind, das bereits seit Langem mit Sensibilität assoziiert wird: der weiblichen Intuition. Dies ist »die von Männern für unlogisch gehaltene Fähigkeit von Frauen, auf eine eher gefühlte als wahrgenommene Gefahr zu reagieren – mein Baby ist in Schwierigkeiten – oder eine vollständige Charakteranalyse eines Menschen zu geben, dem sie nur für zehn Minuten begegnet sind, die sich später aber als vollkommen richtig erweist«.[882]

Es ist natürlich auch möglich, dass ein jeder von uns, Mann oder Frau, insgeheim Synästhetiker ist.[883] Die Drogen LSD und Meskalin können überlappende Sinneswahrnehmungen hervorrufen (ebenso wie außerkörperliche Wahrnehmungen), was darauf hinweist, dass jedermann in seinem Körpergeist die Verbindungen besitzt, die notwendig sind, um die Welt vollkommen anders wahrzunehmen, als wir es normalerweise tun.[884] Vielleicht ist die Synästhesie ja, wie Cytowic vermutet, eine sehr viel grundlegendere Form der Wahrnehmung, als uns bewusst ist.

Ganz gleich, welche Erklärung (oder welche Kombination von Erklärungen) sich als richtig erweisen wird – das Wiederaufleben des Interesses an der Synästhesie verspricht, Licht auf andere Formen anormaler Erfahrung zu werfen. Schließlich galt Synästhesie früher einmal als etwas völlig Bizarres, ein Leiden, das sämtlichen Gesetzen der Neuroanatomie und der Psychologie widersprach.[885] Doch die Natur offenbart sich uns durch ihre Ausnahmen. So wie die Synästhesie uns gewiss bemerkenswerte Einsichten in die Natur der Wahrnehmung und der Kognition ermöglichen wird,[886] so werden sich sicherlich auch Verbindungen zu einer Vielzahl anderer Phänomene zeigen.[887] Die Zusammenhänge mit Sensitivität verdienen meiner Meinung nach besondere Aufmerksamkeit.

Migräne
Das häufige Auftreten von Migränekopfschmerzen bei Sensitiven, das sich in meiner Studie gezeigt hat, sollte unser Interesse wecken. Bevor ich die Studie durchführte, wusste ich relativ wenig über dieses Leiden, so wie ich auch wenig über Synästhesie und ungewöhnliche Sensibilität gegenüber Licht und Geräuschen wusste. Wenn wir mehr über die Dynamik der Migräne lernen, sollte uns das erlauben, besser zu verstehen, warum sie oft mit anderen Formen der Sensitivität einhergeht.

In den Vereinigten Staaten leiden 12 Prozent der Bevölkerung an Migränekopfschmerzen. Frauen sind mit dreimal größerer Wahrscheinlichkeit betroffen als Männer, auch wenn dieses Missverhältnis nicht lebenslang anhält: Es besteht zwischen dem Einsetzen der Pubertät und der Menopause.[888] Die vorherrschende Theorie der Migräne besagt, dass die davon betroffenen Individuen ein sensibleres Nervensystem besitzen als die meisten Menschen.[889] Der australische Kopfschmerzexperte James Lance zum Beispiel glaubt, dass »das System der Schmerzkontrolle und die damit verbundenen Neurotransmitter sich [bei Patienten mit Migräne] unterscheiden, dass diese sensibler auf Veränderungen im Körper selbst und in der Außenwelt reagieren«.[890]

Zu den Faktoren, die Kopfschmerzen hervorrufen können, gehören Stress, laute Geräusche, gleißendes Licht, gewisse Gerüche von Nahrungsmitteln und sogar Wetterbedingungen. »Kalte, regnerische Tage sind die schlimmsten für mich«, sagt eine Frau. »Wenn es im Sommer heiß und feucht ist, kann ich nicht einmal das Haus verlassen«, sagt eine andere.[891] Eine Studie des New England Center for Headache zeigte, dass die Mehrheit der dortigen Patienten – etwas über 50 Prozent – tatsächlich von Veränderungen der Temperatur, der Feuchtigkeit und des Luftdrucks beeinflusst wurden.[892] Warme und trockene Winde haben bekanntermaßen ebenfalls einen Einfluss auf manche Menschen. Forscher von der Hebräischen Universität in Israel haben in den frühen 1970er-Jahren gefunden, dass Winde wie der Santa-Ana-Wind in Südkalifornien und der Schirokko am Mittelmeer im Zusammenhang mit Depression, Reizbarkeit und Kopfschmerzen stehen.[893]

In jüngerer Zeit hat der kanadische Neurowissenschaftler Werner Becker herausgefunden, dass der Chinook-Wind, der in der kanadischen Provinz Alberta von den Rocky Mountains herab bläst – manchmal mit einer Geschwindigkeit von bis zu 160 km/h –, Migräne auslösen kann.[894] Bei einigen Individuen, so hat sich gezeigt, kann die Migräne auch von einer lokalen seismischen Aktivität hervorgerufen werden.[895]

Was also geschieht da genau und führt eine Migräne herbei? Es ist ein zweistufiger Prozess, der aus einem Vorlauf und aus der eigentlichen Migräneattacke besteht. In der ersten Phase (in der sich die Betroffenen oft deprimiert, reizbar oder rastlos fühlen) sind die Serotonin-Werte im Allgemeinen hoch, was zu einer Verengung der Blutgefäße führt. Wenn die Migräne dann einsetzt, stürzt der Serotonin-Wert drastisch ab, und die Blutgefäße weiten sich wieder.[896] So scheint die Migräne zwar vaskulärer Natur zu sein, aber tatsächlich reagieren die Blutgefäße auf neuronale Botschaften, die auf der Grundlage bestimmter sensorischer Informationseingaben vom Gehirn übermittelt werden.[897]

Interessanterweise hat sich gezeigt, dass Biofeedback die Migräne bei manchen Patienten mildern kann. Eine Temperaturbiofeedback genannte Form »basiert auf der Beobachtung, dass die Temperatur Ihrer Fingerspitzen absinkt, wenn Sie ängstlich oder angespannt sind. Die Blutgefäße in den Fingerspitzen reagieren auf ... eine Aktivierung des sympathischen Nervensystems. Je erregter Sie also werden, desto kühler werden Ihre Hände.« Patienten, denen man einen Temperaturfeedback-Sensor auf die Fingerspitzen setzt, können lernen, ihre Hände zu erwärmen, was den Grad ihrer Erregung effektiv verringert. Manche Menschen können das besser als andere.[898] Sie tun das, indem sie ihre Durchblutung und damit die Blutversorgung der erweiterten Gefäße im Gehirn verringern; damit reduzieren sie den Schmerz.

Man nimmt an, dass die Akupunktur auf ähnliche Weise wirkt. Eine von Bruce Rosen von der medizinischen Fakultät der Harvard-Universität durchgeführte Studie hat gezeigt, dass die Durchblutung gewisser Bereiche des Gehirns unmittelbar nach dem Nadeln bestimmter Punkte an der Hand, die in der Traditionellen Chinesischen Medizin (TCM) mit Schmerzminderung zu tun haben, abnimmt. »Wenn es weniger Blut gibt, arbeitet das Gehirn nicht so hart«, sagt Rosen. Er meint deshalb, dass jede Behandlung, die zu einer Veränderung der Durchblutung führt – einschließlich Placebos –, für die Linderung von Schmerzen und Süchten nützlich sein könnte.[899]

Die Nützlichkeit von Biofeedback oder Akupunktur zur Linderung von Migräne weist darauf hin, dass manche Menschen nicht nur gegenüber ihrer Umgebung außerordentlich sensibel sind, sondern auch gegenüber ihrer inneren Landschaft der Gefühle. In dieser Hinsicht ist relevant, dass die Dynamik der Migräne tatsächlich der Dynamik der Emotionen entspricht. Es ist bemerkenswert, dass in Hinsicht auf Migränekopfschmerzen drei Faktoren zusammentreffen: Geschlecht (hauptsächlich Frauen sind betroffen),[900] Vererbung[901] und die Art der Emotionalität.[902]

Der bekannte Neurologe Oliver Sacks behauptet, dass Migräne »ganz deutlich ein psychophysiologisches Ereignis ist ... ein mittelbarer Ausdruck von Gefühlen, die nicht oder nicht angemessen zum Ausdruck gebracht werden«.[903] Es kann also, mit anderen Worten, zu einer Migräne kommen, wenn eine Person von machtvollen Gefühlen überwältigt wird und kein angemessenes Ventil für die innere Erregung findet. (Sacks ist keineswegs der Erste, der diese Verbindung hergestellt hat. Der Psychiater Alfred Adler, ein Schüler Freuds, betrachtete Migräne bereits in den frühen 1920er-Jahren als einen Ausdruck unbewusster Wut.)

Der Psychoanalytiker Stephen Appel, der selber lange Zeit unter Migräne gelitten hat, meint, dass seine Neigung zur Migräne damit zusammenhing, dass er von starken Gefühlen »überrumpelt, ja geradezu überfallen« wurde. Eine solche Situation ähnelt der augenblicklichen Mobilisierung von Energie während der Kampf-oder-Flucht-Reaktion, nur dass das Opfer der Migräneattacke sich nicht dessen bewusst ist, welch enorme Energie sich bei ihm aufbaut. Ist die Person jedoch in der Lage, die Erregung zur Kenntnis zu nehmen (und ihre Gefühle, wenn möglich, zum Ausdruck zu bringen), dann wird die Migräne wie eine Welle am Strand brechen oder abflauen. Tatsächlich behauptet Appel, dass die bewusste Beobachtung des Zunehmens und Abnehmens solcher Symptome helfen kann, »das Ausmaß der [eigenen] Verdrängung und Leugnung oder von Einsicht und Linderung zu messen«. In seinem Fall scheint das zu funktionieren, denn Appel berichtet, er habe gelernt »die ersten Anzeichen zu erkennen ... [und] diese in Gefühle zu übertragen«, und dass er deshalb nicht mehr an Migräne leide.[904]

Wahrgenommene elektrische Sensibilität

Eines der interessantesten und statistisch signifikantesten Ergebnisse meiner Studie ist, zu welchem Ausmaß Menschen, die sich selbst als Sensitive betrachten, behaupten, dass ihre Gegenwart eine ungewöhnliche Wirkung auf Beleuchtungskörper, Computer und andere elektrische Geräte hat. Man könnte dies natürlich mit der Vorstellung erklären, dass Eigenschaften wie die Neigung zu Fantasiegebilden, Absorption, Suggestibilität und Transliminalität manche Menschen dazu bringen, ziemlich gewöhnliche Ereignisse auf sehr unwahrscheinliche Art und Weise zu erklären.[905] Da jedoch ein ungewöhnlich hoher Prozentsatz der Sensitiven angab, vom Blitz getroffen worden zu sein oder einen anderen schweren elektrischen Schlag erlitten zu haben (ein Ereignis, das im Gedächtnis bleibt und potenziell verifizierbar ist), möchte ich behaupten, dass elektrische Sensibilität tatsächlich ein glaubwürdiger Aspekt der Sensitivität ist.

Erinnern Sie sich daran, dass Michael Shallis (siehe Kapitel 7) Hunderte von Menschen – 80 Prozent davon Frauen – befragt hat, die behaupteten, elektrisch sensitiv zu sein.[906] Wie auch bei meiner Studie sprangen gewisse Zusammenhänge ins Auge: Allergie (70 % der von Shallis, 63 % der von mir Befragten); Empfindlichkeit gegenüber lauten Geräuschen und hellem Licht (70 % der von Shallis Befragten; Frage von mir erst im Verlauf der Studie hinzugefügt); die Aussage, vom Blitz getroffen worden zu sein (23 % der von Shallis, 14 % der von mir Befragten); Unwohlsein beim Nahen eines Gewitters (60 % der von Shallis Befragten, in meiner Studie zu der Zeit noch nicht berücksichtigt); und die Behauptung, eine anormale Erfahrung gemacht zu haben (69 % der von Shallis, 74 % der von mir Befragten).

Shallis selbst schloss auf einen Zusammenhang zwischen starken Gefühlen, elektrischer Sensibilität und berichteten Anomalien. Wie er sagt, wissen wir einfach nicht, was wir nicht wissen, und er ist der Meinung, dass der Elektromagnetismus – »die physikalische Kraft, die für uns auf der Ebene, auf der wir die materielle Welt wahrnehmen, am offensichtlichsten ist« – das Vehikel für Kräfte des Lebens sein könnte, die wir zurzeit einfach noch nicht verstehen.[907]

In diesem Zusammenhang ist interessant, dass viele Naturvölker dem Blitz schon seit Langem eine starke transformierende Wirkung zuschreiben. Der Anthropologe Mircea Eliade berichtet in seinem Klassiker *Schamanismus und archaische Ekstasetechnik* davon. Vom Blitz getroffen zu werden stellte eine Weise dar, zum Schamanen berufen zu werden, da man glaubte, dass dadurch die Kraft zu heilen und eine Reihe anderer außerordentlicher Fähigkeiten hervorgerufen würden. Solche Fähigkeiten betrafen nicht nur Menschenwesen; es hieß auch, dass das Holz eines Baums, der vom Blitz getroffen worden war, eine besondere Kraft besäße, derer sich der Schamane bedienen sollte, wenn er seine Ritualtrommel herstellte. Auch wenn der Blitzschlag zum Tode führte, glaubte man, dass er Macht verlieh. Deshalb wurde eine vom Blitz getroffene Person wie ein Schamane beerdigt, und man glaubte, sie würde in ihre Heimat im Firmament fliegen. Solche Aussagen tauchen in den Überlieferungen von Stammesvölkern auf der ganzen Welt auf.[908, 909] Wer könnte in unserer heutigen, der Natur so fernen Welt behaupten, dass diese uralten Experten unrecht haben? Eine gründliche Untersuchung der Behauptungen von Menschen, die einmal einen starken elektrischen Schlag erlitten haben und die behaupten, anormale Erfahrungen zu machen, könnte faszinierende Ergebnisse zeitigen.

Die Wahrnehmung von Erscheinungen

Ein weiteres interessantes Ergebnis meiner Studie betrifft die Geschlechtsunterschiede bei der Art von anormalen Wahrnehmungen. Männliche Sensitive hakten den visuellen Modus zweimal so häufig ab wie jeden anderen, während die Antworten der weiblichen Sensitiven stärker gestreut waren. Ich weiß nicht, worauf dies zurückzuführen sein könnte, aber es verdient sicherlich, genauer untersucht zu werden.

In früheren Untersuchungen von Erscheinungserfahrungen stand der visuelle Modus bei den Arten der Wahrnehmung im Vordergrund – sehr viel mehr noch als bei meiner eigenen Untersuchung.[910] An nächster Stelle kam bei diesen anderen Studien der auditive Modus, gefolgt von Berührung und dem allgemeinen Gefühl einer Präsenz. Die in meiner Studie untersuchten Sensitiven erwähnten oft auditive, aber ebenso oft visuelle Erfahrungen, gefolgt von der Wahrnehmung von

Licht/Energie (eine Kategorie, die offensichtlich in den anderen Studien nicht berücksichtigt war).

Die Ergebnisse einer Studie werden natürlich je nach den demografischen Aspekten ihrer Teilnehmer unterschiedlich ausfallen. Ich vermute, dass Geschlecht und Alter zu den Hauptfaktoren gehören, die einen Einfluss auf anormale Wahrnehmung haben. Letztlich werden all diese Fragen von einer streng wissenschaftlichen und über längere Zeit fortgesetzten Forschung allmählich geklärt werden müssen.

Die geteilte Erfahrung von Erscheinungen

Ein sehr überraschendes Ergebnis meiner Studie war der um 50 Prozent höhere Anteil von Befragten in der Kontrollgruppe, die behaupteten, ihre ungewöhnliche Erfahrung (wenn sie denn eine solche gemacht hatten) sei von jemand anderem geteilt worden: einem Verwandten, einem Freund oder gar einem Haustier.

Auf den ersten Blick würde man dieses Ergebnis nicht erwarten. Ich selbst hätte mir vorgestellt, dass Hans oder Lieschen Müller, die etwas Seltsames wahrnehmen, dies entweder als ein Produkt der Einbildung abtun oder einen anderen Menschen, der zu jenem Zeitpunkt ebenfalls anwesend ist, bitten zu bestätigen, dass er oder sie nicht dieselbe Anomalie wahrnimmt. Aber vielleicht liege ich mit diesem Szenario falsch. Ausgewiesene Skeptiker, die sich mit meinen Untersuchungsergebnissen beschäftigt haben, meinten, der Grund dafür, dass diese »geteilte Wahrnehmung« bei der Kontrollgruppe stärker vertreten war, könne sein, dass gewöhnliche Menschen (im Gegensatz zu Sensitiven) wahrscheinlich eher von anderen Anwesenden eine Bestätigung verlangen, dass sie nicht allein etwas Seltsames wahrgenommen haben. Nach dieser Sichtweise sind Sensitive eher daran gewöhnt, anormale Erfahrung zu machen, und suchen aus diesem Grund keine Bestätigung.

Die Rolle der Erinnerung an Traumata

Ein besonders bemerkenswerter Unterschied zwischen den Sensitiven und der Kontrollgruppe (mit einem Verhältnis von 3 zu 1) betraf die Erinnerung an ein dramatisches Ereignis in der Kindheit. Eine Erklärung, die sich sofort anbietet, ist, dass mehr Sensitive (etwa im selben Verhältnis) angaben, ein engeres Familienmitglied habe unter Alkoholismus, Depressionen oder Stimmungsschwankungen gelitten. Wenn wir annehmen, dass Eltern, die unter diesen Dingen leiden, ihre Kinder wahrscheinlich eher misshandeln oder eher zu einem Verhalten neigen, das zu einer Familienkrise führt, dann ist es durchaus verständlich, dass diese Kinder sich an traumatische Erfahrungen erinnern.

Dies ist jedoch nicht die einzige mögliche Erklärung. Es geht hier, wie mir scheint, auch um eine allgemeinere Frage, die direkt ins Zentrum des Kontinuums von Vererbung/Umwelt trifft: Zu welchem Ausmaß ist Sensitivität von Traumata hervorgerufen, und zu welchem Ausmaß bedingt eine angeborene Sensitivität die Wahrnehmung von Traumata? Lassen Sie uns postulieren (wie ich das in diesem Buch getan habe), dass einige Individuen aufgrund des niedrigen Schwellenwerts ihrer HHN-Achse schneller erregbar sind, heftiger reagieren und schneller gestresst sind als andere Menschen. Könnten solche Kinder nicht mit größerer Wahrscheinlichkeit durch Ereignisse beeinträchtigt werden, die anderen Kindern, welche nicht so sensibel sind, nicht traumatisch erscheinen?

Erinnern Sie sich daran, dass wir im letzten Kapitel gehört haben, wie manche Kinder besonders intensiv auf bestimmte Geräusche, Farben, Düfte, Konsistenzen oder Temperaturen reagieren.[911] Die Annahme ist wohl begründet, dass eine Empfindung, die für diese Kinder angenehm wäre, sie dazu bringen würde, sich auf die Empfindung einzulassen. Wäre die Empfindung jedoch unangenehm, so würden sie versuchen, ihr zu entfliehen. Erinnern Sie sich an das, was Bergman und Escalona über die Entstehung früher Verteidigungsmechanismen gesagt haben. Es ist durchaus möglich, dass die private Welt, in der diese Kinder leben, zu Introspektion und Dissoziation führt und Persönlichkeitszüge hervorbringt, die Schüchternheit, Absorption und Neigung zu Fantasiegebilden umfassen.

Mit anderen Worten: Angeborene Umweltsensitivität könnte die treibende Kraft für die Entwicklung der erwachsenen Persönlichkeit sein.

Damit wird jedoch der Umweltaspekt der Gleichung nicht außer Kraft gesetzt. Zahlreiche Forscher haben gezeigt, dass magisches Denken, Glaube an das Paranormale sowie anormale Wahrnehmungen durch Traumata, insbesondere durch fortgesetzte Misshandlung in der Kindheit, konditioniert sind.[912] Ihrer Ansicht nach sind Fantasie und Imagination ein Verteidigungsmechanismus gegen Misshandlungen, gegen die das Kind nichts auszurichten vermag. Die illusionäre Vorstellung des Kindes, dass es eine besondere, unsichtbare Fähigkeit besitzt, Menschen oder Ereignisse zu beeinflussen, ist demnach tröstlich, und der Trost dieser Einbildung führt zu einer Bereitschaft, ganz allgemein an seltsame Kräfte zu glauben. Mit der Zeit wächst das Kind dann zu einem Erwachsenen heran, der sich nicht nur für paranormale Dinge interessiert, sondern der auch glaubt, sie tatsächlich selbst zu erfahren.[913]

Entsprechende Fallbeispiele liefert Lenore Terr, eine Psychiaterin, die zu den führenden Forschern auf dem Gebiet der frühen Traumatisierung und ihrer Konsequenzen gehört. Sie hat Kinder untersucht, die nach einer für sie entsetzlichen Erfahrung »erkannten«, dass es vorher bereits ein oder mehrere Anzeichen dafür gegeben habe. Hätten sie nur auf diese Zeichen geachtet, so stellten diese Kinder sich vor, dann hätten sie die erschreckende Episode vermeiden können. In einigen dieser Fälle begannen die Kinder zu glauben, sie hätten besondere psychische Kräfte und könnten künftige Ereignisse vorhersagen – sie könnten andere durch ihre Vorhersage vor einem ähnlich schrecklichen Schicksal bewahren. Ihr »Gefühl totaler Hilflosigkeit«, so sagt Terr, wurde durch diesen Bewältigungsmechanismus gemildert.[914]

Andere Kinder lernen, einfach fortzugehen, ihren Körpergeist abzustumpfen. Terr berichtet über einen siebenjährigen Jungen namens Frederick, dessen »Stiefvater ihn immer wieder gegen Wände geschleudert hatte, während (seine Mutter) in Nachtschicht arbeitete«. Der Junge reagierte folgendermaßen:

> »Frederick blickte eines Tages auf den Boden des Spielplatzes hinab und sah Blut. Nachdem er sich einige Sekunden umgesehen und nach einem verwundeten Gefährten gesucht hatte, realisierte Frederick, dass er selbst es war, der blutete. Dem Jungen wurde klar, dass er keinen Schmerz fühlte.
>
> In einer Psychotherapiesitzung fragte ich Frederick, wie er so etwas herbeiführen könne. ›Das passiert jetzt einfach‹, sagte er. ›Ich habe einfach immer so getan, als sei ich bei einem Picknick mit meiner Mama, mit dem Kopf auf ihrem Schoß. Als mein Stiefvater mich das erste Mal geschlagen hat, hat es sehr wehgetan. Aber dann fand ich heraus, dass ich [in der Vorstellung] auf Mamas Schoß gehen konnte und er mir so nicht mehr wehtun konnte. Also bin ich immer wieder auf Mamas Schoß gegangen – so musste ich nicht schreien oder weinen oder so etwas. Ich konnte woanders sein, und niemand konnte mir wehtun.‹«[915]

Zweifellos führen Kindheitstraumata zur Dissoziation. Eine Studie von zu Fantasiegebilden neigenden Menschen fand bei etwa einer von vier Personen Zeichen mentaler Störung, die auf Ursachen wie harte und wiederholte Bestrafung während der Kindheit zurückgingen.[916] Es wurde gezeigt, dass magisches Denken ein Charakteristikum einiger Kinder von Alkoholikern ist,[917] aber auch von einigen Menschen, die sich selbst als elektrisch sensitiv betrachten.[918] Ebenso hat sich gezeigt, dass Frauen (die in meiner Befragung 70 % der Sensitiven ausmachten) doppelt so anfällig für eine Somatisierungsstörung sind wie Männer.[919] Somatisierungsstörung ist der klinische Begriff für einen Prozess, durch den belastende Erinnerungen und andere psychologische Probleme zu einer physischen Krankheit führen.

Je weiter die Erforschung der Neurobiologie des Traumas fortschreitet, desto deutlicher wird, dass die Auswirkungen von chronischem oder intensivem Stress signifikant sind und ein Leben lang anhalten. Die Konsequenz von solchem Stress ist, dass die Bildung neuer Neuronen im Gehirn blockiert wird. Das Gehirn wird dadurch weniger plastisch und vermag weniger zu lernen und sich anzupassen. Durch eine Schädigung des Hippocampus kann es auch zu permanentem Gedächtnisverlust kommen.[920] Je öfter ein Individuum Bedrohungen erfährt, desto sensibler wird außerdem sein System zum Umgang mit Stress gewohnheitsmäßig reagieren.[921]

Wie ausgeprägt solche und andere Wirkungen auf den Körpergeist sind, hängt von drei Faktoren ab:

1. in welchem Stadium seiner Entwicklung sich das Kind befindet, wenn es ein bestimmtes Trauma erleidet
2. wie seine ererbte Neurobiologie beschaffen ist
3. in welchem Ausmaß seine Eltern oder Hauptbezugspersonen selbst in der Lage sind, effektiv mit Stress umzugehen

Nehmen wir den ersten Faktor: Je jünger das Kind ist, desto formbarer ist sein zentrales Nervensystem offensichtlich noch. Sein Bemühen besteht darin, die sensorische Informationseingabe zu organisieren und dadurch buchstäblich die

Welt zu verstehen. Wird dieser Prozess unterbrochen oder behindert, so hat das mit großer Wahrscheinlichkeit dauerhafte Konsequenzen. Tatsächlich zeigt die Erforschung der Dissoziation, dass diese unwillkürliche Form des »Aufgebens« des Körpergeistes umso wahrscheinlicher zu einer Charaktereigenschaft wird, je jünger die Person zum Zeitpunkt der Traumatisierung ist. Dies hängt jedoch auch vom Geschlecht des Kindes ab (Mädchen dissoziieren eher als Jungen) sowie von dem Ausmaß, in dem die Situation körperlich schmerzhaft oder verletzend ist, dem Ausmaß, in dem das Kind wirklich machtlos ist zu reagieren, sowie davon, ob das Kind Vorbilder dafür hat, dass es möglich ist, mit solchen Situationen umzugehen, ohne von ihnen überwältigt zu werden. Nicht jeder Mensch, der mit einer als lebensbedrohlich wahrgenommenen Situation konfrontiert wird, erstarrt, ergibt sich oder entzieht sich der Situation durch Dissoziation.

Wie zuvor bereits angesprochen, muss die Tendenz zur Dissoziation nicht gänzlich auf ein Trauma zurückgehen. Die ererbte Neurobiologie ist ein ausschlaggebender Faktor. Bedenken Sie, dass ein Kleinkind keine Kontrolle über seine angeborene Sensibilität gegenüber hellem Licht, lauten Geräuschen, unangenehmen Gerüchten oder rauen taktilen Empfindungen haben mag. So könnten sich dissoziative Persönlichkeitszüge leicht aus dem einfachen Bedürfnis entwickeln, sich von solchen Umwelteinflüssen zurückzuziehen.

Terr machte eine aufschlussreiche Beobachtung. Einige der Kinder, die sie untersucht hat – »diejenigen, vielleicht, denen eine leichte Hypnotisierbarkeit angeboren ist« –, entdecken spontan, dass sie sich erfolgreich in eine private Welt zurückziehen können.[922] Ich habe diese Stelle aus dem Zitat herausgegriffen, da sie es verdient haben, betont zu werden. Trauma und angeborene Sensibilität schließen sich nicht gegenseitig aus; tatsächlich verstärken sie einander.

Kenneth Ring vertritt eine ähnliche Ansicht. Er hat Menschen untersucht, die häufiger als die Kontrollgruppe von einer Nahtoderfahrung,[923, 924] aber auch von einem Vorkommen von Kindesmisshandlung und Traumata berichten. Ihr psychologisches Profil wies zudem eine stärkere Tendenz zur Dissoziation auf. Ring ist der Meinung, dass diese Individuen »Sensitive mit einer niedrigeren Stressschwelle« sind, die aufgrund »ihrer schwierigeren und in manchen Fällen gepeinigten Kindheit ... ein erweitertes Spektrum der menschlichen Wahrnehmung entwickelt haben«.[925] Seiner Meinung nach spielt Vererbung ebenso wie Umwelt eine Rolle beim Zustandekommen von anormalen Wahrnehmungen.

Eine andere Theorie, die für diese Diskussion relevant ist, ist die der »kognitiven Unreife«.[926] Timothy Yates und James Bannard, zwei kanadische Forscher, vertraten 1988 die Auffassung, dass Kinder, die stressgeladene Umstände erfahren, eher dazu neigen, Halluzinationen zu entwickeln (zum Beispiel Gespenster zu sehen oder Umgang mit imaginären Gefährten zu haben), weil sie, im Wesentlichen, dünne Grenzen haben. In ihrem Geist »sind Empfindungen, Wahrnehmungen, Halluzinationen, Träume, Fantasien ... nicht klar voneinander unterscheidbar«. Also sehen diese Kinder, was sie sehen möchten oder was sie sich vorstellen, und nicht das, was manifest vorhanden ist.[927]

Ernest Hartmann, der Begründer des Konzepts der Grenzen, macht diese Vorstellung noch glaubwürdiger, indem er anmerkt, dass das Gehirn der Kinder, während sie älter werden, seine Synapsen normalerweise zurückstutzt, sodass die Kinder »ernsthafter und organisierter werden und einiges von ihrer Fantasie, ihrem lebhaften Bilderleben und ihrer spontanen Kreativität«, die sie früher in ihrem Leben besaßen, verlieren. Die Entwicklung von Kindern mit dünnen Grenzen, so vermutet er, hinkt während dieser Periode hinterher. Das Ergebnis ist, dass sie als Erwachsene anpassungsfähig und kreativ sind, aber auch »die Verletzlichkeit des jungen Kindes«

beibehalten und tendenziell lebhafte Erinnerungen an ihre Kindheit haben und sich mit ihren erinnerten Gefühlen identifizieren.[928, 929] Diese Vermutung passt zweifellos zu den Forschungsergebnissen, ist aber auch nicht unvereinbar mit der Möglichkeit, dass hochsensible Personen tatsächlich Reize in der äußeren Umgebung wahrnehmen können, die den meisten von uns, die wir »kognitiv reifer« sind, entgehen.

THEMEN FÜR WEITERE FORSCHUNG

»Naturwissenschaftler finden stets solche Dinge aufregend, die sie nicht verstehen. Dies bedeutet nämlich, dass sie an der Schwelle zu neuen Entdeckungen stehen.« So schreibt Alan Lightman, ein Physiker vom Massachusetts Institute of Technology (MIT), der zugleich ein Verfasser populärer naturwissenschaftlicher Essays ist.[930] Ich habe versucht, diesen Geist auch bei meinen eigenen Untersuchungen walten zu lassen. Ich habe mich darum bemüht, mich auf die neueste vorliegende Forschung zu stützen, meine Annahmen ständig infrage zu stellen und die Qualität meiner Informationsgewinnung kontinuierlich zu verbessern. Dieser Ansatz ist umso wichtiger, weil die Resultate, zu denen mich meine Forschung geführt hat, und das Thema dieser Forschung selbst einigermaßen umstritten sind und viele Menschen sie für dubios halten. Nichtsdestoweniger bin ich, wie jeder professionelle Wissenschaftler, fasziniert von dem, was dabei zutage kommt, und versuche es noch tiefer zu ergründen.

Die Ergebnisse meiner Umfrage wurden über einen Zeitraum von fünf Jahren, von 1999–2004, gesammelt. Auf der Grundlage konstruktiver Rückmeldungen, die ich seither von verschiedenen interessierten Parteien erhalten habe, habe ich den Fragebogen inzwischen verfeinert. Er besteht nun aus 70 Fragen; die neuen Fragen betreffen:

- die Augenfarbe (Zusammen mit der Händigkeit kann diese ein Indikator für genetische Einflüsse sein.)
- die Frage, ob die Person durch Kaiserschnitt zur Welt gebracht wurde (um herauszufinden, ob es irgendeinen Zusammenhang zwischen dieser weniger natürlichen Form der Geburt und späterer Sensitivität gibt)
- einen Punkt, bei dem es darum geht, dass der Befragte die Qualität seiner engen persönlichen Beziehungen einschätzt (um herauszufinden, in welchem Ausmaß der Person ein sie unterstützendes soziales Netzwerk zur Verfügung steht)
- die Frage, ob die Person in ihrer Kindheit einen imaginären Gefährten gehabt hat (um Hinweise auf frühere Neigungen zu Fantasiegebilden zu erhalten)
- die Frage, ob die Person ein Musikinstrument spielt oder sonstwie künstlerisch tätig ist (um einen Zusammenhang zwischen Sensitivität und Kreativität zu erkunden)
- Punkte, bei denen es darum geht, ob einer der Sinne der Person schlechter als normal funktioniert und ob die Person irgendwelche Anzeichen einer schlechten sensorischen Integration erfahren hat
- Fragen zu einer Reihe von Leiden, die sich auf der Liste der medizinischen Selbsteinschätzung anstreichen lassen: ob das Individuum einen Hautausschlag oder andauernde Hauterkrankungen erfahren hat; ob es zu Panikattacken oder Flashbacks tendiert; ob die Person unter Autismus oder dem Asperger-Syndrom leidet; ob die Person unter Überaktivität, einer Aufmerksamkeitsdefizit-Hyperaktivitätsstörung, Winterdepression, einem Reizdarm-Syndrom oder Bluthochdruck leidet
- Punkte, bei denen es darum geht, ob bei der Person tatsächlich eines der von ihr abgehakten Leiden diagnostiziert wurde – und ob enge Familienmitglieder, von denen sie behauptet, dass sie an diesen Störungen leiden, jemals dementsprechend diagnostiziert wurden

- die Frage, ob das Individuum durch eine Wetteränderung im Voraus beeinträchtigt wird
- die Frage, ob die Person sich jemals einem größeren chirurgischen Eingriff unterwerfen musste (und wenn das der Fall war, wie alt sie damals war)
- eine Abteilung von Fragen, bei denen es um Kindheitstraumata geht. Hier wird gefragt, ob die von der Person berichtete Situation ein einmaliges Ereignis war oder ob sie sporadisch bzw. häufig wiederkehrte; in welchem Alter die Person zu jener Zeit war; mit welchen Gefühlen die Person auf die Situation reagiert hat (zum Beispiel Entsetzen, Traurigkeit, Zorn, Resignation, Hysterie, Entschlossenheit, sich zu wehren)

Ich hoffe, dass der Fragebogen – ganz zu schweigen von der generellen Absicht, Daten über Sensitivität von den Individuen zu erheben, die am stärksten davon betroffen sind – von anderen Forschern als wertvoll erachtet und aufgegriffen werden wird. Es wäre zum Beispiel sehr interessant herauszufinden, in welchem Maße Menschen, die sensitiv sind, auch dünne Grenzen haben. Nach der Theorie von Hartmann sollte man das annehmen – es wäre jedoch auch lehrreich, wenn man Sensitive den Fragebogen von Hartmann beantworten ließe, um zu sehen, inwieweit sich die Ergebnisse überlappen. Ich würde auch Forscher, die den Grenzen-Fragebogen verwenden, bitten, den Individuen, die sie untersuchen, ebenfalls meinen Sensitivitäts-Fragebogen vorzulegen. Es wäre sicherlich aufschlussreich, die jeweiligen Resultate miteinander zu vergleichen und einander gegenüberzustellen.

Außerdem bietet das Auftreten von Synästhesie bei Sensitiven eine wunderbare Gelegenheit, die jeweilige Rolle von Vererbung und Umwelt zu erforschen. Nach manchen Theorien resultiert Synästhesie aus der Beibehaltung früher neuronaler Verbindungen. Die Rolle von Umweltfaktoren für die Sensitivität ließe sich genauer erfassen, wenn man erforschte, welche Rolle Kindheitstraumata im Leben von Menschen mit synästhetischer Erfahrung gespielt haben. Es ist auch möglich, dass verschiedene Formen der Synästhesie in unterschiedlichem Maße mit anderen Punkten der Befragung korrelieren, wobei der Zusammenhang mit Berichten über Erscheinungserfahrungen besonders interessant ist.

Es wäre zudem interessant, das Spektrum der Befragten auszudehnen, indem man auch als Rutengänger bekannte Personen bittet, den Fragebogen auszufüllen. (Rutengehen ist eine alte Praxis, bei der eine Person versucht, unterirdische Wasservorkommen, vergrabene Metalle und andere verlorene oder verborgene Objekte mithilfe einer in den Händen gehaltenen Rute oder einem ähnlichen Werkzeug aufzuspüren.)[931] Es heißt, dass Rutengänger ein gewisses Maß an elektromagnetischer Sensibilität besitzen, das ihnen bei ihrer Arbeit hilft, doch es wird auch behauptet, dass jedermann ihre Fähigkeit erlernen könne. Wendet man die Befragung zur Umweltsensitivität auf eine repräsentative Gruppe dieser Population an, so könnte das helfen, mehr Licht in die Frage von Vererbung kontra Umwelt zu bringen.

Schließlich wäre es äußerst aufschlussreich, die Untersuchung über Personen hinaus, die sich als sensitiv bezeichnen, auszudehnen. Wir sollten zudem erkunden, in welchem Ausmaß die Faktoren, die vermutlich außerordentlicher Sensibilität zugrunde liegen, auch in der allgemeinen Bevölkerung vorhanden sind. Mit einem solchen, breiteren Ansatz würden wir bessere Daten gewinnen und gültigere Schlussfolgerungen hinsichtlich einer neurologischen Grundlage von anormalen Wahrnehmungen ziehen können. Wenn Sie selbst an der Befragung teilnehmen möchten, gehen Sie auf www.emotiongateway.com und laden Sie sich den [englischsprachigen] Fragebogen herunter. Ihr Mitmachen ist sehr willkommen – ob Sie sich nun als sensitiv betrachten oder nicht.

EINE GENETISCHE GRUNDLAGE FÜR SENSITIVITÄT

Ich möchte zum Abschluss dieses Kapitels auf das zu seinem Beginn angesprochene Thema zurückkommen, nämlich auf die wahrscheinliche genetische Grundlage von Sensitivität.

Es gibt zu diesem Thema einige sehr interessante neuere Forschungsergebnisse. So zum Beispiel die von Carla Shatz, einer Neurobiologin von der Stanford University, veröffentlichten Ergebnisse. Shatz hat gezeigt, dass ein bestimmtes Proteinmolekül – von dem man früher annahm, dass es allein ein Teil des Immunsystems sei – eine wichtige Rolle bei der frühen Vernetzung des Gehirns spielt.[932] Sie machte diese Entdeckung zwar bei Mäusen, aber dasselbe könnte auch auf Menschen zutreffen. Tatsächlich hat Shatz festgestellt, dass das Gen, das beim Menschen mit diesem Protein verbunden ist, auf einem Segment eines Chromosoms lokalisiert ist, von dem man annimmt, dass es mit einer Reihe von neurologischen Störungen, einschließlich der Dyslexie, zusammenhängt. »Es ist Zeit, dass wir über das Schubladendenken hinausgehen«, schreibt Shatz. »In Hinsicht darauf, wie diese Immunmoleküle im Gehirn funktionieren, ist alles möglich.«[933]

Dyslexie gehörte zwar nicht zu den medizinischen Leiden, die von den von mir Befragten am häufigsten abgehakt wurden, aber sie wurde zumindest von 14 Prozent der Gruppe der Sensitiven angegeben, jedoch von keinem Befragten der Kontrollgruppe. Der verstorbene Norman Geschwind, der sich für einen Zusammenhang zwischen Autoimmunstörungen wie etwa Allergien und der Funktionsweise der Gehirnhemisphären interessiert, hat behauptet, dass es einen Zusammenhang zwischen Dyslexie, Migränekopfschmerzen und Allergien gibt.[934] Sein Neffe Daniel Geschwind, der das Forschungsprogramm für Neurogenetik an der Universität von Kalifornien in Los Angeles leitet, führt seine Arbeit fort.

Er geht davon aus, dass »genetische Beiträge zur Entwicklung von Gehirnstrukturen in einem fundamentalen Zusammenhang mit dem menschlichen Verhalten stehen«.[935]

Lisa Boulanger, eine Forscherin von der Universität von Kalifornien in San Diego, untersucht, ob die Veranlagung zum Autismus vielleicht bereits bei Babys vorhanden ist, deren Mütter zu einem bestimmten Punkt ihrer Schwangerschaft an einer Virusinfektion gelitten haben.[936] Könnte es sein, so fragt sie, dass ein zu ebenjener Zeit überreiztes Immunsystem sich auf das sich entwickelnde Gehirn des Babys ausgewirkt hat? Boulanger stellt, ebenso wie andere, fest, dass Autismus oft von sensorischer Überlastung begleitet ist, und sie versteht dies als einen Hinweis: Vielleicht fehlt Kindern von Müttern, deren Immunsystem während der Schwangerschaft stark gefordert wurde, die Fähigkeit, überflüssige sensorische Informationen auszufiltern. Ein Test der Schreckreaktion bei einigen Menschen mit Autismus (und ebenso mit Schizophrenie) hat gezeigt, dass ihr Filter vielleicht nicht hinreichend funktioniert. »Alle diese Dinge hängen auf sehr interessante Weise miteinander zusammen«, schreibt Shatz.[937]

Apropos interessant: Ausgerechnet in Hinsicht auf den Tanz hat Hartmann bemerkenswerte erbliche Unterschiede gefunden. Eine israelische Studie von 85 Tänzern und fortgeschrittenen Tanzschülern hat gezeigt, dass sie Variationen von zwei bestimmten Genen besitzen, deren Aktivität sowohl (über den Spiegel des Neurotransmitters Serotonin) mit spiritueller Erfahrung als auch (über einen anderen chemischen Stoff im Gehirn, das Vasopressin) mit sozialer Kommunikation in Zusammenhang gebracht wurde. Dies unterscheidet sie von der allgemeinen Bevölkerung. »Menschen sind zum Tanzen geboren«, sagt der Forscher Richard Ebstein. »Die Gene, die wir studiert haben … standen in Zusammenhang mit der emotionalen Seite des Tanzens – dem Bedürfnis und der Fähigkeit, mit anderen Menschen zu kommunizieren, sowie mit einer spirituellen Seite ihrer Natur, die es ihnen nicht nur ermöglicht, die Musik zu fühlen, sondern diese Gefühle zudem anderen durch den Tanz zu kommunizieren.«[938]

Auch das Gedächtnis – oder zumindest bestimmte Formen von Gedächtnis – scheint eine genetische Grundlage zu haben. Man hat gefunden, dass Menschen mit einer bestimmten Variante eines Gens sich doppelt so gut an emotional aufgeladene Ereignisse erinnern können wie Menschen mit der üblichen Version dieses Gens.[939] Dies ist offensichtlich relevant für die Frage, ob Sensitivität von traumatischer Erfahrung konditioniert ist.

Es wurde auch gezeigt, dass Menschen mit einer Variation eines bestimmten, mit Stress in Zusammenhang stehenden Gens offenbar stärker von Misshandlung in einem frühen Alter beeinträchtigt werden als Individuen ohne diese bestimmte Genvariation. Dieses schreckliche Erbe bleibt offenbar in der Form der posttraumatischen Belastungsstörung bis ins Erwachsenenalter erhalten. Die Forscher vermuten, dass andere Genvarianten, die erst noch aufzufinden sind, hier ebenfalls eine Rolle spielen.[940] Selbst wenn die Anfälligkeit für ein schweres Trauma ererbt ist, ist die Frage, ob eine Person tatsächlich an einer posttraumatischen Belastungsstörung leiden wird, immer noch von frühen Erfahrungen im Leben abhängig.[941]

Meine Schlussfolgerungen aus all den Forschungsergebnissen, die wir in diesem Kapitel betrachtet haben, ist, dass anormale Wahrnehmungen eine genetische Grundlage haben, die über die Jahrhunderte programmiert wurde, weil sie einem evolutionären Zweck dienen sollte. Aus einer Vielzahl von Gründen überwiegen Frauen in der Population der Sensitiven. Wie es auch bei Migräne und Synästhesie der Fall ist, bestehen Zusammenhänge zwischen der Neigung zur Wahrnehmung von Erscheinungen und solchen Faktoren wie Beidhändigkeit, Überempfindlichkeit gegenüber Licht, Geräuschen und Gerüchen sowie der Anfälligkeit für Allergien, chronischen Schmerzen und chronischer Erschöpfung. Diese Zusammenhänge konstituieren die Neurobiologie der Sensitivität, die, wie ich behaupte, den Berichten von anormalen Erfahrungen, wie sie sich in allen Zeitaltern in allen Gesellschaften finden, zugrunde liegen.

Der interessanteste, wenn auch der bei Weitem am wenigsten erforschte Punkt ist vielleicht der Zusammenhang zwischen anormaler Wahrnehmung, starken emotionalen Reaktionen, Einfühlungsvermögen und (wie Ebstein andeutete) Spiritualität. Wir werden uns diesem faszinierenden Thema in den nächsten drei Kapiteln widmen. Diese Kapitel halten einige Überraschungen für Sie bereit!

10
PSYCHOSOMATISCHE PLASTIZITÄT UND DIE BESTÄNDIGKEIT VON ERINNERUNGEN

»Ich bin viel zu sehr ein Skeptiker, um die Möglichkeit der Existenz von irgendetwas zu leugnen.«

T. H. Huxley

Lassen Sie uns ein Experiment versuchen. Erinnern Sie sich an einen bestimmten Moment, in dem man Sie dabei erwischt hat, zu erröten. Versuchen Sie, sich die Situation sehr lebhaft vorzustellen: die Umgebung, mit wem Sie zusammen waren und was damals geschehen ist. Was wurde gesagt, das Sie erröten ließ? Hat jemand anders es gesagt, oder haben Sie selbst etwas ausgesprochen, das Sie stocken ließ? Was haben Sie in jenem Moment gedacht? Welche Bilder oder Erinnerungen ließen Sie erröten? Welche Gefühle resultierten daraus? Können Sie diese Gefühle in diesem Moment wieder hervorrufen und sie erneut erleben?

Denken Sie jetzt an ein wunderbar schmackhaftes Gericht, vielleicht einen Nachtisch. Stellen Sie sich vor, dass Sie es auf einem Teller vor sich haben. Gehen Sie ganz nahe heran; saugen Sie den Geruch ein und stellen Sie sich vor, wie es schmecken wird. Mmmmm! Könnte es sein, dass Ihnen das Wasser im Mund zusammengelaufen ist oder dass Ihr Magen zu knurren begonnen hat?

Nun noch ein letztes Experiment: Sehen Sie vor Ihrem inneren Auge die attraktivste Person, mit der Sie jemals ins Bett gehen wollten. Wie sieht sie oder er aus? Was hat diese Person an – oder vielleicht auch nicht an? Sehen Sie das Gesicht, den Körper vor sich und fühlen Sie die starke Anziehung zwischen Ihnen beiden. Was passiert da zwischen Ihnen? Was möchten Sie, dass passiert? Lassen Sie Ihrer Fantasie eine Weile freien Lauf. – So, und wie fühlen Sie sich jetzt? Hat Ihr Herzschlag sich beschleunigt? Ist Ihr Mund trocken geworden? Hatten Sie irgendwelche anderen körperlichen Reaktionen?

Gut, beruhigen Sie sich wieder ... Lesen Sie still weiter. Jedes dieser Experimente hat ein wichtiges biologisches Prinzip demonstriert: Bloße Gedanken und Gefühle können eine reale körperliche Reaktion hervorrufen.[942] Der Auslöser kann, wie in den obigen Beispielen, Scham, Appetit oder Verlangen sein. Natürlich kann fast jeder Gedanke – wenn er mit einem Gefühl verbunden ist – und jedes Gefühl eine Reihe gleichzeitiger körperlicher Wahrnehmungen hervorrufen (das, was Peter Levine den Felt Sense genannt hat).

Dasselbe gilt nicht nur für vorübergehende, sondern auch für länger anhaltende Reaktionen. Nehmen Sie den bekannten Fall eines Magengeschwürs. Manche Menschen reagieren auf Stress und darauf, dass sie die Quelle des Stresses nicht ausschalten können, mit der Erzeugung eines Magengeschwürs. Zu einem solchen Magengeschwür kann es kommen, wenn das sympathische Nervensystem überreizt wird. Auf ein Signal des Hypothalamus hin setzen die Nebennieren die Hormone Adrenalin und Noradrenalin frei. Der Magen seinerseits sondert mehr Säure ab, während gleichzeitig die Durchblutung der Magenschleimhaut verringert wird.[943] Wir müssen allerdings wissen, dass man die meisten Magengeschwüre auf ein im Magen lebendes Bakterium namens Helicobacter pylori zurückführen kann. Medikamente, die sich auf dieses Bakterium auswirken, haben das Auftreten von Magengeschwüren dramatisch reduziert. Doch nur 10 Prozent der Menschen, die mit diesem Bakterium infiziert sind, entwickeln ein Magengeschwür, und bei etwa 15 Prozent der Magengeschwürpatienten ist das Bakterium nicht vorhanden. Hier muss also noch ein anderer Faktor – höchstwahrscheinlich Stress – eine Rolle spielen.[944] Außerdem ist es so, dass Menschen, die sich unter Druck, verängstigt und festgefahren fühlen, auch mit ganz anderen Symptomen reagieren.

DIE AUSWIRKUNG VON EMOTIONEN AUF STRESS UND DIE IMMUNFUNKTION

Tatsache ist, dass jede Art von Bedrohung eine körperliche Stressreaktion hervorruft. Es spielt keine Rolle, ob der Auslöser in der Vergangenheit, Gegenwart oder Zukunft angesiedelt ist. In der Folge treten oft demonstrierbare Auswirkungen auf das Immunsystem auf. Das hat unter anderem ein faszinierendes an der Ohio State University durchgeführtes Experiment aufgezeigt. Ein Team um Janice Kiecolt-Glaser und Ronald Glaser sammelte Daten über das Immunsystem von Medizinstudenten, und zwar vor ihrem Abschlussexamen, während des Examens und danach. Eine Reihe von Veränderungen in der Immunfunktion war offensichtlich. Während der Zeit des Examens verringerte sich die Aktivität der natürlichen Killerzellen der Studenten, also jener Zellen, die eine Virusinfektion bekämpfen. Die Produktion eines anderen chemischen Stoffes des Immunsystems, der Gamma-Interferon genannt wird und das Wachstum natürlicher Killerzellen anregt, nahm um sage und schreibe 90 Prozent ab. Auch die Reaktionsbereitschaft der T-Zellen der Studenten (einer Art weißer Blutkörperchen, die auch Lymphozyten genannt wird) verminderte sich deutlich. Dementsprechend berichteten die Studenten während der Zeit des Examens häufiger als zu anderen Zeiten des Jahres von Erkrankungen (hauptsächlich kleineren Infektionen der Atemwege). Waren diese Veränderungen vielleicht das Resultat von Veränderungen der Ess- und Schlafgewohnheiten, die mit dem Examen zusammenhingen? Die Forscher fanden keine Belege dafür, nur für die Auswirkung des mit dem Examen verbundenen Stresses.[945]

Es hat sich gezeigt, dass die Immunfunktion sich nicht nur in Zeiten der Stressbelastung verändert, sondern auch im normalen Alltag, und zwar in Übereinstimmung mit der Stimmung.[946] Am anderen Ende der Skala produziert lang andauernder Stress auch lang anhaltende Wirkungen auf das Immunsystem. Um dies zu demonstrieren, studierten die Glasers Personen, die sich um einen Elternteil oder einen Partner mit Alzheimer kümmerten, einer das Leben auf tragische Weise beeinträchtigenden Krankheit, die eine Person allmählich ihres Gedächtnisses und anderer kognitiver Funktionen beraubt. Während der Untersuchung über einen Zeitraum von 13 Monaten zeigten die Menschen, die für die von Alzheimer Betroffenen sorgten, eine Abnahme im Bereich von drei Messgrößen des Immunsystems. Sie waren an mehr Tagen krank als die Mitglieder einer Kontrollgruppe und zeigten ein stärkeres Auftreten von Depression.[947] Ähnliche Resultate fanden die Glasers bei einer Studie mit Ehepaaren. Bei Menschen in einer Ehe voller Konflikte dauerte es länger als bei glücklich verheirateten Paaren, bis irgendwelche Wunden – von kleinen Kratzern bis zu größeren chirurgischen Eingriffen – heilten. In jenen Ehen, wo die Partner einander regelrecht feindlich gegenüberstanden, brauchte die Heilung um 40 Prozent länger, und die Betroffenen hatten ein schwächeres Immunsystem.[948]

Weitere überzeugende Indizien für den Zusammenhang von Stress und Immunsystem liefert die Erforschung einer der alltäglichsten Krankheiten, der gewöhnlichen Erkältung. Im Verlauf einer wegweisenden englischen Studie wurden mehr als 400 gesunde Männer und Frauen zu bedeutsamen Ereignissen während des vergangenen Lebensjahres befragt (zum Beispiel der Umzug in eine neue Wohnung, eine berufliche

Veränderung, eine ernsthafte Verletzung, Schwangerschaft, Geburt oder Fehlgeburt, Heirat oder Scheidung, Krankheit oder Tod eines engen Familienmitglieds, Probleme am Arbeitsplatz, ein Kind, das aus dem Haus ging, Pensionierung oder drastische finanzielle Verluste). Gefragt wurde auch nach ihrem gegenwärtigen emotionalen Zustand und danach, wie sie ihr typisches Vermögen, mit Stress umzugehen, einschätzten. Diese Freiwilligen wurden dann einer standardisierten Dosis des Erkältungsvirus ausgesetzt. Das Resultat war: Die Individuen mit den höchsten Stresswerten wurden mit sechsmal größerer Wahrscheinlichkeit infiziert als jene, die am wenigsten Stress wahrnahmen, und sie entwickelten mit doppelter Wahrscheinlichkeit eine Erkältung. Dieser Zusammenhang war auch dann noch deutlich, als die Daten in Hinsicht auf Faktoren wie Alter, Geschlecht, frühere Gesundheit, Allergien, Rauchen und Trinkgewohnheiten, Schlaf und körperliche Betätigung, Gewicht, Ernährung und Erziehung bereinigt worden waren.[949]

Wie zu erwarten, haben bedeutsame Ereignisse im Leben eine direkte Auswirkung auf Stress und demzufolge auf die Immunfunktion. Am stärksten sind die Auswirkungen des Todes eines Ehepartners, Lebensgefährten oder eines nahen Familienmitgliedes, gefolgt von Scheidung oder Trennung. Am deutlichsten ist die Wirkung bei jungen Kindern, deren Immunsystem (und in der Tat deren gesamte Neurobiologie) noch in Entwicklung begriffen ist. Eine Studie, die dies dokumentierte, verfolgte Hunderte von Neugeborenen bis zum Alter von sechs Jahren. Diejenigen, deren Eltern geschieden worden waren oder sich getrennt hatten, wiesen erhöhte Konzentrationen eines bestimmten Cytokins auf, das mit dem Auftreten allergischer Reaktionen verbunden ist.[950] Naturkatastrophen und schwere Unfälle haben ebenfalls eine deutliche Wirkung, und zwar nicht nur auf Kinder. Ein Fallbeispiel ist der Unfall in dem Atommeiler Three Mile Island in Pennsylvania im Jahre 1979. Sechs Jahre später hatten die in der Nähe des Atomkraftwerkes ansässigen Anwohner weniger Immunzellen in ihrem System als weiter entfernt wohnende Kontrollpersonen. Sie berichteten von andauernd erhöhter Angst, die sich in einer überdurchschnittlich hohen Herzschlagfrequenz und einem erhöhten Spiegel der Stresshormone Adrenalin, Noradrenalin und Cortisol manifestierte.

Die negativen Auswirkungen jeder Situation oder jedes Ereignisses sind am größten, wenn die gegebene Situation lange andauert oder wenn die Ereignisse gravierend oder unangenehm sind und mehrere solcher Ereignisse aufeinanderfolgen. Das sagt uns natürlich bereits der gesunde Menschenverstand, und die Forschungsergebnisse bestätigen dies. So kann zum Beispiel eine andauernde Minderung der Aktivität von natürlichen Killerzellen nicht nur zu einer Virusinfektion führen, sondern auch zu Autoimmunstörungen wie Allergien.[951] Allerdings sind Ereignisse im Leben nur für etwa 10–15 Prozent des gesamten Spektrums von Krankheiten beim Menschen verantwortlich. Viele von uns, die stressgeladenen Situationen ausgesetzt sind, werden krank, aber viele andere erkranken nicht.[952] Tatsächlich kann akuter Stress die Funktion des Immunsystems einer Person auch verbessern.[953] Selbst ein chronisches Leiden wie die Depression hat zwei Seiten: Einerseits ist eine Depression oft von einer Schwächung der Immunfunktion begleitet, aber manchmal gehen bestimmte Formen der Depression auch mit verstärkter Immunaktivität einher.[954] Wie das alles funktioniert, ist von Person zu Person verschieden. Menschen, die mit einer Veranlagung zur Schüchternheit, Ängstlichkeit oder Umweltsensibilität geboren werden, haben ihre eigene charakteristische Immunreaktion, ebenso wie Menschen, die zu einer Typ-C-Persönlichkeit (Stoizismus, Verdrängung, Dinge herunterspielen, gute Miene zum bösen Spiel machen) neigen. Eine Reihe anderer Faktoren hat ebenfalls einen Einfluss – an erster Stelle die Qualität der eigenen engen Beziehungen und das Maß an sozialer Unterstützung, die jemand erhält.

Dies wurde von einer anderen Studie der Glasers demonstriert. Sie fanden heraus, dass Medizinstudenten, die einsam oder sozial isoliert waren, ein schwächeres Immunsystem hatten als ihre Kommilitonen.[955] Die Kehrseite ist, dass unterstützende persönliche Beziehungen das Immunsystem stärken können. Und selbst wenn eine Person nicht die optimale soziale Unterstützung erhält, kann man doch ihr bester Freund sein. So zeigte zum Beispiel eine Studie, dass Geschiedene, die in Hinsicht auf ihre Trennung die negativsten Gefühle hatten oder denen es besonders schwerfiel »loszulassen«, die stärkste Verringerung der Immunfunktion aufwiesen.[956] In einer Gruppe von Frauen, bei denen ein Brustkrebs diagnostiziert worden war, war der Krankheitsverlauf bei denjenigen positiver, die einen kämpferischen Geist an den Tag legten, als bei den Frauen, die sich einfach in ihr Schicksal ergaben. 15 Jahre nachdem diese Gruppe von Frauen zuerst befragt worden war, waren 45 Prozent derjenigen Frauen, die gegen die Krankheit kämpften, noch am Leben und hatten den Krebs überwunden, im Vergleich zu 17 Prozent von den Frauen, die anfänglich mit einem Gefühl der Hilflosigkeit oder Resignation reagiert hatten. Die psychische Reaktion erwies sich als besserer Indikator für die Überlebenschancen als eine Reihe von anderen Faktoren, darunter die Größe des Tumors, das Alter der Person und die Art der Behandlung.[957]

WARUM EMOTIONEN ZUM AUSDRUCK GEBRACHT WERDEN SOLLTEN

Die gerade genannten Forschungsergebnisse sind höchst bedeutsam, weil sie demonstrieren, welchen Wert es hat, Emotionen zum Ausdruck zu bringen. Weitere Belege dafür brachten Forschungsergebnisse des Psychiaters David Spiegel von der Stanford University. Er und seine Mitarbeiter fanden heraus, dass Frauen mit fortgeschrittenem Brustkrebs doppelt so lange überlebten, wenn sie an einer Gruppentherapie teilnahmen. Indem sie sich ihren Ängsten stellten und ihren Emotionen Luft machten (und natürlich auch aufgrund der Unterstützung, die sie von dem medizinischen Team und ihren Leidensgenossinnen erhielten), verlängerten diese Frauen nicht nur ihr Leben, sondern verbesserten auch ihre Lebensqualität. Zu ähnlichen Ergebnissen kam der Immunforscher Fawzy Fawzy von der Universität von Kalifornien in Los Angeles. Dort half eine neunzigminütige Therapie einmal pro Woche den Patienten, ihre Angst zu verringern, die Fähigkeit, mit ihrer Situation umzugehen, zu verbessern, ihren Stress in den Griff zu bekommen und ihre sozialen Beziehungen zu stärken. Die Immunfunktion dieser Patienten wurde gestärkt, und die Sterblichkeitsrate sank um ein Drittel.[958]

Wie wertvoll der Ausdruck von Emotionen ist, zeigte sich nirgends deutlicher als in einer von den Glasers und dem Psychologen James Pennebaker von der Southern Methodist University durchgeführten Studie. In diesem Experiment hatten Studenten, die in einem Tagebuch über ihre Gefühle schrieben, eine bessere Immunfunktion und suchten seltener die Klinik der Universität auf. Das Experiment lief folgendermaßen ab:

> »... 50 gesunde Studenten wurden aufgefordert, an vier aufeinanderfolgenden Tagen jeweils für 20 Minuten entweder über persönliche und traumatische Ereignisse oder über triviale Themen zu schreiben. Die 25 Studenten, die nach dem Zufallsprinzip der ›Trauma‹-Gruppe zugeteilt worden waren, nahmen diese Aufgabe sehr ernst. Die Themen, über die sie schrieben, waren persönlicher Natur ... sie reichten von Problemen mit Heimweh nach ihrem Um-

zug ins College über Beziehungsprobleme und Probleme in der Familie wie Scheidung, Streit und Gewalt bis hin zum Tod eines geliebten Menschen. Der ›Trivialitäten‹-Gruppe wurde jeden Tag ein Thema zugeteilt, etwa die Beschreibung der Schuhe, die sie trugen, oder ein kürzliches soziales Ereignis.

Obwohl die beiden Gruppen keinerlei immunologische Unterschiede aufwiesen, bevor ihnen aufgetragen wurde, Tagebuch zu schreiben, zeigten sich am Ende der Studie deutliche Unterschiede. Die Zellen des Immunsystems derjenigen Studenten, die über traumatische Ereignisse geschrieben hatten, zeigten eine größere Aktivität ... als die aus dem Blut der anderen Studenten entnommenen Zellen. ... Studenten, die über traumatische Ereignisse schrieben, besuchten auch die Klinik seltener als jene Studenten, die über triviale Ereignisse schrieben.«[959]

Dutzende anderer Studien haben ebenfalls ähnliche Ergebnisse erbracht, ob die Teilnehmer nun Studenten, Grundschulkinder oder Kinder im Kindergarten waren.[960] Bereits der simple Akt der Benennung eines wütend aussehenden Gesichts als »wütend« verringert, wie gezeigt werden konnte, die Aktivität in der Alarmstation des Gehirns, der Amygdala. Gleichzeitig wird ein Bereich, der mit der Verarbeitung von Sprache in Zusammenhang steht, aktiv. Ist man fähig, ein Gefühl oder eine Wahrnehmung zu artikulieren, so beginnt bereits die Umwandlung der Bedrohungsreaktionen in etwas potenziell Nuancierteres.[961] Letztlich, so sagt ein Forscher, »gibt uns das Schreiben ein Gefühl der Kontrolle und des Verstehens. Wenn man über eine Stresssituation schreibt, muss man sie in kleine Einheiten zerlegen, und plötzlich erscheint es leichter, damit umzugehen«.[962]

Umso bemerkenswerter ist, dass manche Personen keinen Nutzen aus dem Schreiben ziehen. Sie fühlen sich tatsächlich sogar noch schlechter, wenn sie Tagebuch schreiben.[963] Wie kann das sein? Die Dynamik der Depression könnte eine Erklärung hierfür sein. Individuen, die zur Depression neigen, unterscheiden sich von anderen vor allem durch die Neigung, auf ihren Problemen und Missgeschicken herumzureiten.[964] Diese Neigung spiegelt eine tatsächliche neurologische (und vielleicht sogar genetisch codierte) Grundlage wider: Schaltkreise im Gehirn, denen es an der Fähigkeit mangelt, ängstliche Gedanken umzuarbeiten.[965] Wenn man also Personen, die zur Depression neigen, auffordert, ein Tagebuch zu führen, dann kehren sie natürlich immer wieder zu dem zurück, was ihnen Schwierigkeiten bereitet, statt es auf dem Papier »loszuwerden«. Sie neigen eher zum Grübeln als zum Loslassen. Für sie ist das Schreiben als Ausdruck ihrer Gefühle nicht die beste Lösung – Sport treiben, einfache Vergebung oder irgendeine andere Form des persönlichen Ausdrucks ist für sie wahrscheinlich besser geeignet.

Der springende Punkt ist hier, dass eine stressgeladene Lebenserfahrung nicht unbedingt traumatisch sein muss, selbst wenn sie auf den ersten Blick traumatisch erscheint. Die eigenen Gefühle anzuerkennen und einen Weg zu ihrem Ausdruck zu finden, also Emotionen zu zeigen, ist für eine gesunde Reaktion wesentlich – nicht nur aus immunologischer Sicht, sondern, wie ich hinzufügen möchte, auch psychologisch. Wie wir gesehen haben, ist das Immunsystem ein integraler Bestandteil der Ichempfindung einer Person und ist eng mit allen anderen körperlichen Funktionen verbunden – einschließlich der Erzeugung und Speicherung von Energie. Der Fluss von Gefühlen nach außen in die Artikulation und den Ausdruck stellt einen gesunden Energiefluss dar, in dem alle Systeme des Körpers harmonisch miteinander kommunizieren. »Lass es fließen und lass es los«, so die Worte eines Psychotherapeuten, ist das Ideal.[966]

Menschenwesen sind vielleicht nicht die einzigen Tiere, die

auf diese Weise funktionieren. Man hat Anzeichen dafür gefunden, dass selbst Ratten vor Erleichterung seufzen. Und auch wenn dies vielleicht keine Form von Emotion ist, so ist es zumindest eine Form der Stresslösung. Forscher in Polen haben Ratten darauf trainiert, einen elektrischen Schock zu erwarten. Wenn ihnen jedoch signalisiert wurde, dass sie keinen Schock erhalten würden, nahmen die Ratten oft einen tiefen Atemzug.[967] Diese Ergebnisse müssen offensichtlich von weiterer Forschung bestätigt werden, aber sie erscheinen glaubwürdig, da alle Säugetiere dieselbe grundlegende Neurobiologie zum Umgang mit Stress besitzen. So hat man zum Beispiel bei verwaisten Elefanten, deren Eltern von Wilderern brutal getötet wurden und denen es in ihrer Jugend an der Zuneigung ihrer Mutter mangelte, genau jene Art von Symptomen beobachtet, die bei Menschen zu einer posttraumatischen Belastungsstörung gehören: eine übertriebene Schreckreaktion, asoziales Verhalten und Depression. Es kann durchaus sein, dass traumatische Erfahrungen alle Säugetiere auf ähnliche Weise beeinflussen.[968]

UNTERSCHIEDLICHE GRENZEN – UNTERSCHIEDLICHE VERBUNDENHEIT

Kehren wir zu den ersten drei als Beispiele genannten Gefühlen in diesem Kapitel zurück, nämlich zum Erröten, zum Hunger und der sexuellen Erregung. Beim Erröten erkennt der Körpergeist, dass ein nicht zum Ausdruck gebrachtes Gefühl (selbst wenn es nur mit einer Erinnerung und nicht mit der unmittelbaren Situation zu tun hat) in Konflikt mit dem steht, was die Person für schicklich hält. Das Resultat ist ein Erröten, ein Indikator für soziale Verlegenheit. Dies mag keine Emotion im gewöhnlichen Sinn des Wortes sein, aber die Tatsache bleibt, dass das Erröten trotzdem etwas zum Ausdruck bringt. In unserem zweiten Experiment haben Sie sich einen köstlichen Nachtisch vorgestellt, den Sie in der Vergangenheit überaus genossen haben, und wahrscheinlich ist Ihnen dabei das Wasser im Mund zusammengelaufen oder Ihr Magen begann zu knurren. Im dritten Experiment waren die physischen Anzeichen von sexuellem Verlangen wohl unschwer zu erkennen. Auch wenn diese vielleicht für andere Anwesende nicht sichtbar sind, sind wir selbst doch stets geneigt, diese Gefühle des Verlangens uns selbst gegenüber zum Ausdruck zu bringen oder sie zumindest zur Kenntnis zu nehmen. Wie ein Erröten (und die meisten anderen Anzeichen für Gefühle) sind sie nur schwer zu ignorieren. Wenn sie auf verfeinerte Art und Weise zum Ausdruck gebracht werden (denken Sie an die mittelalterlichen Troubadoure oder an Cyrano de Bergerac), dann werden sie zu Dichtung, Liedgut oder Fabel. Werden sie auf infantile Weise zum Ausdruck gebracht, werden sie zu Pornografie und Schund in den Medien.

Auch wenn jeder von uns errötet und die Kennzeichen sexuellen Verlangens erfährt, ist der Fluss der Gefühle bei manchen Menschen doch schneller als bei anderen. Hier wäre es hilfreich, sich einen Fluss von klarem, kaltem Wasser vorzustellen, der sich in ständiger Bewegung über Felsen kräuselt. Stellen Sie sich auch vor, dass der Fluss verschiedene Quellen und Nebenflüsse mit ihren eigenen Quellen hat und dass er sich in verschiedene Nebenarme und Seen ergießt. Dieser Fluss ist der Fluss der Gefühle im menschlichen Körper. Seine Quellen sind all die Zellen, die in ihrer Zusammenarbeit Nahrung und Sauerstoff in die Energie des Körpers umwandeln. Der Flusslauf sind die Nervenbahnen und der Blutkreislauf. Die Nebenarme sind die Muskeln, Organe und die Haut. Das wichtigste Organ, das Herz, ist tatsächlich kein Nebenarm, sondern eine zentrale Pumpe und eine Durchgangsstation für den Fluss der Gefühle. Wie ich früher bereits ausgeführt habe, weiß unsere Sprache um diesen Stand der Dinge, wenn wir etwa sagen »Sie war nicht mit dem Herzen bei der Sache« oder »Ihre Zurückweisung brach ihm das Herz«.

Bei den Menschen mit dünnen Grenzen, denen wir in den früheren Kapiteln begegnet sind – diejenigen mit einer Neigung zu Fantasiegebilden und Absorption, mit sensorischer Defensivität und Formen der Überempfindlichkeit wie Allergien oder Migränekopfschmerzen –, besteht eine stärkere Verbundenheit zwischen den unterschiedlichen körperlichen Systemen (Nervensystem, Immunsystem, Magen-Darm-System, Kreislaufsystem, Atmungssystem, Verdauungssystem, Fortpflanzungssystem, endokrines System, Drüsensystem). Diese Verbundenheit entwickelt sich schon im Mutterleib und ist bei der Geburt bereits hergestellt, auch wenn Lebenserfahrungen, insbesondere Erfahrungen in der frühen Kindheit, sie unweigerlich modifizieren. Das Resultat ist ein schnellerer und direkterer Fluss der Gefühle. Im Gegensatz dazu lassen die Persönlichkeit und das Verhalten von Menschen mit dicken Grenzen – also von denjenigen, die uns stoisch, rigide, unversöhnlich oder dickhäutig erscheinen – ein geringeres Maß an Verbundenheit zwischen ihren körperlichen Systemen und einen langsameren und weniger direkten Fluss der Gefühle erkennen.

Was ist der Zusammenhang all dieser Dinge mit anormalen Erfahrungen? Kurz gesagt: Menschen mit dünnen Grenzen sind mit größerer Wahrscheinlichkeit neben ihren anderen Formen der Sensitivität auch übersinnlich sensitiv. Menschen mit dicken Grenzen sind mit größerer Wahrscheinlichkeit die Ursache von übersinnlichen Manifestationen. Die Wahrscheinlichkeit von Anomalien nimmt dramatisch zu, wenn es zur Dissoziation und einer unaufgelösten Erstarrungsreaktion kommt (das heißt, wenn die Energie der Gefühle nicht zum Ausdruck gebracht wird und sich im Körper aufstaut). Wo solche Spannungen bestehen, kann es zu allen möglichen merkwürdigen Auswirkungen, auch elektrischer Natur, kommen.

Es scheint mir hier relevant, darauf hinzuweisen, dass zahlreiche Untersuchungen von Spuk und Poltergeist-Erscheinungen gezeigt haben, dass hier die emotionale Dynamik einer Familie, die aus dem Gleichgewicht geraten ist, im Spiel ist und nicht nur die einer einzelnen Person. Wie schon das Sprichwort sagt: Es gehören immer zwei dazu. Oft finden wir in solchen Fällen ein gemeinsames Familientrauma oder Spannungen, mit denen eine Person mit dünnen Grenzen und eine Person mit dicken Grenzen jeweils auf ihre eigene Weise umgehen. Die Psychodynamik der Gruppe spiegelt unweigerlich die unterschiedlichen Neurobiologien der einzelnen Individuen wider.

Es ist ebenfalls interessant zu sehen, wie oft solche anormalen Erscheinungen in Haushalten auftreten, in denen drei Generationen zusammenleben. In diesen Fällen sind die familiären Interaktionen noch wesentlich komplizierter. Natürlich kommt es nicht in allen Familien mit einem gemeinsamen Trauma oder in allen Familien, in denen drei Generationen unter demselben Dach zusammenleben, zu solchen Anomalien. Wahrscheinlich kommt es sogar in den allermeisten Fällen nicht dazu. Ob es zu solchen Manifestationen kommt, ist eine Funktion des Flusses der Gefühle und der einzigartigen Art und Weise, auf die jedes beteiligte Individuum seine Gefühle verarbeitet. Die meisten Menschen sind natürlich irgendwo in der Mitte des Spektrums zwischen dünnen und dicken Grenzen angesiedelt. Wo Menschen von den beiden äußeren Enden des Spektrums aufeinandertreffen, ist ein besonders fruchtbares Feld für das Wachsen von Anomalien vorhanden – besonders wenn dieses Feld bereits durch Traumata, dissoziierte Gefühle und aufgestaute Spannung beackert ist.

PSYCHOSOMATISCHE PLASTIZITÄT

Lassen Sie uns nun eine besonders erstaunliche Fähigkeit der Person mit dünnen Grenzen betrachten, nämlich die Fähigkeit, echte körperliche Reaktionen auf einen Gedanken, eine Idee oder eine Suggestion zu erzeugen. Ernest Hartmann, dem wir im achten Kapitel begegnet sind, hat gezeigt, dass Individuen mit dünnen Grenzen dies sehr viel leichter tun können als Menschen mit dicken Grenzen. Er wies eine kleine Gruppe von Versuchspersonen an, sich vorzustellen, dass sie neben einem Feuer säßen und eine Hand nahe an das Feuer hielten. Als Nächstes sollten sie sich vorstellen, einen Eiswürfel in derselben Hand zu halten. Die Versuchspersonen mit dünnen Grenzen erzeugten eine deutlich größere Veränderung der Hauttemperatur ihrer Hand als diejenigen mit dicken Grenzen.[969]

Die Forscher Sheryl Wilson und Theodore Barber, denen wir ebenfalls im achten Kapitel begegnet sind, bestätigen Hartmanns Beobachtung: »Eine erstaunliche Eigenschaft von zu Fantasiegebilden neigenden Personen ist, dass ihre lebhaften Fantasien und Erinnerungen manchmal mit physischen Begleiterscheinungen einhergehen.«[970] Beispiele hierfür sind:

- Jemandem, der im Fernsehen oder im Kino Gewaltszenen sieht, wird spontan übel.
- Die bloße Vorstellung von Hitze oder Kälte hat die gleichen Wirkungen auf jemanden wie tatsächliche Hitze oder Kälte.
- Allein aufgrund von sexuellen Fantasien bekommt jemand einen Orgasmus.

Parker gab diesem bemerkenswerten Zug einen Namen. Er schätzte, dass etwa 4 Prozent der Bevölkerung das besitzen, was er »psychosomatische Plastizität« nannte, »eine extreme Fähigkeit, Suggestionen ... in körperliche Wirklichkeit umzuwandeln«.[971] Ich vermute, dass die psychosomatische Plastizität nicht weit von der neuronalen Plastizität entfernt ist, die Menschen mit Synästhesie an den Tag legen. Der Unterschied läge darin, dass die erste Form von Plastizität ein Ganzkörperphänomen ist, während die zweite Form vor allem die Gehirntätigkeit und die sensorische Verarbeitung betrifft.

Viele von uns haben gewiss schon von der Psoriasis (Schuppenflechte) gehört, einem weiteren Leiden, das in Zusammenhang mit psychosomatischer Plastizität zu stehen scheint. Wir verstehen diese Hautkrankheit bis heute nicht ganz, aber eines ist deutlich: Sie wird unter Stressbelastung tendenziell schlimmer.[972] Eine Menge Stress wird, zusammen mit starken hormonalen Veränderungen, in der Pubertät erfahren. Pickel und Mitesser machen sich zu dieser Zeit besonders bemerkbar. Man nimmt an, dass wenigstens 40 Prozent der Hauterkrankungen (und das trifft auch im Erwachsenenalter zu) eine emotionale Komponente besitzen.[973] Schrunden, Beulen, Ausschlag, Geschwüre und Ähnliches können auf Konflikte hinweisen, die den Betroffenen »unter die Haut gehen«.[974] Die Haut ist außerordentlich sensibel, und wie wir gesehen haben, könnte man sagen, dass die Haut die Außenseite unseres inneren Nervensystems ist. Der Anthropologe Ashley Montagu hat zudem darauf hingewiesen, dass »die Haut, wie wir es bei menschlichen Gesichtern kennen, ihr eigenes Gedächtnis von Zuständen besitzt, die sie in der weiteren oder näheren Vergangenheit erfahren hat«.[975] Ebenso wie schwielige oder glatte Hände darauf hinweisen, welche Art von Arbeit eine Person verrichtet, so verrät die Einzigartigkeit unseres Gesichts die Totalität unserer Lebenserfahrung. Dieser Prozess ist gänzlich unbewusst. Deshalb ist die Beobachtung durchaus nicht überraschend, dass Paare, die für Jahrzehnte zusammengelebt haben, sich tatsächlich immer ähnlicher werden.

HYPNOSE: EINE DEMONSTRATION VON PLASTIZITÄT

Plastizität hat viele Formen. Wenn wir von Personen hören, die sich selbst von einem Gelüst heilen, die Nesselausschlag bekommen oder eine Warze dazu bringen zu verschwinden, wird das oft der Hypnose zugeschrieben. Aber Hypnose funktioniert nicht bei jedermann: Manche Menschen sind anfälliger für hypnotische Suggestion als andere.[976] Ich möchte behaupten, dass Hypnose eine Form von psychosomatischer Plastizität darstellt und dass die für Hypnose anfälligen Personen Menschen mit dünnen Grenzen sind. Bedenken Sie Folgendes: Wenn Hypnose funktioniert, dann tut sie das offensichtlich deshalb, weil die gegebene Suggestion (»Sie werden müde …«) von der Person, die hypnotisiert wird, ernst genommen und physiologisch sowie neurologisch verwirklicht wird. Mit anderen Worten: Suggestible Personen glauben das, was sie hören, und der Körpergeist handelt dementsprechend.[977] Placebos – das sind Pillen aus Milchzucker, die man Patienten gegenüber als echte Medikamente ausgibt – funktionieren vermutlich auf dieselbe Weise; sie haben bei manchen Menschen eine deutlichere Wirkung als bei anderen. In vielen Fällen wirken die Placebos in der Tat genauso gut wie die echten Medikamente.

Ebenso wie der Placeboeffekt wird auch die Hypnose heute von sehr anerkannten Wissenschaftlern erforscht. Stephen Kosslyn und William Thompson, zwei Forscher von der Harvard-Universität, konnten zeigen, dass bestimmte Individuen in der Tat »stark hypnotisierbar« sind. Sie schätzen, dass dies auf 8 Prozent der Bevölkerung zutrifft (während Wilson und Barber nur 4 Prozent schätzen). Die stark hypnotisierbare Gruppe unterscheidet sich deutlich von den Menschen, die bei den Tests von Kosslyn und Thompson besonders schlecht abschnitten. Die Resultate bei der schlecht hypnotisierbaren

Gruppe waren, wie die Forscher es feinfühlig ausdrückten, »nichts als Müll«.[978]

Durch welche Tests wurde die Spreu vom Weizen getrennt? Das Gehirn der Versuchspersonen wurde mithilfe der Positronenemissionstomografie beobachtet, während sie hypnotisiert wurden. Auf einem Computerbildschirm über den Versuchspersonen sahen sie Muster von gelben, roten, blauen und grünen Rechtecken. Den Testpersonen wurde dann die Suggestion gegeben, die Farbe aus dem, was sie auf dem Bildschirm sahen, »herauszuziehen«. Bei einem anderen Experiment hatten die Rechtecke Grautöne in verschiedener Schattierung, und man sagte den Versuchspersonen, sie sollten sie in Farbe sehen. Das Resultat war, dass unter Hypnose beide Gehirnhälften der Versuchspersonen die relevante Aktivität aufwiesen, während nur die rechte Gehirnhälfte aktiv wurde, wenn sie nicht hypnotisiert waren. Kosslyn und Thompson stellen die Hypothese auf, dass die rechte Gehirnhälfte, die in beiden Fällen aktiv war, die linke Gehirnhälfte sozusagen dazu »anstachelte«, das, was sie tatsächlich sah, zu übergehen und es durch das Vorgestellte zu ersetzen.[979] Angesichts der Tatsache, dass die rechte Gehirnhälfte fantasiereicher ist als die linke, die auf Logik und Vernunft spezialisiert ist, erscheint dies einleuchtend.

Nun ist das Gehirn unter Hypnose zwar ein faszinierendes Forschungsobjekt, es stellt sich aber die Frage, was der Körper tut. Barber studierte die Hypnose sehr eingehend und kam zu dem Schluss, dass Individuen, die stark hypnotisierbar sind, fähig sind, ihre Durchblutung zu verändern. Dieser Ansicht nach nehmen sie sich die Suggestionen, Annahmen und Vorstellungen regelrecht »zu Herzen« und verändern die Blutversorgung gewisser Organe und Gewebe, was zu deutlichen körperlichen Veränderungen führt.[980] Und was transportiert das Blut? Sauerstoff, sagt John Sarno, Professor für Klinische Rehabilitationsmedizin vom New York University

Medical Center. Sarno weist darauf hin, dass das autonome Nervensystem die unwillkürlichen Körperfunktionen, einschließlich des Blutkreislaufs, kontrolliert. Wenn ein Individuum eine Bedrohung wahrnimmt, wird seine Atmung flach, und der Blutfluss wird verändert, um die Kampf-oder-Flucht-Reaktion zu erleichtern. Sarno verwendet zwar nicht das Wort »Dissoziation«, aber er geht offenbar davon aus, dass das Gehirn in bestimmten Situationen Blut aus bestimmten Geweben abzieht.[981] Wird dieser Prozess chronisch, dann erfährt man in der jeweiligen Körperregion (zum Beispiel im Nacken, im Rücken, in den Schultern) Schmerzen statt der üblichen Gefühle, die normalerweise in diesen Körperregionen vorherrschen. Levine nennt das »abgeschottete Dissoziation« und bezeichnet damit eine lokalisierte Unterbrechung und Verzerrung des Felt Sense.[982] Aktivitäten, die dazu beitragen, die Atmung zu vertiefen und die Zufuhr von Blut (und Lymphe) zu verstärken, können, wie Sarno feststellt – ebenso wie sportliche Aktivitäten und Massage –, Schmerzen, zumindest vorübergehend, reduzieren.[983]

Tiefe Atmung ist ein grundlegender Bestandteil von Yoga, Meditation und anderen Techniken der Stressreduktion. Ich möchte hinzufügen, dass guter Sex und ein herzhaftes Lachen ebenfalls die Atmung vertiefen und sie deshalb ebenfalls helfen sollten, Schmerz und Stress zu verringern. Alle Welt weiß, dass dies tatsächlich der Fall ist.

VARIABILITÄT DER HERZSCHLAGFREQUENZ UND DIE ATMUNG

Sie werden sich daran erinnern, dass Kinder, die besonders schüchtern oder ängstlich sind, eine stärkere elektrische Aktivität im rechten frontalen Bereich ihres Neokortex aufweisen, während Kinder, die offener und zutraulicher sind, mehr Aktivität im linken Frontalbereich aufweisen. Wie wir gesagt haben, kann dieses Muster bis ins Erwachsenenalter erhalten bleiben oder nicht – das hängt von den gesammelten Lebenserfahrungen der jeweiligen Person ab. Eine Entsprechung findet sich vielleicht in einem anderen, noch weniger zur Kenntnis genommenen physiologischen Faktor: der Variabilität der Herzschlagfrequenz. Dies bezieht sich auf die von Schlag zu Schlag natürlich auftretenden Schwankungen im Ruhepuls einer Person. Früher glaubte man, der Ruhepuls sei auf monotone Weise regelmäßig, aber heute weiß man, dass der Rhythmus variiert, und zwar aufgrund des gleichzeitigen Einflusses der beiden Zweige des autonomen Nervensystems, des sympathischen Nervensystems (das die Herzschlagfrequenz herabsetzt) und des parasympathischen Nervensystems (das die Herzschlagfrequenz erhöht).[984]

Neben dem Blutdruck und der elektrischen Leitfähigkeit der Haut ist die Variabilität der Herzschlagfrequenz eine Weise, festzustellen, wie eine Person sich fühlt – sowohl zu einem bestimmten Zeitpunkt als auch über einen Zeitraum hinweg. Sie ist in diesem Sinne für ein Individuum charakteristisch, ein grobes Barometer für den Zustand seiner Physiologie. Die Atmung, so möchte ich hinzufügen, ist ebenfalls charakteristisch. Das Atemmuster einer Person – das im Allgemeinen unbewusst bleibt – kann ihre Herzschlagvariabilität widerspiegeln, und umgekehrt.

Wie wichtig ist also die Atmung? Montagu formuliert es sehr treffend:

> »Der Drang zu atmen ist der zwingendste aller menschlichen Triebe und zugleich der automatischste. ... In einer Stresssituation wird die Atmung vieler Menschen verkrampft. ... Doch auch wenn sie automatisch ist, unterliegt die Atmung ebenfalls der willentlichen Kontrolle ... für kurze Zeiträume, wie jeder Mensch weiß, der einmal

Gesangsstunden genommen hat, [oder auch] für längere Zeiträume, wie jeder Yogi weiß. Diese Kontrolle wird tatsächlich während der gewöhnlichen Aktivitäten des alltäglichen Lebens ausgeübt, etwa beim Sprechen, Schlucken, Lachen, Blasen, Husten. ... Die Atmung ist in der Tat nicht einfach ein physiologischer Prozess, sondern ein Teil der Art und Weise, auf die ein Organismus sich verhält.«[985]

Man könnte sagen: So wie wir atmen, so ist unser körperlicher Zustand. Dies ist buchstäblich wahr, da Sauerstoff und Nahrung in die zellulären ATP-Moleküle umgewandelt werden, deren unablässige Aktivität wiederum die Natriumelektrizität erzeugt, die unsere Muskeln und unser Nervensystem antreibt. Ohne Sauerstoff gibt es also kein ATP; ohne ATP keine Energie; und ohne Energie keinen Fluss von Gefühlen, keine Lebendigkeit.

Bedenken Sie Folgendes: Müssten wir unsere Aufmerksamkeit in jedem Moment auf die Atmung lenken und uns selbst den Befehl geben, einzuatmen, dann wieder auszuatmen, danach wieder einzuatmen und so weiter, dann würde es uns schwerfallen, noch irgendetwas anderem Energie, Zeit oder Aufmerksamkeit zu schenken. Wie könnten wir jemals schlafen, wenn das Atmen eine bewusste, selbst gesteuerte Handlung wäre? Man könnte die Situation also folgendermaßen formulieren: Wir atmen eigentlich nicht, wir werden geatmet.[986]

Es nimmt nicht wunder, dass der Atem schon seit frühester Zeit im Mittelpunkt aller Vorstellungen vom Leben gestanden hat und immer in engem Zusammenhang mit Energie selbst gesehen wurde. Atemenergie wurde im alten Griechenland *thymos* und später *pneuma* genannt, in Ägypten *ka*, in Indien zuerst *atman* und später *prana*, bei den Hebräern *ruach* und bei den Chinesen *qi*.[987] Diese Konzepte bezogen sich auch auf die Seele, den Geist oder die Psyche. Das Wort »Spiritualität«

zum Beispiel hat seine Wurzeln in dem lateinischen Wort *spiritus* (Atem) und ist verwandt mit Respiration, Inspiration, Perspiration und so weiter. Die Vorstellung, dass eine Person an einem bestimmten Tag »begeistert« oder in einer bestimmten Situation »entgeistert« sein mag, bringt zum Ausdruck, wie sehr sie jeweils von Energie (= Geist = Atem) erfüllt ist. Ähnlich kommt das englische Wort *animate* (»lebendig«) vom Lateinischen *animus* her, das »Geist« oder »Seele« oder »Atem« bedeutet. Wenn wir etwas sehr aufregend finden, so kann uns das »atemlos« machen, und Veränderungen unserer Emotionen sind oft von veränderten Atemmustern begleitet, die mit Schreien, Keuchen, Schnaufen oder Schluchzen einhergehen.[988]

Wir sollten uns bewusst sein, dass Sauerstoff nicht das einzige Molekül ist, das durch den Blutstrom transportiert und von ihm freigesetzt wird. Ebenso geht es mit einer Vielzahl von Hormonen, einschließlich des Cortisols, des ACTH, des Prolaktins (welches die Immunaktivität stimuliert) und der Substanz P (die mit Fibromyalgie in Zusammenhang steht). Und wir sollten die weißen Blutkörperchen (Leukozyten) nicht vergessen, die Immunzellen, die schädliche Viren und andere Eindringlinge aufspüren und angreifen. Wenn also die Atmung und die Durchblutung für die Hypnose entscheidend sind, dann könnten Menschen, die hypnotisiert – oder einfach sehr suggestibel – sind, in der Lage sein, ihre eigenen Immunreaktionen zu beeinflussen. Und genau das konnte die Forschung immer wieder bestätigen. Hypnotisierte Versuchspersonen können eine allergische Reaktion entwickeln, wenn sie mit einer Substanz in Berührung kommen, die nicht wirklich allergen ist, von der man ihnen aber gesagt hat, sie sei allergen. Umgekehrt können sie auch eine allergische Reaktion vermeiden, wenn man ihnen sagt, eine Substanz, die tatsächlich allergen ist, sei nicht allergen.[989]

Menschen mit dünnen Grenzen vermögen die gleiche Art

von psychosomatischer Plastizität in anderer Hinsicht hervorzurufen. In einem gut dokumentierten Fall vermochte eine Frau, die lange Erfahrung mit Meditation besaß, willentlich ihre immunologische Reaktion auf einen Hauttest für einen Zeitraum von drei Wochen zu unterdrücken und sie dann wieder hervorzurufen.[990]

EMOTION ALS EINGANGSTOR

So wie ich gesagt habe, dass die Dynamik der Emotionen als Eingangstor zum Anormalen dienen kann, so stellt der Fluss der Gefühle den Schlüssel zur Plastizität dar. Der Neurologe Antonio Damasio, einer der führenden zeitgenössischen Theoretiker der Emotionen, gibt in seinem Buch *Ich fühle, also bin ich* ein wunderbares Beispiel. Er berichtet von einer Begegnung, die er und seine Frau Hanna (ebenfalls Forscherin im Bereich der Emotionen) mit der Pianistin Maria João Pires hatten:

> »Wenn sie, unter der vollkommenen Kontrolle ihres Willens, spielt, dann kann sie den Fluss von Emotionen in ihrem Körper entweder reduzieren oder zulassen. Meine Frau … und ich dachten, dies sei eine wunderbar romantische Idee, aber Maria João beharrte darauf, dass sie es könne, und wir weigerten uns weiterhin, es zu glauben. Schließlich bereiteten wir in unserem Laboratorium die Bühne für den Moment der Wahrheit. Maria João wurde mit Drähten an die komplizierten psychosphysiologischen Messgeräte angeschlossen, während sie unter zwei unterschiedlichen Voraussetzungen jeweils kurze Musikstücke, die wir ausgewählt hatten, anhörte. Ihre Einspielung der Nocturnes von Chopin war gerade herausgekommen, und wir benutzten einige von ihren Stücken und einige von Da-

niel Barenboim als Auslöserreize. Unter der Vorgabe ›Emotionen zulassen‹ zeigte die Aufzeichnung ihres Hautwiderstandes viele Gipfel und Täler, die eng mit den unterschiedlichen Passagen der Musikstücke korrelierten. Dann, unter der Vorgabe ›Emotionen reduzieren‹, geschah tatsächlich das Unglaubliche. Sie konnte die Kurve, die ihren Hautwiderstand abbildete, willentlich abflachen und auch ihre Herzschlagrate verändern. Vom Verhalten her veränderte sie sich ebenfalls.«[991]

In anderen Fällen sind die zugelassenen oder reduzierten Gefühle nicht annähernd so angenehm. Aber sie illustrieren dasselbe Prinzip, nämlich dass die Energie der Gefühle unsere psychosomatische Plastizität konditioniert. Die folgenden Beispiele stammen aus einem bemerkenswerten Buch der Expertin für Verhaltensneurologie (und medizinisch Intuitiven) Mona Lisa Schulz (die selbst elektrisch sensitiv zu sein scheint).[992] Es folgen zusammengefasste Beschreibungen einiger der Fälle, die sie dokumentiert hat. In allen Fällen geht es um Frauen (die, wie wir gesehen haben, den größten Teil der Sensitiven ausmachen).

Alte und neue Ängste

Eine junge Frau, die gerade in ein College eingetreten war, »ging zu ihrer ersten Unterrichtsstunde, brachte es aber nicht über sich, das Klassenzimmer zu betreten. Aus irgendeinem Grund war sie starr vor Schreck. Ihre Hände begannen zu zittern, die Handflächen wurden schweißnass, und sie fühlte ein namenloses Entsetzen.« Schulz »las« das emotionale Leben des Mädchens intuitiv und sah, dass sie eine sehr strenge Erziehung erhalten hatte. Zu einer Zeit, in der es Streit zwischen ihren Eltern gegeben hatte, war sie auf ein überaus strenges Internat geschickt worden. »Dort machte sie viele unschöne Erfahrungen, etwa wegen Fehlverhaltens mit einem Lineal auf die Finger geschlagen zu werden oder vom Mittagessen ausgeschlossen zu werden, weil der Kragen ihrer Schuluniform nicht glatt war. … Sie magerte ab und wurde sehr krank.« Da ihre Eltern um ihre Gesundheit besorgt waren, versöhnten sie sich wieder. Das Mädchen kam nach Hause und ließ ihre Internatserfahrungen hinter sich – oder glaubte, sie hinter sich zu lassen. »Als sie nun auf dem College zum ersten Mal den Klassenraum betreten sollte, rief das in ihrem Körper … dieselben Ängste hervor, die sie als Kind erfahren hatte.«[993]

Innere und äußere Verletzungen

- Eine Frau mit einer dissoziativen Identitätsstörung war einmal von ihrem Vater missbraucht worden. Nur eine ihrer Persönlichkeiten »wusste« von dem Missbrauch. »Immer wenn diese Persönlichkeit auftauchte, erschienen Brandmale auf den Armen der Frau. Wenn sie aus dieser Persönlichkeit herausfiel, verschwanden die Brandmale wieder.«[994]
- Eine unglückliche Frau wurde regelmäßig von ihrem Ehemann zusammengeschlagen. »Als ihre Söhne größer wurden, hinderten sie den Vater daran, ihre Mutter weiter zu schlagen. Er begann sie dann mit Worten anzugreifen. Wann immer er ein Trommelfeuer verbaler Beleidigungen auf sie losließ … erschienen Striemen und schwarzblaue Flecken genau dort auf ihrer Haut, wo sie früher aufgrund der Schläge ihres Ehemanns Blutergüsse erlitten hatte. … Ein Psychiater sah mit eigenen Augen, wie die Male auf den Armen der Frau erschienen, wenn sie von den verbalen Misshandlungen berichtete.«[995]
- Unter Hypnose war eine Frau fähig, Blasen auf ihrem Handrücken entstehen zu lassen, aber nur an der linken Hand und immer an derselben Stelle. Als sie später befragt wurde, sagte sie, »die Stelle, wo die Blasen entstanden waren, sei genau die Stelle, an der sie sich vor sechs Jahren den Handrücken mit heißem Öl verbrannt habe«.[996]

In seiner umfassenden, unter dem Titel *Die Geburt des Geistes* erschienenen Darstellung von Körpergeist-Phänomenen (die für das Erscheinungsjahr 1979 bemerkenswert vorausschauend war) gab der Autor Gordon Rattray Taylor seiner Verwunderung darüber Ausdruck, dass »eine lokale Körpererinnerung ... unbefristet ... anhalten kann«, sodass Wunden, wie die oben beschriebenen, so präzise lokalisiert erscheinen, dass »Bereiche ... die nur wenige Millimeter daneben liegen, unverändert bleiben«.[997] Aber zu genau dieser Erkenntnis führen uns die Forschungsergebnisse. In jüngerer Zeit hat die Heilerin Julie Motz den Ausdruck »Körperspuk« benutzt, um Fälle zu beschreiben, in denen die intensive emotionale Erfahrung einer Person dem Körper als eine machtvolle Erinnerung eingeschrieben ist, die noch viele Jahre nach dem ursprünglichen Ereignis wieder auftauchen kann.[998] Dieser Ausdruck mag sich nicht sonderlich wissenschaftlich anhören und erregt deshalb wohl auch nicht die Aufmerksamkeit oder das Interesse von Wissenschaftlern, aber ich glaube, dass er eine zutreffende Repräsentation dessen ist, was sich dort abspielt.

Alle oben genannten Beispiele beinhalten intensive, aber dissoziierte Gefühle – und dazu eine Aktivität des Immunsystems. Erinnern Sie sich daran, dass die Elemente des Immunsystems in jedem von uns in ständiger Kommunikation mit denen des Nervensystems (und umgekehrt) stehen. Wir haben gesehen, dass diese beiden Seiten tatsächlich miteinander vernetzt sind und dass sie über Nervenfasern und Neurotransmitter miteinander kommunizieren. Sie tauschen auch durch Hormone und andere Botenstoffe Information aus. Auf diese Weise ist alles im Körper miteinander verbunden: das Gehirn, der Bauch, die Drüsen, die Organe, die Muskeln, die Knochen, die Nerven, der Kopf und das Herz. So fließt die Energie der Gefühle durch den gesamten Körper. Sie fließt in allen von uns auf dieselbe Weise, auch wenn der Fluss bei manchen langsamer ist (bei Menschen mit dicken Grenzen) und bei anderen (Menschen mit dünnen Grenzen) schneller. Und bei jedem von uns gehen Blut, Sauerstoff und Gefühle durch das Herz und werden von ihm weitergepumpt. Darum wollen wir uns nun diesem wichtigsten und faszinierendsten aller Organe zuwenden.

VON HERZEN KOMMEND?

»Die Erforschung des Herzens ist heute so weit, wie die Gehirnforschung vor einigen Jahrzehnten war«, sagt der Schriftsteller und Erzieher Joseph Chilton Pearce. Man hat nicht nur Rezeptoren für Neuropeptide im Herzen gefunden, über die das Gehirn augenblicklich mit diesem wichtigsten aller Organe kommunizieren kann, sondern man weiß auch, dass der Prozess ebenfalls umgekehrt funktionieren kann. Der Atrium-(Vorhof-)Bereich des Herzens produziert ein Peptid, das Atriales Natriuretisches Peptid (ANP) genannt wird und das auf das HHN-Stresssystem einwirkt und die Absonderung des Hormons ACTH durch die Hypophyse auslöst.[999] Studien, auf die sich das Institute of HeartMath (das sich der Förderung der biomedizinischen Erforschung des Herzens widmet) beruft, legten nahe, dass die Kommunikation ebenfalls elektromagnetischer Natur ist und die elektromagnetische Ausstrahlung des Herzens sich in Übereinstimmung mit dem Zustand des Körpergefühls verändert. Die Mitglieder dieses Instituts verstehen die traditionelle Ansicht, nach der das Herz, nicht nur metaphorisch, seine ganz eigene Intelligenz besitzt, und diese Sichtweise wird zunehmend von der Wissenschaft bestätigt. »Mit jedem Herzschlag kommuniziert das Herz unablässig mit dem Gehirn und dem Körper. ... Die Botschaften, die das Herz sendet ... wirken sich nicht nur auf die physiologische Steuerung aus, sondern können auch einen tief greifenden Einfluss auf die Wahrnehmung, die Emotionen, das Verhalten ... und die Gesundheit haben.«[1000]

Man beginnt heute, das Ausmaß dieses Einflusses zu dokumentieren. Der Psychologe und Psychoneuroimmunologe Paul Pearsall führte eine bemerkenswerte Studie durch, die in seinem Buch *Heilung aus dem Herzen* beschrieben wird.[1001] Wie auch Candace Pert und eine zunehmende Zahl anderer Forscher, konzentriert Pearsall sich auf die Überlappung von Gehirn und Körper, Gedanken und Emotionen, Gesundheit und Krankheit sowie des Immunsystems und des Nervensystems. In seinem Buch finden sich einige wahrhaft bemerkenswerte Geschichten, die ihm Herztransplantations-Patienten und ihre Familien erzählt haben. Im Großen und Ganzen scheinen diese Geschichten darauf hinzuweisen, dass das Herz (und vielleicht auch andere Organe) ein Gedächtnis der Person, der es entnommen wurde, in sich trägt. Angesichts der erstaunlichen und gut dokumentierten Fälle von psychosomatischer Plastizität, über die wir zuvor gesprochen haben, scheint diese Vorstellung nicht so weit hergeholt zu sein. Wenn wir einmal annehmen, dass Pearsalls Testpersonen (73 Herztransplantationspatienten und ihre Familien sowie 67 andere Empfänger von Organtransplantaten und 18 Spenderfamilien) nicht einfach nur gelogen haben, dann ist dieses Thema sicherlich weitere Untersuchung wert.[1002]

Hier sind einige der Berichte, die Pearsall und seine Mitarbeiter gesammelt haben. In jedem der Fälle wurden die Informationen über den Spender und den Empfänger von Familienmitgliedern oder Freunden bestätigt. Die oft erstaunlichen Persönlichkeitsveränderungen bei den Empfängern gingen jeglichem Kontakt mit der Familie oder den Freunden der Spender voraus. Zum Beispiel:

Zweiteltern

Ein sieben Monate alter Junge empfing das Herz eines sechzehn Monate alten Jungen, der auf tragische Weise ertrunken war. Vier Jahre später traf der Empfänger die Mutter des Spenders. »Sobald [er] mich sah, lief er zu mir herüber und drückte seine Nase an mich und rieb sie immer wieder hin und her. Das war genau das, was wir immer mit [unserem Sohn] getan hatten. ... Als er mich umarmte, konnte ich meinen Sohn fühlen. Ich will sagen, dass ich ihn nicht nur symbolisch fühlte. Er war da. Ich habe seine Energie gefühlt.« Die Mutter des Empfängers berichtete, dass ihr Sohn sich in der Gegenwart der Mutter des Spenders völlig anders verhielt. »Er ist sehr, sehr schüchtern, aber er lief zu ihr hinüber, wie er zu mir gelaufen kam, als er noch ein Baby war. Als er dann noch ›Es ist alles in Ordnung, Mama‹ flüsterte, brach ich zusammen.« Als die beiden Familien zusammen zur Kirche gingen, ließ der Junge die Hand seiner Mutter los »und rannte direkt zu [dem Vater des Spenders] hinüber. Er kletterte auf seinen Schoß, umarmte ihn und sagte ›Daddy‹. Wir waren fassungslos. Wie konnte er ihn kennen? Warum nannte er ihn Daddy? Er tat sonst nie so etwas. Er ließ in der Kirche sonst nie meine Hand los und lief zu einem Fremden hinüber. Als ich ihn fragte, warum er das getan habe, sagte er, er hätte es nicht getan. Er sagte, [der Spender] habe es getan und er sei nur mit ihm mitgegangen.«[1003]

Triebverstärkung

»Ich war nie besonders an Sex interessiert. Ich habe nie viel darüber nachgedacht. Verstehen Sie mich nicht falsch, mein Ehemann und ich hatten schon ein Sexleben, aber es war kein wichtiger Teil unseres Lebens. Jetzt fordere ich meinen Mann sexuell bis zur Erschöpfung. ... Als ich meiner Psychiaterin davon erzählte, meinte sie, dies sei eine Reaktion auf meine Medikamente und meinen gesünderen Körper. Dann jedoch fand ich heraus, dass mein Spender eine junge Studentin gewesen war, die als Oben-ohne-Tänzerin und als Callgirl gearbeitet hatte. Ich glaube, dass ich jetzt ihren Sexualtrieb habe, und mein Mann sieht das ebenso.«[1004]

Musikalische Neuorientierung

Ein 47-jähriger Gießereiarbeiter empfing das Herz eines 17-jährigen männlichen schwarzen Studenten, der aus einem vorüberfahrenden Auto erschossen worden war. Er berichtete mit amüsiertem Tonfall: »Ich habe klassische Musik immer gehasst, aber jetzt liebe ich sie. An meinem Herzen kann das nicht liegen, denn ein schwarzer Typ aus dieser Gegend fährt bestimmt nicht darauf ab.« Als jedoch die Mutter des Spenders befragt wurde, erzählte sie: »Unser Sohn war gerade auf dem Weg zum Geigenunterricht, als er niedergeschossen wurde. ... Während er dort auf der Straße starb, drückte er seinen Geigenkasten an sich. Er liebte die Musik, und seine Lehrer meinten, er habe eine große Begabung dafür.«[1005]

Unfallfolgen

»Nachdem ich mein neues Herz bekommen hatte, geschahen mir zwei Dinge. Zuerst spürte ich damals beinahe jede Nacht und auch heute noch manchmal tatsächlich den [Auto]Unfall, den mein Spender gehabt hat. Ich fühle den Aufprall in meiner Brust. ... Ich hasse jetzt auch rotes Fleisch. Ich kann es nicht ausstehen. Früher war ich einer der besten Kunden von McDonald's, aber heute muss ich mich übergeben, wenn ich rotes Fleisch esse.«[1006]

Spätpubertät

Ein 47-jähriger Mann empfing das Herz eines 14-jährigen Mädchens mit einer Neigung zur Magersucht und Bulimie. Er berichtete: »Ich fühle mich wie ein Teenager, genauso albern. ... Ich habe diese nervige Tendenz zu kichern, die meine Frau auf die Palme bringt. Und da ist irgendetwas mit dem Essen. Ich weiß nicht, was es ist. Ich werde hungrig, aber nachdem ich gegessen habe, ist mir oft schlecht, und ich habe das Gefühl, es würde mir helfen, wenn ich mich übergebe.«[1007]

Angst vor dem Wasser
Ein neunjähriger Junge empfing das Herz eines dreijährigen Mädchens, das im Swimmingpool ihrer Familie ertrunken war. Die Mutter des Empfängers berichtete: »Die eine Sache, die mir am meisten auffällt, ist, dass [ihr Sohn] jetzt eine Todesangst vor Wasser hat. Vorher hat er das Wasser geliebt. Wir leben am Ufer eines Sees, und er will einfach nicht mehr in den Hof hinausgehen. Er schließt und verschließt die Hintertür immer wieder. Er sagt, er habe vor dem Wasser Angst und wisse nicht, warum.«[1008]

Spurensuche
Ein achtjähriges Mädchen empfing das Herz eines zehnjährigen Mädchens, das ermordet worden war. Sie begann während der Nacht zu schreien, weil sie Träume von dem Mann hatte, der die Spenderin getötet hatte. Sie sagte ihrer Mutter, sie wisse, wer es war. Nach mehreren Sitzungen mit einer Psychiaterin sagte diese, sie könne »die Realität dessen, was dieses Kind mir erzählt, nicht mehr leugnen«. Die Mutter und die Psychiaterin beschlossen gemeinsam, zur Polizei zu gehen. Aufgrund der Beschreibung des kleinen Mädchens wurde der Mörder tatsächlich gefunden und verurteilt. »Die Zeit, die Waffe, der Ort, die Kleider, die er trug, was das kleine Mädchen, das er ermordet hatte, zu ihm gesagt hatte … alles, was [sie] berichtete, war vollkommen zutreffend.«[1009]

Dies sind nur einige wenige von vielen erstaunlichen Fällen, die sich in ähnlicher Form auch in anderen Quellen, zum Beispiel dem *Book of the Heart* von Louisa Young[1010] finden. Im Laufe meiner Forschung wurde mir vor einigen Jahren etwas Ähnliches berichtet. Ein Mann in seinen Fünfzigern hatte das Herz einer Collegestudentin erhalten, die sich bei einer Party ihrer Studentinnenvereinigung betrunken hatte und die starb, weil sie eine Treppenflucht hinunterfiel. Während drei Nächten nach der Transplantation hatte der Mann Albträume davon, eine Treppenflucht hinabzustürzen. Dann hörten die Albträume auf, und der Empfänger hatte keine weiteren Symptome, die mit dem Spender in Zusammenhang zu stehen schienen.[1011]

Vom Kenntnisstand unserer heutigen medizinischen und naturwissenschaftlichen Forschung her gesehen, weiß man nicht, was man von solchen Berichten halten soll; aber dem gesunden Menschenverstand bieten sich einige Erklärungen an. So wäre es zum Beispiel möglich, dass Patienten, die üblicherweise kein bewusstes Wissen darum haben, wer ihre Spender waren, wie sie umkamen oder welche Persönlichkeit, welche Geschmäcker oder welche Gewohnheiten sie hatten, vielleicht ein Gespräch zwischen Krankenschwestern oder anderem Personal des Krankenhauses mit angehört haben. Eine weitere Vermutung ist, dass die Medikamente, die Patienten erhalten, um die Gefahr der Abstoßung des Organs zu verringern, etwa so ähnlich wirken wie LSD und die Patienten sich deshalb alle möglichen nicht vorhandenen Dinge einbilden oder dass Erinnerungsfetzen aus ihrer Vergangenheit aktiviert werden und sie diese ihrem Spender zuschreiben.[1012]

Eine andere Erklärung besagt, dass der Prozess der Transplantation an sich eine große Stressbelastung darstellt und dass deshalb bei bis zu 50 Prozent der Empfänger von Transplantaten psychiatrische Symptome entstehen.[1013] Depressionen sind häufig und ebenfalls Schuldgefühle darüber, überlebt zu haben. So kommentierte zum Beispiel eine Person: »Stellen

Sie sich das doch einmal vor: Ein Krankenhaus war damit einverstanden, zumindest im Prinzip, das Herz und die Lunge aus Ihrem Körper herauszureißen und sie durch das Herz und die Lunge eines anderen, der gerade gestorben ist, zu ersetzen. Und dazu gratuliert man Ihnen dann auch noch.«[1014]

Besonders machtvoll wirkt sich vielleicht aus, dass sich mit dem Herzen seit uralten Zeiten symbolische Assoziationen verbinden, die einen »Austausch« dieses Organs mit dem eines anderen Menschen äußerst problematisch erscheinen lassen. Seit Jahrtausenden wird das Herz als die Quelle von Mut, Weisheit, Liebe und sogar der persönlichen Identität angesehen. Es ist also nicht verwunderlich, wenn viele Empfänger eines Transplantats sich nach einer solchen Operation fragen: »Wer bin ich jetzt?« Wie viel von ihrem »alten Ich«, von ihrer einzigartigen Kombination von Vorlieben und Abneigungen, von ihrer angesammelten Lebenserfahrung ist noch vorhanden, und wie viel stammt vielleicht von dem verstorbenen Spender? Sind sie noch sie selbst – oder irgendein seltsames, neues Amalgam?[1015]

Ich hege keinen Zweifel daran, dass diese Erklärungen, für sich genommen oder miteinander kombiniert, ausreichen, um zumindest einige der Fälle zu erklären, in denen der Empfänger eines Transplantats zu der Überzeugung gelangt ist, etwas von den persönlichen Charakteristika oder Erinnerungen des Spenders geerbt zu haben. Aber sind solche Erklärungen immer zutreffend? Ich meine, nicht. Die hier angeführten Fälle – besonders wenn man sie als Ganzes sieht – lassen sich nur sehr schwer irgendeinem rational verständlichen Mechanismus zuschreiben, außer vielleicht dem, dass sie erstunken und erlogen sind. Angesichts der Bestätigung von Partnern, Geschwistern und Freunden erscheinen sie doch allzu merkwürdig – und merkwürdig zutreffend –, um sie einfach wegzuerklären.

KARDIOSENSITIVE

Pearsalls Ergebnisse stimmen mit denen eines anderen Forschers, von Benjamin Bunzel vom Universitätskrankenhaus in Wien, überein. Bunzel analysierte die Berichte von 47 Empfängern eines Herztransplantats. 6 Prozent von ihnen berichteten über eine deutliche Veränderung ihrer Persönlichkeit aufgrund ihres neuen Herzens, eine Veränderung, die sie den Erinnerungen ihres Spenders zuschrieben.[1016]

6 Pozent ist keine große Zahl, aber sie ist auch nicht verschwindend klein. Die Zahl erinnert an die Schätzung des Anteils von zu Fantasiegebilden neigenden und hoch suggestiblen Personen in der Bevölkerung (4 %), die von den Forschern Wilson und Barber genannt wird. Pearsall fand, dass die Herztransplantat-Patienten, die er interviewte, eine Reihe von Persönlichkeitszügen gemeinsam hatten, die er nicht nur katalogisierte, sondern die er auch unter einer Kategorie zusammenfasste: kardiosensitiv.[1017] Das Bild dieser Persönlichkeiten setzt sich aus den folgenden Eigenschaften zusammen (die wir bereits aus früheren Diskussionen in diesem Buch kennen):

- Fast alle Kardiosensitiven sind Frauen.
- Die meisten berichten von einem lebhaften und aktiven Fantasieleben vor der Transplantation.
- Sie sind fähig, mit Leichtigkeit visuelle Bilder zu beschwören und sie mitzuteilen.
- Sie sind überwachsam in Hinsicht auf ihre Umgebung.
- Viele leiden unter Allergien.
- Lange bevor sie krank wurden und ein Transplantat empfingen, hatten die meisten von ihnen bereits lebhafte Träume und interessierten sich für die Bedeutung ihrer Träume. Nach der Transplantation träumten die meisten von ihnen von ihrem Spender.
- Die meisten von ihnen sagen, sie seien sehr sinnlich betont

und auf ihren Körper eingestimmt. Viele sind Sportler, Musiker und Tänzer.

- Viele werden von ihren Familienmitgliedern und Freunden als medial begabt oder sehr sensitiv beschrieben, und es heißt, dass sie, bereits lange bevor ihre Krankheit diagnostiziert wurde und sie schließlich ein Transplantat empfingen, diese Sensitivität an den Tag legten.

Die amerikanische Tänzerin Claire Sylvia, die Herz und Lunge von einem männlichen Spender erhielt und nach der Transplantation nicht nur an völlig anderen Speisen Geschmack fand als vorher, sondern die auch deutlich andere und, wie sie meinte, vorwiegend »männliche« Charakterzüge in sich entdeckte, war ein solcher Fall. Als Tänzerin und Choreografin »war sie sich ihres Körpers und seiner Verbindungen mit ihrem Geist und ihrer Seele sehr bewusst«. Sie sagte, es sei nach der Transplantation »entsetzlich schwierig und sehr schmerzlich gewesen, emotional neu geboren zu werden«. Sie ist offenbar in vieler Hinsicht sehr sensitiv.[1018]

Das Konzept der Transliminalität ist meiner Meinung nach besonders vielversprechend in Hinsicht auf ein Verständnis der Funktionsweise – sowohl in sich selbst als auch in der Welt – dieser Kardiosensitiven. Gehen wir einmal von der durch die oben angeführten Belege gestützten Prämisse aus, dass diese Individuen bereits vor ihrer Organtransplantation und vielleicht schon ihr ganzes Leben lang hoch transliminal waren. Ihre Reaktion auf die Operation und ihr Gespür für die Persönlichkeit des Spenders wären dann ein Ausdruck ihrer »Neigung dazu, dass psychologisches Material die Schwelle des Bewusstseins in beide Richtungen überquert«. Leider wirft dies nur Licht auf die Verarbeitung im Körpergeist; die Frage, was da genau über die Schwelle des Bewusstseins geht, bleibt offen. Kann solches Material wirklich aus einer äußeren Quelle kommen?

DAS ANDAUERN VON ERINNERUNGEN

Kehren wir zu der Prämisse zurück, dass der Körper und die Energie intensiver Gefühle im Körper für anormale Erfahrungen zentral sind. Hinzu kommt hier noch eine unaufgelöste Erstarrungsreaktion zusammen mit der charakteristischen Dissoziation. Könnten diese Energie und die damit verbundene Information, um die der Körpergeist weiß, anderswohin übertragen werden? Oder um es anders zu formulieren: Könnten dissoziierte Erinnerungen (oder vielleicht sogar jegliche Erinnerungen, wenn sie nur stark genug mit Gefühlen verbunden sind) beim Tod desjenigen, der sie besessen hat, nach außerhalb des Körpers transplantiert werden?

Ich werde einige erstaunliche Belege dafür anführen, dass so etwas möglich ist. Das Immunsystem, das für die Identifizierung und Aufrechterhaltung des Ichs so wesentlich ist, ist auch bei diesen Berichten wieder einmal im Spiel. Wir beginnen mit einem Fallbeispiel aus den Archives of Internal Medicine:

> »Eine Lebertransplantation rettete wahrscheinlich das Leben eines 60-jährigen Australiers – aber sie tötete ihn auch beinahe. Die Leber kam von einem 15-jährigen Jungen, der an einer allergischen Reaktion auf Erdnüsse gestorben war. Aber diese Nussallergie war niemals offiziell diagnostiziert worden, und die Ärzte waren sich ihrer nicht bewusst. Einen Tag nachdem der Empfänger der Leber aus dem Krankenhaus nach Hause zurückgekehrt war, aß er eine Handvoll Cashew-Nüsse. 15 Minuten später hatte er eine lebensbedrohliche allergische Reaktion. Der Mann wurde umgehend ins Krankenhaus eingeliefert, wo er sich nach einer medikamentösen Behandlung wieder erholte. … Spätere Bluttests zeigten, dass er eine Allergie gegen Cashewnüsse, Erdnüsse und Sesamsamen hatte – dieselben Allergien, die auch sein Spender hatte.«[1019]

Dieser Bericht ist deshalb so aufschlussreich, weil daran überhaupt nichts Anormales ist. Alles, was hier vorliegt, sind dramatische Ereignisse um Leben und Tod, die von einer Allergie ausgelöst werden – aber einer Allergie, die von jemand anderem kam. Das Organ der Übertragung ist in diesem Fall die Leber. Unsere Leber spielt eine entscheidende Rolle im Stoffwechselprozess des Körpers. Sie baut aus dem Blut übernommene Substanzen ab (wie etwa Alkohol) und erzeugt und speichert noch andere Substanzen (wie etwa Zucker). So ist es also leicht vorstellbar, dass eine transplantierte Leber eine Allergie (oder vielleicht auch eine Immunität) vom Spender auf den Empfänger übertragen kann. Ich möchte behaupten, dass das Herz und ebenso andere Organe dasselbe tun können.

Betrachten wir als Nächstes etwas, das man in Bezug auf die dissoziative Identitätsstörung (früher auch multiple Persönlichkeitsstörung genannt) herausgefunden hat. In solchen Fällen kann eine Persönlichkeit Eigenschaften besitzen (zum Beispiel eine Allergie oder Medikamentenreaktion, Migränekopfschmerzen, Rechtshändigkeit oder Linkshändigkeit, schärferes oder schwächeres Sehvermögen), die sich von den Eigenschaften anderer Persönlichkeiten im selben Individuum unterscheiden. Dies weist darauf hin, dass eine ganze Palette von Körperfunktionen, einschließlich der Immunfunktion und verschiedener anderer Indikatoren für Sensitivität, auf ganz deutliche Art und Weise beeinflusst wird, wenn ein Individuum in getrennte »Persönlichkeiten« dissoziiert.[1020] Dies ist einleuchtend, wenn wir bedenken, dass der Körpergeist ein weitreichendes Netzwerk ist, das alle Organe, Nerven, Drüsen, Muskeln und Nervenpfade im Körper umfasst, ganz zu schweigen von den zugrunde liegenden zellulären Prozessen. Auf der Grundlage unseres Verständnisses der Dissoziation – dass hierbei das bewusste Gewahrsein unseres körperlichen Zustandes (der Felt Sense) unterbrochen und die Durchblutung unter Bedingungen starken Stresses verändert wird – können wir darauf schließen, dass auch die Energie dieser Prozesse auf signifikante Weise umgelenkt wird.

Denken Sie an unsere Analogie eines Flusses, der in ständiger Bewegung ist. Er hat seine Quellen (all die Zellen, die Energie liefern), er folgt einem bestimmten Lauf (über die Nervenfasern und den Blutkreislauf), und er fließt in Nebenarme hinein (die Muskeln und Organe). Erfährt eine Person eine überwältigende Bedrohung, werden sofort die Stresssysteme des Körpergeistes (das sympathische Nervensystem und die HHN-Achse) zusammen mit all den begleitenden energetischen Veränderungen aktiv. Wird dieser Prozess chronisch, wird die Erstarrungsreaktion also zu einem Muster und die Dissoziation zu einer charakteristischen Eigenschaft, dann müssen davon schließlich bestimmte Gewebe und Funktionen betroffen werden. Das liegt daran, dass die zugrunde liegende Energie buchstäblich im Inneren festgehalten wird – und gewöhnlich auf abnormale und ungesunde Weise. Wird später ein bestimmter Körperteil entfernt und transplantiert (was, wie ich hinzufügen möchte, die ultimative Form von Dissoziation ist), dann wird die in diesem Organ gebundene Energie – zusammen mit allen sie begleitenden Eigenschaften und Erinnerungen – in den Empfänger übertragen. Wenn wir bei der Flussanalogie bleiben, so könnten wir uns die Erinnerungen als Blätter vorstellen, die auf der Oberfläche des Flusses dahintreiben. Wohin der Fluss fließt, dahin treiben auch die Blätter. Und wenn der Fluss in einen See mündet, dann bleiben sie stehen. Wenn eine bestimmte Gruppierung von Geweben (zum Beispiel ein Herz, eine Lunge, eine Niere) entfernt und transplantiert wird, dann werden auch die Erinnerungen, die ein integraler Bestandteil des Gewebes sind, transplantiert.

Hier ist ein weiteres erstaunliches Beispiel, das wir nun mithilfe unseres Modells erklären können. Eine Frau, die seit einigen Jahren unter einer dissoziativen Identitätsstörung gelitten hatte, entwickelte eine schwere Infektion in ihrem linken Arm, die nicht heilen wollte. Schließlich musste der Arm amputiert werden. Nach der Amputation litt die Frau nicht mehr an multipler Persönlichkeit.[1021] Ich nehme an, dass der Arm selbst – sozusagen das Flussbett – die Wurzel ihrer Probleme war. Nachdem sie eine schwere Infektion entwickelt hatte (die man selbst als Ausdruck einer Dissoziation ansehen könnte, die auf dieses Glied eingegrenzt war), warf die Frau zumindest eine Form ihrer Schwierigkeiten ab.

EXTERNALISIERTE ERINNERUNG

Könnte es noch ungewöhnlichere Dinge geben als die Beispiele, die bereits angeführt wurden? Mit einem Wort: Ja. Es gibt Fälle, die ich für meinen Teil als Belege dafür interpretiere, dass Erinnerungen innerhalb des Körpergeistes über das Individuum, das sie ursprünglich besaß, hinaus übertragen werden können. Bedenken Sie den ausgesprochen seltsamen Befund, dass bei einem Drittel jener Kinder, die behaupten, sich an frühere Leben zu erinnern, ungewöhnliche Geburtsmale (und in geringerem Maße Geburtsfehler) festgestellt wurden. Der verstorbene Ian Stevenson von der Universität von Virginia, ein wahrer Pionier, der sich der Untersuchung solcher Berichte widmete, schrieb: »Die Geburtsmale bei diesen Personen sind selten die einfachen … Muttermale, von denen jedermann eines oder mehrere besitzt. Sie sind in der Mehrzahl … im Vergleich zu der umgebenden Haut tiefer liegend, sie sind gewöhnlich haarlos, oft runzelig oder narbenähnlich … [sie] sind gewöhnlich größer als die ›üblichen‹ [Muttermale] und sie treten häufig an Stellen auf, wo solche [Muttermale] sonst nie auftreten, wie etwa am Kopf oder an den Beinen und Füßen.«[1022]

Es heißt, dass diese Male mit der Lokalisierung von Wunden übereinstimmen, die die verstorbene Person, an deren Lebenserfahrung sich ein bestimmtes Kind zu erinnern behauptet, erlitten hat. Im Verlauf seiner Karriere machte Stevenson weite Reisen und besuchte Länder wie Indien und Sri Lanka, wo das Konzept der Reinkarnation allgemein akzeptiert ist. Er untersuchte und interviewte um die 2500 Kinder und ihre Familien. Wo es möglich war, versuchte er die gegebenen Berichte zu verifizieren. In den meisten Fällen, in denen das fragliche Kind ein solches Geburtsmal hatte, fand Stevenson »Übereinstimmungen der Lokalisierung zwischen den Geburtsmalen und Wunden ... auf dem Körper der jeweiligen verstorbenen Person«. Wenn es von der Person zum Beispiel hieß, sie sei an einer Schusswunde gestorben, hatte das Kind oft zwei Geburtsmale, die vielleicht mit dem Eintrittsloch und Austrittsloch des Geschosses korrespondierten. Stevenson interpretierte gleichermaßen viele der Geburtsfehler als Entsprechungen zu Schwertstreichen, Stichwunden und anderen ähnlichen Verletzungen. Auf der Grundlage dieser Daten und vieler anderer Hinweise, die diese Kinder erkennen ließen (zum Beispiel bestimmter Phobien, des Spielens ungewöhnlicher Spiele, frühreifer Interessen), schloss er darauf, dass es, zumindest in manchen Fällen, möglich ist, sich an frühere Leben zu erinnern.[1023]

Solche Fälle gibt es jedoch nicht nur bei Kindern vom anderen Ende der Welt. Physische Verletzungen und emotionale Traumata sind auch ein wiederkehrendes Thema bei westlichen Kindern, denen ihre Vorlieben Rätsel aufgeben. So schrieb etwa William Falk, der Herausgeber des amerikanischen Nachrichtenmagazins *The Week*:

> »Als Kind war ich fasziniert vom amerikanischen Bürgerkrieg. Im Alter von zehn Jahren hatte ich bereits Dutzende von Büchern über den Krieg gelesen. Ich wusste, welche Generale bei Chickamauga und Antietem und Chancelorsville gekämpft hatten, wie viele Soldaten gestorben waren und wie das alles ausgesehen, gerochen und sich angefühlt

hatte. Stundenlang stellte ich meine Unionssoldaten und konföderierten Soldaten aus Plastik auf Schlachtfeldern in unserem Keller auf, malte ich rote Farbe auf die Wunden und sägte ich Glieder der Soldaten ab, um die Szene realistischer zu gestalten. Es war eine Obsession, die aus dem Nirgendwo gekommen zu sein schien. Viele Jahre später zahlte ich einem Medium, das behauptete, die vergangenen Leben von Menschen ›lesen‹ zu können, 20 Dollar. Ohne irgendwelche Hinweise von mir erhalten zu haben, sagte sie mir, ich sei in einem vergangenen Leben ein Feldarzt in der Unionsarmee gewesen. Das Leiden und das Sterben, das ich mit angesehen hätte, so sagte sie, hätten einen tieferen Eindruck in mir hinterlassen. ... Ich nahm das alles nicht sonderlich ernst, aber ich hatte doch eine ganze Weile daran herumzukauen.«[1024]

Reinkarnation ist ein heikles Thema, denn es impliziert, dass eine ganze Persönlichkeit – die alle Facetten des Verstorbenen umfasst – irgendwie in einem neuen Körper verkörpert wird. Außerdem impliziert sie, dass die gegenwärtige Person ein Ergebnis, ein Nachfolger, eine natürliche Fortsetzung der früheren Persönlichkeit (oder Kette von Persönlichkeiten) ist. Der Mechanismus, den ich hier meine, ist etwas ganz anderes. Er ist eine Randerscheinung des bekannten körperlichen Prozesses von Stress, Erstarrungsreaktion und Dissoziation. Er umfasst das körperliche und gefühlsmäßige Wissen, das unterbewusst gespeichert wird, wenn schockierende, schmerzliche oder auf andere Weise überwältigende Erfahrungen traumatisch werden und der Lauf des emotionalen Flusses umgelenkt oder aufgestaut wird. Die übermittelte latente Energie wird einen Bezug haben zu der Erfahrung selbst und den Teilen des Körpers, die am direktesten involviert waren, da sie eine Art Schnappschuss dessen darstellt, was zur Zeit der Bedrohung wahrgenommen wurde. Ich möchte nicht behaupten, dass eine ganze Persönlichkeit in einem neuen Körper wiedergeboren wird – nur dass die emotionale Energie, die zu ihrer Zeit nicht aufgelöst wurde, dem ersten Grundsatz der Thermodynamik folgt und dass sie, auf noch unbekanntem Wege, tatsächlich an einen neuen Wirt übertragen wird. Was nach diesem Konzept überlebt, ist also der Impuls, intensive Gefühle zum Ausdruck zu bringen, die erstarrt sind und zurückgehalten oder verdrängt wurden.

Man könnte spekulieren, wie ich es früher getan habe, dass die Menschen, die mit größter Wahrscheinlichkeit solche aufgestaute emotionale Energie übermitteln, Typ-C-Persönlichkeiten mit dicken Grenzen sind – und dass die Menschen, die diese Energie mit der größten Wahrscheinlichkeit wahrnehmen, Sensitive mit dünnen Grenzen sind. Es könnte sein, dass die hier involvierten Energien bestimmte Individuen dazu prädisponieren, umweltsensibel zu sein. Wenn emotionale Energie tatsächlich konserviert und unter den speziellen Bedingungen, die ich umrissen habe, übermittelt werden kann, dann könnte sie sehr wohl auch die Entwicklung eines anderen Menschen im Mutterleib beeinflussen. Das daraus resultierende Ich wäre eine eigene Persönlichkeit, nicht einfach eine Fortsetzung einer »Kette von Geburten«. Es würde jedoch einige der Kennzeichen (oder in einigen Fällen vielleicht auch Geburtsmale) tragen, die sich aus den früheren stressgeladenen und emotional intensiven Erfahrungen ergeben.

Um diese Vermutung (zumindest indirekt) zu testen, wäre es hilfreich, meinen Sensitivitätsfragebogen auch Angehörigen der folgenden drei speziellen Bevölkerungsgruppen vorzulegen:

- Menschen, die ein Organtransplantat erhalten haben
- Kindern oder jungen Erwachsenen, die behaupten, sich an Details aus einem früheren Leben zu erinnern
- Kindern, die besonders begabt sind oder die Wunderkinder sind

Was die erste Gruppe angeht, so hat Pearsall bereits einen Schritt in diese Richtung getan, auch wenn seine Beobachtungen von Kardiosensitiven eben nur das sind, nämlich Beobachtungen und keine Resultate einer Studie, die speziell darauf ausgerichtet war, die Faktoren, die zur Sensitivität beitragen, zu erhellen. Was die zweite Gruppe angeht, ergeben sich aus der Arbeit von Stevenson einige interessante Fragen, aber er hat nie spezifisch die Umweltsensitivität untersucht.[1025] In Hinsicht auf die dritte Gruppe hat sich die Forschung nach meinem Wissen fast ausschließlich darauf konzentriert herauszufinden, wie sich die außerordentlichen mentalen Fähigkeiten der Wunderkinder entwickeln. Allerdings hat eine außergewöhnliche Arbeit zu diesem Thema, nämlich *Nature's Gambit* von David Henry Feldman von der Tufts University, einige fesselnde Berichte über anormale Sensibilitäten bei zwei jungen Wunderkindern vorgelegt. Beim Ersten der beiden wurde beobachtet, dass der Junge von frühester Kindheit an eine »erhöhte Sensitivität für die emotionalen Zustände anderer« erkennen ließ. Bis zum Alter von fünf Jahren berichtete er auch von Erinnerungen an seine eigene Geburt und von Eindrücken aus einem vorgeburtlichen Zustand.[1026] Angesichts solcher Informationen stellt sich die Frage, was eine systematische Erforschung des Themas der Sensitivität wohl zutage fördern könnte.

Die Berichte über den zweiten [amerikanischen] Jungen (die Feldman und seine Frau in informellen und sehr vertraulichen Gesprächen von seinen Eltern erhielten) lassen einem tatsächlich einen Schauer über den Rücken laufen. Eine der Geschichten wurde bereits zu Anfang dieses Buches berichtet – die des Jungen (mit dem Pseudonym Adam), der sich im zarten Alter von 18 Monaten in seiner Badewanne plötzlich aufsetzte und vor Schrecken schrie, weil sich ihm »die Männer« in Stiefeln und mit Gewehren näherten. Im Alter von zweieinhalb Jahren spielte er im Büro seiner Mutter mit einem Puppentheater, mit dem er schon viele Male gespielt hatte, und begann plötzlich aus heiterem Himmel zu schreien, er habe dieses Theater wiedererkannt. Die Mutter brachte ihn aus dem Raum hinaus und beruhigte ihn; er erzählte ihr daraufhin, das Theater befinde sich in Göttingen, wo er »vor dem Krieg« Medizin studiert habe. Seine verblüfften Eltern gingen in eine Bibliothek, wo sie sich über die Stadt Göttingen informierten. Sie fanden heraus, dass die dortige Universität im 18. Jahrhundert gegründet worden war und dass auf dem Rathausplatz der Stadt eine Statue steht, die einer auf der Hintergrundkulisse des Puppentheaters abgebildeten Statue glich.[1027]

Bei einer anderen Gelegenheit sagte Adam, er habe einmal in England gelebt (wo die gegenwärtige Familie niemals gewesen war) und er habe »die Landschaft besonders genossen, wenn die ›Stickle-Büsche‹ blühten«. Seine Eltern hatten niemals von Stickle-Büschen gehört und unternahmen wiederum einige Nachforschungen. Es stellte sich heraus, dass diese Büsche in Südengland wachsen, wo man sie gern als Hecken verwendet, und dass sie sehr auffällige Blüten haben.[1028] Wie der erste Junge, schien auch Adam Erinnerungen an seine eigene Geburt zu besitzen, unter anderem an seine Reaktion auf das helle Licht im Kreißsaal und darauf, dass man ihm einen Absaugstöpsel in die Nase einführte. Er berichtete auch von anscheinend pränatalen Erinnerungen wie etwa an den Klang der Stimme seiner singenden Mutter und daran, dass »die Wände mich einzwängen – es tut weh«. Was diesen letzteren Punkt bemerkenswert macht, ist die Tatsache, dass es während der Schwangerschaft seiner Mutter etliche Komplikationen gab, unter anderem Uteruskontraktionen, die seit dem vierten Schwangerschaftsmonat die Schwangerschaft zu beenden drohten.[1029]

Der wohl erstaunlichste Bericht betrifft Adams Kommentare im Alter von vier Jahren zur Trauerfeier einer Großtante, der er nie begegnet war. Ich gebe Feldmans Bericht, in dem

Pseudonyme für Adams Mutter (Fiona) und seinen Vater (Nathaniel) verwendet werden, wörtlich wieder:[1030]

»Fiona und Adam saßen allein im Vorraum und sprachen über dieses und jenes, während Nathaniel am Trauergottesdienst teilnahm. Nach einer Weile unterbrach Adam ihr Gespräch. Er sah auf die andere Seite des Zimmers hinüber und fragte seine Mutter, wer die beiden Damen seien, die gerade den Raum betreten hätten. Fiona blickte auf, sah aber niemanden. Sie fragte ihn, welche Damen er meine, und er antwortete: ›Na die, die da neben der Uhr stehen.‹ Fiona sagte Adam, da stünden keine Damen neben der Uhr; außer ihnen beiden sei niemand im Raum. Doch Adam bestand darauf, dass zwei alte Damen neben der Uhr stünden und sich unterhielten. Er glaubte, sie hätten vielleicht auf die Dame gewartet, die eben hereingekommen sei. Adam fragte, ob die gerade Angekommene nicht vielleicht Tante Bessie sein könnte. Verwirrt, ratlos und auch etwas besorgt antwortete Fiona, sie sähe keine alten Damen in dem Raum, wenn er sie selbst nicht als eine alte Dame bezeichnen wolle.

Unbeirrt beschrieb Adam, wie die drei Frauen angezogen seien und dass sie sich kurz miteinander unterhalten hätten. Dann berichtete er, dass die ersten beiden Damen ›Tante Bessie‹ offenbar eine Treppe am anderen Ende des Raumes hinaufgeleiteten, eine Treppe, die nur Adam sichtbar war. Sobald sie hinaufgegangen waren, nahm er das frühere Gespräch mit der erstaunten Fiona ganz sachlich wieder auf.

Als die Trauerfeier vorüber war, gesellten sich Trauergäste, die sowohl für Mutter als auch Sohn sichtbar waren, zu ihnen in den Vorraum. Schließlich kam auch Nathaniel, um seine Familie abzuholen. Als pflichtbewusster Neffe und Sohn war er nach dem Gottesdienst noch zurückgeblieben, um mit der Familie der letzten Öffnung des Sarges beizuwohnen. Nicht ohne Zögern bat Fiona Nathaniel, ihnen zu beschreiben, wie Tante Bessie aufgebahrt worden war. Nathaniel stutzte zuerst ob dieser ungewöhnlichen Bitte, aber als er merkte, dass Fiona es ernst meinte, beschrieb er das Aussehen des Leichnams, so gut er sich erinnern konnte. Seine Beschreibung stimmte mit Adams Beschreibung der unsichtbaren alten Dame überein, die von ihren ebenfalls unsichtbaren Freundinnen die Phantomtreppe hinaufgeleitet worden war.«

Bei aller Überraschung und echten Besorgnis über Begebenheiten wie diese, kamen Adams Eltern allmählich zu der Überzeugung, dass er »einfach so geschaffen sei, die Welt anders wahrzunehmen und aufzunehmen ... als der Rest von uns«. Angesichts der Tatsache, dass der Familienstammbaum von Wunderkindern oft von hochbegabten Menschen strotzt, fragt sich Feldman, ob Wunderkinder »nicht vielleicht ... besonders sensitiv sind«. Nicht in allen Familien, die Wunderkinder hervorbringen, gibt es allerdings einen solchen Stammbaum. Und es wird auch nicht von allen Familien von Wunderkindern über anormale Wahrnehmungen berichtet; von den sechs Familien, die Feldman studierte, kam dies nur in zwei Familien vor. Dennoch ist er der Ansicht, dass »dieser ganze Bereich der mystischen Erfahrung ein bedeutsamer Teil des Phänomens der Wunderkinder« sei und dass man dies näher untersuchen sollte.[1031]

PLASTIZITÄT – EIN FELD NEUER ENTDECKUNGEN

Im Verlauf der weiteren Erforschung der Plastizität (die heute in den Kreisen der Neurowissenschaft der letzte Schrei ist) wird man, so möchte ich vorhersagen, dieses Konzept ausweiten, sodass es nicht nur Gehirnphänomene, sondern auch Phänomene des Körpergeistes umfasst.

Als einer der Schlüssel hierzu könnten sich die Gliazellen im Gehirn erweisen. *Glia* ist das griechische Wort für »Leim«, und historisch gesehen galten diese Zellen praktisch als der Mörtel, der die Neuronen, die diese Zellen umgeben, zusammenhält. Neuere Forschung weist jedoch darauf hin, dass der vorherrschende Typ von Gliazellen, die Astrozyten oder Sternzellen, das bisher fehlende Bindeglied zwischen der neuronalen Aktivität und der Durchblutung des Gehirns sein könnten. Die Astrozyten empfangen unmittelbar von den Neuronen Signale und bringen Kapillargefäße in ihrer Umgebung dazu, sich zu weiten. Die Zunahme der Hirndurchblutung, die man bei der Hirnszintigrafie als Hinweis auf neuronale Aktivität ansieht, wird also von den Astrozyten geregelt. Ohne diese Art von Gliazellen würde die »Nahrung für das Denken«, die die Neuronen brauchen – also der Sauerstoff und die Glukose, die im Blut enthalten sind –, nicht geliefert werden. Weit davon entfernt, nur eine Nebenrolle zu spielen, sind die Astrozyten wesentlich für das Verständnis der Wechselwirkungen im Gehirn, sagt Mriganka Sur, der Leiter des Forschungsteams am Massachusetts Institute of Technology (MIT), das diese Entdeckung machte.[1032]

Der relativen Mangel an Wissen über die Gliazellen – im Gegensatz zu ihrer Allgegenwart im Gehirn – brachte mehrere bemerkenswerte Denker dazu, Spekulationen über ihre Rolle anzustellen. Die Arbeit des Biologen Robert Becker weist darauf hin, dass die Gliazellen vielleicht nicht nur die Neuronen unterstützen, sondern dass sie sie auf der Grundlage von Informationen von außerhalb und innerhalb des Körpers elektrisch steuern.[1033] Eine ähnliche Vorstellung vertrat der Mathematiker und Philosoph Lance Whyte bereits vor 50 Jahren. Er meinte, die neuronale Aktivität des Gehirns könnte vielleicht weniger bedeutsam sein als ein von ihm angenommener Fluss von Elektrizität, der die neuronale Aktivität anregt und der von den Proteinen in der Zelle ausgeht.[1034]

Wie wir im fünften Kapitel gesehen haben, sind Proteine die grundlegenden Bestandteile der Zelle; sie bauen jedes Molekül im menschlichen Körper auf und ab, einschließlich des ATP, des »Energiespeichers« der Zelle.[1035] Das Hämoglobin genannte Protein transportiert Sauerstoff im Blut und setzt ihn frei, eine Funktion, die umso wichtiger erscheint, wenn man das bedenkt, was wir über die Bedeutung der Atmung für die Erfahrung von Schmerz und Stress und ihre Auswirkungen auf Neigungen von der hypnotischen Suggestibilität bis zur Dissoziation gehört haben. Der andere interessante Aspekt der Proteine (zumindest für unsere hier geführte Diskussion) ist, dass die Hormone und die Antikörper des Immunsystems aus einigen von ihnen bestehen.[1036] Wenn wir also vom Körpergeist sprechen, sind die Proteine die »Bausteine«, die die Kommunikation antreiben.

Auch die Durchblutung des Gehirns wird heute in Kreisen der Naturwissenschaft neu bewertet. Christopher Moore vom MacGovern Institute for Brain Research des MIT stellt die konventionelle Vorstellung infrage, die davon ausgeht, dass der Hauptzweck der Durchblutung metabolischer Natur sei, also der Bereitstellung von Brennstoff und Sauerstoff für das Gehirn diene. Moore schlägt vielmehr vor, dass »das Blut aktiv die Art und Weise der Informationsverarbeitung der Neuronen moduliert«. Lokalisierte Veränderungen der Durchblutung, so meint er, beeinflussen die Aktivität benachbarter Neuronen und regen sie dazu an (oder verringern andererseits ihre Fähigkeit), einen Reiz zu registrieren oder Information auf andere Weise zu übermitteln oder zu codieren. Der Mechanismus ist vermutlich der, den sein Kollege Sur identifiziert hat – die Gliazellen. Eine Veränderung in der Durchblutung, so nimmt er an, könnte die Astrozyten dazu veranlassen, verschiedene Hormone oder Neurotransmitter freizusetzen. Da das Blut (über das Herz) durch den ganzen Körper zirkuliert, bekäme das Kreislaufsystem selbst eine viel größere Bedeutung, während wir immer mehr über die Entstehung unserer Gedanken und Gefühle zu verstehen beginnen.[1037] Es ist nur ein kleiner Schritt zu der Intuition, dass der Fluss der Gefühle ein Schlüssel zur Plastizität ist.

Ich vermute, dass man weitere Belege zur Stützung dieser Konzepte finden wird. Diese Belege könnten wiederum die schon seit langer Zeit gemachte Behauptung von Energieheilern und medizinisch Intuitiven bestätigten, dass sie Symptome physischer Krankheit und emotionaler Belastung »lesen« können. Es wird plausibel werden, die elektrische Sensitivität der Heiler mit dem Fluss der Gefühle, über den wir gesprochen haben, in Verbindung zu bringen oder, genauer gesagt, mit chronischen Störungen in diesem Fluss. Wird man sich erst einmal der Bedeutung der elektromagnetischen Signale bewusst, die von unserem Körper – und insbesondere vom Zentrum des Blutkreislaufs und der Gefühle, von unserem Herzen – ausgehen, dann wird der diagnostische Wert des Magnetokardiogramms vielleicht als ebenso wichtig eingestuft werden wie der der Magnetresonanztomografie (MRI) und der Positronenemissionstomografie (PET).

IMMUNKONDITIONIERUNG

Wie ich betonen möchte, ist durchaus noch nicht eindeutig erwiesen, dass Menschen, die behaupten, elektrisch sensitiv zu sein, es auch tatsächlich sind.[1038] Die stärkste Korrelation könnte hier zwischen wahrgenommener elektrischer Sensitivität und Faktoren wie magischem Denken, Depression und Hypochondrie bestehen.[1039]

Außerdem wäre keine Diskussion der elektrischen Sensitivität – oder jeder anderen Art von Körpergeist-Sensitivität –

vollständig ohne die Erwähnung eines faszinierenden Phänomens, das man Immunkonditionierung nennt. Die Immunkonditionierung funktioniert ähnlich wie die Verhaltenskonditionierung, also der Prozess, durch den Pawlows berühmte Hunde dazu konditioniert wurden, auf den bloßen Klang einer Glocke hin, der zuvor Nahrung signalisiert hatte, Speichel abzusondern. Auf die gleiche Weise kann das Immunsystem einer Person lernen, einen neutralen Reiz (wie etwa einen Geruch oder einen Geschmack) mit etwas zu assoziieren, das auf das Immunsystem wirkt.[1040] Bei einem Experiment wurde Freiwilligen Adrenalin injiziert, das die Aktivität des Immunsystems erhöht. Die Injektionen wurden von einem ziemlich ungewöhnlichen Reiz begleitet: einer Kombination von weißem Rauschen und dem süßen Geschmack eines Sorbets. Danach reichte die bloße Kombination Geräusch/Sorbet aus, um bei den Freiwilligen eine Immunreaktion hervorzurufen. In einem anderen Fall wurde bei einem Experiment durch den neuartigen Geschmack einer Limonade eine allergische Reaktion auf Blütenstaub und Hausstaub konditioniert.[1041] So kann etwa auch die Atmosphäre eines Krankenhauses als solch ein begleitender Reiz wirken; Patienten können verhaltensmäßig darauf konditioniert werden, sich krank zu fühlen, wenn sie nur daran denken, in ein Krankenhaus zurückkehren zu müssen.[1042]

Die Immunkonditionierung könnte gewisse Fälle einer angeblichen elektrischen Sensitivität erklären. Eine Person könnte ehrlich davon überzeugt sein, überempfindlich auf Elektrizität zu reagieren, wobei es aber an anderen Orten als denen, die sie mit der Reaktion assoziiert haben (etwa der Arbeitsplatz oder die Küche), nicht zu einer allergischen Reaktion kommt. Der oft festgestellte Zusammenhang zwischen emotionaler Erregung und elektrischen Phänomenen könnte ebenfalls auf diese Weise erklärt werden – ebenso wie noch seltsamere Behauptungen wie zum Beispiel die von guten Rutengängern, die angeben, dass sie Wasser manchmal einfach dadurch finden können, dass sie eine Landkarte ansehen oder ihre Hand über eine Landkarte führen.

DIE ENTSTEHUNG VON PLASTIZITÄT

Die Diskussion der Immunkonditionierung erinnert uns an zwei andere Themen, die wir früher in diesem Kapitel besprochen haben: Hypnose und der Placeboeffekt. Wie wir gesehen haben, sind beides Beispiele für eine Suggestion, die im Körpergeist eines Menschen mit hinreichend dünnen Grenzen verwirklicht wird. Man sollte annehmen, dass die Immunkonditionierung bestimmte Menschen stärker betrifft als andere. Ich bin sicher, dass sich die Forschung früher oder später dieser Thematik annehmen wird.

Es ist wahrscheinlich, dass auch für die psychosomatische Plastizität eine genetische Grundlage existiert. Gegen Ende des letzten Kapitels habe ich einige der Indizien erwähnt, die für eine genetische Grundlage der Sensitivität im Allgemeinen sprechen, etwa die Leichtigkeit, mit der emotional aufgeladene Ereignisse erinnert werden, die Neigung, Emotionen und Spiritualität durch Tanz auszudrücken, und die Unfähigkeit, überflüssige sensorische Reize auszufiltern. Inzwischen haben Wissenschaftler tatsächlich ein Gen identifiziert, das mit dem Placeboeffekt in Zusammenhang steht.

Ein schwedisches Team führte diese Forschungsarbeit durch. Es arbeitete mit mehr als 100 Menschen mit einer übertriebenen Angst vor Beschämung, klinisch Sozialphobie genannt. Die Versuchspersonen mussten zu Beginn und am Ende einer achtwöchigen Behandlung eine Rede vor Publikum halten. Die »Behandlung« bestand aus der Gabe von Milchzuckerpillen an 25 der Testpersonen, die (ebenso wie ihre Ärzte) nicht wussten, dass sie ein Placebo erhielten. Zehn dieser Versuchspersonen reagierten sehr viel besser als der Rest. Am Ende des Experimentes waren ihre Angstwerte um die Hälfte geringer, während die Werte bei den anderen 15 gleich blieben. Das Hirnszintigramm zeigte bei den Versuchspersonen, die von dem Placebo profitiert hatten, zudem eine deutliche Abnahme der Aktivität der Amygdala. Ein weiterer Test offenbarte, dass die meisten Angehörigen dieser Gruppe eine Doppelkopie eines Gens, das für die Herstellung von Serotonin verantwortlich ist, aufwiesen. (Man nimmt an, dass die Doppelkopie des fraglichen Gens es Menschen ermöglicht, weniger ängstlich zu sein, auch wenn andere Gene hier ebenfalls eine Rolle spielen mögen.)[1043]

Angesichts dieser Indizien vermute ich, dass man für alle Arten von hoher Sensibilität und für alle Formen psychosomatischer Plastizität eine genetische Grundlage finden wird. Was es dazu braucht, sind innovative, gründliche und fortlaufende Untersuchungen. Die Fähigkeit mancher Menschen, sich sowohl auf ihr inneres Milieu als auch auf ihre äußere Umgebung »einzustimmen« – und das, was sie dort vorfinden, in außerordentliche Phänomene zu übersetzen –, wird sich, wie ich glaube, beweisen lassen. Zumindest mit der Zeit – und die Zeit ist ein faszinierendes Thema für sich.

11
ZEIT, ENERGIE UND DAS ICH

»Wenn die Naturwissenschaft – wie es der Fall ist – im Universum nach ganz bestimmten Wahrheiten sucht, dann sind dies unausweichlich die einzigen, die sie finden wird. Alles andere wird durch das Netz schlüpfen.«

David Darling, Astrophysiker[1044]

Meine Frau Bonnie schaut in den Spiegel und bemerkt einige graue Haare. Es ist spätabends, und wir unterhalten uns in unserem Schlafzimmer darüber, dass der Kindergarten für unsere vierjährige Tochter und für unseren beinahe zweijährigen Sohn bald wieder anfangen wird. Gabrielle mag den Kindergarten und freut sich bereits darauf. Für Bradley wird er eine neue Erfahrung sein, aber weil dem so ist, wird sie seinen Reifeprozess fördern. Heute denken Bonnie und ich darüber nach, welchen Weg wir zurückgelegt haben und wie wir uns als Eltern geschlagen haben. Wir kommen zu einem befriedigenden Ergebnis, aber die Angelegenheit ist auch irgendwie erstaunlich, besonders wenn wir daran denken, dass es erst 20 Jahre her ist, dass wir selbst noch zur Schule gegangen sind. Im Rückblick scheinen 20 Jahre eine kurze Zeit zu sein, auch wenn dies nicht so aussah, während wir die unterschiedlichsten Erfahrungen durchgemacht haben: Unsere ersten beruflichen Erfahrungen, ernste (und nicht so ernste) Beziehungen, beruflicher Aufstieg, die Verlobung, die Heirat, die

Lösung von Beziehungsproblemen, Reisen, einige gesundheitliche Sorgen, Kinder bekommen, lernen, Eltern zu sein, und schließlich die Bemühung, nach bestem Wissen und Gewissen gute Eltern zu sein. Der kurze Blick in den Rückspiegel veranlasst Bonnie dazu, zu dem wirklichen Spiegel hinüberzugehen und eine rhetorische Frage zu stellen: »Michael, wir sind so alt. Wie sind wir nur so alt geworden?«

»Gereift«, sage ich, »du meinst gereift.« Doch mein Kommentar fordert die Frage heraus: Wie sind wir denn so ... reif geworden? Und wie wird es sein, wenn wir in zehn Jahren wieder auf uns selbst zurückblicken? Was werden wir sehen, sowohl buchstäblich als auch im übertragenen Sinn? Welche weiteren Veränderungen werden wir durchgemacht haben? Wird unsere Familie immer noch gesund sein? Wie wird es unseren Kindern ergangen sein? Es ist aufregend, sich vorzustellen, wie viel sie gelernt haben werden, aber es ist auch ein bisschen beunruhigend, daran zu denken, wie viel weniger unschuldig und sorglos sie dann sein werden. Ihnen werden zehn Jahre vorkommen wie ein ganzes Leben, doch ihren Eltern wird es so vorkommen, als sei das Jahrzehnt wie im Fluge vergangen. Das ist die wohl beunruhigendste Erkenntnis. Allerdings tröstet mich die Erinnerung an einen Vers aus dem Lied *The Boxer* von Paul Simon:

Now the years are rolling by me, they are rocking evenly
I am older than I once was, but younger than I'll be
That's not unusual
No it isn't strange
After changes upon changes we are more or less the same
After changes, we are more or less the same.[1045]

Über die Zeit wurde viel geschrieben, gesungen und gesagt. Meiner Meinung nach gehört das Lied von Paul Simon zu den weisesten dieser Aussagen. Es ist eine einfache Beobachtung, keine Beurteilung oder Bewertung. So wie wir einfach sind, so ist die Zeit einfach. Wir scheinen in sie hineingeboren zu werden, und unsere Reise durch sie hindurch und unser letztlicher Tod sind unvermeidlich. Und eben weil die Uhr tickt, wird das Leben so unendlich kostbar.

Unsere Eindrücke im Verlauf unserer Lebensreise können sich jedoch sehr stark voneinander unterscheiden. Eine einzelne intensive Erfahrung kann in einem Augenblick vorbei sein, während sich die Zeit in Langeweile, Erwartung oder Furcht endlos in die Länge zu ziehen scheint. Während des Traums (ein Zustand, in dem wir einen guten Teil unseres Lebens verbringen) gerät die Zeit vollkommen durcheinander: Bilder überlagern sich gegenseitig, Szenen wechseln unvermittelt, und Gefühle haben etwas so Flüchtiges, dass alles völlig außerhalb der Zeit zu stehen scheint. Und, wie oben bereits angedeutet: Unsere Erfahrung der Zeit in der Kindheit und Jugend unterscheidet sich wesentlich von unserer Zeiterfahrung als Erwachsene und alte Menschen. Während wir altern, scheint die Zeit immer mehr komprimiert zu werden. Was hat das zu bedeuten? Was sind die Implikationen für unsere Erfahrung des Lebens – und für die unvorhersehbaren Anomalien?

Die Antwort mag Sie überraschen. Zeit ist nämlich nicht nur ein mentales Phänomen – weit davon entfernt. Lassen Sie uns dort beginnen, wo fast alle Kapitel dieses Buches begonnen haben: beim Körper.

ZEIT UND BIOCHEMISCHE ENERGIE

Zwischen Zeit, Energie, dem Körper und dem Gehirn besteht ein fundamentaler Zusammenhang. Wie wir aus unserer Alltagserfahrung wissen, scheint die Zeit in bestimmten Situationen schnell zu vergehen – zum Beispiel, wenn wir an der Verwirklichung eines Projekts arbeiten oder unsere Aufmerksamkeit konzentrieren. Auch frohe Gefühle (etwa Freude, Glück, Begeisterung) scheinen die Uhr schneller ticken zu lassen. Wenn wir uns andererseits lustlos fühlen oder eine Situation uninteressant und langweilig finden, scheint die Zeit sich in die Länge zu ziehen. Auch zu Zeiten sehr intensiver Emotionen scheint die Zeit in die Länge gezogen, ob die Situation nun angenehm ist (zum Beispiel eine Nacht, die Liebenden »ewig« zu dauern scheint), ob sie traurig ist (ein einziger Tag in tiefer Trauer scheint einem endlos zu sein) oder voller Schrecken (Momente des Entsetzens oder der Panik, die sich in die Länge ziehen). Wir zweifeln nicht daran, dass es solche Unterschiede gibt, aber warum gibt es sie?

Erinnern Sie sich an das, was wir im zweiten Kapitel von dem Autor Guy Murchie gehört haben, der die Zeitempfindung zu den 32 Arten sensorischer Wahrnehmung zählt, die er bei Menschenwesen unterscheidet. Ich habe in der Folge die Zeitempfindung in meinen eigenen Katalog von Gefühlen aufgenommen, weil wir gewöhnlich das Gefühl haben, dass die Zeit entweder langsam, schnell oder mit mittlerer Geschwindigkeit vergeht. Dieses Gefühl ist weniger konkret als einige andere Gefühle, aber ich glaube, dass es trotzdem zu den Gefühlen gehört. Und das bringt uns zurück zum Körper.

Bei unterschiedlichen Menschen läuft der Stoffwechsel unterschiedlich schnell ab, also der Prozess, durch den in unserem Körper Energie produziert und von den Zellen verarbeitet wird. Unsere Stoffwechselrate liegt in Ruhe und wenn wir seit zwölf Stunden nichts gegessen haben, zwischen 60 und 100 Watt. Das entspricht der Energiemenge, die eine typische Glühbirne in unserem Haushalt verbraucht. Würden wir einen ganzen Tag lang ruhen und nichts tun, dann wäre unsere Energieabgabe ebenfalls gering – ungefähr 1600 Kalorien. Wenn wir nur geringfügig aktiv werden, zum Beispiel in einem Büro arbeiten, ist die Stoffwechselrate um 50 bis 75 Prozent höher als der Ruheumsatz. Sie verdoppelt sich, wenn wir aufgeregt oder furchtsam sind und unser sympathisches Nervensystem Adrenalin und Noradrenalin zirkulieren lässt. Schwere körperliche Arbeit erhöht sie noch weiter, auf das Zwei- bis Dreifache des Ruheumsatzes. Und bei körperlicher Spitzenleistung nimmt die Stoffwechselrate bis um das Zehnfache zu.[1046]

Dies erklärt, warum die Zeit sich zu verlangsamen scheint, wenn wir sehr emotional sind oder heftige Anstrengungen unternehmen. Unser Stoffwechsel ist in diesen Fällen intensiver, wobei innerlich mehr »passiert«, als die Uhrzeit äußerlich verrät. So berichten zum Beispiel Sportler davon, dass sie sich bei der Ausübung ihres Sports manchmal »in der Zone« befinden: Der Fluss des Wettkampfes verlangsamt sich; um sie herum wird es still; sie sehen alles auf dem Spielfeld, auf der Piste oder im Ring kristallklar; und der Ball scheint viel größer zu sein, als er normalerweise ist. Die »Zone« stellt ein optimales Maß der Erregung dar, wobei die Herzschlagrate zwischen 115 und 145 Schlägen pro Minute liegt.[1047]

Steht eine Person jedoch unter extremem Stress – und ihr Herz schlägt schnell, sie schwitzt heftig, die Muskeln sind angespannt, und Hormone wie Adrenalin und Cortisol zirkulieren durch das System –, dann scheint die Zeit zu schleichen. Mit einem einfallsreichen, von dem Psychologen David Eagleman von der medizinischen Fakultät der Baylor University erdachten Test, lässt sich diese Verlangsamung der Zeit tatsächlich experimentell nachweisen. Er forderte einen Freiwilligen auf, sich rückwärts von einem 33 Meter hohen Turm fallen zu lassen. (Er wurde unten weich genug aufgefangen, sodass ihm nichts passieren konnte.) Eagleman vermutete, dass sich für die Testperson (ein Mann namens Jesse Kallus) die Zeit verlangsamen würde – aber wie in aller Welt konnte man das messen?

»[Eagleman erfand ein] ›Wahrnehmungschronometer‹; das war ein einer Armbanduhr ähnliches Gerät mit zwei benachbarten Bildschirmen, deren Licht sehr schnell flackerte. Normalerweise war das Flackern so schnell, dass Jesse nur ein verschwommenes Licht sah. Würde sich die Zeit für ihn jedoch verlangsamen, dann sollte er in der Lage sein, die beiden Bildschirme zu unterscheiden und eine nach dem Zufallsprinzip auf einem der Bildschirme auftauchende Zahl zu erkennen.
›Bei diesen Tests kann man nicht schummeln‹, sagt Dr. Eagleman, ›denn wenn die Zeit nicht langsamer läuft, dann kann [die Testperson] die Sequenz nicht sehen.‹
Alles, was Jesse zu tun hatte, war, zu springen und das Gerät abzulesen. ... Als er gelandet war, sagte er, er habe die 98 gesehen. Dr. Eagleman überprüfte das Gerät, und die Zahl war tatsächlich 96. Also nicht ganz ins Schwarze getroffen, aber die beiden Zahlen sehen auf einem digitalen Bildschirm sehr ähnlich aus. ...
Bei weiteren Sprüngen gab es ähnliche Resultate – die alle annehmen ließen, dass sich die Zeit für Jesse während seines Falls tatsächlich verlangsamt hatte.[1048]

Nun mag Jesse ja vielleicht mit einem außerordentlich scharfen Sehvermögen begabt sein. Doch dieses Experiment in einer Situation hoher Stressbelastung spiegelt, so meine ich, die Art und Weise wider, auf die sich die Zeit in Situationen von Stress, starker Emotionalität oder großer körperlicher Belastung für jedermann verlangsamt.

Nun müssen wir sagen, dass diese Wahrnehmungen, auch wenn sie bemerkenswert sind, doch subjektiv bleiben (solange sie nicht mit einem Wahrnehmungschronometer gemessen werden).[1049] Eine andere Person, die in genau demselben Augenblick an einem anderen Ort etwas Entspannendes, Belebendes oder Erfreuliches tut, wird die Zeit völlig anders erfahren. Gleichzeitig aber läuft die Uhrzeit für alle beide genau gleich ab.

Im Gegensatz dazu verlangt das Denken weniger Energie, als Sie vielleicht gedacht haben. Wenn wir intensiv nachdenken, verändert sich unsere Stoffwechselrate kaum.[1050] Wenn wir uns also einer vorwiegend mentalen Aktivität widmen, scheint die Zeit schnell zu vergehen. Dasselbe kann man über freudige Emotionen sagen. Wenn wir uns bei einer Comedy-Vorstellung schieflachen und später bemerken, dass ganze zwei Stunden wie im Flug vergangen sind, dann liegt das daran, dass wir nicht viel Energie aufbringen mussten, um die Show zu genießen. Andererseits mögen wir denken, dass Langeweile, in der es nichts zu tun gibt, wenig Energie verlangt und die Zeit deshalb schneller vorbeigeht. In Wirklichkeit ist es jedoch so, dass wir, wenn wir uns gelangweilt oder einsam fühlen, unzufrieden sind – und Unzufriedenheit ist ein Vakuum, das wir füllen möchten. Also gehen wir auf und ab, versuchen uns eine bessere Situation vorzustellen und so weiter. Diese Aktivitäten verlangen Energie als ein Gegenmittel gegen das, von dem wir nicht möchten, dass es andauert.[1051]

Diese Korrelation zwischen dem Stoffwechsel und dem subjektiven Zeitgefühl wurde auch durch Experimente belegt, die gezeigt haben, dass die Zeit langsamer zu vergehen scheint, wenn unsere Körpertemperatur steigt (und der Stoffwechsel zunimmt). Auch das Gegenteil trifft zu: Wenn die Körpertemperatur sinkt, fühlt es sich an, als verginge die Zeit schneller.[1052]

Außerdem haben Babys und Kinder eine höhere Stoffwechselrate als Erwachsene. Dies bestätigt die uns allen bekannte Beobachtung, dass Kinder mehr Energie haben. Tatsächlich atmen sie schneller, und ihr Herz schlägt schneller, ihre Stimmungen verändern sich schneller, und ihre Gedanken und ihre Aufmerksamkeit flitzen hin und her wie Schmetterlinge. Wird die Welt durch ein solch aufgedrehtes System wahrgenommen, dann scheint sie sich relativ langsam zu bewegen, doch wenn die Kinder (und wir Erwachsenen) älter werden, dann nimmt ihre Stoffwechselrate ab. Die Aktivitäten, Gedanken und Stimmungen von uns Erwachsenen unterliegen weniger Schwankungen – und die Zeit scheint sich zu beschleunigen. Stunden, Tage und Jahre fliegen vorüber, wenn wir sie mit unserer Zeitempfindung während unserer Kindheit und Jugend vergleichen.[1053] Fügen Sie dem die Tatsache hinzu, dass wir, je älter wir werden, desto mehr Zeit »auf dem Buckel haben«. Von einem Fünfjährigen zu erwarten, dass er eine halbe Stunde auf etwas wartet, ist einfach nicht möglich. Denn für dieses Kind stellt eine halbe Stunde einen wesentlich größeren Anteil seiner bisherigen Lebenszeit dar als für einen Fünfzigjährigen, der ohne Probleme (wenn auch meist gezwungenermaßen) dreimal so lange im Wartezimmer eines Arztes ausharrt.

Auf ähnliche Weise erklärt sich auch, warum eine Wegstrecke, wenn wir sie zum ersten Mal befahren, länger zu sein scheint, als wenn wir zurückfahren oder wenn wir dieselbe Route am nächsten Tag wieder fahren. Es ist nicht der Verkehr, der den Unterschied macht, sondern die Tatsache, dass wir die Strecke, die Verkehrszeichen und die Landschaft, durch die wir fahren, bereits kennen. Zuerst ist die Fahrt eine neue und relativ frische Erfahrung, wenn wir der Wegbeschreibung folgen und darauf achten müssen, uns nicht zu verfahren. Am nächsten Tag verlangt sie schon nicht mehr so viel Aufmerksamkeit. Wenn wir jeden Tag dieselbe Strecke fahren, wird das zu einer Routine, und wir bemerken die Fahrzeit kaum noch, wenn nicht irgendetwas Unerwartetes geschieht wie ein Unfall oder eine Umleitung. Die Analogie zu Kindern und älteren Menschen ist die folgende: Für Kinder ist fast alles neu und interessant; wenn wir jedoch älter werden, erfahren wir nicht mehr so viel Neues, und Routine setzt ein, es wird weniger Energie abgerufen, und die Zeit vergeht ereignislos.

Weiter oben habe ich behauptet, dass Menschen mit dicken Grenzen und diejenigen mit dünnen Grenzen (und ebenso jedermann dazwischen) verschiedene Grade der Verbundenheit ihrer körperlichen Systeme und verschiedene Geschwindigkeiten des Energieflusses haben. Menschen mit dünnen Grenzen haben einen schnelleren und direkteren Fluss der Gefühle, Menschen mit dicken Grenzen einen weniger schnellen und weniger direkten Fluss. Weil dies ihrer Stoffwechselrate entspricht, kann man wohl schlussfolgern, dass für Individuen mit dünnen Grenzen mit ihrem stärkeren Stoffwechsel die Zeit langsamer vergeht als für Individuen mit dicken Grenzen.

DIE PHILOSOPHIE DER ZEIT

Von allen Themen, mit denen der Mensch sich beschäftigt, ist die Zeit vielleicht das unergründlichste – und darum das Thema, das im Laufe der Jahrhunderte das reizvollste für die Philosophen war. Bis zum Entstehen der Naturwissenschaften in relativ jüngerer Zeit der menschlichen Entwicklung als einer eigenständigen Disziplin und einem eigenständigen Beruf, war es Sache der Philosophen, über Themen wie Schönheit, Wahrheit und Gutsein nachzudenken. Die Philosophen waren aber auch Naturforscher, die zu verstehen versuchten, wie die Welt funktioniert, und die sich Gedanken darüber machten, was der Mensch überhaupt wissen kann. Viele der Konzepte und Beobachtungen, die sie machten, liefern einen Kontext für das, was ich »biologische Zeit« nennen möchte – das heißt für unsere subjektive Erfahrung der Zeit, die auf dem Stoffwechsel, dem Alter und dem Energieniveau basiert.

Biologische Zeit, so möchte ich behaupten, ist die wichtigste aller Perspektiven für die Erklärung von Anomalien, von denen viele unserer Erwartung, dass die Zeit immer von der Vergangenheit in die Zukunft fließt, zu widersprechen scheinen. Aber so wie unsere subjektive Erfahrung der Zeit sich von dem unterscheiden kann, was von einer Uhr gemessen wird, so können anormale Manifestationen von dem vorwärtsgerichteten Fluss der Zeit abweichen. Ich möchte hinzufügen, dass die biologische Zeit, so unmittelbar und überzeugend sie sich auch für uns anfühlt, die von der Uhr gemessene Zeit nicht überflüssig macht. Genauso negiert die anormale Erfahrung eines Individuums – so eindrucksvoll und unvergesslich sie sein mag – auch nicht die Tatsache, dass die Uhrzeit während der anormalen Erfahrung im gleichen Tempo weiter tickt wie immer (oder, so könnte man sagen, in dem Rhythmus, durch den die Zeit zu messen wir uns entschieden haben).

Ich werde im Folgenden einige Feststellungen über die Zeit anführen, die verschiedene Philosophen getroffen haben. Meine Darstellung beruht auf einer wunderbaren Sammlung von Essays mit dem Titel *The Voices of Time.*[1054] Die Auswahl stammt natürlich von mir. Die Philosophen, die hier zu Wort kommen (so wie viele andere, die hier nicht berücksichtigt sind), haben sehr viel mehr über dieses Thema geschrieben und haben gründlicher darüber nachgedacht, als ich hier anführen kann. Ich werde zudem einige meiner eigenen Gedanken und Schlussfolgerungen ausführen, die in Hinsicht auf das, was wir über Gefühle, emotionalen Ausdruck und den Körper gelernt haben, relevant erscheinen.

Aristoteles

Dieser griechische Philosoph war sehr viel pragmatischer als sein Lehrer Platon. Er interessierte sich mehr dafür, wie die Dinge tatsächlich funktionieren, und nicht so sehr für »ideale Formen«, die den Sinnen nicht zugänglich sind. Aus diesem Grunde schätze ich Aristoteles besonders. Von Aristoteles stammt die treffsichere Beobachtung, dass man Zeit mit Bewegung gleichsetzen kann. Alles, was sich bewegt, bewegt sich in der Zeit. Er sagte: »Zeit ist ein Maß der Bewegung und des Bewegtwerdens.«[1055]

Man kann davon ausgehen, dass diese Beobachtung von Aristoteles jede Art von Bewegung umfasst: körperliche, mentale oder emotionale. Eingeschlossen sind also auch die zellulären Prozesse, die uns antreiben, die uns befähigen, zu fühlen, zu denken, zu handeln und zu wissen, dass wir diese Dinge tun. In dieser Hinsicht ist ein Gedanke, ein Eindruck, eine Veränderung oder ein Traum in der Tat eine Bewegung in der Zeit. Auch eine Emotion ist eine solche Bewegung, da sie ja, wie wir gesehen haben, eine körperliche Energie darstellt, die nach außen zum Ausdruck fortschreitet. Wenn andererseits ein Gefühl innerlich »stecken bleibt« und die es begleitende Energie von einem bestimmten Teil des Körpers chronisch dissoziiert ist – wie würde die Zeit dann von diesem bestimmten Organ erfahren? Stellen Sie sich einen Fluss vor, bei dem ein bestimmter Nebenarm aufgestaut wird. Der Fluss fließt um den stagnierenden Teil herum und lässt die Kieselsteine in dessen Flussbett und die auf der Oberfläche schwimmenden Blätter unberührt. Dies ist ein Bild, über das Aristoteles sich wahrscheinlich niemals Gedanken gemacht, sowie eine Frage, die er sich wahrscheinlich niemals gestellt hat. Meine Schlussfolgerung ist, dass die Zeit zwar für den Rest des Flusses (das heißt für den Rest des Organismus) weiterläuft, dass sie das aber nicht für den Teil tut, in dem es keine Bewegung gibt.

Interessanterweise ist der Prozess des Alterns selbst – in dem es zu einem Abbau der zellulären Prozesse kommt und diese letztlich völlig aufhören – eine Abfolge von Bewegungen. Mit jedem Sonnenaufgang und Sonnenuntergang und mit dem Wechsel der Jahreszeiten sehen wir uns selbst und die Menschen, die wir kennen und lieben, unausweichlich älter werden.

Aristoteles postulierte auch, dass ein Mensch im traumlosen Tiefschlaf keine Zeit erfahren könne, weil dieser Zustand praktisch als ein Aufhören von Bewegung betrachtet wurde.[1056] Heute wissen wir natürlich, dass der Körper während des Schlafes durchaus nicht inaktiv ist: Die Ruhe gibt uns einfach die Gelegenheit, wieder Energie aufzutanken. Tatsächlich können manche Menschen (zu denen auch ich gehöre) sich dazu programmieren, zu einer bestimmten Uhrzeit aufzuwachen. Dies weist darauf hin, dass unser Körper unsere Physiologie während der gesamten Nacht weiter beobachtet und damit auch unser Zeitgefühl erhalten bleibt.

Schließlich meinte Aristoteles, dass ein Körper in der Zeit seine wesentliche Identität von der Vergangenheit bis in die Zukunft hinein und zu allen Zeitpunkten dazwischen beibehalten sollte, so wie ein Ding in Bewegung seine wesentliche Identität von einem Ort zum nächsten beibehält.[1057] Damit soll nicht gesagt sein, dass wir uns nie verändern, während wir von Ort zu Ort und von Zeit zu Zeit reisen. Natürlich tun wir das – doch unser essenzielles »Ich« bleibt. In diesem Sinne kann man unser Fortschreiten durch die Zeit als eine Art von Evolution sehen. So wie man sagt, dass ein Mensch durch Reisen innerlich wächst, so sollte unsere Reise durch die Zeit auch Lernen, Wachstum und Entwicklung bedeuten. Identität in Relation zur Zeit ist ein wichtiges Thema, auf das wir in diesem Kapitel noch zurückkommen werden.

Immanuel Kant

Dieser berühmte Philosoph des 18. Jahrhunderts glaubte (in Übereinstimmung mit Aristoteles, aber im Gegensatz zu dem, was Platon und Isaac Newton annahmen), dass die Zeit nicht an sich existiert. Er vertrat vielmehr die Meinung, dass die Zeit eine in unseren Geist eingebaute Eigenschaft ist, dass sie zu unserer Art und Weise, die Welt wahrzunehmen und zu erfahren, gehört. So wie die Dinge für uns unausweichlich rot aussehen, wenn wir eine Brille mit roten Gläsern tragen, so müssen wir die Welt und alles darin Vorhandene zeitlich wahrnehmen. Vorstellungen wie »Reihenfolge« und »Dauer« erscheinen uns deshalb sinnvoll, weil unser Gehirn genau auf diese Weise funktioniert. Wir werden, so könnte man sagen, mit einer roten Brille geboren, und wir tragen sie unser ganzes Leben lang.[1058]

Kants Konzept impliziert den Gedanken, dass andere Wesen, die zwar empfindungsfähig sind, deren Geist aber anders organisiert ist als der unsere (zum Beispiel Vögel, Fische, Insekten), den Fluss der Zeit nicht so wahrnehmen können, wie wir Menschen es tun. Wir wissen zwar, dass sie auf Veränderungen in der Zeit reagieren, etwa auf den Wechsel von Tag und Nacht, aber es mangelt ihnen wahrscheinlich an der kognitiven Fähigkeit, eine unabhängige Zeitempfindung zu entwickeln. Ihr Verhalten ist gänzlich instinktiv. Andererseits sind vielleicht manche Säugetiere, die ein höher entwickeltes Bewusstsein haben, in der Lage, Zeit und deren Vergehen auf eine Weise wahrzunehmen, die sich der Wahrnehmungsweise von uns Menschenwesen annähert.

Søren Kierkegaard, ein dänischer Philosoph, der einige Jahrzehnte nach Kant aktiv war, sah das etwas anders. »Zeit«, so sagte er, »existiert nicht ohne Beunruhigung; sie existiert nicht für dumpfe Tiere, die vollkommen ohne Angst sind.«[1059] Angst existiert seiner Meinung nach für den Menschen nur, weil er genügend entwickelt ist, um sie zuzulassen, aber auch weil er sich seiner eigenen Sterblichkeit bewusst ist. Kierkegaard verallgemeinerte hier in Hinsicht auf die Tiere, da einige von ihnen im Sterbeprozess keine Anzeichen dafür erkennen lassen, dass sie verstehen, dass sie sterben werden. Wären sie tatsächlich ihrer eigenen Sterblichkeit bewusst, dann, so könnten wir spekulieren, müssten sie auch eine bestimmte Vorstellung von Zeit an und für sich haben. Dies wird ein wichtiges Thema sein, wenn wir im nächsten Kapitel das animalische Bewusstsein erkunden.

Der wichtigste Aspekt von Kants Idee – vorausgesetzt, dass wir sie akzeptieren – ist, dass es unabhängig vom Geist keine Zeit gibt.[1060] Dies hat für uns zwei wichtige Implikationen. Da die moderne Neurowissenschaft die Entwicklung des Gehirns von den älteren emotionalen Bereichen bis hin zum Neokortex nachverfolgt hat, müssen wir zuerst einmal sagen, dass die Verarbeitung von Gefühlen die Grundlage unseres Denkens ist. Zeit kann deshalb nicht unabhängig von unserer Fähigkeit zu fühlen existieren. Und da zweitens unsere Definition des Geistes das Gehirn und den Körper umfasst, muss die Tatsache, dass wir einen Körper haben, auch wesentlich für die Zeit sein. Weder dass wir einen Körper haben noch die Fähigkeit zu fühlen, sind ausreichend für eine Zeitempfindung, aber sie sind wesentliche Bestandteile. Dies führt mich zu der Schlussfolgerung, dass Maschinen niemals in der Lage sein werden, Zeit zu erfahren oder zu verstehen, auch wenn man sie natürlich dazu benutzen kann, sie anzuzeigen und zu messen.

Henri Bergson

Bergson war ein französischer Philosoph, der sich sehr intensiv mit den Themen der Zeit, des Gedächtnisses und der Wahrnehmung im Allgemeinen beschäftigt hat. Er wurde 1859 geboren und lebte bis 1941, also etwa in der gleichen Periode wie Sigmund Freud.

Bergson dachte Aristoteles' Konzept der Zeit in eine andere Richtung weiter, indem er sich auf die ständige Abfolge von mentalen Zuständen konzentrierte, die wir als »Vergehen der Zeit« erfahren.[1061] Dies macht es möglich, besser zu verstehen, wie unterschiedlich wir Zeit erfahren, wenn unser Energieniveau schwankt – dass die Zeit also verfliegt, wenn wir Spaß an etwas haben, und dass sie sich hinzuziehen scheint, wenn eine Aktivität uns langweilt. Bergson sah den Wandel innerer Zustände als eine zutreffendere Metapher für die Abfolge temporaler Momente als die Bewegung eines Objekts oder eines Körpers im Raum, weil diese Zustände miteinander zu verschmelzen scheinen, während die Objekte im Gegensatz dazu stets schärfer umrissen erscheinen.[1062]

Er verstand die Zeit auch, und das war eine wichtige Neuerung, als ein Vehikel für das persönliche Wachstum: »Nehmen wir an, ich versuche mich zwischen zwei möglichen Vorgehensweisen zu entscheiden. ... Während ich über diese beiden Alternativen nachdenke, wächst mein Ich, es weitet sich aus und verändert sich. Genauso wie ... die Gegenwart Erinnerungen an die Vergangenheit enthält, so ›lebt und entwickelt sich auch mein Ich vermittels seines Zögerns‹. ... Wenn wir von einem freien Handeln sprechen, so ist es genau dies, was wir meinen, nämlich dass die gegenteilige Aktion ebenfalls möglich gewesen wäre.«[1063]

Der freie Wille war immer ein wichtiges Thema der Philosophie. Heute wird er im Bereich der Neurophilosophie heiß diskutiert, da wir immer mehr über die Mechanismen des Gehirns und das Ausmaß, zu dem unser Verhalten vielleicht genetisch codiert ist, in Erfahrung bringen. In diesem Zusammenhang bietet die Philosophie von Bergson eine willkommene Antithese zu der Idee, dass es so etwas wie einen freien Willen gar nicht gibt und dass unsere Gedanken und Handlungen ganz und gar einer vorprogrammierten Biochemie entspringen.

Husserl und Heidegger

Edmund Husserl und Martin Heidegger gehörten zu einer Schule der Philosophie, die Phänomenologie genannt wird. Dieser Ansatz betrachtet, wie das Bewusstsein (das heißt unsere subjektive Erfahrung) aus Phänomenen (das heißt aus sensorischen Reizen und Eigenschaften der sich uns darbietenden Welt) resultiert. Husserl, der ein Zeitgenosse von Bergson und Freud war, war der Begründer dieser Schule des Denkens. Heidegger, der 30 Jahre jünger war als Husserl, war einerseits von Husserl beeinflusst, grenzte sich andererseits aber auch von ihm ab. Nichtsdestoweniger ging es beiden um die Mechanismen der bewussten Wahrnehmung.

Für beide war die Gegenwart auch etwas anderes als ein fixierter Moment zwischen der Vergangenheit und der Zukunft. Nach Husserl ist die Gegenwart »breit«, weil sie aus der Vergangenheit entsteht und auf diese zurückschaut (unsere Erinnerungen und gefühlten Assoziationen sind ein perfektes Beispiel hierfür), aber auch weil sie die Zukunft voraussieht (durch unsere Hoffnungen, Wünsche und Erwartungen). Nach Heidegger vereint die Gegenwart ebenfalls Vergangenheit und Zukunft in sich, sodass jede gelebte Erfahrung diesen Kontext umfängt.[1064]

Unsere gefühlten Wahrnehmungen – insbesondere das Trauma – verdeutlichen dies. Eine intensive traumatische Erfahrung kann sich unserem Gedächtnis dermaßen einprägen, dass sie immer »gegenwärtig« ist. Tatsächlich kann die Zukunft für eine traumatisierte Person ihre vielversprechende Bedeutung verlieren und zu etwas werden, das nicht mehr ist als eine reuige Wiederholung.[1065] Selbst für jemanden, der mit Feld-Wald-und-Wiesen-Enttäuschungen und -Sorgen ringt, kann es so aussehen, als enthielte die Zukunft keine Gelegenheiten und keine Versprechen mehr.

Andererseits jedoch kann uns ein freundliches Ereignis auch dermaßen mit Glück, Hoffnung oder Dankbarkeit erfüllen, dass die Zukunft nicht bald genug kommen kann. Wenn wir uns jedoch allzu sehr darauf stützen, mag man uns vorwerfen, »in der Vergangenheit zu leben«. Wie auch immer – unsere Ichempfindung scheint stets untrennbar von unserer Wahrnehmung der Zeit zu sein. Wann immer wir im Morast des Kummers feststecken oder von Begeisterung vorangetrieben werden oder irgendein Gefühl zwischen diesen beiden Extremen erfahren, sind solche Wahrnehmungen unausweichlich körperlich.

Bevor wir weitergehen, lassen Sie mich anmerken, dass die Perspektive, die wir entwickelt haben – nämlich dass Zeit mit dem menschlichen Geist verbunden ist und sich über die menschliche Identität erstreckt –, wesentlich ist für die Möglichkeit zu verstehen, warum die seltsamsten Anomalien Zeit und Raum zu trotzen scheinen. Diese Verknüpfung von Zeit und Raum ist der Fachbereich unseres nächsten Philosophen.

Samuel Alexander

Alexander, der in der gleichen ideengeschichtlich fruchtbaren Periode lebte wie Bergson und Husserl, formulierte die, wie ein Beobachter sagte, »umfassendste und präziseste Analyse der Idee der Zeit«.[1066] Seine Analyse ist deshalb so einzigartig, weil er nicht nur den Raum oder nur die Zeit betrachtet, sondern deren Überlappung, die Raumzeit. Alle Materie, so sagte er, entspringt dieser fundamentalen Eigenschaft des Universums: der Vereinigung von Zeit und Raum vom ersten Anfang an zu einem einheitlichen Ganzen. »Der Raum ist seiner Natur nach zeitlich und die Zeit räumlich«, schrieb Alexander. Er illustrierte dies folgendermaßen: Stellen Sie sich einen Punkt als etwas vor, das in der Zeit feststeht. Stellen Sie sich einen Moment oder Augenblick gleichermaßen als etwas vor, das im Raum feststeht. Ein Punkt würde dann zu einem bestimmten Augenblick geschehen, und ein Augenblick würde einen bestimmten Punkt im Raum einnehmen. Keines von beiden könnte ohne das andere sein.[1067]

Wenn wir eine raumzeitliche Überlagerung akzeptieren, müssen wir diese Idee (oder diese Tatsache des Universums) im Licht der früheren Betrachtungen von Aristoteles über die Identität sehen. Denken Sie an Aristoteles' Behauptung, dass, so wie ein Ding in Bewegung seine wesentliche Identität von einem Ort zum nächsten behält, auch ein Körper in der Zeit seine wesentliche Identität beibehält. Lassen Sie uns diese Aussage nun so modernisieren, dass sie die These von Alexander widerspiegelt: So wie ein Ding in Bewegung seine wesentliche Identität von einer Raumzeit-Koordinate zur nächsten behält, so müsste auch ein Körper in der Zeit seine wesentliche Identität von einer Raumzeit-Koordinate zur nächsten behalten.

Dies gibt uns eine Grundlage zur Bewertung einer typischen wahrnehmungsorientierten Bemerkung von Murchie, nämlich dass »Zeit im Wesentlichen die Beziehung zwischen ... Dingen, die eine gemeinsame Identität besitzen, darstellt – etwa zwischen einem Jungen und einem erwachsenen Mann, der aus diesem Jungen erwächst –, während Raum die Beziehung zwischen Dingen ... ohne gemeinsame Identität ist, wie etwa zwischen einem Mann und einem anderen Mann«.[1068] Mit anderen Worten: Wenn wir im Laufe unseres Lebens durch die Raumzeit fortschreiten, sehen wir die Zeit in Begriffen von Identitäts-Kontinuität und den Raum als eine Sache von Identitäts-Verschiedenheit. (Wir können hinzufügen, dass Murchies Konzept ebenso für Gesellschaften und Kulturen zutrifft wie für Individuen. Während eine Nation durch die Raumzeit fortschreitet, sehen wir sie, aus der Zeitperspektive betrachtet, als im Wesentlichen dasselbe Land, etwa die Vereinigten Staaten im Jahre 1833 und im Jahre 2010. Dasselbe gilt für die chinesische Zivilisation oder die römisch-katholische Kirche: Sie stellen Kontinuitäten dar.)

Hört ein Ding jedoch auf zu existieren, dann ist auch sein Ort im Raumzeit-Gewebe dahin. Wie Murchie es formuliert: »Bedenken Sie Folgendes: Wenn ein Mensch am Leben ist, gibt es eine Identität zwischen seinem Körper (dort und damals) und seinem Körper (hier und jetzt), was darauf hinweist, dass er in der Zeit existiert. Aber nach seinem Tod nimmt die Identität zwischen seinem Körper (dort und damals) und seinem sich auflösenden Körper (wo immer und wann immer) ab, was darauf hinweist, dass sein Körper letztlich seinen Zusammenhang mit der Zeit verliert.«[1069]

Diese Analogie hätte wahrscheinlich Alexanders Zustimmung gefunden. Er scheint unser gegenwärtiges Konzept des Geistes, der sowohl das Gehirn als auch den Körper umfasst, vorweggenommen zu haben, denn er sagte, dass »der Körper-Geist-Komplex« seiner Raumzeit-Korrelation gleicht.[1070]

In Hinsicht auf die Bewegung unseres Körpergeistes durch die Raumzeit gibt es nun eine faszinierende Möglichkeit. Wenn unsere Emotionen zum Ausdruck gebracht werden (das heißt, sich in den Raum hinein ausdehnen), dann sollte auch unsere Erfahrung der Zeit in gewissem Sinne umfassender sein. Das könnte Fälle von Hellsichtigkeit sowie prophetische Träume erklären, wobei Menschen, die geografisch von einem emotionalen Ereignis entfernt sind, dennoch Eindrücke dieses Ereignisses in der Zeit empfangen. Ist andererseits der Fluss der Gefühle begrenzt (ist er also auf unser Inneres eingeschränkt), dann sollte unsere Erfahrung der Zeit ebenfalls eingeschränkt sein. In dieser Hinsicht wäre es interessant zu erfahren, ob telepathische, präkognitive oder hellsichtige Wahrnehmungen jemals ein nichtemotionales Ereignis betroffen haben, etwa dass jemand zu Mittag isst. Man hört nie von solchen Fällen, wenn sie denn überhaupt auftreten. Vielleicht gibt es sie ja, aber wir erfahren nichts davon, weil sie so undramatisch sind. Sollten sie jedoch niemals auftreten, so wäre dies eine Bestätigung für meine Theorie der Emotionen.

Bevor wir weitergehen, möchte ich Ihnen wenigstens eines von vielen erstaunlichen Beispielen für präkognitive Träume geben. Es geht hierbei um das Ringen eines anderen Menschen in der Ferne, und zwar nicht nur unter dem Ansturm eines intensiv stressgeladenen Ereignisses, sondern im Kampf um das eigene Überleben. Das Beispiel stammt aus einem umfassenden Buch über das Träumen, verfasst von dem Psychologen Robert Van de Castle, dem wir im siebten Kapitel begegnet sind:[1071]

> »Im Alter von 23 Jahren, lange bevor er zu dem berühmten Mark Twain wurde, träumte Samuel Clemens, er sähe

einen Metallsarg, der im Wohnzimmer seiner Schwester auf zwei Stühlen stand. Als er sich dem Sarg näherte, sah er darin den Körper seines Bruders Henry. Ein Detail fiel ihm besonders auf: ein Strauß weißer Blumen mit einer roten Blume in der Mitte, der auf der Brust von Henry lag. Wenige Tage später explodierte ein Mississippi-Dampfschiff, und viele Passagiere und Besatzungsmitglieder wurden getötet. Henry war eines der Besatzungsmitglieder. Clemens reiste eilends zur Szene des Unfalls in Memphis und fand seinen Bruder bewusstlos auf einer Matratze in einem improvisierten Krankenhaus liegend. Es gab noch eine geringe Überlebenschance, doch in der sechsten Nacht starb Henry. Als Clemens in das Krankenhaus kam und den Raum betrat, der als provisorische Leichenhalle diente, sah er, dass die meisten Verstorbenen in einfachen Holzsärgen lagen, aber da gab es auch einen Metallsarg, der auf zwei Stühlen stand. Henrys Überlebenskampf hatte einige Frauen in Memphis so berührt, dass sie für ihn gesammelt und ihm einen Metallsarg gekauft hatten. Als Clemens neben dem Sarg seines Bruders stand, betrat eine ältere Frau den Raum; sie hatte einen großen Strauß weißer Blumen mit einer roten Rose in der Mitte in der Hand und legte den Strauß auf Henrys Brust.«

Wenn es bei der Zeit in der Tat um die Kontinuität von Identität geht, sollte es uns nicht überraschen, dass der Tod – die ultimative Auflösung von Identität (zumindest soweit wir wissen) – das Thema der beeindruckendsten präkognitiven Träume ist.

Sigmund Freud

Als Vater der modernen Psychiatrie stellte Freud nicht nur Theorien über die Existenz des Unterbewussten auf, sondern versuchte auch zu erhellen, wie bedrohliche Gedanken und

Gefühle dort zurückgehalten (das heißt verdrängt) werden können. Seine Vorstellungen von der Persönlichkeit und der Persönlichkeitsentwicklung beherrschten die Mitte des 20. Jahrhunderts, doch sie sind inzwischen infrage gestellt worden, da objektives Wissen über das Gehirn und das Nervensystem seine spekulativen Ideen vom Es, Ich und Über-Ich abgelöst haben. Man hat auch gezeigt, dass Freuds Ansichten über die Bedeutung der Sexualität für die frühe Entwicklung des Kindes übertrieben, wenn nicht gar falsch waren (also zum Beispiel sein Interesse an Genitalien und sein vermeintlicher Wunsch nach einer sexuellen Beziehung zum Elternteil des gegenteiligen Geschlechts). Dennoch war Freud ein Pionier, dem es gelang, eine einheitliche Theorie der menschlichen Natur aufzustellen, ohne dass er über viel wissenschaftliches Wissen über das Gehirn verfügte. Da er immer wieder seinem Wunsch Ausdruck gab, seine psychoanalytischen Konzepte sollten durch neue Erkenntnisse der Biologie des Gehirns entweder bestätigt oder widerlegt werden, würde er, wenn er heute noch lebte, wohl nicht darüber enttäuscht sein, dass die Strahlkraft seiner Ideen abgenommen hat.[1072]

Freud war fasziniert von Träumen und dem, was sie über den Geist verraten können. Er bemerkte, dass die Zeit in Träumen ganz anders wahrgenommen wird als in unserer normalen Erfahrung und dass hier Vergangenheit, Gegenwart und Zukunft nebeneinander auftauchen und die Dauer und Reihenfolge von Ereignissen verfälscht werden.[1073] Er stellte auch fest, dass Erinnerungen, Triebe und andere Gedanken und Gefühle, die verdrängt worden sind, vom Verstreichen der Zeit nicht berührt zu werden scheinen: Sie können 30 Jahre nach dem Ereignis noch den gleichen machtvollen Einfluss haben wie 30 Tage danach.[1074] Freud war auch vertraut mit Hypnose und der veränderten Zeitwahrnehmung, die für diesen Zustand charakteristisch ist. Eine Person, die hypnotisiert ist und der man aufträgt, eine bestimmte Aufgabe auszuführen, wird zum Beispiel oft stark unter- oder überschätzen, wie lange sie gebraucht hat, die Suggestion auszuführen.[1075] Und auch wenn Freud selbst niemals Individuen unter Hypnose in ihre Kindheit zurückgeführt hat, hätte es ihn wohl nicht überrascht zu hören, dass dies möglich ist und dass jemand, der sich in einem solchen hypnotischen Zustand befindet, glauben kann, dass er tatsächlich in diesem früheren Stadium lebt.

Auf der Grundlage aller ihm zur Verfügung stehenden Daten schlussfolgerte Freud, dass sich das Unterbewusstsein nicht um Zeit kümmert, dass seine Prozesse nicht von der Zeit verändert werden und keinerlei Beziehung zur Zeit haben.[1076] Diese Schlussfolgerung entspricht meiner eigenen, und zwar in dem Sinne, dass die Energie dissoziierter Gefühle unbegrenzt im Körpergeist festgehalten werden kann. Solange sie eingefroren ist, ist das Problem pathologisch.

Das Unterbewusstsein ist heute vielleicht nicht mehr so in Mode, aber das bedeutet nicht, dass dieses Konzept keinen Wert hat oder dass das Unterbewusste nicht als ein Bereich des Körpergeistes existiert. Ich meine, dass es existiert, und vieles, was wir in diesem Buch hören, hat versucht, das zu demonstrieren. Viele Kognitionswissenschaftler ziehen es heute jedoch vor, den anatomischen Begriff »rechtes Gehirn« zu verwenden, wenn sie die Neigung des Geistes beschreiben, Symbole zu produzieren, wie wir sie in Träumen erfahren. Sie sind allerdings ebenfalls der Auffassung, dass die Traumerfahrungen definitiv nicht mit unserer Erfahrung der Zeit im wachen Zustand übereinstimmen. Wie wir gesehen haben, verarbeitet die rechte Gehirnhälfte Information ganzheitlicher als die linke Gehirnhälfte und beschäftigt sich mehr mit Emotionen, Beziehungen und Nuancen als mit Analyse, Logik sowie Ursache und Wirkung.[1077] Die rechte Gehirnhemisphäre arbeitet deutlich nichtlinear. Wenn man also sagt, dass die rechte Gehirnhälfte während des Träumens dominiert, so ist das dasselbe, wie zu sagen, dass das Unterbewusste dominiert.

Freud war auch an dem interessiert, was er »das Unheimliche« nannte; er meinte damit anormale Wahrnehmungen, die zugleich seltsam und vertraut erscheinen. Das Phänomen des Déjà-vu ist ein Beispiel hierfür. Im fünften Kapitel habe ich gesagt, dass man das Déjà-vu als eine Art dissoziiertes Symptom bezeichnen könnte. Das bedeutet: Wenn eine Person mit einer Situation konfrontiert wird, die an etwas Bedrohliches oder Traumatisches erinnert, das früher in ihrem Leben geschehen ist, so mag diese Person eine ganz schwache Erinnerung empfinden, die jedoch sofort vom bewussten Geist abgedrängt wird, weil dieser möchte, dass die Erinnerung weiter schlummert. Diese vage und nur einen Augenblick andauernde Erinnerung würde dann als Déjà-vu erfahren. Freud schlug etwas Ähnliches vor, nämlich dass ein Déjà-vu eine momentane Aktivierung einer Erinnerung ist, die in der Kindheit verdrängt wurde.[1078]

C. G. Jung

Carl Gustav Jung war ein prominenter Schüler Freuds, aber die Wege der beiden trennten sich später. Jung war wesentlich weniger an der Sexualität als Triebkraft der persönlichen Entwicklung interessiert und beschäftigte sich mehr mit dem, was er das »kollektive Unbewusste« nannte. Es war für ihn einer Art ursprüngliches, universales Bewusstsein, das dem Unterbewussten jeder Person zugrunde liegt. Er stimmte mit Freud darin überein, dass eines der Kennzeichen des Unterbewussten seine offensichtliche Zeitlosigkeit sei, und er bemühte sich, diese Eigenschaft tiefer zu erforschen. Jung reiste um die Welt und lebte in mehreren Stammeskulturen, um von ihnen aus erster Hand über ihre Mythen zu erfahren und an ihren Ritualen teilzunehmen. Er interessierte sich sehr für die mystische Erfahrung und ihre Beziehung sowohl zum individuellen Unterbewusstsein als auch zum kollektiven Unbewussten. Er fand, dass Kulturen wie die der australischen Ureinwohner Mythen über die »Traumzeit« besitzen, einen zeitlosen und raumlosen Bereich, aus dem die Träume, Visionen, Ekstasen und mystische Erfahrungen auftauchen sollen und der in etwa mit unserem Konzept des Unbewussten übereinstimmt.[1079]

Jung erkannte, dass Gefühle »eine Art von latenter psychischer Energie« besitzen.[1080] Je tiefer die Gefühle sind, so sagte er, desto mehr Energie und Bedeutung enthalten sie. Gefühle und Bilder, die vom Unterbewussten einer Person ausgehen, sollten ein hohes Maß an psychischer Energie enthalten; Gefühle und Bilder, die aus dem kollektiven Unbewussten stammen, sogar noch mehr. Jung nannte die Letzteren »Archetypen«, und er sah dieses Konzept dadurch bestätigt, dass in den Mythologien aus aller Welt, aber auch in der Symbolik individueller Träume bestimmte Themen immer wieder auftauchen. (Da die Idee der Archetypen allerdings sehr provokativ ist, wurde sie vom Mainstream der Psychologie oder Soziologie nicht anerkannt. Auch das Konzept des kollektiven Unbewussten wurde weitgehend als ein Relikt aus Jungs teutonischem Erbe abgetan.)

Jung war auch von dem fasziniert, was er »Synchronizitäten« oder das sinnvolle Zusammentreffen von Umständen nannte. So träumt zum Beispiel eine Person von jemandem, den sie seit vielen Jahren nicht gesehen hat – und am nächsten Tag begegnet sie dieser Person. Oder ein bestimmtes Motiv – zum Beispiel eine Sonnenblume – taucht innerhalb kurzer Zeit immer wieder in völlig anderen Zusammenhängen auf. Solch ein unwahrscheinliches Zusammentreffen wird im Allgemeinen als Zufall bezeichnet, doch Jung sah solche Entsprechungen als potenziell bedeutungsvoll und glaubte, dass sie der Person, die sie erfährt, eine Gelegenheit zur Weiterentwicklung bieten. Er bezeichnete Synchronizitäten als Widerspiegelung dessen, was er das Unus Mundus nannte, eine umfassende Wirklichkeit, die sowohl das Physische als auch das Psychische, die objektive Welt wie auch unsere subjektive Erfahrung umfasst.[1081]

Quasi mystische Offenbarungen

Jungs Ideen sind empirisch offensichtlich nur schwer zu testen, aber es gibt einen Aspekt, den wir untersuchen können, nämlich die Empfindung einer Erleuchtung, die Menschen manchmal inmitten einer mystischen oder quasi mystischen Erfahrung aufdämmert. Ähnlich relevant ist die plötzliche Einsicht oder das Verständnis einer Angelegenheit, über die wir uns schon seit Langem Gedanken gemacht haben, eine Einsicht, die typischerweise durch den Ausruf »Aha!« pointiert wird oder durch die erstaunte Bemerkung »Wie in aller Welt bin ich nur darauf gekommen?«. Diese Erfahrungen sind buchstäblich wundervoll. Wir mögen darüber vor Ehrfurcht erstarren oder einfach vor Unglauben an unser Glück fassungslos sein. Man könnte den Prozess so erklären, dass unser Gehirn endlich Informationen zusammengesetzt hat, die bisher getrennt in seiner rechten und linken Hemisphäre vorhanden waren, wobei uns nun die Synthese, auf die wir schon lange gewartet haben, gedämmert ist. Das ist zweifellos in vielen solchen Situationen der Fall, besonders wenn es zu einer Synthese von Ideen oder intellektuellen Entdeckungen kommt.

Doch es gibt noch eine andere Art von »Aha-Erlebnis«, nämlich eines, bei dem die tieferen Gefühle und Erinnerungen einer Person aufgedeckt und zusammengeführt werden. Nehmen Sie das folgende Beispiel, den Bericht einer Person, die angeblich eine außerkörperliche Erfahrung gemacht hat, in der es aber auf jeden Fall auch einen großen Anteil von Erinnerung und von Katharsis gegeben hat. Ihr Pseudonym ist Barbara, und es kam in einem Krankenhausbett zu dieser Erfahrung, während sich Barbara von einer Operation erholte:

> »Ich sah mich selbst weinend in einem Bett liegen … nur dass ich doch ein kleines Kind war. Meine Mutter war da und mein Vater war da. … Das war eine sehr intensive Erfahrung; es war, als sei ich wieder dort. Alles war genau so, wie es gewesen war, als ich dieses kleine Kind war. … Ich nahm Gerüche wahr. Ich nahm wieder all die körperlichen Empfindungen wahr, die ich hatte, als meine Mutter mich schlug, aber gleichzeitig, neben meinen Gefühlen, verstand ich ihre Gefühle und verstand auch meinen Vater draußen im Flur. … Ich sagte mir ›kein Wunder‹ – kein Wunder, dass du so bist, wie du jetzt bist – ist doch klar. Sieh nur, was man dir schon in so jungen Jahren angetan hat. … Ich konnte das alles jetzt aus allen Blickwinkeln sehen, aus der Perspektive der Erwachsenen, die ich jetzt war, aber gleichzeitig so, wie ich es im Alter von vielleicht vier oder fünf Jahren erfahren hatte. …
> Das war wie die heilsamste Therapie, die ich jemals hätte bekommen können. Viele Jahre intensiver Psychoanalyse oder der intensivsten Art von äußerer Therapie hätten mir nicht deutlich machen können, was ich jetzt in kürzester Zeit erfuhr. …
> Als ich von [der angeblichen außerkörperlichen Erfahrung] zurückkehrte, begriff ich wirklich. … Ich wusste an diesem Punkt, dass ich mir selbst begegnet war.«[1082]

Bei Barbaras Erfahrung – besonders wie sie in dieser letzten Aussage zusammengefasst wird – geht es ganz deutlich um ihre Identität. Durch ihre anormale, »unheimliche« Erinnerung entdeckte sie die Person, die sie an einem bestimmten traumatischen Wendepunkt in ihrem Leben gewesen war. Bei dem Zeitsprung geht es in diesem Fall und, wie ich behaupten möchte, in allen vergleichbaren Fällen hauptsächlich um die Identität: die Bewegung des Körpergeistes als eine sich entwickelnde Kontinuität durch die Raumzeit. Barbara (hier und jetzt) traf Barbara (damals und dort). Wie der zeitgenössische Philosoph Jacob Needleman sagt: »In solchen Momenten ist ein Zeuge in uns aufgetreten – und es sind wir selbst, die bezeugt werden.«[1083]

Hier ist auch das Konzept des Psychiaters Stanislav Grof von den Systemen kondensierter Erfahrung oder COEX anwendbar. Wie Sie sich vielleicht erinnern, wird ein COEX-System als eine Gruppierung höchst emotionaler, höchst bedeutsamer Erinnerungen definiert, die alle mit einem ähnlichen Thema zu tun haben, die aber aus unterschiedlichen Zeiten des Lebens eines Individuums stammen. Besonders bedeutsam sind dabei Erinnerungen, die mit Situationen zu tun haben, in denen das Überleben, die Gesundheit oder die körperliche Integrität des Individuums bedroht war (oder bedroht schien).[1084] Darum erscheint es einleuchtend, dass Barbara diese Offenbarung hatte, während sie im Krankenhaus lag.

Barbaras Zeitsprung ist auch deshalb von der Art eines COEX, weil er so außerordentlich lebhaft erfahren wurde, so als sei sie tatsächlich wieder im Schlafzimmer ihrer Kindheit. Und ihre Erfahrung stimmt letztlich auch deshalb mit dem COEX-Modell überein, weil sie zu einer tiefen persönlichen Transformation führte oder zumindest den letzten Schritt hin zu einer solchen Transformation darstellte. Sie durchlebte diese spezielle Erinnerung auf sehr körperliche Weise erneut (komplett mit Gerüchen), während sie sie gleichzeitig von einer objektiveren Erwachsenenperspektive aus betrachten konnte. Sie war sie selbst, wie sie als Kind gewesen war, aber sie war auch sie selbst als eine Erwachsene. Zu einem gewissen Ausmaß leben wir alle in der Vergangenheit und der Gegenwart, wenn wir Erinnerungen erfahren, aber in Barbaras Fall verschmolzen Vergangenheit und Gegenwart auf besonders bedeutsame Weise. Barbara ist, so würde ich annehmen, eine Person mit dünnen Grenzen.

Ernest Hartmann, von dem dieses Konzept der Grenzen stammt, sagte, dass Menschen mit dünnen Grenzen starke Erinnerungen an ihre Kindheit bewahren und mit ihren Gefühlen aus der Kindheit identifiziert bleiben. Seine Wahl des Wortes »identifiziert«, auch wenn dieses bei ihm in einem ganz anderen Kontext auftaucht, ist durchaus angemessen. Zeit hat in der Tat mit dem Ich zu tun und deshalb auch mit unserer sich entwickelnden Identität. Ich vermute stark, dass Individuen mit dünnen Grenzen die Zeit anders erfahren als der Rest von uns. Für sie dürfte die Zeit formbarer sein und weniger den Einschränkungen von Vergangenheit, Gegenwart und Zukunft unterworfen – und sie dürfte für sie langsamer verstreichen, da sie intensivere innere Erfahrungen machen.

BIOLOGISCHE ZEIT KONTRA LINEARE ZEIT

Es sollte inzwischen klar sein, dass unsere Erfahrung der Zeit eng verbunden ist mit dem Fluss der Gefühle im Körper und mit dem Ausmaß an Energie, die wir in einem bestimmten Moment aufbringen. Ein Schlüssel ist die Stoffwechselrate, ein allgemeines Maß der Energieproduktion im Körper und der zellulären Aktivität. Die Stoffwechselrate ist unterschiedlich, je nach dem Alter der Person, der Sache, mit der sie gerade beschäftigt (oder nicht beschäftigt) ist, der Anregung der körperlichen Systeme der Person und sogar der Tageszeit. Wir alle wissen, dass es Tag- und Nachtmenschen gibt, dass verschiedene Menschen sich zu verschiedenen Tageszeiten energiegeladen und kreativ fühlen. Dies ist nicht nur eine Redewendung: Das Phänomen hat mit einer ganz realen individuellen Veranlagung zu tun. (Man könnte sagen, dass es konstitutionell bedingt ist.)

Sie könnten nun einwenden, dass die biologische Zeit keine »reale« Zeit sei, also keine lineare Zeit, wie wir sie mit der

Uhr messen. Es ist wahr, sie ist keine »Uhrzeit« – aber die Tatsache, dass die biologische Zeit subjektiv erfahren wird, macht sie nicht weniger wirklich. Man könnte sogar sagen, dass die biologische Zeit wirklicher ist als die Uhrzeit, dass sie die wirklichste Erfahrung von Zeit ist, da sie auf unserem Körper beruht und in echten biologischen Prozessen verwurzelt ist. Die Uhrzeit dagegen kann man als eine bloße Übereinkunft ansehen, einen sozialen Standard, eine Erfindung, die auf der Umdrehung der Erde und ihrem Kreislauf um die Sonne basiert, auf Prozessen, die weniger Bedeutung für uns haben als unsere eigene Biologie.[1085]

Gibt es die lineare Zeit überhaupt unabhängig von der Fähigkeit des Menschen, sich ein Konzept von ihr zu machen? Ich möchte behaupten, dass es sie nicht gibt. Um auf Kant zurückzukommen: Zeit ist nichts als ein Konzept, und man braucht einen fühlenden Körper, ein denkendes Gehirn und (wahrscheinlich) eine begrenzte Lebensspanne, um sie ergründen zu wollen. Damit soll nicht gesagt sein, dass das Universum nicht weiter ablaufen würde, wenn es uns als ichbewusste Kreaturen nicht gäbe. Offensichtlich hat es das bereits seit Milliarden von Jahren getan, wobei Milchstraßen entstanden, Sterne explodierten, Kometen durch den Raum schossen und Planeten ihre Bahn zogen. Doch ohne dass es eine mit Bewusstsein begabte Kreatur gibt, die Zeuge dieser Entwicklungen wird, wäre die Zeit völlig irrelevant. Nur aufgrund der eigentümlichen Organisation unseres Geistes tritt die Zeit in Existenz. Und das Wort »Existenz« muss qualifiziert werden: Die Zeit ist nichts Lebendes, sie ist eine Vorstellung, eine Richtlinie, eine nützliche Art und Weise, unser Leben und die Welt, in der wir leben, zu ordnen.

Worauf es mir hier ankommt, ist die Erkenntnis, dass ein Modus der Wahrnehmung von Zeit neben einem anderen Modus existieren kann. Biologische Zeit ist der Modus, der für unsere innere Erfahrung am wichtigsten ist, während die mit der Uhr gemessene Zeit uns die Möglichkeit gibt, den Ablauf der Zeit für unsere Gesellschaft festzulegen, als Standard für jedermann. Einzelne Individuen messen ihre eigene Erfahrung sowohl nach dem inneren als auch nach dem äußeren Modus.

DIE WURZELN DER ZEIT IM ICH

Der Vorläufer des Zeitgefühls jeder Person ist der Herzschlag der Mutter, den der Fötus im Mutterleib hört. Dieser Rhythmus – der im Allgemeinen gleichmäßig ist, der sich aber während anstrengender körperliche Aktivitäten und in Zeiten von Stressbelastung beschleunigt – ist die erste zeitliche Sequenz, die wir wahrnehmen. Wir fühlen sie als ein Pulsieren, aber auch als Geräusch, und dies könnte die Grundlage dafür sein, dass wir später so viel Vergnügen an Musik, Tanz und dem Marschieren haben.[1086]

Später dann, im Säuglingsalter, trägt die Zeit, die die Mutter braucht, um auf die Bedürfnisse des Säuglings zu reagieren, zur Ausbildung seiner Konzepte von Zeit, Belohnung, Geduld und Selbstwert bei. Relevant sind etwa die Reaktionen auf das Schreien des Säuglings, der gefüttert werden will, der im Arm gehalten werden will, der seine Windeln gewechselt haben will und der für ein Schläfchen hingelegt werden will. Weitere Faktoren sind Verhaltensmuster in der Familie, in der das Kind heranwächst (zum Beispiel ob bestimmte regelmäßig anfallende Aktivitäten des Alltags zeitlich regelmäßig oder unregelmäßig ausgeführt werden).[1087] Anweisungen wie »Ich will, dass das jetzt geschieht!« haben eine ganz andere Auswirkung als »Ach ja, das kann irgendwann erledigt werden«.

Wie wir bereits gesagt haben, ist die Zeit mit unserem Gefühl von Identität verbunden. Schizophrene, bei denen die Ichempfindung oft schwach ausgeprägt ist, klagen, wie man weiß, oft über einen Mangel an zeitlicher Kontinuität. Für sie fließt die Zeit nicht so wie für die meisten von uns: Sie bewegt sich ruckartig, auf nicht verlässliche Weise.[1088] Dies liegt wahrscheinlich daran, dass die schizophrene Person unter einer Abspaltung vom Körper leidet. (Das »schizo« in dem Wort Schizophrenie bedeutet wörtlich »gespalten«.) Während die schizophrene Person weiß, dass sie einen Körper hat, weiß sie doch nicht, was sie fühlt, und sie fühlt sich daher auch nicht sehr mit anderen Menschen verbunden.[1089] Auch dies zeigt wieder, wie stark das Fühlen mit unserer Erfahrung der Zeit verbunden ist.

Keine Diskussion des Ichseins wäre vollständig ohne Bezugnahme auf das Gehirn, das vermutlich das Hauptorgan für die Einschätzung des Verstreichens der Zeit, sei es die biologische oder die lineare Zeit, ist. (Wir sollten uns dessen bewusst sein, dass sich für den Neurowissenschaftler und jeden anderen, der an den Primat des Gehirns über den Rest des Körpers glaubt, dieser letzte Satz lächerlich anhört. »Ichsein? Warum sollten wir in Hinsicht darauf an irgendetwas anderes als an das Gehirn denken?« Doch vielleicht kommt diese Einstellung dem Leser inzwischen berechtigtermaßen als kurzsichtig und irreführend vor.) Eine Frage, die von Neurowissenschaftlern diskutiert wird, ist, ob das Gehirn einen spezialisierten Mechanismus zur Zeitmessung enthält oder ob unser Gewahrsein des Verstreichens der Zeit aus dem Wirken allgemeinerer Fähigkeiten resultiert, etwa aus der Verarbeitung von Sinnesreizen und dem Gedächtnis. Vertreter der ersteren Anschauung denken dabei vor allem an die Basalganglien, eine Ansammlung kleiner Strukturen im Gehirn, die durch schleifenähnliche Nervenbahnen mit dem Kortex verbunden sind. Ihrer Ansicht nach entspricht die Zeit, die ein elektrischer Impuls braucht, um die Schleife zu durchlaufen, einem Ticken der inneren Uhr. Andere Neurowissenschaftler sind der Meinung, dass das menschliche Zeitgefühl von der

Art und Weise ausgeht, auf die unser Gehirn sensorische Reize erkennt und bearbeitet. Sie weisen darauf hin, dass in den visuellen Zentren des Gehirns viele Neuronen nur dann feuern, wenn ein Objekt sich bewegt oder sich auf irgendeine Weise verändert. Deshalb beruhe das Zeitgefühl nicht auf einem speziellen neuronalen Schaltkreis.[1090] Die Sichtweise, die von der Verarbeitung sensorischer Reize ausgeht, entspricht eher dem Ansatz, den wir hier entwickeln: nämlich dass die Wahrnehmung von Zeit von einem Ganzkörperprozess – und nicht nur einem neuronalen Prozess – hervorgebracht wird. Nach dieser Anschauung sind die relevanten Schaltkreise im gesamten Körpergeist lokalisiert. Wir werden nicht durch einen »Uhrbeobachter« dort oben im Gehirn von äußeren (oder inneren) Ereignissen distanziert, sondern wir sind ein integraler Bestandteil dessen, was wir unmittelbar erfahren. In diesem Kontext ist der energetische Fluss von Gefühlen von wesentlicher Bedeutung.

Eine Gehirnstruktur, die wir uns näher ansehen müssen, ist der Hippocampus; wir wissen, dass er für die Bildung des Gedächtnisses und für die Codierung neuer Informationen wesentlich ist.[1091] Der Hippocampus spielt auch eine Schlüsselrolle für das emotionale Gedächtnis, weil er gleich neben der Amygdala liegt und direkt mit dem olfaktorischen Nerv verbunden ist. Dies ist eine machtvolle Kombination, die es, wie wir gesehen haben, möglich macht, dass emotionale Erinnerungen, die mit einem Geruch verbunden sind, besonders leicht abzurufen sind.[1092] Eine ähnliche Wirkung auf das Gedächtnis hat auch Musik. Wenn wir einen Song hören, der zu einer bestimmten Zeit unseres Lebens populär war, so kann das eine ganze Kaskade von Erinnerungen auslösen. Musik vermag sogar neuronale Blockaden zu umgehen. Der Neurologe Oliver Sacks berichtet von einem seiner Patienten, der an einem Gehirntumor litt und der deshalb seit den 1970er-Jahren keine neuen Erinnerungen mehr bilden konnte. »Doch wenn wir über seine liebsten Songs der Grateful Dead sprechen oder diese anhören, wird seine Amnesie umgangen. Er wird auf einmal sehr lebhaft und schwelgt in Erinnerungen an ihre frühen Konzerte.«[1093] Im Gegensatz zum Geruch, der einem ganz bestimmten neuronalen Pfad folgt, und den mit Geruch in Zusammenhang stehenden Erinnerungen, die in der limbischen Region des Gehirns erzeugt werden, scheinen die Musik und das musikalische Gedächtnis Phänomene des gesamten Gehirns zu sein, wobei die rechte Hemisphäre mit der Erkennung der Melodie und der Klangfarbe befasst ist und die linke Hemisphäre mit dem rhythmischen Ablauf und dem Text eines Liedes.[1094] Eine Bestätigung hierfür findet man bei Hirnszintigrammen von Musikern, deren musikalische Ausbildung bereits in früher Kindheit begonnen hat. Bei diesen Individuen ist das Corpus callosum – der Balken, der die beiden Gehirnhemisphären miteinander verbindet – bis zu 15 Prozent größer als bei Nichtmusikern.[1095] Es hat sich auch gezeigt, dass verschiedene Bereiche des Gehirns aktiviert werden, je nachdem, ob man nur nebenbei Musik hört oder aufmerksam auf die musikalische Komposition lauscht oder ob man hauptsächlich auf die Harmonien hört oder eine Melodie beziehungsweise das Spiel der Rhythmusgruppe verfolgt.[1096] Auch in Abhängigkeit davon, ob einem die Musik, die man hört, angenehm oder unangenehm ist, werden unterschiedliche Bereiche des Gehirns aktiviert. Es sieht außerdem so aus, als könne Musik den Spiegel verschiedener Hormone, die durch den Körper zirkulieren, beeinflussen, einschließlich des Cortisols (eine wesentliche Komponente der Stressreaktion), des Testosterons (das mit Aggressionen und Erregung zu tun hat) und des Oxytocins (das beim Pflegeverhalten sowie, interessanterweise, bei den Geburtswehen eine Rolle spielt). Musik kann außerdem die Freisetzung von natürlichen Schmerz verringernden Mitteln, den sogenannten Endorphinen, auslösen.[1097]

Was Geruch und Musik gemeinsam haben, ist die Tatsache, dass die Erinnerungen an »die verlorene Zeit« (wie Marcel Proust es formulierte) unter ihrem Einfluss deutlich besser funktioniert. Dies wird nicht so sehr in der biologischen Zeit erreicht, sondern vielmehr in dem, was wir »emotionale Zeit« nennen könnten, denn beide Arten des Gedächtnisses haben einen spezifischen emotionalen Beigeschmack. Hierin liegt der Schlüssel zu den äußerst seltsamen Zeitverschiebungen, die Bestandteil vieler Anomalien sind.

ANORMALE ZEIT

Damit man eine bestimmte Erfahrung als paranormal ansehen kann, muss sie sich konventionellen Erklärungen entziehen, die auf ersichtlichen Ursachen und Wirkungen beruhen. Wenn die lineare Zeit jedoch nur ein Modus der Wahrnehmung ist und es andere Modi gibt, mit denen wir weniger vertraut sind, dann können tatsächlich anormale Ereignisse auftreten. Sie werden für uns jedoch immer ein Rätsel bleiben, das dunkel und unerklärlich ist, solange wir ihren Fluss nicht in einem anderen Bezugsrahmen nachverfolgen können. »Die Gesetze, nach denen solche Erfahrungen ablaufen, mögen nicht diejenigen sein, die das normale Bewusstsein beherrschen«, sagt der Neurowissenschaftler Robert Ornstein. »Die Erfahrung der Nacht ist nicht dieselbe wie die des Tages.«[1098]

Was während intensiv stressgeladener oder emotionaler Erfahrungen in unserem Körper und in unserem Gehirn geschieht, ist ein veritabler Rosettastein. Versteht man die folgenden Faktoren, dann hat man eine Grundlage für das Verständnis des Entstehens von Anomalien:

- unser körpereigenes Stressreaktionssystem
- die elektrochemische Grundlage der Energie des Körpergeistes

- der Unterschied zwischen zurückgehaltenen und zum Ausdruck gebrachten Gefühlen
- das Aufwallen von Energie, das während einer Erstarrungsreaktion kurzgeschlossen wird
- die Myriaden Wechselwirkungen zwischen unserem Gehirn und unserem Immunsystem
- die psychosomatische oder auf dem Körpergeist beruhende Natur des Gedächtnisses
- die unterschiedliche Dynamik in Menschen mit dicken und solchen mit dünnen Grenzen
- das Ich als lebendes Wesen, das sich durch die Raumzeit bewegt

In diesem Buch habe ich versucht aufzuzeigen, wie der siebte Faktor – unterschiedliche neurobiologische Sensibilität – im Zusammenhang mit diesen anderen Faktoren steht und eine Voraussetzung für anormale Wahrnehmungen sein könnte. Nun kommen wir zu dem letzten Zusammenhang, nämlich zwischen dem siebten Faktor und dem erstaunlichen Konglomerat von persönlicher Identität, Zeit und Raum, also dem achten Faktor.

DIE ÜBERLAGERUNG VON EMOTIONALER UND BIOLOGISCHER ZEIT

Erinnern Sie sich an die vielen Anomalien, über die wir in diesem Buch gesprochen haben: die Angst des 18 Monate alten Adam in seiner Badewanne, der plötzlich Männer in Uniform auf sich zukommen sieht; Susanne, die mitten in der Nacht das Rasierwasser ihres Vaters riecht und daraufhin eine ausgewachsene Erscheinung ihres Vaters sieht; die bizarren Poltergeisterscheinungen im Umkreis von Maria und ihrer Familie; die Träume des erst kürzlich zum Vater gewordenen

Robert von seinem Vater, gefolgt von der Nachricht, dass sein Vater im Sterben liegt; die Mutter Melanie, die über 5000 Kilometer Entfernung spürt, dass ihrer Tochter etwas zugestoßen ist; die Visionen Ruths von ihrem Vater, der sie in der Kindheit missbraucht hat; die wiederholten Erscheinungen der zwei nach einem Absturz verstorbenen Besatzungsmitglieder von Flug 401; die Erinnerungen und Persönlichkeitszüge, die Empfänger von Herztransplantaten von den Spendern übernommen haben; Barbaras transformative (und transpersonale) Erfahrung im Krankenhaus; und der inzwischen vierjährige Adam, der seiner ungläubigen Mutter berichtet, dass er seine kürzlich verstorbene Tante im Gespräch mit zwei weiteren Geistererscheinungen sieht.

In all diesen Fällen werden Dinge als Geschehnisse wahrgenommen, die nach den uns bekannten Gesetzen der Physik nicht geschehen können. Die übliche Wahrnehmung der Raumzeit wird auf den Kopf gestellt, und die betroffenen Personen sind deshalb ziemlich erschüttert. Doch wir sollten über der Tatsache, dass sie konsterniert sind, weil die normalen Gegebenheiten der Raumzeit verändert sind, nicht die deutlich emotionale Natur dessen, was da geschieht, übersehen. Emotionen sind von zentraler Bedeutung, sowohl für die Situationen selbst (ihre innere Dynamik) als auch für die Verschiebungen der Raumzeit, zu denen es offenbar kommt.

Wenn wir unsere Gefühle zum Ausdruck bringen, wird ihre Energie buchstäblich aus dem Körper in den Raum übertragen oder, um es genauer zu sagen, von einem Satz von Raumzeit-Koordinaten zu einem anderen. Bedenken Sie, dass wir selbst dieser erste Satz von Koordinaten sind. Also nimmt die Energie, die sich in die Raumzeit hinaus bewegt, etwas von uns mit sich. Unsere Emotionen sind eng verbunden mit dem, was wir sind, was wir fühlen und welche Erinnerungen mit dem verbunden sind, was wir fühlen. Erinnern Sie sich an die Fluss-Analogie: Ein ungehinderter Fluss der

Gefühle nach außen ist nicht nur gesund, er ist auch ehrlich. Emotionen sind in der Tat die ehrlichsten Ausdrucksformen des Ichs – sehr viel ehrlicher als Worte, die verdreht, eingefärbt oder verhüllt sein und die missverstanden werden können. Selbst die Gefühle, die wir in unserem Inneren behalten, sind wertvolle Repräsentanten des Ichs. Sie (und die damit verbundenen Erinnerungen) können den bewussten Geist früher einmal überwältigt haben, und sie können deshalb vom Felt Sense dissoziiert worden sein, aber sie sind immer noch ein Teil von uns, und wir müssen sie irgendwann einmal bewusst wahrnehmen, wenn wir ganze und gesunde Individuen sein wollen.

In den intensivsten Begegnungen (wie etwa bei COEX-Erfahrungen) »verschmelzen Zeit, Raum und Bewegung«, schreibt der verstorbene Psychiater und Energietherapeut John Pierrakos.[1099] Der Katalysator für solche Veränderung unserer gewöhnlichen Erfahrung ist das Ich. Dabei funktioniert der Körpergeist nicht nur in der biologischen Zeit, wobei unsere Stoffwechselrate zunimmt und die Zeit sich zu verlangsamen scheint, sondern auch in der emotionalen Zeit, wobei die Energie von Gefühlen kanalisiert und nach außen hin zum Ausdruck gebracht wird. Es kann auch zu einem mentalen Eintauchen in die Vergangenheit kommen, wobei Erinnerungen, die sich mit den Gefühlen verbunden haben, aufgedeckt und wiedererlebt werden. Es ist also die Überlagerung von biologischer und emotionaler Zeit, die das hervorbringen kann, was ich anormale Zeit nenne. Auf jeden Fall geht es hier um etwas, das für das betroffene Ich von zentraler Bedeutung ist – wenn nicht für die Person, die die Anomalie wahrnimmt, dann für die Person, deren Energie in die sie umgebende Raumzeit übergeschwappt ist und die damit der Verursacher der Anomalie ist.

Die Art und Weise, auf die Individuen die anormale Zeit wahrnehmen, hängt letztlich davon ab, wo sie im Spektrum von dünnen bis dicken Grenzen einzuordnen sind. Ganz reale Unterschiede in der neurobiologischen Funktion werden zu unterschiedlichen Formen der Erfahrung führen – auch wenn praktisch jedermann eine Anomalie erfahren oder erzeugen kann, solange dabei nur intensive Emotionen und Probleme mit der eigenen Identität im Spiel sind.

In all diesen Fällen haben wir unwillkürlich das Gefühl, dass die anormale Erfahrung eine transzendente Qualität hat, weil genau dies der Fall ist. Unsere übliche Erfahrung von Zeit, Raum und Identität wird transzendiert, überlagert oder zeitweilig ersetzt. Das Ganze ist dann kein bloßes Produkt unserer Imagination, also eine Illusion, die von einer seltsamen Form neurologischer Aktivität produziert wurde, wie so viele Neurowissenschaftler es sehen möchten. Hier geht etwas sehr viel Tieferes und zugleich tiefer Gefühltes vor sich. Hier kommt etwas zum Ausdruck, das für das Ich eines Menschen sehr wichtig ist. Das ist, wie es Freud formuliert hat, unheimlich. Aber es ist auch tiefgründig. Unter Aussetzung des Damals und Jetzt, Dort und Hier versucht jemand, seine Gefühle zum Ausdruck zu bringen, mehr zu werden, als er oder sie bisher war, und auch dann, wenn er oder sie sich dessen nicht bewusst ist, zu einer umfassender verwirklichten Person zu werden. Anomalien weisen darauf hin, dass Kants Annahme, dass die Zeit und der menschliche Geist untrennbar voneinander sind, zutrifft. Während wir unser Leben leben und unsere Gefühle fühlen, nehmen wir nicht nur das Vergehen der Zeit wahr, wir sind auch in der Lage, es zu beeinflussen, wenn auch nur unter außerordentlichen Umständen. Unser Ich, unsere Emotionen und die Zeit selbst sind tatsächlich Teil desselben universalen Gewebes.

Wenn wir es von diesem Standpunkt aus betrachten, dann kann die uralte Frage »Was ist Zeit?« nur mit einer anderen Frage beantwortet werden, die ebenso alt und vielleicht noch herausfordernder ist: »Warum leben wir überhaupt?«[1100] Die einzige Antwort, die ich darauf zu geben vermag, ist: Wir leben, um auf der Grundlage unseres Verstandes, unseres Lernens und nicht zuletzt unseres emotionalen Ausdrucks zu einer so weit wie irgend möglich verwirklichten Person zu werden.

GIBT ES ÜBERHAUPT EIN ICH?

Im ganzen Verlauf dieses Buches bin ich von der Annahme ausgegangen, dass ein individuelles Menschenwesen ein Ich besitzt und dass dieses Ich vor allem neurobiologischer Natur ist. Damit soll gesagt sein, dass die für uns charakteristische Art und Weise zu denken und zu fühlen, zu handeln und zu reagieren, unserer körperlichen Beschaffenheit entspringt sowie der Art und Weise, auf die unser Gehirn und unser Körper als Einheit zusammenwirken. Von unserer Persönlichkeit und unseren Erinnerungen bis hin zu unserer Schwellensensitivität und unserer Immunfunktion hängt, meiner Meinung nach, alles von unserem Ich ab. Wer wir sind und was wir werden, hat deshalb eine greifbare Grundlage. Das Ich ist alles andere als illusorisch.

Dennoch besteht unter den Neurophilosophen die Tendenz, das Konzept des Ichs zu zerpflücken – es entweder in seltsam minimalistischen Begriffen zu verstehen oder die Möglichkeit seiner Existenz ganz und gar zu leugnen. Hier ein paar Beispiele dafür:

- Der Neurowissenschaftler Joseph LeDoux postuliert etwas, das er das »synaptische Ich« nennt. Danach ist das Individuum das Resultat der Muster der neuronalen Verbindungen in seinem Gehirn. »Sie sind Ihre Synapsen«, behauptet er.[1101]
- Daniel Dennet von der Tufts University, einer der führenden Neurophilosophen, zweifelt heftig daran, dass das Ich

überhaupt ein angemessenes Konzept ist. Er beruft sich auf Forschungen (für die der verstorbene Benjamin Libet von der Universität von Kalifornien in San Francisco bekannt geworden ist), die zeigen, dass das Gehirn offenbar keinerlei bewusste Handlung registriert – ja dass es nicht einmal die Absicht, aktiv zu werden, registriert, bevor nicht seine »Handlungsbereitschaft«, wie sie mit einem Elektroenzephalografen (EEG) gemessen wird, sichtbar geworden ist.[1102] (Libets Befunde sind inzwischen von einem Team vom Max-Planck-Institut für menschliche Kognitionswissenschaft und Gehirnforschung in Deutschland bestätigt worden.[1103]) Dies scheint darauf hinauszulaufen, dass wir [also unser »Ich«, Anm. d. Übers.] nicht die Urheber unseres Schicksals sind, sondern dass unsere Entscheidungen irgendwie unserem bewussten Denken vorausgehen.

- Der bekannte Neurowissenschaftler Michael Gazzaniga vom Dartmouth College weist darauf hin, dass die beiden Hemisphären des Gehirns ganz unterschiedliche Dinge tun und die Welt völlig unterschiedlich wahrnehmen. Unsere scheinbar integrierte Ichempfindung sei demnach genau das – eine scheinbare Integration. Unser Gefühl der Kontinuität entstammt der sprachgewandten linken Hemisphäre des Gehirns, die ein veritabler Tatsachenverdreher ist, der unsere Wahrnehmungen und Erfahrungen interpretiert und uns glauben lässt, wir hätten ein Ich, obwohl wir keins besitzen.[1104]
- Daniel Schacter, ein Psychologieprofessor von der Harvard-Universität, betrachtet unsere Erinnerungen als das, was im Wesentlichen unser Ich determiniert. Und Erinnerungen sind halb selektiv, weil ihr Prozess dazu beiträgt, eine konsistente Ichempfindung aufrechtzuerhalten, die zusammenbrechen würde, wenn wir nicht unablässig (und unbewusst) die Vergangenheit neu formulieren würden.[1105]

- Die Psychologin Susan Blackmore behauptet, dass unser Verhalten und unsere Persönlichkeit das Produkt von »Memen« sind, ebenso wie unser physischer Körper das Produkt unserer Gene ist. Der Begriff »Mem«, den der Entwicklungsbiologe Richard Dawkins ursprünglich in diesem Kontext verwendet hat, bezieht sich auf Einheiten einer Kultur, die mimetisch sind, die sich also durch Nachahmung verbreiten. Ideen, Namen, Moden, Prinzipien – das sind alles Meme, die sich ausbreiten, indem sie wie ein Virus von einer Person zur nächsten weitergegeben werden. Blackmore behauptet, dass unser Geist ein Konglomerat solcher Meme ist und dass die Vorstellung eines individuellen Ichs eine Illusion ist, die von den Memen erzeugt wird, damit sie selbst andauern können. Menschliche Wesen sind ihrer Ansicht nach »Mem-Maschinen«.[1106]
- Ein ebenso interessanter Ansatz wird von dem Astronomen und Wissenschaftsautor David Darling vertreten. Ähnlich wie Ralf Waldo Emerson und die Transzendentalisten des 19. Jahrhunderts, ist er der Meinung, dass das Ich eine Illusion ist, die uns daran hindert, das Universum so zu erkennen, wie es wirklich ist. Sowohl unsere Sinne als auch unser Nervensystem, so meint Darling, sind so konstruiert, dass sie die aus der Welt um uns herum auf uns eindringende Information reduzieren und kristallisieren. Was wir sehen und hören, was wir schmecken und riechen und was wir letztlich für die Realität halten, sind nur winzige Scheibchen der Wirklichkeit, nie das ganze Bild. Die Klangwellen und Lichtwellen, die wir innerlich verarbeiten, werden dabei unausweichlich verändert, wenn unser Gehirn sich darauf konzentriert und sie letztlich interpretiert. Aufgrund dieser Filterfunktion sind alle unsere Wahrnehmungen in gewisser Weise falsch. Dies bedeutet dann auch, dass unsere Ichempfindung selbst, dieser Ansicht nach, auf Falschheit beruht und damit eine bloße Verblendung ist.[1107]

Bei aller diesen gelehrten Individuen und ihren provokativen Ideen gebührenden Hochachtung glaube ich doch, dass sie auf dem Holzweg sind. Unsere Ichempfindung, wie sie im Körper verwurzelt ist, ist greifbar. Diese Greifbarkeit kommt bereits früh in unserem Leben zustande und bleibt erhalten, solange wir leben. Bedenken Sie, dass dann, wenn wir unsere Umgebung betrachten, fast immer auch irgendein Teil unseres Körpers im Blickfeld ist. Während ich dies hier eintippe, sehe ich meine Schultern und Arme, meine Hände, die Umrisse meiner Brille und meinen Torso unterhalb der Tastatur. Dieser Bezugsrahmen entwickelt sich hauptsächlich durch das Sehvermögen, durch unsere Sicht unserer selbst, aber er wird auch durch den Beitrag anderer Sinne mit gebildet. Diese Körperzentriertheit ist so allgegenwärtig, dass wir sie leicht übersehen.[1108]

Es ist deshalb unwahrscheinlich, dass unsere Ichempfindung von Memen diktiert wird (auch wenn leider niemand jemals beweisen kann, dass dem nicht so ist). Sie liegt unserem bewussten Denken und Gewahrsein zugrunde, ist die erste und wichtigste Tatsache unseres Lebendigseins als Individuen, unseres Daseins als empfindende Wesen. Deshalb ist das Problem, dass das Gehirn das elektrische Potenzial für eine bestimmte Handlung bereits manifestiert, bevor ein Bewusstsein dieser Handlung erkennbar wird, kein wirkliches Problem. Wir müssen nicht bewusst sein, um lebendig zu sein. Wir müssen dazu allerdings verkörpert sein. Der Punkt, um den es hier geht, wird von dem Entwicklungspsychologen Nicholas Humphrey, der sehr viel über diese Problematik nachgedacht hat, besonders elegant formuliert. Seiner Ansicht nach macht die Empfindungsfähigkeit – und der gesamte Reichtum der körperlichen Empfindungen – es »wert, ein Ich zu haben«.[1109]

Ich möchte außerdem behaupten, dass das Ich umso fortgeschrittener ist, je höher man auf der Leiter der Evolution gestiegen ist. Ichbewusste Kreaturen, wie wir es sind, sind genau das: Ich-bewusst. Ich glaube nicht, dass wir mit unseren Wahrnehmungen falsch liegen oder dass sie das Resultat von Tatsachenverdrehung, der Kontrolle von Memen oder von Illusionen sind. Unser Ich ist eine manifeste Realität, und es repräsentiert nicht nur das, was wir waren und was wir jetzt sind, sondern auch das, was wir noch werden müssen. Die biologische Zeit liefert uns den durchgängigen und lebenswichtigen Bezugsrahmen, in dem sich eine solche Erfahrung abspielen kann, und die Uhrzeit gibt uns die Orientierungspunkte in der Konsensrealität.

Die emotionale Zeit zeigt an, dass die Energie unserer Gefühle nach außen gerichtet wird; dies ist ein Prozess der Selbstentdeckung und Verwirklichung. Und unsere gelegentlichen bizarren Begegnungen mit der anormalen Zeit weisen auf Fälle hin, in denen dieser Prozess vereitelt wird – in denen die Fortdauer des Ichs in Gefahr ist oder eine Person unfähig ist, eine fundamentale emotionale Wahrheit befriedigend zum Ausdruck zu bringen. Ich möchte behaupten, dass Anomalien im Allgemeinen nicht mehr (und nicht weniger) sagen als: »Ich bin jetzt hier an diesem wichtigen Wendepunkt«, oder: »Ich war dort an einer bestimmten Schlüsselposition in meinem Leben«. Oder sie sagen, noch zugespitzter und mit den Worten von Marlon Brandos frustriertem Boxer in *Die Faust im Nacken*: »Ich hätte jemand sein können.«

Diejenigen, die in der anormalen Zeit feststecken, realisieren buchstäblich nicht, was es mit ihrem Ich auf sich hat. Ihre sich entwickelnde Identität ist eine Sackgasse. Aber (und dies ist der wichtigste Punkt) der »Jemand«, der sie sein möchten, ist keine Illusion. Er ist keine Schimäre, kein Trick des Gehirns oder ein Scherz, den sich das Universum mit uns erlaubt. Er ist etwas sinnlich Wahrgenommenes, Integratives und unschätzbar Wertvolles – ein Amalgam all dessen, was wir in uns tragen, aber auch unsere Verbindung mit dem Ganzen der Natur. Zuerst und vor allem ist er körperlich. Und in dieser Hinsicht müssen Sie wissen, dass kein hoch geschätzter Wissenschaftler, kein wegbereitender Neurophilosoph jemals hätte Theorien über die Nichtexistenz des Ichs entwickeln können, wenn er oder sie nicht wohlgenährt, hinreichend bekleidet und in einer materiell annehmbaren Situation gewesen wäre. Dies sind die körperlichen Voraussetzungen für unsere Fähigkeit, Spekulationen über die Nichtexistenz unseres Ichs anzustellen.

ZEIT, KÖRPER UND NATUR

Ich möchte dieses Kapitel mit einer Reminiszenz beschließen. Es ist nicht meine eigene, auch wenn ich eigene Erfahrungen darin wiederfinde. Wahrscheinlich haben Sie an irgendeinem Punkt ihres Lebens ähnliche Erfahrungen gemacht – das hoffe ich zumindest, denn ein solches Zusammenkommen von Wahrnehmungen ist etwas überaus Angenehmes, Friedvolles und auf unkonventionelle, aber sehr erinnernswerte Weise Sinnvolles:

> »Ich bin 15 Jahre alt; es ist ein strahlender Oktobertag; flammend rote Ahornbäume und Eichen säumen die Straße; die Luft ist klar, der Himmel von kristallener Bläue; früher Morgen. Ich gehe zur Schule. Allein. Das morgendliche Brummen von Autos und Lastwagen setzt ein. Kühle Herbstluft, rein und süß, auf meinem Gesicht und in meinen Nasenflügeln. Plötzlich, ohne ersichtlichen Grund, halte ich inne. Ich bleibe auf der Stelle stehen – so scheint es wenigstens zu sein. Aber meine Beine gehen weiter, meine Arme pendeln rhythmisch neben meinem Körper. …
> Im gleichen Augenblick spreche ich mit überraschender Klarheit meinen Namen laut aus. Ich erinnere mich nicht,

die Absicht gehabt zu haben, meinen Namen auf diese Weise auszusprechen, laut, in einem starken und gleichmäßigen Tonfall – aber ihn zu sagen ist angefüllt von Absicht und Willen, Absicht einer Art, die ich nie zuvor gekannt habe. Ich sage meinen Namen: Jerry. Und damit sage ich: Ich bin Jerry. Ich bin hier. Ich lebe.«[1110]

In Momenten wie diesem haben wir das Gefühl, »außerhalb der Zeit« zu stehen – unser Bewusstsein ist irgendwie ausgeweitet, unser Ichbewusstsein ist umfassender und vollständiger. Zu solchen Erfahrungen kommt es oft spontan in der Kindheit und Jugend, was deshalb einleuchtet, weil wir die Welt und alles, was sie zu bieten hat, früh in unserem Leben noch nicht für selbstverständlich halten. Oft genug ist eine Sinneswahrnehmung der Auslöser für solche Durchbrüche – das Bild einer Waldwiese ... eine mondhelle Nacht ... ein murmelnder Bach ... oder die Klarheit und Kühle eines Herbsttages, wie es bei Jerry der Fall war.[1111] Das Gehirn mag solche Sinneswahrnehmungen verarbeiten, aber es ist nicht ihr Ursprung. Sie gelangen durch den Körper in das Gehirn. Auf diese Weise wird unsere Erfahrung von Zeit und dem Ich dadurch beeinflusst, dass wir in der Natur zu Hause sind.

Wir, die wir zu unter Zeitdruck stehenden Stadtbewohnern geworden sind, die in einer künstlichen Umwelt arbeiten und wohnen und die mehr Zeit damit verbringen, auf einen Computerbildschirm zu starren, als aus unserem Bürofenster zu sehen, sollten eine solche Lektion tröstlich finden.

12
DIE PFORTE DER EMOTIONEN

Man sieht nur mit dem Herzen gut. Das Wesentliche ist für die Augen unsichtbar.

Antoine de Saint-Exupéry, *Der kleine Prinz*

Der Mensch liebt es zu staunen, und das ist die Wurzel unserer Naturwissenschaft.

Ralph Waldo Emerson

Von all jenen Dingen, die uns zu Menschen machen, widersetzen sich die Emotionen der ernsthaften Erforschung am meisten. Erst während der letzten beiden Jahrzehnte, in denen es die bildgebenden Verfahren in der Medizin den Forschern ermöglicht haben, genau zu sehen, was im Gehirn vor sich geht, wenn bestimmte Gefühle erfahren werden, hat die Wissenschaft im Verständnis dieses besonders grundlegenden Themas einen Sprung nach vorn gemacht. Doch was war das für ein Sprung! Viele Wissenschaftler waren von diesen kurzen Einblicken in den elektrochemischen Energietanz innerhalb unseres Gehirns so enthusiasmiert, dass sie jetzt davon überzeugt sind, Emotionen müssten im Gehirn ihren Ursprung haben und wohnen. In diesem Buch argumentiere ich natürlich, dass die Wirklichkeit umfassender ist, dass wir den gesamten Körper betrachten müssen und auch das Ich, dessen unabdingbarer Bestandteil der Körper ist. Außerdem habe ich behauptet, dass

Emotionen ihrer Natur nach Ausdruck aus dem Körpergeist suchen und dass emotionale Energie unter bestimmten Umständen in die elektromagnetische Umwelt übertragen und dort auf unbestimmte Zeit festgehalten werden kann.

Diese Ideen, vor allem die letztere, stehen im Widerspruch zu der heute vorherrschenden Meinung. Es sollte jedoch inzwischen klar geworden sein, welche Macht unausgedrückte Gefühle in uns ausüben können: wie sie die Immunfunktion verändern, Krankheit erzeugen oder verschlimmern und psychosomatische Symptome hervorbringen können. Dies sind heute akzeptierte Tatsachen, auch in den Schulwissenschaften, und in der Tat der Kern eines produktiven jungen Forschungszweiges, der Psychoneuroimmunologie genannt wird. Noch im Jahre 1985 tat das *New England Journal of Medicine* die Möglichkeit, dass der Geist eine wichtige Rolle für die Gesundheit spielen könnte, in einem Leitartikel mit den Worten ab: »Der Glaube an Krankheit als eine direkte Widerspiegelung mentaler Zustände ist weitgehend bloße Folklore.«[1112] Zu jener Zeit waren die Verbindungen zwischen Geist, Körper und Gesundheit tatsächlich noch weitgehend ein Thema der Volksüberlieferung – doch die Forschung hat diesen Zustand sehr schnell verändert. Gleichzeitig hat die neueste Forschung auf dem Gebiet der Gehirnfunktionen die latente Plastizität des Gehirns und seine Fähigkeit, sich zu verändern und zu wachsen, demonstriert, »eine Tatsache, die in erstaunlichem Widerspruch zu einem für ein Jahrhundert geltenden Dogma der Neurologie steht«.[1113] Heute schwingt das Pendel in die andere Richtung. So sagte ein Neurowissenschaftler scherzend: »Mit jedem Jahr wird das Gehirn plastischer als im Jahr zuvor.«[1114]

Dies ist die Art und Weise, auf die die Naturwissenschaft selbst wächst und sich entwickelt: durch aufreizende Hinweise und unkonventionelle Anekdoten, durch Fehlstarts und Irrwege, durch irgendeinen Anstoß, das Verfolgen von interessanten Möglichkeiten, durch ergänzende Forschung, anhaltenden Fortschritt und letztlich einen neuen Konsens. Mit der Zeit kann eine früher ketzerisch erscheinende Idee zur Modeerscheinung werden. Doch wie es in den meisten Bereichen des menschlichen Strebens ist, neigen die Menschen dazu, sich gegen Ideen zu sperren, die von ihnen verlangen, »über ihren Tellerrand hinaus« zu sehen. Ihre Aufmerksamkeit wird oft durch die Ausbildung innerhalb der ihnen vertrauten Disziplinen eingeschränkt. Sie sind vielleicht bereit, Fortschritte anzunehmen, wenn diese ihnen relevant und nicht zu bedrohlich erscheinen, aber sie werden Ideen abtun – selbst solche, für die es Beweise gibt –, die ihrem eigenen Verständnis davon, wie die Dinge sind, widersprechen. Damit soll nicht gesagt sein, dass alle neuen Ideen, alle großartigen Ideen oder alle zurückgewiesenen Konzepte tatsächlich einen Wert für die Wissenschaft haben. Aber ich möchte damit sagen, dass man eine Idee, die auf logische Weise begründet wird, nicht einfach deshalb zurückweisen sollte, weil sie lange gehegte Annahmen infrage stellt.

Ich habe deshalb sehr viele Belege dafür angeführt, dass bestimmte Individuen sensitiv sind, dass ihre Sensitivität eine neurobiologische Grundlage hat und dass sie deshalb vielleicht in der Lage sind, anormale Reize wahrzunehmen, die der Rest von uns nicht wahrnimmt. Das geht deutlich »über den Tellerrand« unserer heutigen wissenschaftlichen Weltanschauung hinaus, aber es muss nicht bedeuten, dass wir »nicht mehr alle Tassen im Schrank« haben. Problematischer ist die Vorstellung, dass intensive Gefühle auf nicht gewöhnliche Weise an andere Menschen übertragen werden können und dass sie in unserer elektromagnetischen Umwelt aufbewahrt werden können. Welche Studien haben sich mit dieser Möglichkeit beschäftigt? Ja, in der Tat: Welche Forschung hat sich mit den anderen Schlüsselfragen, die für die These dieses Buches relevant sind, befasst, etwa mit folgenden Fragen:

- Nehmen Tiere Anomalien wahr (oder tragen sie zu ihrer Wahrnehmung bei)?
- Was kann außerkörperliche Erfahrungen erklären?
- Könnten Gefühle jemals außerhalb des Körpers gefühlt werden?

In diesem Kapitel werde ich einige dieser Studien sowie die faszinierenden Ideen, mit denen sie sich beschäftigen, zitieren. Die Auswahl ist meine eigene. Ich kann nicht behaupten, dass sie eine repräsentative Auswahl aus der gesamten Forschung darstellt. Ich beabsichtige einfach nur, Beispiele für einige Arten von Studien, die vorgenommen wurden, anzuführen. Man muss diesen Studien zugestehen, dass sie Vorstöße ins Ungewisse sind, und man muss sie kritisch, aber auch mit offenem Geist bewerten.

KÖNNEN EMOTIONEN EINEN ZUFALLSGENERATOR BEEINFLUSSEN?

Das erste Experiment, das wir betrachten wollen, versuchte herauszufinden, ob die von Patienten während einer Psychotherapie zum Ausdruck gebrachten Emotionen die Anzeige eines Zufallsgenerators beeinflussen können. (Ein Zufallsgenerator ist eine Maschine, die so konstruiert ist, dass sie eine Reihenfolge von Zahlen oder Symbolen erzeugt, die keinerlei Muster folgt. Das ist im Grunde eine in unserem elektronischen Zeitalter weiterentwickelte Methode, genau das zu tun, was man seit alter Zeit durch das Mischen von Karten oder das Werfen einer Münze getan hat.) Die Patienten waren damit einverstanden, dass während der Versuche Videoaufzeichnungen gemacht wurden und dass die Therapeuten Notizen über ihren emotionalen Ausdruck machten. Ein Computer, der zeitlich mit der Videokamera synchronisiert war, zeichnete die Daten des Zufallsgenerators auf. Man verglich die Daten, die sich ergaben, wenn die Patienten mit wenig oder keinen Emotionen sprachen, mit den Daten, die herauskamen, wenn sie spontan Traurigkeit, Zorn, Frustration oder Angst zum Ausdruck brachten. Nur eine tatsächlich zum Ausdruck gebrachte Emotion (also nicht nur, wenn eine Person zum Beispiel sagte, ihr sei nach Weinen zumute) zählte in Hinsicht auf die Resultate. Eine statistische Analyse zeigte, dass der Output des Generators während Perioden des Zorns höher als normal war und während Perioden der Traurigkeit und der Angst niedriger und dass er während der Perioden neutralen Redens dem Durchschnitt entsprach.[1115]

Diese Studie hat einige offensichtliche Schwächen. Zuerst einmal wurde sie von einem einzigen Therapeuten durchgeführt, sodass seine Notizen, Videobänder und Schlussfolgerungen die einzige verfügbare Dokumentation darstellen. Zweitens gehörte dieser spezielle Therapeut zu einer Schule der Psychologie, die Bioenergetik genannt wird und in der man annimmt, dass bestimmte Emotionen mit einer Kontraktion körperliche Energie korrelieren und andere mit einer Ausdehnung körperliche Energie. Diese Annahmen könnten die Interpretation der Resultate der Ausgabe des Zufallsgenerators durch den Forscher unbewusst beeinflusst haben. Drittens könnten die Gefühle des Forschers selbst die Erfassung von Energie durch den Zufallsgenerator beeinflusst haben. Viertens war die Zahl der Patienten, die an dem Experiment teilnahmen (zwölf), relativ klein.

Wenn allerdings die Resultate glaubwürdig sind, dann kann der Ausdruck von Emotionen in der Tat eine Wirkung auf einen in der Nähe befindlichen elektrischen Apparat haben. Nicht nur das, sondern die unterschiedlichen Emotionen scheinen unterschiedliche Auswirkungen zu haben. Zorn war mit einer deutlichen Verschiebung des Output des Zufallsgenerators nach oben verbunden, während Traurigkeit, Angst und Frustrationen eine deutliche Abwärtsverschiebung hervorzurufen schienen. Wie bei den anderen Studien, die ich noch anführen werde, verdient dies weitere Erforschung.

SIND KÖRPERBILD UND SELBSTVERSTÄNDNIS RELEVANT FÜR AUSSERORDENTLICHE SENSIBILITÄT?

Zwei Experimente weisen darauf hin, dass das Körperbild und das Selbstverständnis etwas mit der Wahrnehmung der Menschen zu tun hat, die behaupten, Informationen oder Einsichten auf anormale Weise erlangt zu haben. Bei der ersten Studie forderte man die Versuchspersonen auf, sich ihren Körper entweder als durchlässig oder als eine Barriere vorzustellen. Die Individuen, die in der Folge einen höheren ASW-Wert[1116] aufwiesen, hatten sich ihren Körper mit signifikant höherer Wahrscheinlichkeit als durchlässig vorgestellt als diejenigen mit niedrigeren ASW-Werten.[1117] In einer zweiten (damit nicht in Zusammenhang stehenden) Studie legte man Personen, die an einer einwöchigen Serie von Übungen zur »Ausbildung medialer Fähigkeiten« teilnahmen, den Grenzen-Fragebogen von Ernest Hartmann vor, mit dem Persönlichkeiten nicht nur allgemein im Kontinuum von dicken zu dünnen Grenzen eingeordnet, sondern auch nach einem Dutzend Unterkategorien eingeschätzt werden. Die Individuen, die am Ende der Woche glaubten, sie hätten erfolgreich Psi-Wahrnehmungen empfangen, gehörten mit größerer Wahrscheinlichkeit zum Dünne-Grenzen-Ende des Spektrums, besonders in Hinsicht auf die emotionale Subskala.[1118]

Diese Experimente sind zwar interessant, haben aber eine offensichtliche Schwäche gemeinsam. Die Teilnehmer an beiden Experimenten glaubten an das Paranormale oder waren zumindest für die Möglichkeit offen, dass man Informationen auf anormale Weise empfangen kann. Und während die erste Studie den Versuch machte, einen objektiven ASW-Wert zu messen, verließ die zweite Studie sich ganz und gar auf die Selbsteinschätzung der Versuchspersonen. Wenn man einen Zusammenhang zwischen außersinnlicher Wahrnehmung und dem Körperbild sowie der Grenzen-Typologie aufzeigen will, müsste es bei den Befragten eine bessere Mischung zwischen Personen, die an Anomalien glauben, und solchen, die nicht daran glauben, geben, und man müsste sich stärker um strikt objektive Kriterien bemühen.

LASSEN SICH GEFÜHLE TELEPATHISCH ÜBERMITTELN?

Verschiedene Studien haben versucht, unter kontrollierten Versuchsbedingungen festzustellen, ob mit einem bestimmten Thema verbundene Gefühle zu jemandem an einem anderen Ort übertragen werden können. Ein typisches Beispiel für diese Studie ist das folgende: Versuchsteilnehmer, die als »Sender« fungieren sollten, sahen sich ein Dutzend Zeichnungen an, die Gefühle des Abscheus hervorrufen sollten und die mit einem Dutzend von Zeichnungen durchmischt waren, die keinerlei Gefühle hervorrufen sollten. Während sie eine Zeichnung nach der anderen ansahen, wurden Versuchspersonen, die als »Empfänger« fungieren sollten, aufgefordert zu berichten, ob sie ein Bild von etwas Neutralem oder etwas Unangenehmem empfingen. Das Experiment konzentrierte sich auf unangenehme Gefühle, weil die Forscher vermuteten, dass die Menschen natürlicherweise stärker auf Bedrohung als auf Belohnung reagieren. Ein weiterer Grund war, dass bekannt ist, dass viele spontane mediale Erfahrungen offenbar mit unangenehmen emotionalen Ereignissen zu tun haben, wie etwa mit ernsthafter Krankheit oder Verletzung. Die Resultate entsprachen genau dem, was man nach dem Zufallsprinzip erwarten würde, nämlich einer Trefferquote von 50 Prozent für beide Arten von Zeichnungen.[1119]

Ähnliche Experimente wurden mit emotional intensiven Fotos durchgeführt, die im Gegensatz zu bedeutend angenehmeren Bildern Opfer von Verbrechen und Kriegshandlungen zeigten. Die Versuchspersonen wurden aufgefordert, sich einfach auf das Gefühl zu konzentrieren, das diese Fotos bei ihnen hervorriefen, oder zu versuchen, das Gefühl telepathisch an einen Empfänger in einem anderen Raum zu senden. Auch die Ergebnisse solcher Studien waren durchgängig nicht signifikant.[1120]

Es sollte uns nicht überraschen, dass diese Untersuchungen keine Beweise für die anormale Kommunikation von Emotionen erbracht haben. Zwei wichtige Hinderungsgründe sind offensichtlich. Zuerst einmal untersuchte keine der Studien tatsächlich Emotionen, wie ich sie definiert habe. Eine Emotion verlangt ein echtes körperliches Gefühl sowie den Ausdruck dieses Gefühls. Im Gegensatz dazu beschränken diese Experimente die Versuchspersonen darauf, sich mental auf Gefühle zu konzentrieren, die eher oberflächlich durch visuelle Reize ausgelöst wurden. Im äußersten Fall war diesen Versuchspersonen erlaubt, Gesichter zu ziehen oder bestimmte Wörter oder Sätze vor sich hin zu sagen – weitgehend kontrollierte Reaktionen, die wenig mit echten Emotionen zu tun hatten. Die zweite Schwäche ist, dass diese Studien per definitionem Laborexperimente waren. Wahre Gefühle sind Teil des wahren Lebens, und das wahre Leben ist spontan und unvorhersehbar. Ein Laborexperiment ist, sosehr sich die Forscher auch bemühen mögen, alles andere als das.

Nötig wäre hier ein dem wahren Leben näherkommender Ansatz, mit dem sich besser einschätzen ließe, ob intensive

Gefühle anormale Ereignisse oder Eindrücke hervorrufen können. Das Problem ist allerdings nicht leicht zu lösen: Wie soll man eine solche Untersuchung auf systematische und potenziell reproduzierbare Weise durchführen?

Eine Methode könnte darin bestehen, »den Berg zum Propheten zu bringen« – das heißt, Versuche in einem natürlichen Umfeld wie etwa dem Heim der Versuchspersonen durchzuführen. Ein anderer Ansatz entspräche den Versuchen mit dem Zufallsgenerator: Messungen bei Personen durchzuführen, die etwas tun, das ihrer Neigung entspricht. Das Handeln der Versuchspersonen sollte, mit anderen Worten, echt sein, und sie sollten nicht nur so tun als ob. Idealerweise sollten sie nicht wissen, dass sie dabei beobachtet werden. Wenn man zum Beispiel Teenager an ein Instrument zur Messung von Gehirnströmen angeschlossen hat, während sie Videospiele spielten, so kam dies der vorgeschlagenen Versuchsanordnung schon näher – und es werden in der Tat immer mehr solch naturalistische Experimente durchgeführt. Außerdem sollte man mehr darauf achten, dass die Individuen ihre Wahrnehmungen unmittelbar nach dem vermeintlichen anormalen Eindruck dokumentieren. Würde man über eine ausreichende Anzahl von solchen Berichten von irgendeiner Person verfügen, so könnte man diese der Inhaltsanalyse unterwerfen, was eine systematischere Einschätzung ermöglichen würde und wodurch sich Bilder, die sich wiederholen und die besonders bemerkenswert erscheinen, herauskristallisieren könnten. Meiner Ansicht nach kommt es darauf an, sich stärker auf die Erfahrung von Menschen im wahren Leben und ihre eigene Dokumentation solcher Erfahrungen zu verlassen. Vertrauen ja, aber Kontrolle so weit wie eben möglich.

LASSEN SICH GEFÜHLE PRÄKOGNITIV WAHRNEHMEN?

Im letzten Kapitel wurde eines von vielen sehr eindrucksvollen Beispielen für offenbar präkognitive Träume angeführt. Ich habe zudem eine Theorie entwickelt, die erklären soll, wie es zu solchen Anomalien kommen kann. Ich schlage, kurz gesagt, vor, dass die Zeit ein Konstrukt des menschlichen Geistes und deshalb subjektiv ist. Außerdem behaupte ich, dass verschiedene Arten von Zeit miteinander koexistieren können: biologische (metabolische) Zeit, emotionale Zeit (die sich auf das Gedächtnis bezieht) und lineare Zeit (die »Uhrzeit«, die auf einem Konsens beruht). Anormale Zeit, wie ich sie hier definiert habe, ist die Überlappung von biologischer und emotionaler Zeit. Zeitliche Anomalien resultieren daraus, dass die emotionale Energie einer Person nach außen ausstrahlt und dabei etwas Wesentliches, bei dem es um das Ich der Personen geht, mitnimmt. An einem anderen Punkt in der Raumzeit kann ein anderes Individuum (oder auch dieselbe Person) die Anomalie wahrnehmen – besonders wenn dieses Individuum durch erhöhte Sensibilität oder durch seine Identifikation mit ähnlichen Kernproblemen, bei denen es um das Ich geht, dazu prädisponiert ist.

Ohne Bezugnahme auf diesen theoretischen Rahmen, aber in Übereinstimmung mit der Auffassung, dass Präkognition möglich sein sollte, haben zwei Forscher Versuchsanordnungen entworfen, um zu demonstrieren, wie Gefühle »vor dem Ereignis« erfahren werden können. Der Erste der beiden war der Parapsychologe Dean Radin, der Versuchspersonen an einen (einem Lügendetektor gleichenden) Apparat angeschlossen hat, der die elektrische Leitfähigkeit der Haut maß, und zwar vor, während und nachdem die Versuchspersonen eine zufällig angeordnete Serie von Bildern anschauten, von denen einige beruhigend waren (zum Beispiel ländliche Szenen und

Haushaltsgeräte) und andere ziemlich drastisch (zum Beispiel erotische Szenen und Szenen von Gewalt). Im Wesentlichen wurde die Reaktionszeit der Versuchsteilnehmer gemessen, und es ergab sich eine interessante Korrelation bei den drastischen Bildern. Die Reaktion auf diese Szenen setzte ein, kurz nachdem die Versuchspersonen einen Knopf gedrückt hatten, der signalisierte, dass sie bereit waren, das nächste Bild zu sehen, aber bevor das Bild gezeigt wurde. Im Durchschnitt trat die Reaktion der Versuchsteilnehmer auf die drastischen Fotos zwei Sekunden früher auf als ihre Reaktion auf die ruhigen Fotos – es handelte sich dabei also mehr um eine »Prä-Aktion« als um eine »Re-Aktion«. Radin kommt zu der Schlussfolgerung, dass dies eine Demonstration von gefühlsmäßiger Präkognition ist und ein Hinweis darauf, wie »intuitive Ahnungen, insbesondere ein schlechtes Gefühl hinsichtlich bevorstehender Entscheidungen oder Handlungen, auf einem unbewussten präkognitiven Einblick in künftige Emotionen beruhen könnten«.[1121] Unglücklicherweise geht aus Radins Forschungsbericht nicht hervor, ob die Individuen, die am ehesten zu solchen »Vorwegnahmen« neigten, bestimmte Persönlichkeitszüge gemeinsam hatten oder ob ihre Reaktionszeit auf alle Bilder kürzer war als die der anderen Versuchspersonen.

Der zweite Forscher, der Holländer Theo de Graaf, gründete seine Versuche auf Annahmen, die dem COEX-System von Stanislav Grof ähneln. Der Grundgedanke war, dass stark emotionsgeladene Ereignisse in der Kindheit einer Person diese für Ereignisse sensibilisieren könnte, die – entweder konkret oder symbolisch – den ursprünglichen Ereignissen ähneln. Ein in der Raumzeit entferntes Ereignis könnte, so meint de Graaf, an die Stelle einer Erfahrung im eigenen Leben der Personen treten und solch anormale Phänomene hervorrufen wie die telepathische Übermittlung von Krisensituationen, Präkognition oder sogar Poltergeist-ähnliche Phänomene.

Die zwölf Teilnehmer an de Graafs Experiment wurden zuerst aufgefordert, die Reihenfolge von Symbolen in einem zufällig gemischten Stapel von 100 Karten zu erraten. Jede Karte zeigte eines von fünf möglichen Symbolen. Als Nächstes füllten die Versuchsteilnehmer einen Fragebogen aus, durch den das Maß an in der Kindheit erlittenen Traumata eingeschätzt werden konnte. Schließlich sahen sie eine Serie von Bildern an und schrieben jeweils auf, ob sie das Bild »schockierend«, »beruhigend« oder »uninteressant« fanden oder ob es »gemischte Gefühle« hervorrief. Ohne dass die Versuchspersonen darum wussten, waren diese Bilder numerisch mit den Bildern im Stapel der Karten verknüpft. De Graaf und seine Mitarbeiter fanden eine Korrelation zwischen den Traumawerten der einzelnen Personen und der Wahrscheinlichkeit, mit der sie korrekt jene Karten identifizierten, die mit schockierenden Szenen verknüpft waren. Dies schien darauf hinzuweisen, dass manche der Teilnehmer ein Wissen antizipierten, das sie erst später im Verlauf des Experimentes erlangten.[1122]

Die Schwächen dieses Experiments sind offensichtlich. Zuerst einmal waren die Versuchsteilnehmer eine kleine und uniforme Gruppe von Personen mit einem medizinischen Universitätsstudium. Zweitens hatten sie am Tag vor dem Experiment an einem von de Graaf gehaltenen Seminar über parapsychologische Forschung teilgenommen und waren deshalb vielleicht von Anfang an für seine Vorstellungen eingenommen. Drittens war die Studie keineswegs doppelblind. Das heißt, dass die Versuchsteilnehmer zwar nicht um die Ordnung der Karten wussten, dass diese aber den das Experiment Leitenden bekannt war und diese den Versuchspersonen beim anfänglichen Erraten der Symbole vielleicht unbewusst Hinweise gegeben haben.

Ich meine, solche Ansätze wie die von Radin und de Graaf sollten von anderen Forschern, die sich für die seltsamen

Zeitverschiebungen interessieren, die Menschenwesen offenbar erfahren können, weiterverfolgt werden. Interessanterweise erforschen tatsächlich einige Mainstream-Forscher durchaus ernsthaft ein ähnliches, jedermann bekanntes Phänomen. Es geht dabei nicht wirklich um eine Zeitverschiebung, sondern um ein Bauchgefühl oder eine Ahnung. Forscher wie Antonio Damasio, die vor allem an Emotionen interessiert sind, glauben, dass ein bestimmter Bereich des Gehirns dafür verantwortlich sein könnte, dass jemand eine bewusste Entscheidung trifft, die auf einem unbewussten Gewahrsein basiert – mit anderen Worten, auf Intuition.[1123]

Damasio und seine Mitarbeiter führten das folgende Experiment durch: 16 Versuchsteilnehmer erhielten jeweils 2000 Dollar Spielgeld sowie vier Kartenspiele. Sie wurden aufgefordert, Karten von irgendeinem der Kartenstapel aufzudecken. Je nachdem, welche Karten sie aufdeckten, verloren oder gewannen sie Geld. Ohne dass sie es wussten, waren zwei der Kartenspiele so angeordnet, dass die Spieler letztlich verloren, wenn sie Karten dieses Stapels aufdeckten – auch wenn diese beiden Stapel anfangs zu Gewinnen führten. Während die beiden anderen Stapel anfänglich weniger Gewinn ergaben, waren sie doch so angeordnet, dass sie auf lange Sicht zu Gewinnen führten. Das Schlüsselelement dieses Versuches war, dass bei sechs der Versuchspersonen ein Teil des präfrontalen Kortex (des ventromedialen Sektors) beschädigt war, also ein Bereich, von dem man weiß, dass er mit der Entscheidungsfindung zu tun hat. Menschen mit diesem Leiden besitzen eine normale Intelligenz und ein normales Gedächtnis, doch sie neigen dazu, wenig Emotionen zu zeigen, und es fällt ihnen schwer, gut fundierte Entscheidungen zu treffen. Bei den anderen Versuchsteilnehmern funktionierten diese Gehirnbereiche normal.

An den Versuchspersonen wurden Sensoren angebracht, um jedes Anzeichen für Angst zu entdecken. Periodisch unterbrachen die Forscher das Spiel, um die Versuchspersonen zu fragen, ob sie sich schon über die beste Gewinnstrategie im Klaren seien. Die Resultate waren erstaunlich. Die normalen Versuchsteilnehmer begannen, nachdem sie einige Male verloren hatten, Zeichen von Angst zu zeigen, bevor sie Karten von den verlierenden Stapeln aufdeckten. Sie begannen diese Kartenstapel zu meiden, lange bevor sie irgendein Bewusstsein davon erkennen ließen, dass diese Stapel für sie nicht günstig gemischt waren. Doch etwa um die 50. Karte herum begannen diese Versuchspersonen einer Ahnung Ausdruck zu geben, dass zwei der Kartenspiele riskanter seien als die beiden anderen. Bis etwa zur 80. Karte hatten sich sieben der zehn normalen Versuchspersonen dafür entschieden, diese Kartenspiele zu meiden. Die anderen drei waren nicht zu einer solch bewussten Entscheidung gekommen, wählten aber dennoch zu ihrem Vorteil, was zeigte, dass ihre Intuition am Werk war.

Im Gegensatz dazu schwitzten die Versuchspersonen mit dem ventromedialen Schaden nie und zeigten keinerlei Angstreaktion; sie gaben auch nie einer Ahnung davon Ausdruck, dass einige der Kartenspiele zu Verlusten führten, und sie deckten weiterhin Karten von diesen beiden Stapeln auf. Offensichtlich funktionierte ihre Intuition nicht sehr gut – oder vielleicht sogar gar nicht.

Damasio und seine Mitarbeiter schlossen daraus, dass Intuition auf dem Gehirn beruhen muss. Bei normalen Individuen, so behaupten sie, koordiniert der ventromediale Sektor das unbewusste Gewahrsein (einschließlich früherer emotionaler Erfahrungen) und benutzt diese Information, um zu einer gut fundierten Entscheidung zu gelangen. Ich vermute, dass dieses Modell sinnvoll ist, wenn der Reiz – in diesem Fall ein Kartenspiel – ein primär mentaler Reiz ist. Meine Intuition sagt mir jedoch, dass dann, wenn der Reiz körperlicher Natur ist, der Körper zuerst handelt und dass gefühlsmäßig gefärbte Information das Gehirn dann dazu bringt, eine bestimmte Entscheidung zu treffen. Auf jeden Fall haben wir hier ein interessantes Beispiel dafür, dass Emotionsforscher eine Erfahrung untersuchen, die man, zumindest oberflächlich, als präkognitiv bezeichnen könnte.

IST INFRASCHALL FÜR ERSCHEINUNGEN VERANTWORTLICH?

Im sechsten Kapitel haben wir gesagt, dass Infraschall – also Schallwellen mit einer Frequenz unter 20 Hz und damit unterhalb des menschlichen Hörvermögens – zumindest an manchen der Fälle beteiligt sein könnte, in denen Menschen plötzlich durch unerklärliche seltsame Gefühle verstört werden. Es hat sich gezeigt, dass die Nähe zu festgestellten Quellen von Infraschall in Zusammenhang stand mit Schwindel, Mittelohrschmerzen, Frösteln, Übelkeit und, wie wir gesehen haben, sogar dem beunruhigenden Gefühl einer Präsenz oder der Wahrnehmung einer Erscheinung.

Schon seit Längerem hat sich eine ganze Reihe von Forschern mit Infraschall beschäftigt, zuletzt in England ein Team von Musikern, Toningenieuren und Psychologen. Im Jahre 2003 entwarfen sie ein bemerkenswertes Experiment, um zu testen, ob Infraschall die Quelle dieser speziellen Gefühle sein könnte. Sie bauten eine große »Infraschall-Kanone« und platzierten sie in einer Konzerthalle in London. 750 Menschen im Publikum wurden aufgefordert, ihre Eindrücke zu vier verschiedenen Musikstücken, die gespielt wurden, aufzuschreiben. Zwei der Musikstücke waren mit Infraschall verbunden, die beiden anderen nicht. Die Zuhörer wussten nicht, welche Musikstücke es waren, und der Infraschall wurde auf jeden Fall von der Musik übertönt. (Nebenbei bemerkt: Die Konzertbesucher wurden nicht aus zu paranormalen Wahrnehmungen neigenden Menschen ausgesucht. Ein vorher auszufüllender Fragebogen zeigte, dass 42 Prozent an paranormale Wahrnehmungen glaubten, also ein Prozentsatz, der etwas unterhalb des Durchschnitts der britischen Bevölkerung liegt.[1124])

Die Resultate bestätigten, dass Infraschall bei manchen Menschen Schauer entlang der Wirbelsäule, das Gefühl, heiß und kalt zu werden, eine beschleunigte Pulsfrequenz, eine verstärkte Geruchswahrnehmung, Kopfschmerzen, ein seltsames Gefühl im Magen, ein Gefühl des Drucks um den Kopf und den Nacken und andere physiologische Empfindungen auslösen kann. Zu den emotionalen Beschwerden gehörten Gefühle der Angst, Panik, Erregung und Sorge sowie »eine plötzliche Erinnerung an emotionalen Verlust«. Bis zu 62 Prozent der Zuhörer berichteten von solchen Wahrnehmungen.[1125]

Besonders interessant finde ich hierbei, wie viele der Reaktionen eher physiologischer Natur und nicht offensichtlich emotionaler Natur waren und dass kein einziger Zuhörer von einer Erscheinung berichtete. Der Infraschall erhöhte auch nicht die emotionale Reaktion der Zuhörer auf die Musik, die sie hörten. Dies war genau das Gegenteil von dem, was die Forscher erwarteten, denn man hat den dröhnenden Bass von Kirchenorgeln mit spirituellen Gefühlen in Zusammenhang gebracht. Keiner der Zuhörer berichtete von einer überwältigenden Angst, die ihn dazu gebracht hätte, fluchtartig die Halle zu verlassen, und es berichtete auch kein einziger Konzertbesucher von dem unheimlichen Gefühl einer Präsenz. Und nur einer der Zuhörer berichtete von einer besonders lebhaften Erinnerung von der Art, wie sie Neurochirurgen auf dem Operationstisch hervorrufen konnten.

Dieses »Fehlen von Erscheinungen« ist seltsam, wenn man bedenkt, dass eine Hypothese zum Zusammenhang von Infraschall und Geistererscheinungen besagt, dass Erscheinungen durch niederfrequenten Schall ausgelöst werden, der buchstäblich die Augäpfel vibrieren lässt.[1126] War die Frequenz des

Infraschalls in diesem Experiment vielleicht zu niedrig? (Sie lag 2 Hertz unter den 19 Hertz, die Vic Tandy an den beiden Lokalitäten, die er untersuchte, festgestellt hat.) Meiner Ansicht nach weisen die Resultate dieses geschickt entworfenen und gut kontrollierten Experimentes darauf hin, dass an Orten, wo es spukt, noch etwas anderes im Spiel sein muss als bloßer Infraschall. Ich vermute, dass der Infraschall als eine Art Tuner oder Verstärker für andere Umwelteinflüsse dient, die tiefere emotionale Reaktionen auslösen. Vielleicht lassen sich solche anormalen Einflüsse, wenn man sie denn findet, durch die Infraschall-»Spur«, die sie erzeugen, charakterisieren. Auch hier ist weitere Forschung nötig, um herauszufinden, ob es einen solchen Zusammenhang gibt.

KANN ELEKTROMAGNETISMUS DIE WAHRNEHMUNG VON GEFÜHLEN BEEINFLUSSEN?

Im sechsten Kapitel habe ich vorgeschlagen, dass Elektromagnetismus zwar nicht mit Gefühlen synonym ist, dass er diese jedoch übermittelten könnte. Insbesondere die Atmosphäre der Erde könnte die Energie intensiverer und dissoziierter Gefühle enthalten, und diese Energie könnte Individuen beeinflussen, die sensitiv genug sind, solche Information wahrzunehmen. Die Zeugen würden sowohl die Wahrnehmung als auch die darin enthaltene Bedeutung der Information als etwas Unheimliches erfahren.

Es gibt einiges, was für diese Hypothese spricht. Zuerst einmal haben wir festgestellt, dass viele andere Lebewesen ein Gespür für Strahlung zu besitzen scheinen, welches über das hinausgeht, was wir für selbstverständlich halten. So ist zum Beispiel die Unechte Karettschildkröte in der Lage, die Richtung und Stärke des Magnetfeldes der Erde wahrzunehmen.

Viele anekdotische Berichte weisen zudem darauf hin, dass viele Arten von Tieren – sowohl wild lebende als auch domestizierte Tiere – auf bevorstehende Naturkatastrophen reagieren, sei es aufgrund der Wahrnehmung von Infraschall oder vielleicht auch von Elektromagnetismus. Doch es kann durchaus sein, dass der Mensch in dieser Hinsicht nicht völlig von diesen Lebewesen in den Schatten gestellt wird. Bienen, Delfine und Menschen gehören zu den Spezies, die magnetisches Material in sich tragen. In unserem Fall ist es so, dass unser Gehirn das Mineral Magnetit enthält, und unsere Knochen und Nebenhöhlen enthalten Ablagerungen von Eisenoxid.[1127] Wenn also manche Menschen gelegentlich über Zahnplomben Radiosendungen auffangen, Radarstrahlen als Summen oder Zischen wahrnehmen oder im Zusammenhang mit Nordlicht rauschende oder knacksende Geräusche hören, dann manifestieren sie eine extreme Form von elektromagnetischer Sensitivität.

Außerdem ist der Wissenschaft bereits seit einiger Zeit bekannt, dass sich Verhalten durch die Bestrahlung des Gehirns mit elektrischen oder magnetischen Impulsen modifizieren lässt. Ein Beispiel hierfür ist die Elektroschocktherapie, von der man schon seit Langem weiß, dass sie gegen Depression wirksam ist (auch wenn es bisher rätselhaft geblieben ist, warum das so ist). Wie wir gesehen haben, hat Michael Persinger in Kanada gezeigt, dass auf das Gehirn gerichtete magnetische Pulse eine Vielzahl von merkwürdigen Wahrnehmungen hervorrufen können – einschließlich der Empfindung einer Präsenz –, Wahrnehmungen, auf die die Versuchspersonen mit Verwirrung, Zorn oder Furcht reagieren. Der Psychiater Mark George von der Medical University of South Carolina, ein führender Vertreter der Transkranialen Magnetischen Stimulation (TMS), hat bei seiner Forschung eine ganz andere Richtung eingeschlagen. Er glaubt, dass eine gemäßigte Stimulation neuraler Schaltkreise verspricht, unser Lernvermögen und unser

Gedächtnis zu verbessern, ganz zu schweigen von einer Verbesserung unseres allgemeinen Wohlbefindens.[1128]

Es wäre ideal, wenn Neurowissenschaftler ihren Horizont ausweiten und Experimente entwerfen könnten, welche die individuellen Unterschiede in der elektromagnetischen Sensitivität von Individuen berücksichtigen und die geeignet sind, zu erkunden, auf welche Weise Gefühle vielleicht durch die Anwendung verschiedener Arten von Strahlung beeinflusst werden. Ein Forscher, der sich für diese Fragen interessiert, ist Paul Stevens von der Universität von Edinburgh. Er setzte Testpersonen niederfrequenten magnetischen Feldern aus, während sie bestimmte Bilder nach dem Gefühl, das sie hervorriefen, einstuften – entweder als »unangenehm«, als »neutral« oder als »angenehm«. Die Versuchsteilnehmer wussten nicht, wann die Felder auf sie einwirkten und wann nicht. Gleichzeitig wurde die elektrische Leitfähigkeit ihrer Haut gemessen, sodass man den Grad ihrer Erregung mit den von ihnen angesehenen Bildern korrelieren konnte. Man erhielt zwei interessante Resultate. Einerseits neigten die Versuchspersonen – ganz im Gegensatz zu Stevens' Erwartung – dazu, die Bilder positiver zu bewerten, wenn das magnetische Feld auf sie wirkte. Gleichzeitig nahm der Hautwiderstand der meisten Versuchspersonen (48 Prozent) zu.[1129] Im Gegensatz dazu ließen 34 Prozent der Versuchspersonen keine Reaktion erkennen, und der Hautwiderstand von 17 Prozent nahm ab.[1130] Es wurden also deutliche individuelle Unterschiede beobachtet.

Noch eine wichtige Randbemerkung: Jene 17 Prozent der Versuchsteilnehmer, deren Erregung zunahm, neigten dazu, die Bilder negativer zu bewerten. Stevens betrachtet die so veranlagten Individuen als Menschen mit einer »labilen Physiologie«, was in etwa dem entspricht, was wir mit dünnen Grenzen meinen. Er kommt zu der Schlussfolgerung, dass unsere Neurobiologie eine Schlüsselrolle bei der Art und Weise spielt, wie wir Gefühle einschätzen.[1131]

TRAGEN TIERE ZU ANOMALIEN BEI?

Am Ende des fünften Kapitels habe ich von einer bemerkenswerten Erfahrung berichtet, die meine Familie, einige Wochen nachdem unser geliebter Kater Dalton umgekommen war, gemacht hat. Genau in dem Moment, als ich mich neben meiner kleinen Tochter hinkniete, weil ich mich endlich dazu aufraffen wollte, ihr zu sagen, was geschehen war, hörten wir alle drei ein kräftiges mehrfaches Klopfen an der nur wenige Meter entfernten Haustür. Meine Frau ging sofort und öffnete die Tür, fand aber niemanden draußen: kein Kind, keinen Vertreter, keinen Teenager, der uns einen Streich spielen wollte, und auch kein Tier. Wir konnten uns beim besten Willen nicht erklären, wo das Klopfen hergekommen war, waren aber angesichts der Koinzidenz mit der emotional hoch aufgeladenen Situation sehr betroffen. Uns ist weder vorher noch danach jemals etwas Vergleichbares passiert.

Da Tiere fühlende Wesen sind und viele biologische Eigenschaften mit Menschenwesen gemeinsam haben, könnte es möglich sein, dass die zu einer Anomalie führende Dynamik, die wir in diesem Buch untersucht haben, auch für Tiere – oder zumindest einige von ihnen – zutrifft. Folgendes wäre nötig:

- Das Tier müsste in seinem Gehirn ein relativ hoch entwickeltes Denkzentrum besitzen, das unserem orbifrontalen Kortex ähnelt und es ihm, zumindest zeitweilig, möglich macht, die Informationseingabe aus dem emotionalen Zentrum zu überlagern.
- Das Tier müsste eine Katharsis durchmachen (also die Freisetzung von Energie durch spontanes Zittern und Beben, heftiges Schwitzen und tiefes Atmen), was in der Wildnis stattfindet, nachdem es eine lebensbedrohliche Begegnung hatte.

Vermutlich verfügen nur Säugetiere über die Körpergeist-Konfiguration und den neuronalen Apparat, die nötig sind, um dissoziierte Energie im Körper festzuhalten, wobei gleichzeitig ein Problem oder eine Voreingenommenheit im Gehirn bestehen kann. Wäre die Kreatur fähig, komplexere oder nuanciertere Kombinationen von Gedanken und Gefühlen zu erfahren, die für Menschenwesen charakteristisch sind – etwa Beschämung, Schuld, Stolz, Angst oder Bedauern –, dann könnte ein entsprechender psychosomatischer Zustand möglich sein.

Es gibt eine ganze Reihe von Belegen dafür, dass diese Vermutung zutreffend ist. Beginnen wir mit der Aussage, dass »in Gruppen lebende Säugetiere mit einem komplexen Gehirn ein reichhaltiges emotionales Leben führen«. Diese Behauptung stammt von keiner Geringeren als der berühmten Primatenforscherin Jane Goodall.[1132] Sie gibt zwei Beispiele: »Junge Tiere, seien es Menschen oder andere Tiere, zeigen ein ähnliches Verhalten, wenn sie satt sind und sich sicher fühlen. Sie hüpfen und tollen herum, drehen Pirouetten, springen in die Luft und machen Purzelbäume, und es fällt schwer, nicht zu glauben, dass sie sehr ähnliche Gefühle zum Ausdruck bringen. Sie sind, mit anderen Worten, voller Lebensfreude – sie sind glücklich. [Außerdem] habe ich Schimpansenkinder beobachtet, die nach dem Tod ihrer Mutter ein Verhalten an den Tag legten, das der klinischen Depression bei trauernden Menschenkindern ähnelte – eine geduckte Körperhaltung, Schaukelbewegungen, dumpf starrende Augen und ein mangelndes Interesse an den Dingen, die um sie herum geschehen. Wenn Menschenkinder unter Trauer leiden können, dann können die Kinder von Schimpansen es auch.«[1133]

Es wäre schlechte Biologie zu behaupten, dass andere Tiere keine Gefühle haben können. Schließlich geht Charles Darwins Theorie der Evolution davon aus, dass die Unterschiede zwischen den Spezies graduelle Unterschiede sind und nicht ein grundsätzliches Anderssein bedeuten. Er glaubte, dass sich überall Gefühle entwickelt haben, um dieselben Funktionen zu erfüllen wie im Menschen, wo sie zum Beispiel als Katalysator und Regulator sozialer Interaktion dienen.[1134]

Insbesondere Säugetiere werden wahrscheinlich auf ganz ähnliche Weise von Stress beeinflusst wie wir und fühlen sich auf ähnliche Weise dazu veranlasst, ihre Emotionen zum Ausdruck zu bringen. Erinnern Sie sich an die Ratten aus dem zehnten Kapitel, die vor Erleichterung zu seufzen scheinen, und daran, dass Elefanten etwas Ähnliches wie eine posttraumatische Belastungsstörung manifestieren können. Wenn wir annehmen, dass die Gefühle in Säugetieren ebenso wie im Menschen Energie enthalten, dann könnten diese Tiere im Inneren derselben Dynamik unterliegen, die wir für Menschenwesen angenommen haben, bei denen die Energie der Gefühle kurzgeschlossen, dissoziiert oder im Körper zurückgehalten werden kann.

Sehen wir uns die folgenden Anekdoten über Hunde und Katzen an, die eine Rolle bei anormalen Begebenheiten zu spielen scheinen:

- Ein Ehepaar besaß einen Irish Setter, der beinahe 15 Jahre alt war, als er starb. Drei Tage nachdem sie Red begraben hatten, erwachte die Frau aus einem realistischen Traum, in dem sie Red durch die Hügel laufen sah, und hörte daraufhin sein charakteristisches Bellen. Auch ihr Ehemann wachte auf und hörte ebenfalls das Bellen; es hörte sich ganz genauso an wie Red. Bei drei weiteren Gelegenheiten erwachte die Frau aus einem Traum von Red und hörte dann das Bellen, und ihr Mann hörte es ebenfalls (obwohl er nicht von Red geträumt hatte). Kurze Zeit später kaufte das Paar einen jungen Deutschen Schäferhund, und seit jenem Tag hörte das geheimnisvolle Bellen auf.[1135]
- Ein Mann und eine Frau sahen beide eine mittelgroße Hauskatze in ihrem neuen Heim. In einem Fall rannte die

Katze an der Frau vorbei und verschwand eilig in einem angrenzenden Zimmer. In einem anderen Fall saß die Katze neben dem Kühlschrank, als warte sie auf etwas zu fressen. In beiden Fällen verschwand die Katze nach einigen Augenblicken. Als sie die Katze sahen, hatte keiner der Ehepartner mit dem anderen über diese Erscheinung gesprochen.[1136]

- Eine Frau, deren Hund gestorben war, hörte ihn die ganze Nacht lang winseln. Dies geschah während der folgenden zwei Monate periodisch immer wieder. Ihr Ehemann sagte, er höre Butch laut an der Hintertür bellen. Ein Nachbar (der wusste, dass Butch gestorben war, der aber nichts von den Geräuschen wusste, die das Ehepaar wahrnahm) erzählte dem Paar von einem Traum, in dem er den Hund sah, der an der Tür winselte, weil er eingelassen werden wollte. Die Besitzerin des Hundes berichtete außerdem, sie höre eine Diele vor dem Schlafzimmer auf dieselbe Weise und etwa zur selben Zeit quietschen, zu der Butch, als er noch lebte, am Morgen hinausgelassen werden wollte.[1137]
- Ein Hund, den man in ein Haus brachte, in dem es angeblich spukte, weigerte sich, die Treppe hinaufzugehen. Sein Fell sträubte sich, er knurrte und zeigte alle Anzeichen von Furcht oder Erregung. Einige menschliche Forscher gingen selbst die Treppe hinauf und fühlten sich schwindlig oder von anderen seltsamen Empfindungen beeinträchtigt, bevor sie das obere Stockwerk erreicht hatten.[1138]
- Sowohl von Hunden als auch von Katzen wurde berichtet, dass sie sich weigerten, in bestimmten Räumen zu bleiben, in denen jemand gestorben war oder in denen eine verstorbene Person gelebt hatte.[1139]
- Eine Mutter und ihre Tochter aßen gerade zu Abend, als sie eine große weiße Katze unter ihrem Tisch sahen. Sie standen auf und zogen einen der Stühle zurück; die Katze kam daraufhin gehorsam unter dem Tisch hervor und ging

den Flur hinunter, wo sie stehen blieb und die beiden Frauen ansah. Dann schien sie sich zu dematerialisieren. Ein Jahr später waren die beiden überrascht, dieselbe weiße Katze wiederum zu sehen, als sie das Haus der Schwester der Tochter besuchten. Wie zuvor ging die Katze vor ihnen her und sah sie dann an, bevor ihr Bild sich auflöste.[1140]

- Unsichtbare Tiere – oder etwas, das ihnen ähnelt – spielen eine Rolle bei vielen Poltergeisterscheinungen. Es wird berichtet, dass Bettlaken sich bewegen, als bewegte sich ein kleines Tier darunter, und manchmal sind Geräusche zu hören, die dem Hecheln eines Hundes gleichen.[1141]
- Die Besitzer von Haustieren berichten oft, dass ihre Katze oder ihr Hund offenbar wusste, wann ein Familienmitglied in der Ferne verletzt wurde oder starb. Von einem Pudel zum Beispiel wird berichtet, dass er genau zu dem Zeitpunkt wie wild zu bellen begann, als der älteste Sohn der Familie bei einem Autounfall schwer verletzt wurde. Von einer Siamkatze wird berichtet, dass sie wie in höchster Not zu miauen begann, als der Deutsche Schäferhund, der ihr Gefährte gewesen war, auf dem Operationstisch einer Tierklinik starb.[1142]

Es ist interessant, dass in etwa einem Drittel der Fälle die involvierten Personen das Haustier in einem Traum wahrnehmen. Ich vermute, dass derselbe Körpergeist-Prozess, den wir im siebten Kapitel untersucht haben – nämlich prodromale Träume –, den Gefühlszustand eines Tieres zu einem Menschen (oder auch zu einem anderen Tier) übertragen könnte, zu dem das Tier eine emotionale Bindung besaß.

Der Tierarzt Michael Fox hat den Begriff Empathosphäre geprägt. Er meint damit einen »universellen Bereich des Fühlens, der sowohl Raum als auch Zeit transzendieren kann«. Er meint, dass Tiere mehr Einfühlungsvermögen besitzen als Menschen und dass ihre Sensibilität die unsere übertrifft.[1143]

Wenn dem so ist, dann liegt das, wie ich vermute, wohl daran, dass das Bewusstsein von Tieren ursprünglicher ist als das unsere: Sie sind ihrer selbst und ihrer Umgebung gewahr, sind aber weniger von etwas so Komplexem belastet wie dem Denken und Grübeln, das für das menschliche Bewusstsein typisch ist. Sie leben näher an der unmittelbaren Erfahrung, so könnte man sagen, als wir.

Der Tierethologe Jeffrey Moussaieff meint, dass Tiere (zumindest in bestimmten Momenten) Gefühle von »unverwässerter Reinheit und Klarheit« besitzen, im Gegensatz zu »der scheinbaren Undurchdringlichkeit und Unzugänglichkeit der menschlichen Gefühle«.[1144] Der frühere Psychoanalytiker fragt sich, ob das menschliche Ego nicht verhindert, dass wir Gefühle so direkt und unmittelbar erfahren wie andere Tiere. Er meint, dass Tiere vielleicht sehr viel intensiver empfinden, als wir es tun. Wenn dem so ist, dann frage ich mich, ob die Energie ihrer Gefühle deshalb nicht ebenfalls größer ist.

Darwin scheute sich nicht, in seinem Buch *Der Ausdruck der Gemütsbewegungen bei dem Menschen und den Tieren* darüber zu spekulieren, was Tiere fühlen könnten. Mehr als 100 Jahre später beginnen Evolutionswissenschaftler und Verhaltenspsychologen dem, was er beobachtete oder intuitiv erfasste, eine gewisse Glaubwürdigkeit zuzugestehen. Es gibt inzwischen eine Menge Belege dafür, dass viele Spezies (zum Beispiel Delfine, Hunde, Wölfe, Pferde, Schimpansen und Paviane) Kummer, Trauer oder Niedergeschlagenheit erfahren können. Elefanten sind vielleicht sogar in der Lage, das Konzept des Todes zu verstehen und davon bewegt zu werden. In der Tat betrachten die Gelehrten Elefanten als das »Paradebeispiel« für animalische Emotionen. Eine Reihe von Studien weist mit einiger Gewissheit darauf hin, dass Tiere intensive Erfahrungen haben, die mit den menschlichen Gefühlen von Freude, Zorn, Liebe, Ausgelassenheit, Vergnügen, Mitgefühl und ebenso Kummer und Trauer übereinstimmen.[1145]

Ebenso bemerkenswert ist, dass Spezies so unterschiedlich wie Schimpansen und Aras Verlegenheit oder Scham empfinden können und dass Hunde Schuld empfinden. (Wer einmal einen Hund besessen hat, wird Letzteres bestätigen können.) Die Anzeichen für Verlegenheit oder Scham sind überaus bedeutsam, weil diese Emotionen, zumindest bei Menschen, nicht nur von einem Selbstgewahrsein künden, sondern auch von einem Gefühl, von der sozialen Norm abgewichen zu sein. Dies wiederum weist zumindest auf die Möglichkeit einer Befähigung zur Reflexion bei diesen Kreaturen hin.[1146] Sollte das der Fall sein, dann wären die nuancierten Kombinationen von Gedanken und Gefühlen, die für die menschliche Erfahrung charakteristisch sind (zum Beispiel Bedauern, Verlangen, Eifersucht, Melancholie) vielleicht auch in Reichweite einiger Tiere – und damit jene Art von innerpsychischem Konflikt, den wir mit vom Menschen verursachten Anomalien in Verbindung gebracht haben.

Wir wissen auch, dass Biochemikalien wie Oxytocin, Adrenalin, Serotonin und Dopamin – die einen deutlichen Einfluss auf menschliche Gefühle haben – sich auch in anderen Tieren finden. Und natürlich haben auch die primitiveren Teile des menschlichen Gehirns, einschließlich des limbischen Teiles, der Gefühle vermittelt, ihre Entsprechung im Kopf und im Nervensystem anderer Tiere. Voltaire, der noch nichts vom limbischen System wusste, wandte sich bereits im 18. Jahrhundert an »ihr, die ihr glaubt, dass Tiere bloße Maschinen sind. Hat die Natur es etwa so eingerichtet, dass ein Tier über die gesamte Maschinerie der Gefühle verfügt, nur damit es dann keinerlei Gefühle hat?« Heute erklärt der Neurowissenschaftler Jaan Panskepp, der für seine Forschungsarbeit auf dem Gebiet der Neurobiologie der Emotionen bekannt geworden ist: »Die Beweise sind heute nicht mehr zu leugnen: Auf der grundlegenden emotionalen Ebene sind alle Säugetiere einander bemerkenswert ähnlich«.[1147]

Eine andere Übereinstimmung zwischen Menschenwesen und anderen Tieren, die wir erwarten sollten, ist das Einfühlungsvermögen. Beginnen wir mit der Tatsache, dass Spiegelneuronen nicht nur beim Menschen, sondern auch bei Makaken gefunden wurden. Spiegelneuronen spielen eine Schlüsselrolle für das Einfühlungsvermögen. Und in der Tat haben Wissenschaftler einfühlendes Verhalten bei Spezies von Affen bis zu Mäusen beobachtet.[1148]

Es sieht so aus, als sei die Welt der Gefühle in dem, was Fox die Empathosphäre genannt hat, vernetzt – besonders wenn man die im letzten Kapitel beschriebene Möglichkeit akzeptiert, dass intensive, dissoziierte Gefühle durch die Raumzeit hindurch wirken können. Lassen Sie uns den besten Freund des Menschen einmal aus dieser Perspektive betrachten und die Frage stellen, warum Hunde sehr viel häufiger als Erscheinungen auftauchen als andere Tiere.

Zuerst einmal ist es eine Tatsache, dass Hunde – zumindest einige von ihnen – eine ungemein starke Gefühlsenergie in sich tragen, wie ihr scheinbar grenzenloses Entzücken und ihre offensichtliche Niedergeschlagenheit in manchen Situationen verdeutlichen. Zweitens sind Hunde Tiere, die eigentlich in Rudeln leben und die auf die emotionalen Signale und Ausdrucksformen, die zu einem Leben in Gemeinschaft gehören, eingestimmt sind. Gibt man ihnen keine Gelegenheit, sich als Teil eines Rudels von Hunden zu entwickeln, dann werden sie ähnliche Beziehungen auf ihre menschliche Familie projizieren. Drittens lassen Hunde und ihre Besitzer eine »starke wechselseitige soziale Bindung« erkennen, die »ganz deutlich auf gegenseitigem Respekt und Gefühlen basiert«.[1149] Nimmt man all diese Elemente zusammen, so hat man eine starke Gefühlsenergie zusammen mit Loyalität und Hingabe: dieselben Eigenschaften, die für die Beziehung zwischen Blutsverwandten, engen Freunden und Kriegskameraden charakteristisch sind. Hunde werden leicht zum Teil unserer

Familie, sowohl wegen der Liebe, die sie uns schenken, als auch wegen der Fürsorge und Zuneigung, die wir ihnen entgegenbringen. Das ist durchaus eine Zweibahnstraße. Es sollte uns also nicht überraschen, wenn ein Hund die Energie von Gefühlen in der äußeren Umgebung wahrnehmen und wenn er selbst zu Anomalien beitragen kann. Man könnte die unverbrüchliche Loyalität eines Hundes gegenüber seinem Besitzer als eine »Voreingenommenheit im Gehirn« betrachten, die eine der beiden Zutaten ist, die ich als Voraussetzung für die Verursachung anormaler Wirkungen definiert habe.

Raymond Bayless, der Autor von *Animal Ghosts*, schrieb: »Die Frage ... sowohl von menschlichen als von tierischen Spukerscheinungen ist im Grunde ein und dasselbe Problem.«[1150] Ich halte diese Beobachtung für zutreffend. Man könnte sogar auf den ketzerischen (aber jetzt vielleicht nicht mehr so erstaunlichen) Gedanken kommen, dass Tiere in dem Ausmaß, in dem sie sich (als Spezies) als Geister manifestieren, eine neurobiologische Ähnlichkeit mit Menschenwesen aufweisen und dass sie eine enge emotionale Bindung zu einem oder mehreren der Mitglieder ihrer menschlichen Familie gehabt haben.

Und schließlich täten wir als Homo sapiens vielleicht besser daran, wie bereits Voltaire vor 400 Jahren, zu fragen: Gibt es irgendeinen Grund anzunehmen, dass eine andere Spezies nicht X, Y oder Z fühlen kann? – statt sich die Frage zu stellen: Können wir beweisen, dass sie solche Dinge fühlen?[1151] Ein umfassenderes Verständnis der Gefühle, die andere Tiere erfahren – zusammen mit der zugrunde liegenden Gehirn/Körper-Dynamik –, wird sich, wie ich annehme, als sehr viel bedeutsamer erweisen als die bloße Untersuchung der kollektiven Fähigkeiten von Tieren.

WIE SIND AUSSERKÖRPERLICHE ERFAHRUNGEN ZU ERKLÄREN?

Jetzt kommen wir zu den vielleicht rätselhaftesten aller erstaunlichen Anomalien, zu den sogenannten außerkörperlichen Erfahrungen (AKE). Dem Leser ist vielleicht Raymond Moodys wegbereitendes Buch *Leben nach dem Tod* bekannt, das im Original 1975 erschien,[1152] aber die Dokumentation außerkörperlicher Wahrnehmungen begann schon etwa 20 Jahre früher mit Hornell Hart, einem Soziologen von der Duke University. Hart analysierte etwa 100 Fälle, in denen Menschen behaupteten, nicht nur aus ihrem Körper ausgetreten zu sein, sondern sich auch anderen als Erscheinung manifestiert zu haben. Seine Arbeit wurde Anfang der 1960er-Jahre von dem britischen Geologen Robert Crookall fortgesetzt. Crookall interessierte sich für alle Berichte von außerkörperlichen Erfahrungen und sammelte schließlich über 1000 davon. Zwei weitere Forscher wurden Ende der 1960er-Jahre aktiv, John Poynton, ein Universitätsprofessor in Südafrika, und die britische Psychologin Celia Green. Poynton analysierte etwa 120 Fälle und Green etwa 600 Fälle.[1153]

Als *Leben nach dem Tod* erschien, lagen also schon etliche Untersuchungen über außerkörperliche Erfahrungen vor. Die Punkte, in denen die Studien übereinstimmen, sind die folgenden:

- Während viele Individuen berichteten, es sei in einem entspannten Zustand zu ihrer außerkörperlichen Erfahrung gekommen, sagten andere, dass es unter Stressbelastung, Krankheit, bei einem Unfall oder während eines chirurgischen Eingriffs dazu kam.[1154]
- Die Personen hatten entweder das Gefühl, sich in einer Art Körper zu befinden oder sich in keinem Körper zu befinden, sie hatten das Gefühl, von einem Dunst, Licht oder

Nebel umgeben zu sein oder mit dem Dunst, Licht oder Nebel eins zu sein.[1155]

- Fast alle Personen unterschieden ihre außerkörperliche Erfahrung ausdrücklich von einem Traum. Dennoch kam es oft zu außerkörperlichen Erfahrungen, wenn eine Person döste oder dabei war aufzuwachen – das sind, wie wir gesehen haben, Perioden, in denen es (zumindest bei einigen Individuen) leicht zum Auftauchen unterbewusster Bilder kommt. In dem halbbewussten Zustand scheinen diese hypnagogischen oder hypnopompischen Bilder ziemlich seltsam zu sein und keine offensichtliche Verbindung mit der Person, die sie wahrnimmt, zu haben. In einigen Fällen können sich diese Bilder aber offensichtlich zu einer außerkörperlichen Erfahrung entwickeln. In der Tat behaupten manche Personen, in der Lage zu sein, durch ihre »luzide« Bewusstheit und Kontrolle solcher traumähnlichen Bilder außerkörperliche Erfahrungen hervorrufen zu können.[1156]
- Im außerkörperlichen Zustand können sich manche Personen dafür entscheiden, an einen Ort zu reisen, und finden sich dann plötzlich dort wieder, während andere die Reise selbst erfahren und dabei mühelos durch Wände und Türen gehen können, die dem verkörperten Reisenden normalerweise den Weg versperren.[1157]
- Individuen, die eine außerkörperliche Erfahrung gemacht haben, mögen behaupten, sich Menschen, die sie kennen, als Erscheinung manifestiert zu haben oder in ihrer Gegenwart völlig unsichtbar gewesen zu sein, sodass sie nicht mit ihnen kommunizieren konnten. So behaupteten zum Beispiel manche Personen, in informell durchgeführten Experimenten von anderen Menschen als Erscheinung gesehen worden zu sein, ohne dass man diesen Personen einen Hinweis darauf gegeben hatte, dass sie es versuchen würden.[1158] Doch auch wenn die Personen nichts gesehen hatten, berichteten sie doch manchmal von einem Gefühl

der Präsenz. (»Ich hatte das unbeschreibliche Gefühl, dass der Raum irgendwie ›voll‹ und nicht etwa ›leer‹ war«, sagte ein Beobachter.)[1159] Eine Reihe von Experimenten, die in den 1970er-Jahren an der Duke University durchgeführt wurden, ließ erkennen, dass eine Person, die versuchte, sich durch eine außerkörperliche Erscheinung zu manifestieren, eine beruhigende Wirkung auf ihre Katze hatte, auch wenn Versuche mit menschlichen Beobachtern keine schlüssigen Resultate erbrachten.[1160] In einem besonders interessanten Fall forderte ein Ehemann seine Frau (die behauptete, schon viele außerkörperliche Erfahrungen gemacht zu haben) heraus, ihn während der Nacht »zu besuchen«. Er berichtete, er sei gegen Morgengrauen plötzlich aufgewacht und habe die Gestalt seiner Frau »in einem weißen Nachthemd und mit extrem blassem, beinahe weißem Gesicht« im Raum herumgehen sehen, während gleichzeitig seine Frau tief schlafend neben ihm im Bett lag.[1161]

➤ Manche Menschen behaupten, während einer außerkörperlichen Erfahrung eine physische Interaktion mit ihrer Umgebung gehabt zu haben. Sie hätten etwa eine Blume aufgehoben, eine Vase auf den Boden fallen lassen oder sogar einen geliebten Menschen geküsst.[1162] Gelegentlich wird ihr Bericht von einem an diesem Ort vorhandenen Beobachter bestätigt, aber mindestens ebenso oft erweist sich die Behauptung, während der außerkörperlichen Erfahrung eine verifizierbare physische Aktion ausgeführt zu haben, als irrig.[1163]

➤ Menschen, die von außerkörperlichen Erfahrungen berichten, sagen oft, dass sie in dem Moment, in dem sie den Körper verlassen oder wieder in ihren Körper eintreten, einen kurzen Blackout erleben.[1164]

➤ Wenn eine Person sich »außerhalb« ihres Körpers befindet, mag sie dieselbe Realität sehen, hören oder auf andere

Weise sinnlich wahrnehmen wie gewöhnlich; in anderen Fällen ist diese Realität jedoch in Farbe, Gestalt oder Inhalt verändert.[1165] So berichtete zum Beispiel eine Person, die häufig außerkörperliche Erfahrungen machte, in einem Fall, sie hätte gesehen, dass die Möbel in ihrem Wohnzimmer umgestellt worden seien, obwohl das nicht der Fall war.[1166] Andere Menschen berichten, dass ihr Sehvermögen während der außerkörperlichen Erfahrung verschwommen sei.[1167]

➤ Ebenso interessant ist, dass die Qualität der Wahrnehmung unabhängig von der Entfernung zu sein scheint. Ein Individuum, das zum Beispiel behauptet, 3000 Kilometer gereist zu sein, mag berichten, seine Umgebung mit dem gleichen Maß an Genauigkeit (oder Ungenauigkeit) gesehen zu haben wie jemand, der angeblich drei Kilometer gereist ist.[1168]

➤ Individuen, die während einer außerkörperlichen Erfahrung an Messgeräte angeschlossen waren, zeigten eine deutliche Verringerung der elektrischen Aktivität im Gehirn, während die Pulsrate und andere Indikatoren ihres autonomen Nervensystems normal blieben.[1169]

➤ Außerkörperliche Erfahrungen sind sehr viel verbreiteter, als man glauben mag. Bei einer europäischen Studie mit etwa 13.000 Menschen behaupteten beinahe 6 Prozent der befragten Personen, eine außerkörperliche Erfahrung gemacht zu haben.[1170] Im Jahre 1974 ergab eine Studie der erwachsenen Einwohner von Charlottesville, Virginia, sowie der Studenten der Universität von Virginia einen sehr viel höheren Prozentsatz. 14 Prozent der Einwohner der Stadt und 25 Prozent der Studenten behaupteten, wenigstens eine außerkörperliche Erfahrung gehabt zu haben. Besonders erstaunlich ist, dass 83 Prozent derjenigen, die von einer außerkörperlichen Erfahrung berichteten, sagten, es sei mehr als einmal zu einer solchen Erfahrung gekommen.[1171]

Jetzt wollen wir uns diese Daten etwas näher ansehen. Von den folgenden beiden Berichten zeigt der erste, wie eine spontane außerkörperliche Erfahrung aussieht (nicht so beängstigend, wie Sie vielleicht glauben), und der zweite, wie ein Ehemann auf die geplante außerkörperliche Reise seiner Frau reagierte (und für ihn war sie in der Tat beängstigend). Zuerst der Bericht über die spontane Erfahrung:

> »Eines Nachts, während ich im Bett lag, wurde ich allmählich eines Wirbels von etwas gewahr, das ich ›Nebel‹ nennen will. Der Nebel sammelte sich zwischen der Zimmerdecke und einer Wand direkt oberhalb meines Bettes. Er bewegte sich, ganz sanft, in einer hin und her schwankenden Bewegung. ... Ich konnte seine Präsenz und seine Bewegung so fühlen, als sei ich, Helen, der Nebel. Ich schlief nicht und träumte auch nicht. Ich konnte den Nebel dort sehen, aber nicht mit meinen körperlichen Augen. Ich hatte keine Angst, stellte keine Fragen – da war einfach eine stille Akzeptanz der Tatsache, dass ich mich außerhalb meines Körpers befand und über ihm schwebte. Ich hatte das Gefühl, leicht gegen die Decke zu stoßen und von ihr aufgehalten zu werden, so wie ein aufwärts schwebender Spielzeugballon von der Decke aufgehalten wird. ... [Die Erfahrung] war zu Ende, als mir bewusst wurde, dass ich mich wieder in meinem Körper befand.«[1172]

Als Nächstes der Bericht eines verblüfften und besorgten Ehemannes von der »willkürlich« herbeigeführten außerkörperlichen Erfahrung seiner Frau. Er beobachtete sie von einer Couch aus, während sie auf dem Fußboden ihres Wohnzimmers meditierte.

> »Ich sah, wie sich das Gesicht meiner Frau in die Länge zu ziehen begann und wie sich eine Dampf-ähnliche Substanz

über ihr bildete, die das Aussehen und die Gestalt ihres Gesichts und ihrer Schultern annahm. ... Ich wollte sie stoppen, war aber zu fassungslos, um mich bewegen zu können. ... Diese Substanz erhob sich ganz langsam immer höher. ... Dann hörte alles fast so spontan auf, wie es begonnen hatte. Die ganze Begebenheit dauerte nur etwa 15 bis 20 Sekunden, aber das reichte, um mir eine Höllenangst zu machen.«[1173]

Dieses ganze Thema trat ins Bewusstsein der Öffentlichkeit, als Moodys Buch erschien. In *Leben nach dem Tod* konzentrierte er sich auf eine Kategorie des außerkörperlichen Bewusstseins, nämlich auf die der Nahtoderfahrungen. Moody identifizierte bestimmte Themen in den Berichten von Personen, die behaupteten, als Resultat eines lebensbedrohlichen Unfalls oder eines schweren medizinischen Notfalls ihren Körper verlassen zu haben. Zu dem typischen Muster gehört Folgendes: Der eigene Körper wird von oben gesehen; man hört die Kommentare von Ärzten, Krankenschwestern oder geliebten Personen, die unmittelbar anwesend sind; man geht durch einen dunklen Tunnel; man trifft verstorbene Freunde und Verwandte; man begegnet einem Wesen, das Liebe, Trost und Verständnis ausstrahlt; man erfährt eine »Lebensrückschau«, in der man die wichtigsten und auch nicht so wichtige Episoden des eigenen Lebens sieht, die in einem Augenblick vor einem abzulaufen scheinen; man wird sich bewusst, dass es noch nicht an der Zeit ist, »hinüberzugehen«; man kehrt in den eigenen Körper zurück; man lebt von jetzt an mit einer Sichtweise, die umfassender ist als zuvor, mit größerer Gelassenheit, weniger Furcht und wiederbelebtem Staunen.

Seit dem Erscheinen von Moodys Buch sind viele weitere Bücher erschienen, die nicht nur spontane Wahrnehmungen beschreiben (die typischerweise mit starkem Stress, einem Unfall oder einer Krankheit in Zusammenhang stehen), sondern auch willentliche außerkörperliche Reisen, bei denen das Individuum mehr oder weniger augenblicklich an einen Ort reist, zu dem es gehen möchte. Wie zu erwarten ist, bestehen unterschiedliche Ansichten hinsichtlich der Glaubwürdigkeit solcher Berichte. Manche halten ein Leben nach dem Tod für möglich, während andere solche Wahrnehmungen als reine vom Gehirn erzeugte Halluzinationen abtun.

Wo im Gehirn solche Halluzinationen erzeugt werden könnten, ist Gegenstand gegenwärtiger Forschung. Ein Forschungsteam vermutet eine Beteiligung des Parietallappens, der im oberen und hinteren Teil des Schädels lokalisiert ist und der anzeigt, wie der Körper im Raum orientiert ist. Wenn dieser Bereich gut funktioniert, so sagt dieses Team, »dann wird deutlich zwischen dem Ich und dem Nicht-Ich unterschieden«. Doch wird die Informationseingabe in diesem Bereich minimiert, dann »bricht diese Trennung zusammen, und das führt zu einem Verschwimmen der Grenzlinien zwischen dem Gefühl, im Körper zu sein, und dem Gefühl, außerhalb des Körpers zu sein«.[1174] Diese Forscher führen einen Großteil der mystischen und religiösen Erfahrungen, in denen jemand sich mit der Natur und dem Universum eins fühlt, auf eine Stilllegung dieses »Orientierungsbereichs« zurück.

Die Aufmerksamkeit wurde auf die tempoparietale Verzweigung (TPJ, von tempoparietal junction) auf der rechten Seite des Kortex konzentriert. Der Schweizer Neurochirurg Olaf Blanke kam völlig unerwartet auf diesen Bereich. Als er eine 43-jährige Frau für einen chirurgischen Eingriff zur Behandlung ihrer Epilepsie vorbereitete, löste er unabsichtlich eine außerkörperliche Erfahrung aus. Die Frau berichtete, dass sie »in das Bett hinabsank« und dann »aus einer Höhe hinabfiel«. Als ihr Gyrus angularis, der gleich hinter der tempoparietalen Verzweigung liegt, stimuliert wurde, konnte sie sich selbst »im Bett liegen sehen, von oben, aber ich sehe nur meine Beine und meinen Unterleib«. Bei einer anderen Gelegenheit wurde »ein augenblickliches Gefühl der Leichtigkeit und des Schwebens ... nahe der Zimmerdecke« ausgelöst.[1175]

Blanke, der am Universitätskrankenhaus in Genf arbeitet, ist Anhänger der Theorie, dass außerkörperliche Erfahrungen das Resultat eines Zusammenbruchs der Integration von sensorischen Signalen im Gehirn sind. Die tempoparietale Verzweigung webt normalerweise die Informationen über die Lokalisierung und das Gleichgewicht des Körpers zusammen und registriert, wo sich ein Körperteil in einem bestimmten Moment in Relation zu einem anderen befindet. Wird dieser Prozess gestört, so kann das nach Ansicht von Blanke jenes Gefühl des Schwebens erzeugen, von dem so oft im Zusammenhang mit außerkörperlichen Erfahrungen berichtet wird.[1176]

Andere Forscher haben auf einen Sauerstoffmangel und die für die Narkose verwendeten Medikamente hingewiesen. Beide könnten Elemente einer außerkörperlichen Erfahrung auslösen – ebenso wie halluzinogene Drogen wie LSD, Meskalin und Ketamin. Gerade Letzteres wird oft von Forschern genannt, die eine materielle Erklärung für außerkörperliche Erfahrungen suchen. Ketamin wurde während des Vietnamkriegs als Narkosemittel verwendet, doch man nahm davon Abstand, nachdem Soldaten über die Empfindung geklagt hatten, über ihrem Körper zu schweben. Spätere Experimente zeigten, dass Ketamin verschiedene Empfindungen hervorrufen kann, von denen Menschen, die behaupten, Nahtoderfahrung gehabt zu haben, berichten. Wenn Ketamin oder andere Drogen solche Wahrnehmungen erzeugen können, so argumentieren diese Forscher, dann müssen die Berichte von außerkörperlichen Erfahrungen auf ähnlichen Halluzinationen beruhen. Doch hier ist die Krux der Geschichte: Menschen unter Narkose, die jedoch nicht dem Tod nahe sind, haben weniger außerkörperliche Erfahrungen als Individuen, die dem Tod nahe kommen, ohne unter Narkose zu stehen. Wie könnten dann die Drogen selbst die Quelle sein?[1177]

Die größere Frage – zumindest in Hinsicht auf außerkörperliche Erfahrungen, zu denen es kommt, wenn eine Person klinisch tot ist – ist: Wie kann eine Person, deren Gehirn seine Funktion eingestellt hat, überhaupt irgendwelche Wahrnehmungen haben? Solche Personen haben keinen Puls, keine Atmung und während dieses Zeitraums eine »Nulllinie«, was ihre Gehirnwellen angeht – aber die Erfahrungen, an die sie sich erinnern, sind klar und hoch strukturiert und werden leicht erinnert. Nach Sam Parnia, einem Notfallmediziner von der University of Southampton, sollte das Gehirn im Zustand des klinischen Todes »nicht in der Lage sein, solche luziden Prozesse zu unterstützen und die Bildung bleibender Erinnerungen zu gestatten«.[1178] Bedenken Sie die folgende Analogie: Solche Menschen sind wie ein Computer, der ausgeschaltet wurde. Eine solche Maschine »kann nicht halluzinieren; sie kann überhaupt nichts tun«.[1179]

IST ALLES NUR IM GEHIRN?

Das große Interesse, außerkörperliche Erfahrungen einem bestimmten Bereich im Gehirn zuzuschreiben – oder einer bestimmten Droge –, erinnert uns an den Wunsch bestimmter Neurowissenschaftler, Phantomschmerzen mit einer ganz spezifischen neuronalen Vernetzung in Verbindung zu bringen. Beide Erklärungsversuche gehen meiner Meinung nach am Ziel vorbei. Sie verwechseln einen Prozess mit einer Ursache und ignorieren die viel interessantere Frage, aus welchen psychosomatischen Bedingungen oder Zuständen des Körpergeistes solche Phänomene entstehen können. Außerdem wird die Möglichkeit nicht in Betracht gezogen, dass manche Menschen vielleicht mehr zu solchen Erfahrungen neigen als andere. Die Forscher gehen von der stillschweigenden Annahme aus, dass jedermann eine anormale Erfahrung haben kann –

ja, haben wird –, wenn bestimmte Umstände gegeben sind. Die Debatte verschiebt sich dann hin zu der Frage, was solche Wahrnehmungen bedeuten könnten.

Diesem neuen Forschungsbereich wurde der provokative Name Neurotheologie gegeben. Der Glaubenssatz dieser Disziplin ist, dass außerkörperliche Wahrnehmungen, einschließlich vieler spiritueller und meditativer Erfahrungen, zwangsläufig das Resultat von Schaltkreisen im Gehirn sind.[1180] Doch nur weil eine Erfahrung mit einem bestimmten Muster von Gehirnaktivität einhergeht, muss das nicht bedeuten, dass sie keinerlei äußere Wirklichkeit besitzt. Der Radiologe Andrew Newberg von der Universität von Pennsylvania formulierte eine Apfelkuchen-Analogie. Die Tatsache, dass ein fleißiger Neurowissenschaftler eine Hirnszintigrafie hervorrufen kann, die »Ihrem Gehirn nach dem Genuss von Apfelkuchen« entspricht, bedeutet noch nicht, dass es keinen Apfelkuchen gibt. Nach Newberg »gibt es keine Möglichkeit festzustellen, ob die mit einer spirituellen Erfahrung einhergehenden neurologischen Veränderungen bedeuten, dass das Gehirn diese Erfahrungen verursacht ... oder ob das Gehirn stattdessen eine spirituelle Wirklichkeit wahrnimmt«.[1181]

Wie herausfordernd diese Frage auch ist, mit einem Erklärungsversuch, der nur auf dem Gehirn basiert, begrenzen wir unsere Perspektive künstlich. Wir sollten stattdessen den gesamten Körpergeist und seine energetischen Prozesse betrachten. Sie sind es schließlich, die jede außerkörperliche Erfahrung, Nahtoderfahrung oder mystische Erfahrung antreiben. Niemand kann solche Wahrnehmungen haben, der nicht zuerst einmal die Grundlage einer körperlichen Existenz besitzt. Und wir sollten mit der unbestreitbaren Tatsache beginnen, dass nicht jedermann, der in Todesnähe kommt, außerkörperliche Wahrnehmungen haben wird. Es wird geschätzt, dass diese nur etwa bei 8 bis 12 Prozent der Bevölkerung auftreten.[1182] Letztere Zahl stammt aus einer wegweisenden Studie,

die von der angesehenen internationalen medizinischen Zeitschrift *The Lancet* publiziert wurde. Ein holländisches Team verfolgte 344 Patienten, die dem Tod nahe kamen und dann klinisch starben (das heißt, die nicht mehr atmeten und deren EEG einen Nulllinie zeigte, also keinerlei elektrische Aktivität im Kortex, und die fixierte und geweitete Pupillen hatten, was auf eine fehlende Funktion des Stammshirns hinweist). Wenn man davon ausgeht, dass in solchen Krisenfällen eine außerkörperliche Erfahrung von dem sterbenden Gehirn verursacht wird, dann hätten alle diese Personen, die in der Folge wiederbelebt wurden, von solchen Wahrnehmungen berichten müssen. Das taten jedoch nur 12 Prozent von ihnen.[1183] Der Leiter des Forschungsteams, der Kardiologe Pim von Lommel, gibt zu bedenken:

> »Wie kann in Momenten, in denen das Gehirn während einer Periode des klinischen Todes nicht mehr funktioniert, ein klares Bewusstsein außerhalb des eigenen Körpers erfahren werden? ... Die Nahtoderfahrung rüttelt an den Grenzen unserer medizinischen Vorstellungen vom Bereich des menschlichen Bewusstseins. ... Nach der gegenwärtig gültigen Vorstellung ... sind Bewusstseinszustände ein Produkt des Gehirns. [Doch] könnte das Gehirn vielleicht eine Art von Empfänger für Bewusstsein und Erinnerungen sein, der wie ein Fernsehgerät, ein Radioapparat oder ein mobiles Telefon funktioniert? Was Sie empfangen, wird nicht von dem Empfänger erzeugt, sondern besteht aus elektromagnetischen Informationswellen ... die ständig um uns herum vorhanden sind und die für Sie durch das Gehirn und Ihre Sinnesorgane sichtbar oder hörbar gemacht werden.«[1184]

Diese Spekulation ist vielleicht ein wenig vorschnell. Lassen Sie uns für den Augenblick erst einmal die 8 bis 12 Prozent der Bevölkerung, die von verschiedenen Arten von außerkörperlicher Erfahrung berichten, näher betrachten. Was wissen wir über sie? Zuerst einmal entsprechen sie anscheinend keinerlei demografischem Muster und haben auch keine medikamentöse Behandlung erfahren.[1185] Doch ihr psychologisches Profil ist etwas ganz anderes. Studien von Individuen, die zu mystischer Erfahrung neigen, lassen vermuten, dass sie eine Persönlichkeit mit offenem Geist besitzen, dass sie zu Fantasiegebilden neigen und dissoziativ und vielleicht sogar transliminal sind (das heißt, dass bei ihnen die Tendenz besteht, dass unbewusstes Material ins Bewusstsein tritt).[1186]

Der Psychologe Kenneth Ring hat Hunderte von Menschen, die davon berichten, mindestens eine außerkörperliche Erfahrung gemacht zu haben, interviewt und ihre Persönlichkeit untersucht. Er bringt ihre Erfahrung mit »einer Geschichte von Kindesmissbrauch und Traumata« in Verbindung, mit »der Entwicklung eines dissoziativen Reaktionsstils« und mit »der Neigung zur psychologischen Absorption«. Ring charakterisiert diese Individuen weiterhin als »psychologisch Sensitive mit einer niedrigeren Stressschwelle«, die »bereits als Kinder dementsprechend orientiert« waren. Er fand, dass viele von ihnen »eine regelrechte Epidemie von elektrischen Missgeschicken auszulösen scheinen«, eine Beobachtung, die auch andere Forscher im Bereich der Nahtoderfahrung gemacht haben.[1187] In manchen Fällen erfahren diese Menschen auch Synästhesie; sehr viele von ihnen leiden unter Migräne.[1188]

Die Nahtod-Forscherin P. M. H. Atwater – die behauptet, selbst dreimal eine solche Erfahrung gemacht zu haben – sagt, dass von den 3000 Überlebenden, die sich einmal in Todesnähe befunden haben und die sie untersucht hat, fast drei Viertel von Fällen elektrischer Sensitivität berichten und dass ganze 80 Prozent von ihnen sagen, sie seien ungewöhnlich sensibel für Licht und Geräusche geworden. Über die Hälfte von ihnen sagt, sie reagierten jetzt schneller allergisch, besonders auf Chemikalien.[1189] Außerdem berichten sie von einer beschleunigten Stoffwechselrate, verstärkter Kreativität und einer Neigung, von Dingen absorbiert zu werden.[1190] All dies sind meiner Meinung nach Hinweise auf eine Persönlichkeit mit dünnen Grenzen. Darum überrascht es nicht, dass mit Atwaters Befragung auch ein hohes Maß an vermeintlicher medialer Befähigung und an anormalen Ereignissen festgestellt wurde.[1191]

In Hinsicht auf all diese Ergebnisse stimme ich mit Ring überein. Es sieht so aus, als entsprächen Menschen, die eine außerkörperliche Erfahrung machen – insbesondere jene, die zu mehrfachen außerkörperlichen Erfahrungen neigen –, exakt dem Profil der Persönlichkeit mit dünnen Grenzen und Umweltsensitivität. Die konstitutionelle Beschaffenheit dieser Individuen wird durch eine außerkörperliche Reise nicht nur verändert, sondern ihre Neurobiologie prädisponiert sie zu einer solchen Erfahrung. Wir könnten spekulieren, dass die verschiedenen Faktoren, die einen solchen Persönlichkeitstyp formen (zum Beispiel Erbgut, pränatale Einflüsse, traumatische Erfahrungen im Säuglingsalter oder in der Kindheit), es letztlich wahrscheinlicher machen, dass bestimmte Menschen bestimmte außergewöhnliche Erfahrungen machen: tiefe religiöse Erfahrungen, spirituelle Erfahrungen oder außerkörperliche Erfahrungen. Auf ähnliche Weise neigen die Sensitiven schon von früher Jugend an dazu, ein stark visuelles Denken sowie lebendige und lebensähnliche Fantasien zu entwickeln und hypnagogische Bilder, Absorption und Dissoziation zu erfahren.

Ich habe weiter oben bereits gesagt, dass die Berichte von Erscheinungen in einem Spektrum von »leichter erklärlich« bis zu »extrem verblüffend« liegen. Es ist ebenso wahrscheinlich, dass außerkörperliche Wahrnehmungen entlang einer Achse von »rein innerlichen« zu »partiell äußerlichen« Erfahrungen einzuordnen sind. Mit innerlich meine ich hier den

Typ von persönlich erzeugter Halluzination, in den ein dazu neigendes Individuum abrutschen kann, ohne zu realisieren, dass es nicht wirklich die normale, physikalische Welt erfährt. Solche Episoden sind das, was Green »Wachträume« oder »metachorische Erfahrungen« genannt hat. Man könnte solche Wahrnehmungen durchaus für eine außerkörperliche Erfahrung halten – oder, wenn die betreffende Person auf dem Operationstisch liegt oder sich in einer anderen schweren Krise befindet, auch für eine Nahtoderfahrung.

Einer der Forscher hat tatsächlich die neue Idee vorgeschlagen, dass Menschen, die von einer Nahtoderfahrung berichten, nicht wirklich gehirntot waren, sondern dass ihre neuronale Aktivität bloß so minimal war, dass sie mit unseren heutigen Instrumenten nicht zu erkennen ist.[1192] Der Neurologe Kevin Nelson von der Universität von Kentucky schlägt vor, dass manche Menschen, wenn sie sich in Todesnähe befinden (oder mit einem lebensbedrohlichen Notfall konfrontiert sind) eine Krisenreaktion hervorrufen, bei der der REM-Zustand (der Zustand der »schnellen Augenbewegungen«, der normalerweise im Schlaf die Traumbilder hervorbringt) die Wahrnehmung praktisch überwältigt. Hinweise auf diesen Mechanismus gaben Befragungen, die Nelson und seine Mitarbeiter mit Menschen durchgeführt haben, die eine Nahtoderfahrung gemacht hatten. Sie neigten dazu, von visuellen oder auditorischen Halluzinationen während des Übergangs vom Wachsein zum Schlaf oder umgekehrt zu berichten. Da das Erregungssystem die Schlaf-Wachsein-Übergänge, aber auch die Wachheit im Allgemeinen kontrolliert, behaupten Nelson und sein Team, dass einige Individuen zu außerkörperlichen Wahrnehmungen durch ein Eindringen des REM-Zustands in ihr Wachbewusstsein prädisponiert sind. Wenn sie sich in Gefahr befinden, dann dissoziieren diese Menschen demnach und halten dann, als Teil dieser Reaktion auf Furcht und starke Stressbelastung, die hervorgerufenen Bilder für die

Realität.[1193] Das Gehirn ist, nach dieser Theorie, immer noch aktiv, auch wenn diese Person nach unserer gegenwärtigen Technologie als tot gilt – und sie selbst glauben, dass sie tot waren, wenn sie später wiederbelebt werden.

Dennoch geben mir einige immer wieder auftauchende Züge der Nahtoderfahrung zu denken, da sie darauf hinweisen, dass sie noch mit etwas anderem als bloßem neuronalen Geschehen zu tun haben:

- Zuerst einmal ist da diese Empfindung des inneren Friedens, ja sogar der Euphorie, von der so viele Personen berichten, die eine Nahtoderfahrung gemacht haben. Dies scheint der Gefühllosigkeit zu widersprechen, die typischerweise von einer Dissoziation sowie von der überwältigenden Angst, die in lebensbedrohlichen Notsituationen erfahren wird, ausgelöst wird.
- Zweitens sagen Personen, die eine Nahtoderfahrung gemacht haben, oft, dass ihre Wahrnehmung in diesem Zustand wesentlich schärfer war als normal – sie konnten alles im Operationssaal gleichzeitig sehen, nahmen die Details deutlicher wahr oder konnten gleichzeitig auch andere Orte sehen.[1194] Der Blickwinkel ist typischerweise der von oben, aus einer Ecke des Raumes. Wenn dies allein auf unsere Erfahrung – oder auch auf unsere Imagination – zurückgehen sollte, so wäre dies doch eine seltsame Beobachtungsperspektive. Sollte man sich selbst dann nicht eher auf Augenhöhe sehen, wie wir typischerweise erscheinen, wenn wir in einen Spiegel sehen oder auch eine Fotografie von uns selbst betrachten (ganz abgesehen von der Art und Weise, wie wir praktisch alle anderen Menschen sehen)? Akzeptiert man, dass eine Fehlfunktion der temporalparietalen Verzweigung dafür verantwortlich ist und dass unsere gewohnte Ichempfindung dadurch auf den Kopf gestellt wird, muss man sich fragen, warum Menschen so oft davon berichten, dass sie alle möglichen ande-

ren Aktivitäten ebenfalls von der Höhe der Zimmerdecke gesehen haben.

- Der dritte Punkt ist die Häufigkeit, mit der Menschen, die sich in Todesnähe befanden, davon berichten, sie hätten verstorbene Freunde und Verwandte getroffen. Das könnte einfach daran liegen, dass Menschen, die schwer krank sind, sich wünschen oder erwarten, geliebten Menschen aus einer früheren Zeit ihres Lebens wiederzubegegnen. Aber einige von uns würden sich sicherlich liebend gern mit Elvis, John F. Kennedy, Marilyn Monroe oder Freddy Mercury unterhalten. Ich gebe zu, dass dies eine ironische Formulierung ist, aber sie ist nicht gar so weit hergeholt. Dass immer wieder geliebte Menschen aus einer früheren Phase des eigenen Lebens gesehen werden, erscheint mir doch sehr bemerkenswert. Warum sollte man nicht Thomas Edison treffen, wenn man ein Erfinder ist? Oder Richard Feynman, wenn man ein Physiker ist? Katharine Hepburn, wenn man alle ihre Filme gesehen hat? Oder unseren geliebten Dackel Waldi, der vor 20 Jahren gestorben ist? Man könnte die Liste endlos fortsetzen.
- Und zuletzt und vielleicht am bemerkenswertesten ist die überaus fruchtbare und oft das Leben verändernde Natur der Nahtoderfahrungen. Nach einhelliger Meinung all jener, die davon berichten, unterscheidet sich eine solche Erfahrung deutlich von einer Fantasie – selbst von einer sehr lebhaften Fantasie, die so wirklich wie die Wirklichkeit erscheint. Zu Fantasiegebilden neigende Menschen mögen sich selbst in ihre heraufbeschworenen Welten verlieren, doch Menschen, die eine Nahtoderfahrung gemacht haben, fühlen sich davon mit großer Wahrscheinlichkeit zutiefst verändert: psychologisch, emotional und spirituell.[1195] Solche Individuen sagen nicht nur, dass es sich dabei nicht um einen bloßen Traum oder eine Halluzination gehandelt hat, sondern sie gehen noch weiter: Sie sagen, dass

sie alle Furcht vor dem Tod verloren haben und das Leben jetzt mehr zu schätzen wissen als jemals zuvor.

Man mag dies alles als eine Fantasie eines REM-Zustands abtun, und doch verleihen unsere Träume – so fantastisch und frei fließend sie auch sein mögen – uns selten einen solchen Frieden. Wir sehen dabei im Allgemeinen nicht von der Zimmerdecke auf uns selbst herab, und sie verleihen uns selten eine solch bleibende Inspiration. Ich vermute deshalb, dass hier etwas im Spiel ist, das außerhalb des Körpergeist-Kontinuums liegt. Eine Person könnte in manchen Fällen zu einem solchen Ausmaß dissoziieren, dass sie nicht nur von den normalen Sinnen Abschied nimmt, sondern für eine echte anormale Wahrnehmung offen wird.

Ginge man auf diese Weise von einem »Spektrum« aus, so würde das die vielen Uneinheitlichkeiten in den oben angeführten Berichten erklären. Es müsste einen mittleren Bereich des Kontinuum geben, in dem ein Mensch, der hinreichend sensitiv ist, etwas anderes wahrnimmt als die gewöhnlichen äußeren Reize, während er ebenfalls von innerlich erzeugten Bildern beeinflusst ist. Die Wahrnehmung dieses Menschen würde sich dann von außerkörperlichen Erfahrungen unterscheiden, bei denen man hauptsächlich innere Bilder sieht, und ebenfalls von jenen, bei denen man hauptsächlich äußere Eindrücke wahrnimmt.

Eine faszinierende Idee, die in diese Richtung geht, hat der Parapsychologe Michael Grosso vorgeschlagen. Statt von spezifischen Persönlichkeitszügen wie der Neigung zu Fantasiegebilden, Absorption und Transliminalität zu sprechen, sieht er die Sache aus der breitest möglichen Perspektive: Er betrachtet das Ausmaß, zu dem eine Person mit ihrem Körper identifiziert ist. Er fragt, mit anderen Worten, danach, wie weit eine Person sich entweder voll verkörpert fühlt (an einem Ende des Spektrums) oder sich entkörpert und depersonalisiert fühlt (am anderen Ende des Spektrums). Er stellt die Hypothese auf, dass verschiedene Menschen an verschiedenen Punkten in ihrem Leben in verschiedenen Bereichen dieses Spektrums lokalisiert sind, und zwar in Abhängigkeit von ihrer speziellen Neurobiologie und von dem, was ihnen zu einem bestimmten Zeitpunkt widerfährt. So kann zum Beispiel eine Frau, die still meditiert, zuerst auf ihren Felt Sense eingestimmt und einigermaßen gut verkörpert sein (wenn sie zum Beispiel auf ihre Körperhaltung, ihre Atmung, das Gefühl der Kleidung auf ihrer Haut und auf die Geräusche in ihrer Umgebung achtet). Doch während die Meditation fortschreitet, wird sie vielleicht immer kontemplativer und achtet weniger auf die äußere Welt und sogar auf ihre eigenen Gefühle; sie mag sich immer mehr auf Gedanken und mentale Bilder konzentrieren. In diesem Zustand ist sie, so sagt Grosso, weniger verkörpert und stärker dissoziiert. Wenn der Felt Sense abnimmt, nimmt die Möglichkeit, eine außerkörperliche Erfahrung zu machen, zu.[1196]

Grosso glaubt, dass eine Person, die eine außerkörperliche Erfahrung macht, vielleicht »eine räumlich ausgedehnte Wesenheit ist, die zuerst den Körper bewohnt und dann aus ihm herausschlüpft wie ein Taschentuch, das aus einer Westentasche gezogen wird«. Er wird sogar noch radikaler und schlägt vor, wir sollten uns vorstellen, dass der Körper in einem umfassenderen Feld des Bewusstseins existiert. Wird unser gewohntes Körperbewusstsein beseitigt, so sagt er, dann gewinnen wir Einblicke in das Universum.[1197] Sie werden bemerken, dass diese Vorstellung dem Gedanken von van Lommel ähnelt, dass das verkörperte Gehirn eine Art Empfänger für Bewusstsein und Erinnerungen ist. Dementsprechend vermutet auch David Darling (dem wir in diesem Kapitel begegnet sind), dass die Tatsache unserer Verkörperung – mit einem Gehirn, welches den Fluss der Sinneswahrnehmung reduziert und moduliert – uns daran hindert, das Universum so wahrzunehmen, wie es ist. Durch eine Nahtoderfahrung oder den tatsächlichen Tod »verschwindet die Barriere zwischen uns selbst und dem Universum«, vermutet Darling.[1198] Alle diese Vorstellungen erinnern an den traditionellen religiösen Glauben, dass der Körper nur ein Behältnis für so etwas wie die Seele ist.

»Seele« ist natürlich ein Begriff, der im Bereich der Naturwissenschaft, der Medizin und sogar in dem neuen Forschungsbereich der Neurotheologie niemals verwendet wird. An seine Stelle ist der Begriff »Bewusstseinsfeld« getreten – nicht ganz dasselbe. Doch auch dieser neue Begriff stößt bei Neurowissenschaftlern immer noch auf Misstrauen, wenn nicht gar Feindseligkeit. Und das ist verständlich, denn je weiter wir uns von dem entfernen, was wir in unserer typischen alltäglichen Existenz kennen (zum Beispiel Sinneswahrnehmung, Gefühle, Gedanken), desto seltsamer scheinen die Dinge zu werden. Was wir kennen, so behaupten die Neurowissenschaftler, wird von unserem Gehirn gestaltet, fokussiert und definiert. Deshalb muss alles, was wir wissen, vom Gehirn gewusst werden. Doch wie ich behauptet habe, weiß das Gehirn durchaus nicht alles. Einige Arten von sensorischen Einflüssen wirken jenseits der Schwelle des Bewusstseins. Und wenn wir dissoziieren, wird das Bewusstsein praktisch von unserem Felt Sense zurückgezogen. Wir beobachten einfach, während unser normaler Sinn für Zeit und Raum aussetzt.

Das folgende ist ein Fallbeispiel hierfür. Es ist der Bericht eines jungen Rennfahrers, dessen Rennwagen bei einem Unfall zehn Meter durch die Luft flog:

> »Alles lief ab wie in Zeitlupe, und es kam mir vor, als sei ich ein Spieler auf einer Bühne und könne mich selbst in dem Wagen sehen, der sich immer und immer wieder überschlug. Es war, als säße ich auf der Tribüne und sähe dem Geschehen zu ... aber ich hatte keine Angst. ... Alles war so seltsam. ... Ich erinnere mich noch, dass ich auf

dem Kopf stand und nach hinten schaute. Und ich sah den Mann, der das Rennen dann gewonnen hat, unter mir durchfahren. Der Bursche schaute nach oben, und ich erinnere mich, dass er einen erstaunten Gesichtsausdruck hatte.«[1199]

Was geschieht hier? Der Rennfahrer dissoziierte hier ganz offensichtlich. Manche Beobachter würden sagen, dass dies alles ist, was er tut, und dass dies an und für sich bereits die Ähnlichkeit mit einer außerkörperlichen Erfahrung erklärt.[1200] Aber hier ist mehr im Spiel. Angesichts eines überwältigenden Schocks oder Schreckens wurde der energetische Prozess des Körpergeistes des Fahrers kurzgeschlossen. Es ist paradox für jemanden, der ja an außergewöhnliche Geschwindigkeit gewöhnt ist, dass er jetzt völlig erstarrt. Sein normaler Fluss von Atmung, Blutkreislauf oder Gefühlen sowie der Fluss der Energie haben einen solchen Spitzenwert erreicht, dass sein normales bewusstes Gewahrsein einem Gefühl der Loslösung, Unwirklichkeit und Entkörperung gewichen ist. Die Wahrnehmungen des Fahrers ähneln jetzt erstaunlich denen während einer außerkörperlichen Erfahrung. Sie sind tatsächlich in jeder Hinsicht eine außerkörperliche Erfahrung. Das liegt daran, dass seine normalen neurobiologischen Grenzen durchbrochen wurden. Seine Wahrnehmung, so könnte man sagen, ist transzendent. Die Filter sind verschwunden und der Fahrer ist zeitweilig für alle möglichen Einflüsse sensitiv. Für einige Sekunden befindet er sich näher an einem Ende des Spektrums der Verkörperung, als er wahrscheinlich jemals zuvor in seinem Leben gewesen ist. In Abhängigkeit davon, wie die ganze Situation ausgeht, wird der Fluss der Gefühle des Fahrers (erinnern Sie sich an unsere Fluss-Analogie) entweder in gewohnten Bahnen weiterfließen, wird er punktuell verändert, oder wird er auf drastischere und chronische Weise in neue Bahnen gelenkt. Hat der Fahrer Glück, dann wird er zur vollen Verkörperung zurückkehren. Doch kommt es mehr als einmal zu einer solchen Notsituation – oder wenn er eine Persönlichkeit mit dünnen Grenzen hat –, dann wird sein Leben für immer verändert. Er mag dann für anormale Einflüsse offen sein, für die er vielleicht eine Erklärung hat, oder auch nicht.

In diesem Zusammenhang ist eine Studie interessant, die der Psychiater Bruce Greyson, der Leiter der Abteilung für Wahrnehmungsstudien der Universität von Virginia, durchgeführt hat. Er hat 69 Personen befragt, die eine Geschichte anormaler Erfahrungen hatten, einschließlich mindestens einer Nahtoderfahrung. Nachdem die Personen die Nahtoderfahrung gemacht hatten, berichteten sie signifikant häufiger von einer ganzen Reihe anderer Wahrnehmungen, von außerkörperlichen Erfahrungen, der Begegnung mit Erscheinungen, von luziden Träumen, vom Sehen von Auren um Menschen herum und vielem mehr. Greyson merkt an, dass seine Befunde zwei Möglichkeiten nicht ausschließen: dass diese Personen von Anfang an stärker zu außergewöhnlichen Erfahrungen neigten oder dass sie sich nach ihren ihr Leben verändernden Erfahrungen selbst vormachten, mediale Fähigkeiten zu besitzen. Es wäre durchaus möglich, dass eine dieser Erklärungen in einem bestimmten Fall zutreffend ist, wobei zumindest einige Individuen sensibler für alle möglichen Einflüsse werden könnten, als sie es zuvor waren.[1201]

Nehmen wir jetzt einen anderen Fall, den der Schizophrenie. In manchen Fällen, in denen das Körperbild einer Person verzerrt ist, gibt es Parallelen zu außerkörperlichen Erfahrungen. Grosso zitiert eine Person, die sagte: »Wenn ich krank bin, dann verliere ich das Gefühl dafür, wo ich bin. Ich habe das Gefühl, ›ich‹ kann immer noch still in einem Stuhl sitzen, und doch stürmt mein Körper nach vorn und schlägt einen Meter vor mir Purzelbäume.« So stellen nach Grosso auch drogeninduzierte Erfahrungen von Bewusstseinsveränderung eine Form der Depersonalisierung dar.[1202]

Auch das Träumen ist ein dissoziativer Prozess, meint Grosso – allein schon aus dem Grund, dass das Gehirn während des REM-Schlafs von der körperlichen Empfindung abgetrennt ist. Wir sind jede Nacht depersonalisiert, aber wir kümmern uns nicht um dieses Phänomen, weil es eine sich ständig wiederholende Tatsache unseres Lebens ist. Gelegentlich sind wir erstaunt über einen seltsamen telepathischen oder präkognitiven Traum, der anzudeuten scheint, dass unsere private Traumwelt sich in Zeit und Raum hinaus ausdehnen kann – ganz ähnlich wie bei einer außerkörperlichen Erfahrung. Wie Grosso anmerkt, haben manche Träume noch eine andere Eigenschaft mit der außerkörperlichen Wahrnehmung gemeinsam: die seltsame Überlappung persönlich erzeugter Bilder mit der Konsensrealität. Außerdem kann eine Person sowohl in einer außerkörperlichen Erfahrung als auch in einem Traum in Hinsicht auf das, was sie wahrnimmt, luzide werden, und womöglich vermag sie sogar zu steuern, wohin sie geht, und es kann zu einer anscheinend bewussten Interaktion kommen.[1203] (Ich persönlich glaube, dass eine Person umso mehr daran interessiert ist oder mit umso größerer Wahrscheinlichkeit in der Lage ist, den Verlauf eines Traums oder einer außerkörperlichen Erfahrung luzide zu steuern, je sensitiver die Person ist, je dünner also ihre Grenzen sind. Dies wirklich tun zu können, kann eine Frage der Übung sei.)

Grosso stellt allerdings klar, dass er nicht »den gewöhnlichen Traum mit der erstaunlicheren Art der außerkörperlichen Erfahrung gleichsetzen« will. Er meint jedoch, dass »wir es hier mit einer Gruppe von zusammenhängenden Phänomenen zu tun haben … die grundsätzlich auf dem gleichen Mechanismus beruhen«.[1204] Aus der Perspektive gesehen, die ich in diesem Buch vorschlage, neige ich dazu, ihm zuzustimmen. Was Forscher, die luzide Träume untersucht haben, herausgefunden haben, bestätigt diese Sichtweise weiterhin.[1205]

LASSEN SICH GEFÜHLE AUSSERHALB DES KÖRPERS FÜHLEN?

Keine Untersuchung der außerkörperlichen Wahrnehmung wäre vollständig ohne die Betrachtung einer letzten, besonders schwierigen Frage. Wenn zumindest einige der außerkörperlichen Erfahrungen tatsächlich mehr sind als die Summe innerlich erzeugter Bilder – wenn sie also von einer Art Transzendierung des Körpers künden –, wie kommt es dann, dass Menschen, die eine solche Erfahrung gemacht haben, von Sinneswahrnehmungen berichten? Sie haben gesehen und gehört, was sich in der Nähe ihres Körpers ereignete, während sie über ihm schwebten. Und zudem haben sie die ganze Palette der Gefühle, die man normalerweise erfährt, gefühlt.

Emilio Tiberi von der Universität von Verona hat in diese Richtung geforscht. Er hat 45 Personen befragt, die behaupteten, eine außerkörperliche Erfahrung gemacht zu haben. Die Hälfte von ihnen sagte, sie seien einigermaßen gesund gewesen, als diese Erfahrung auftrat; die andere Hälfte hatte sich tatsächlich in Todesnähe befunden. Die Personen erinnern sich an Gefühle wie Schmerz, Hunger, Hitze, Kälte, Neugierde, Furcht, Überraschung, Freude, Liebe, Frieden, Traurigkeit, Frustration, Zorn, Langeweile, Stress, Angst, Depression, Beschämung und sogar ein sexuelles Verlangen. Erstaunlicherweise berichten manche Personen sogar, sie hätten während ihrer außerkörperlichen Reise Geschlechtsverkehr gehabt! Ungeachtet der Ähnlichkeit dieser Gefühle mit den Gefühlen in der normalen, verkörperten Existenz, sagten die Befragten einhellig, dass das, was sie erfahren hätten, etwas ganz anderes gewesen sei als ein Traum oder eine Halluzination. Ein Drittel der Versuchspersonen sagte, dass Gefühle der vorherrschende Zug ihrer außerkörperlichen Erfahrung gewesen seien. In Anbetracht dieser Antworten ist Tiberi der Meinung, dass »die außerordentliche Stärke der außerkörperlichen

Emotionen auf die objektive Realität der [Erfahrung] hinweist«.[1206] (Dieser Befund Tiberis wurde von van Lommel bestätigt, dessen Team herausfand, dass von den 62 Patienten, die von Nahtoderfahrungen berichteten, mehr als die Hälfte aussagte, sie hätten »positive Emotionen« erfahren.[1207])

Bedenken wir jetzt etwas doch Bemerkenswerteres. Zum Ursprung ihrer außerkörperlichen Gefühle (die nach meiner Definition keine Emotionen sind) befragt, sagte fast die Hälfte der Befragten, es sei »die außerkörperliche Umgebung« gewesen. Diese Kategorie war eine von mehreren Kategorien, die sie abhaken konnten, und es bestand die Möglichkeit, mehrere Kategorien abzuhaken. Ein weiteres Drittel sagte, ihr Gefühl sei von jemandem ausgelöst worden, dem sie während ihrer Erfahrung begegnet seien (ein Mann sagte zum Beispiel, er sei traurig darüber gewesen, seine Frau weinen zu sehen). Ein Drittel der Personen sah die eigenen Gedanken als den Hauptauslöser an, und ein Viertel schrieb die Gefühle ihrem eigenen zurückgelassenen Körper zu.

Diese Befunde stellen uns vor ein Rätsel. Wenn Grosso recht hat und die Individuen, die eine solche Erfahrung machen, ihren Körper zumindest teilweise verlassen haben, wie kann dann Sinneswahrnehmung – und Fühlen – eine solch hervorragende Rolle spielen? Sollte die dissoziierte Person nicht eher Bewusstsein verlieren? Sollte die Ablösung vom Körper nicht als Formlosigkeit, ja in der Tat als Leere erfahren werden, wobei die Person nicht weiß, wo sie ist oder sogar ob sie überhaupt ist?

In Hinsicht auf die Körper-Geist-Dichotomie, die uns im Westen schon so lange Schwierigkeiten bereitet hat, scheint dieses Problem unlösbar zu sein. Aber ist es nicht so, dass die Wissenschaft heute mehr und mehr zu der Erkenntnis gelangt, dass das Gehirn und der Körper nicht so stark voneinander getrennt sind, wie man bisher angenommen hat? Schließlich ist unsere Haut doch das nach außen gekehrte Nervensystem.

Hormone und Neurotransmitter reisen durch den ganzen Körper und verbinden ihn zu einem einzigen psychosomatischen Netzwerk. Das Immunsystem, das auf einer unbewussten Ebene funktioniert, erkennt uns auf einer sehr viel fundamentaleren Ebene, als wir es jemals bewusst vollziehen könnten, als uns selbst. Und Sensitive mit dünnen Grenzen sind, wie wir gesehen haben, in der Lage, diese Unteilbarkeit auf weitreichende und doch durchaus greifbare Weise zu manifestieren. Sie leben nicht nur während eines guten Teils der Zeit in einer Fantasiewelt, sondern sie neigen auch dazu, ihre eigene Physiologie auf bemerkenswerte und beunruhigende Weise zu verändern, wenn man ihnen eine hypnotische Suggestion gibt oder sie eine Situation erleben, die bloß an ein früheres Trauma erinnert. Sie bekommen Frostbeulen; sie entwickeln – oder umgehen – allergische Reaktionen; sie verringern die Leitfähigkeit ihrer Haut, erröten, verändern ihre Pulsrate und ihre Körpertemperatur. Gelegentlich manifestieren sie eine dissoziative Identitätsstörung, erzeugen sie multiple Persönlichkeiten mit jeweils einzigartigen Stimmen, Verhaltensweisen, Erinnerungen, Gewohnheiten und sogar Allergien. Manchmal haben sie Erinnerungen, die offenbar nicht ihre eigenen sind, komplett mit Phobien oder Geburtsmalen, die aus einem anderen Leben zu stammen scheinen. Und gelegentlich begegnen sie sich sogar selbst (oder einer anderen Person) zu einem anderen Zeitpunkt und treten damit aus unserer zur Konsensrealität gehörenden Uhrzeit heraus und begegnen den Problemen, die jemand in Hinsicht auf seine Identität und den Sinn seines Lebens gehabt hat.

Es gibt ein Wort für all dies: »Plastizität«. Und es geht dabei nicht nur um eine neuronale Plastizität, nicht nur um eine körperliche Plastizität, sondern um eine Plastizität des Ichs, der Psyche. Welchen Begriff man dafür auch verwenden mag, der springende Punkt ist derselbe. Ich spreche von einer Flüssigkeit, einer Durchlässigkeit dessen, was uns zu dem macht, was wir sind. Die damit einhergehenden Phänomene werden, wie wir gesehen haben, durch die Energie des Fühlens möglich gemacht. Und diese Energie kann in die Raumzeit verlagert werden, sie kann uns – also unser Ich, unsere Erinnerungen, unsere Gefühle und unsere Wahrnehmungsmodi – in unsere Umgebung aussenden.

Erinnern Sie sich daran, dass die Hälfte der von Tiberi Befragten »die Umgebung« als Ursprung ihrer »außerkörperlichen« Gefühle angab. Ich möchte hier noch die provokative Bemerkung einer Frau anführen, die in einer anderen Studie befragt wurde: »Mir wurde klar, dass der physische Körper tatsächlich *Emotionen daran hindert, hereinzukommen*«.[1208] [meine Betonung] Liegen diese Menschen einfach falsch? Haben sie Fieberträume? Sind sie verrückt? Letzteres würde ich, wie auch Michael Grosso, bejahen. Diese Menschen sind buchstäblich ver-rückt, aus ihrem Körpergeist herausgerückt. Nicht jedermann ist in der Lage, so etwas zu tun. Und nicht jedermann würde so etwas gern tun. Nicht jedermann begrüßt eine solche Erfahrung oder wird davon inspiriert. Aber manche Menschen sind buchstäblich aus ihrem Geist verrückt, zumindest vorübergehend. Es ist, als sei ihr energetischer Fluss unter außergewöhnlichen Umständen über seine Ufer getreten und habe das Fühlen in die elektromagnetische Umgebung getragen. Dies ist das Reich der Geister, der Poltergeister und zumindest einiger außerkörperlicher Erfahrungen, der Bereich der Zeitreisen, der außerordentlichen emotionalen Kommunikationen und der Überlappung von Identitäten. Es ist dies, was ich die emotionale Pforte genannt habe.

Weitere Hinweise gibt uns die wahrhaft bemerkenswerte Tatsache, dass die Mehrheit der Personen, die von einer Nahtoderfahrung berichten, sagen, sie seien mit einem Ohr für melodiöse Musik »zurückgekehrt« – entweder für klassische Kompositionen (aus welcher musikalischen Tradition auch immer) oder für natürliche Klänge aus der Umgebung. Viele sagen aus, sie hätten wundervolle Musik gehört, während sie von ihrem Körper getrennt waren.[1209] Ein solcher Fall ist der orthopädische Chirurg Tony Cicoria, der im Alter von 42 Jahren vom Blitz getroffen wurde und den der bekannte Neurologe Oliver Sacks untersucht hat.[1210]

Als er anfänglich seinen Körper ruckartig verlassen hatte, so erinnert sich Cicoria, hatte er »das wunderbarste Gefühl, das ich jemals gehabt habe«, bevor er »mit einem heftigen Stoß« wieder in seinen Körper zurückkehrte und dann den schneidenden Schmerz der von dem Blitz verursachten Verbrennungen spürte. Wochen später entwickelte er »dieses unstillbare Verlangen, Klaviermusik zu hören«, das überhaupt nicht zu seiner früheren Persönlichkeit passte. Er entwickelte eine besondere Vorliebe für Chopin und hatte ein solches Verlangen, seine Stücke zu spielen, dass er sich selbst das Klavierspielen beibrachte. In der Folge begann er dann, Musik in seinem Kopf zu hören, die manchmal in alles andere, was er gerade tat, eindrang. Die Musik kam oft »in einem regelrechten Sturzbach« von Noten über ihn, ohne Unterbrechung und so, dass er davon überwältigt wurde. Cicoria wurde von dem, was er »die himmlische Musik« nannte, inspiriert, um nicht zu sagen besessen. Er wurde auch spirituell sehr viel aufgeschlossener, und er las jedes Buch über Nahtoderfahrungen, Blitzschläge und Starkstromelektrizität, das er finden konnte. Er erwarb »eine ganze Bibliothek« von Büchern über Nikola Tesla, den Erfinder des Wechselstroms (der nach eigenen Aussagen außerordentlich sensitiv war).[1211] Außerdem meinte Cicoria, manchmal Emanationen von Licht oder Energie um den Körper anderer Menschen herum wahrzunehmen.

Oliver Sacks meinte zu diesem Fall, eine Nahtoderfahrung müsse eine überaus erschreckende Erfahrung sein, die einen großen neurobiologischen Tumult und »Veränderungen des Bewusstseins und der Emotionen« mit sich brächte, die »sehr tief gehend sind«. Er betrachtet den plötzlichen Ansturm von Musik auf Cicorias Leben – sowie auf das anderer Patienten, die er untersucht hat – als gleichbedeutend mit »einem plötzlichen Aufwallen von Emotionalität, so als würden [Gefühle] jeder Art stimuliert oder freigesetzt«.[1212] Ich stimme diesem Vergleich zu, meine aber, dass das »emotionsübermittelnde Universum«, in dem wir leben, eine ebenso große Rolle spielt wie die neuronalen Veränderungen, zu denen es zweifellos durch eine so plötzliche, bizarre und erschreckende Erfahrung wie eine Nahtoderfahrung kommt. Ich möchte behaupten, dass Cicorias Grenzen nicht nur innerlich, sondern auch äußerlich dünner geworden sind. Für kurze Zeit dehnten sich seine dissoziierte Energie und seine Ichempfindung in seine Umgebung hinein aus – und er kehrte mit einer musikalischen »Begabung« zurück, die den Gefühlen entspricht, die in das Gewebe unserer Existenz eingewoben sind.

Dies ist auch der Grund, warum umweltsensitive Menschen mit dünnen Grenzen so oft wahrnehmen, dass sie eine Wirkung auf Elektrizität haben und von dieser beeinflusst werden. Wie wir im fünften Kapitel gesehen haben, ist Elektrizität zwar nicht die Lebenskraft, aber sie ist im Spiel, wann immer wir einen Muskel bewegen, einen Gedanken denken oder einen Traum träumen. Sie ist nicht genau das, was uns bewegt, aber sie ist sozusagen die treibende Kraft dessen, was uns bewegt. Wir sind zweifellos elektromagnetische Kreaturen, die in einem Universum leben, dessen hervorstechendste Eigenschaft seine Überfülle an elektromagnetischer Energie ist. Die Menschen, die am stärksten von dieser Energie beeinflusst werden, sind diejenigen, die der Rest von uns nur so schwer zu verstehen vermag.

Michael Shallis, der Autor des viel zu wenig beachteten Buches *The Electric Connection*, sagt, dass wir »in einem Bereich leben, den wir zwar bewohnen, den wir aber nicht erkennen«.[1213] Ich glaube, dass er recht hat. Die Welt ist wunderbar komplex, und es ist immer noch weitgehend ungewiss, was unser Platz darin ist. Selbst der eifrigste Vertreter einer Weltanschauung, in deren Mittelpunkt das Gehirn steht, sollte nicht gegen das Staunen immun sein und sollte neue Möglichkeiten nicht einfach abtun. Und vor allem sollte er den Körper nicht von der Liste der Gegenstände streichen, die der wissenschaftlichen Erforschung wert sind. Ganz im Gegenteil: Die Forschung sollte sich dem Körper und all dem, was er uns lehren kann, mit erneuertem Interesse zuwenden. Da jeder von uns ein einheitliches Ich ist, mit einem vom Körper getragenen Gehirn, mit vom Fühlen gestütztem Denken und mit bewusster Wahrnehmung, die aus unbewussten Prozessen aufsteigt, wären die Neurophilosophie, die Neurotheologie und all die anderen neu entstehenden Neurodisziplinen gut beraten, wenn sie sich auch mit dem Körper beschäftigten. Die Gefühle, die der Körper enthält, könnten der Schlüssel zu einem umfassenden neuen Verständnis sein – wenn wir nur dafür offen wären.

Am Ende können der Skeptiker, der an Anormalitäten Glaubende und sie Erfahrende sowie Hans und Lieschen Müller sich darauf einigen, dass es »nichts Paranormales oder Übernatürliches gibt, sondern nur das normale und natürliche – und noch unerklärliche Mysterien«.[1214]

13
EINE NEUE SICHT DES MENSCHLICHEN GEISTES

Eine neue Sicht der Natur ist im Entstehen begriffen; sie umfasst sowohl Galaxien als auch Neuronen, sowohl Gravitation als auch das Leben, sowohl Moleküle als auch Emotionen. Auf dem Höhepunkt einer jahrhundertelangen Erforschung der Natur hat die Menschheit sich nun dem dornigsten aller Themen angenähert: uns selbst.[1215]

Piero Scaruffi, Kognitionswissenschaftler

Langsam, aber sicher kommt die Wissenschaft darauf und erkennt, dass alles miteinander verbunden ist, dass das »da draußen« von dem »hier drinnen« nicht wirklich getrennt werden kann und dass fixierte und übereilte Unterscheidungen zwischen unserem Gehirn und dem Rest unseres Körpers dem gesamten Organismus letztlich unrecht tun. So wie Menschenwesen vom Rest der Schöpfung nicht zu trennen sind, so ist auch unser eigenes Bewusstsein – unser Wissen darum, dass wir lebendig sind, sowie unsere Fähigkeit, über unseren Platz im Universum nachzudenken – letztlich eins mit unserer Biologie und unseren Gefühlen.

Trotz aller Bücher, die über den Primat des Gehirns geschrieben wurden, und trotz aller Vorträge und Berichte, die die Neurowissenschaft fraglos als die Königsdisziplin feiern, blitzt hier und da etwas auf, das darauf hinweist, dass der Körper und seine Sinne in Wirklichkeit der Herrscher des Bereichs der Menschenwesen sind. Um es genauer zu sagen: Diese Dinge weisen darauf hin, dass unser Geist gleichermaßen Gehirn und Körper, Gedanken und Gefühle, Wissen und Intuition, Erkenntnis und rohe Empfindungen ist. Der Geist ist alle diese Dinge zusammengenommen, eine Ansammlung von Fähigkeiten, deren Gesamtsumme etwas ist, das man nur als wunderbar bezeichnen kann. An der vordersten Front der Forschung beginnt man das heute zu verstehen.

Nehmen Sie zum Beispiel die Schlagzeile »Angekratztes Ego als Ursache von Schmerzen«. Forscher von der Universität von Kalifornien in Los Angeles schlossen Freiwillige, die Gruppen-Computerspiele spielten, an ihre Messgeräte an. Diese Testpersonen waren in ihr Spiel vertieft, als es plötzlich so aussah, als hätte man sie böswillig von der weiteren Teilnahme ausgeschlossen. Der Schock und das Unbehagen über diese Zurückweisung manifestierte sich in ihrem Cortex cingularis anterior, einem Teil des Gehirns, der auch auf körperliche Schmerzen reagiert. Dies weist darauf hin, dass verletzte Gefühle zwar sofort neurologisch erkennbar werden, aber dennoch ein Gefühl der Verletzung darstellen – eine Bauchreaktion. Die körperliche und die mentale Reaktion sind einfach zwei Seiten derselben Medaille.[1216]

Hier noch ein weiterer interessanter Beleg für diese Tatsache. Forscher vom University College in London fanden heraus, dass das Gehirn von Menschen, die Mitgefühl mit den körperlichen Schmerzen anderer haben, ebenfalls Schmerz registriert. Die Versuchspersonen waren Frauen, deren Partner einen elektrischen Schlag an der Hand erhielt. Die Frauen konnten sehen, wie der Schlag ausgelöst wurde, sahen aber nicht den Gesichtsausdruck, mit dem ihr Partner darauf reagierte (wodurch ein wichtiger emotionaler Hinweis eliminiert wurde). Die Hirnszintigrafie zeigte, dass das Gehirn der Frauen genau so aktiviert wurde, als hätten sie selbst den Schlag erhalten – in den gleichen Bereichen. Die Reaktion war offenbar bei jenen Frauen, die die stärkste emotionale Verbindung mit ihrem Partner hatten, am größten.[1217] Die Ergebnisse erinnern uns an die dünne Trennlinie zwischen dem Körperlichen und dem Geistigen – mit Gefühlen, die ständig auf dieser Trennlinie tanzen. »Dies ist eine interessante Wende«, sagte ein Beobachter, »die wissenschaftliche oder vielmehr mechanistische westliche Medizin spielt heute die Rolle des seriösen alten Herrn und alles ›Nichtwissenschaftliche‹ die des revolutionären jungen Pioniers.«[1218] Wie der kanadische Arzt Gabor Maté sagt, gibt es in der breiten Öffentlichkeit, die »den Profis in vieler Hinsicht voraus ist und die weniger an alten Orthodoxien festhält als diese«, nur wenig Widerstand gegen die Vorstellung, dass unterdrückte Gefühle eine Rolle beim Krankwerden spielen.[1219] »Intuitiv entspricht das der Erfahrung der Menschen«, sagt er. Doch das Problem bleibt, dass die etablierten Ärzte, »die in ihrem Kopf leben – aufgrund ihrer Ausbildung, ihrer Neigung und der Natur ihrer Arbeit«, sich nicht nur gegen diese Vorstellung wehren, sondern auch gegen die Belege dafür.[1220]

DER DALAI LAMA UND DIE WISSENSCHAFT

Obwohl die Situation nicht einfach ist, werden heute doch neue Wege beschritten. Denken wir nur an einen sehr aufschlussreichen Dialog zwischen dem Westen und dem Osten. Der Dalai Lama, der bekannteste Vertreter des tibetischen Buddhismus, trifft sich bereits seit 20 Jahren mit prominenten Neurowissenschaftlern zu einem Vergleich ihrer Vorstellungen von Emotionen, freiem Willen, Bewusstsein und Achtsamkeit. Dafür gibt es gute Gründe: Der Dalai Lama ist fasziniert von Wissenschaft und Technologie und hat sich eine solche Begegnung ebenso gewünscht wie deren westliche Organisatoren. Die Diskussionen zwischen beiden Seiten wurden in den letzten Jahren publiziert. Es ist offensichtlich, dass beide Lager viel voneinander lernen können, indem sie ihre Annahmen über den Geist und ihr Wissen im Bereich der Naturwissenschaft wie der Spiritualität miteinander vergleichen.

Bei einer öffentlichen Konferenz am Massachusetts Institute of Technology (MIT) im Jahre 2003 – die eine Zuhörerschaft von mehr als 13.000 Menschen anzog – wurde gleich zu Anfang klar, dass einerseits das Vermögen der westlichen Naturwissenschaft, die physische Welt zu messen, zu beschreiben und zu erklären, beispiellos ist, dass der Buddhismus aber während 2500 Jahren durch seine Betonung von Meditation und Introspektion seine eigenen Einsichten in die menschliche Natur gewonnen hat.[1221] Vielleicht ist es bald so weit, dass wir die Einsichten beider Seiten zu einem umfassenderen Verständnis dessen, wie wir Menschenwesen funktionieren, zusammenführen können.

Was dies angeht, beeindruckte mich besonders, was der Psychologe Paul Ekman über seine Begegnung mit dem Dalai Lama gesagt hat. Es ging dabei um das Gefühl, das Ekman bei der Begegnung mit dem Dalai Lama hatte, der von seinen Landsleuten im allgemeinen Kündün, »die Präsenz«, genannt wird. Es war in der Tat seine Präsenz, die bei Ekman einen derart tiefen und einzigartigen Eindruck hinterließ, dass er behauptet, sie habe sein Leben verändert. Bei einem der wissenschaftlichen Dialoge waren Ekman und seine Tochter zum Dalai Lama hingegangen, um ihm eine Frage zu stellen. Während der Dalai Lama sie beantwortete, ergriff er die Hände von beiden und drückte sie liebevoll. Daraufhin, so berichtet Ekman, »wurde ich während dieser fünf bis zehn Minuten von einer unerklärlichen körperlichen Wärme überflutet – einer wunderbaren Art von Wärme, die meinen ganzen Körper und mein Gesicht durchströmte. Sie war greifbar. Ich fühlte während der ganzen Zeit, in der ich dort vor ihm saß, eine Art von Güte, die ich in meinem Leben nie zuvor gespürt hatte.«[1222]

Etwas Ähnliches erfuhr auch Marc Kaufman, ein naturwissenschaftlicher Redakteur der *Washington Post*. Während einer Auslandsreise in den 1980er-Jahren hatte er die Gelegenheit, dem Dalai Lama zu begegnen. Er schreibt:

> »Es war ein kühler Tag, und ich hatte eine Weile in einem kalten, fensterlosen Warteraum gesessen. Als ich endlich in die Räume des Dalai Lama geführt wurde, war mir eiskalt. Ich wurde von einem lächelnden Mann in einer ärmellosen Robe begrüßt. Er nahm eine meiner Hände mit seinen beiden Händen und rieb sie ganz langsam. Trotz der Kälte und trotz seines ärmellosen Gewandes waren seine Hände bemerkenswert warm, und die Wärme strömte durch meine Hand und meinen Arm in mich ein. Das hat nicht mein Leben verändert, aber ich fragte mich doch, wie er das wohl mache.«[1223]

Obwohl ich dem Dalai Lama niemals begegnet bin, glaube ich doch sagen zu können, dass dies nicht so sehr eine Frage ist, wie er es getan hat, sondern wer er ist. Seine Neurobiologie, seine Konstitution und seine integrierte Persönlichkeit sind das, woran ich denke, was für mich die Vorstellung der Verbundenheit von Herz und Kopf repräsentiert. Und dies ist der wichtigste Punkt. Ferner hat Wärme mit Durchblutung zu tun und Durchblutung mit dem Herzen. Das Herz hat mit Gefühlen zu tun und die Ausstrahlung von Güte lässt an eine Persönlichkeit denken, die sich so wohl in ihrer eigenen Haut fühlt und die so gut in der Lage ist, ihre Impulse zu beherrschen und zu lenken, dass man das Ergebnis in der Tat als eine »Präsenz« erfahren mag.

Man könnte dies auch als Charisma bezeichnen, aber es ist noch etwas Tieferes und Echteres. Ich weiß noch, wie ich mich in meiner Jugend bei den Begegnungen mit dem Rabbi unserer Gemeinde gefühlt habe. Er war ein rundlicher Mann mit einer tiefen, einnehmenden Stimme. Sein Aussehen und seine Art vermittelten einem das Gefühl eines festen Glaubens und einer Übereinstimmung seines Handelns mit seiner Rede. Aber er hatte zugleich auch etwas Spielerisches, ein humorvolles Blinken in den Augen, und trotz seiner theologischen Ernsthaftigkeit besaß er doch ein ganz profanes Interesse am Wohlergehen seiner Gemeindemitglieder, ein offenes Herz und eine große persönliche Wärme. Ich fühlte mich zu ihm hingezogen und hatte nach einem Gespräch mit ihm immer das Gefühl, als hätte ich in seiner Präsenz etwas Wichtiges empfangen. Gewiss ging es anderen ebenso wie mir.

Ich habe behauptet, dass diese Art von körperlicher Verankerung – man könnte auch sagen Inkarnation – für ein Verständnis dessen, was es heißt, ein Mensch zu sein, wesentlich ist. Der Körper ist unsere Terra firma, die Grundlage für all unsere Aktivitäten, seien sie nun hauptsächlich körperlicher oder mentaler Natur. Ich hoffe, in diesem Buch gezeigt zu haben, dass die Neurobiologie des Fühlens ein Bindeglied zwischen unterbewusster Wahrnehmung und bewusstem Denken ist. Und zu dem Ganzen gibt es noch einen Bonus: Variationen in der Neurobiologie der Gefühle sind, wie wir gesehen haben für Erfahrungen und Phänomene verantwortlich, die lange Zeit als anormal angesehen wurden. Vielleicht beginnt man heute endlich, sie nicht mehr nur als Anomalien, wissenschaftliche Kuriositäten oder bloße Sackgassen zu verstehen.

DIE PRINZIPIEN EINER NEUEN SICHTWEISE

Sollten die folgenden Prinzipien sich als wasserdicht erweisen, so eröffnet das vielversprechende neue Perspektiven. Die wissenschaftliche Erforschung der Emotionen – und der Energie, die uns belebt – wird uns, ohne dass wir das noch ganz realisiert haben, an die Schwelle zu einer völlig neuen Sichtweise des menschlichen Organismus und unseres Platzes im Universum führen. Dieses umfassendere Verständnis würde auf den folgenden Prämissen aufbauen, die ich in diesem Buch erörtert habe:

1. Anormale Wahrnehmungen und seltsame, unerklärliche Geschehnisse verdienen es, ernsthaft erforscht zu werden. Sie sind ein integraler Bestandteil des Lebens und nicht nur irgendein Firlefanz, den wir ignorieren oder leichtfertig wegerklären könnten.
2. Das Gehirn und der Körper zusammen machen das Ich aus, und in jeder Millisekunde spielen sich Milliarden von Wechselwirkungen im gesamten Organismus ab. Gesundheit und Krankheit, Gefühle und Stimmungen spiegeln die Integrität des Ichs in jedem Augenblick wider, und die Immunfunktion ist unauflöslich mit unserer Identität verbunden.
3. Die Bildung des Ichs beginnt schon vor der Geburt, auch wenn dieser Prozess hier längst noch nicht abgeschlossen ist. Das Ich entsteht durch das Zusammenwirken von Sineswahrnehmung, Stress und der Gefühlsreaktion auf diese. Berührung ist besonders wichtig, denn sie dient als Indikator verschiedener Reize. Die Fähigkeit, zu denken, Überlegungen anzustellen und Entscheidungen zu treffen, kommt später und baut auf Grundlagen auf, die körperlicher Natur sind.
4. Gefühle und ihr Ausdruck als Emotionen sind das Fundament, auf dem das menschliche Leben beruht und aus dem der Sinn des Lebens abgeleitet wird. In dem Maße, in dem uns unsere Gefühle bewusst sind, wir sie anerkennen und ihnen Ausdruck verleihen, sind wir gesund. In dem Maße, in dem Gefühle unterbewusst bleiben und zurückgedrängt werden, werden sich verschiedenste Arten von Krankheit daraus ergeben.

5. Die Energieproduktion des Körpers dient dazu, die Lebensfunktionen des Organismus aufrechtzuerhalten, und Gefühle sind die wichtigste Form von Energie. Wir können uns körperliche Energie als einen Strom von Gefühlen vorstellen, der über das Herz in jedes Körpergewebe fließt. Das Herz ist deshalb der Vermittler des Fühlens – genau so, wie man das in vielen Kulturen schon seit Jahrtausenden behauptet.
6. Die bewusste Wahrnehmung lässt sich bei jedem von uns in ein Spektrum einordnen. Wir werden ständig von inneren Faktoren (zum Beispiel von Erinnerungen, gefühlten Assoziationen, unbewusst erzeugten Bildern) und von äußeren Reizen beeinflusst. Was wir bewusst wahrnehmen, hängt manchmal mehr von den inneren Faktoren ab. Bei anderer Gelegenheit sind die Einflüsse von innen praktisch unerheblich und wir nehmen die Welt weitgehend so wahr, »wie sie ist«. Der mittlere Teil des Spektrums ist in Hinsicht auf Anomalien besonders interessant: Es wäre ein Fehler, die unheimlichen Wahrnehmungen einer Person als etwas abzutun, das bloß innerlich erzeugt wird.
7. Die Menschen unterscheiden sich in Hinsicht auf ihre Sensibilität gegenüber inneren wie auch äußeren Reizen und in Hinsicht auf ihren inneren Gefühlszustand. Die Persönlichkeit ist deshalb von der jeweiligen Neurobiologie abhängig.
8. Individuen mit dünnen Grenzen oder hoher Transliminalität und starken dissoziierten Gefühlen manifestieren mit größerer Wahrscheinlichkeit bestimmte Formen chronischer Krankheit, während Personen mit dicken Grenzen und niedriger Transliminalität, deren Gefühle ebenso dissoziierte sind, für andere Arten von Krankheit anfällig sind. Diese Leiden sind nicht bloß körperlicher Natur: Sie sind psychosomatisch, weil sie den energetischen Gefühlszustand der ganzen Person widerspiegeln.

9. Hochsensible Menschen werden mit größerer Wahrscheinlichkeit anormale Einflüsse bemerken, während Menschen mit dicken Grenzen mit größerer Wahrscheinlichkeit zur Erzeugung von Anomalien beitragen.
10. Menschenwesen werden von Elektrizität belebt. Seltsame elektrische Geschehnisse und Abweichungen können auf eine Störung des Gefühlszustands eines Individuums hinweisen.
11. Menschen, die hoch sensibel sind (das heißt, die einen schnelleren und direkteren Fluss der Gefühle haben), zeigen mit größerer Wahrscheinlichkeit psychosomatische Plastizität. Damit ist gemeint, dass der Körper spontan auf eine Erinnerung an traumatische Ereignisse reagiert oder dass eine Person in der Lage ist, eine konkrete physische Reaktion auf Gedanken oder Suggestionen hervorzurufen. In einigen außergewöhnlichen Fällen kann diese Plastizität tatsächlich über Generationen hinweg auftreten.
12. So wie unser Gehirn und unser Körper – das Mentale und das Körperliche – miteinander vernetzt sind, so ist auch die Trennlinie zwischen »hier drinnen« und »dort draußen« durchaus nicht so festgefügt und festgeschrieben, wie wir meist annehmen. Die Atmosphäre der Erde, die für unsere Augen unsichtbar bleibt, übermittelt tatsächlich jenseits der Schwelle unseres Bewusstseins elektromagnetische Strahlung und Infraschall. Elektromagnetische Strahlung wird vielleicht durch starke, aufgestaute Gefühle beeinflusst. Elektromagnetismus könnte auch ein Träger von emotionaler Information sein, die für Menschen zugänglich ist, welche hinlänglich sensitiv sind.
13. Und schließlich ist die Zeit ebenso eine Komponente energetischer Anomalien, wie es Menschen und Orte sind. Wenn die Fortdauer der persönlichen Identität bedroht ist (wenn also das Ich in Gefahr ist und Energie abgerufen wird, um der Gefahr zu begegnen), dann ist die Bühne für

zeitliche Anomalien bereitet. Diese können von Flashbacks und Déjà-vus bis zu Spukerscheinungen und präkognitiven Träumen reichen. Solche Zeitverschiebungen haben immer mit Individuen zu tun, weil Zeit nur aufgrund unseres Bewusstseins biologischer Prozesse existiert.

Ich bin mir dessen bewusst, dass viele dieser Prämissen von der heutigen wissenschaftlichen Weltanschauung abweichen. Und das ist gut so, weil nicht alles, was zur heutigen Schulweisheit gehört, schon vor 10 oder 20 Jahren dazugehört hat. Wir brauchen nur zum Anfang der 1980er-Jahre zurückzudenken, einer Zeit, in der die Erforschung von Emotionen noch ein wissenschaftlicher Randbereich war.[1224]

Das Wissen im Bereich der Neurowissenschaften ist während des vergangenen Jahrzehnts sprunghaft angewachsen, und wir haben dadurch ein völlig neues Verständnis des Gehirns gewonnen. Auch unser Verständnis des Immunsystems mit seiner ganzen erstaunlichen Komplexität wächst aufgrund der Arbeit von Pionieren im Bereich der Psychoneuroimmunologie ständig weiter. Warum sollten wir heute nicht auch den Bereich der anormalen Erfahrungen wissenschaftlich untersuchen? Unsere Gesellschaft würde sicherlich davon profitieren, wenn wir Erklärungen hierfür fänden.

Wir leben in einer unglaublichen Welt. Ein Beobachter hat das sehr schön formuliert: »Die Tatsache, dass wir auf dem Grund eines tiefen Gravitationsbrunnens leben, auf der Oberfläche eines gasbedeckten Planeten, der um einen nuklearen Feuerball in einer Entfernung von 150.000.000 Kilometern kreist, und das für normal halten, zeigt deutlich, wie bizarr unsere Sichtweise sein kann.«[1225] Da heute immer mehr angenommene Barrieren zwischen den einzelnen Disziplinen niedergerissen und heilige Kühe geschlachtet werden, scheint es angebracht, den Widerstand unserer Gesellschaft gegen das Anormale zu überdenken und das, was in diesem Bereich vielleicht geschieht, auf neue und kreative Weise zu erforschen. Was es hierzu braucht – und darüber sind sich immer mehr Wissenschaftler, die den menschlichen Geist erforschen, einig – ist eine Einstellung des »skeptischen Enthusiasmus«, welcher neue Ideen begrüßt, aber sie strikter Überprüfung unterwirft.[1226]

DIE ÜBERHEBLICHKEIT DER NEUROWISSENSCHAFTEN

Es gibt jedoch ein großes Hindernis. Die Neurowissenschaften konzentrieren sich ihrer Natur nach auf das, was im Gehirn geschieht, und nicht auf das, was im Körper manifest ist. Das beginnt mit der Annahme, dass die neuronale Aktivität das Wichtigste ist, dass sie der Schmelztiegel unserer Erfahrung und Sinn und Zweck unseres Lebens ist. Die Neurowissenschaftler blicken buchstäblich nach innen, auf mentale Prozesse, die von Neuronen und Synapsen erzeugt werden. Sie glauben, dass ein Verständnis und eine Erklärung der Teile auch das Ganze verständlich machen wird. Sie sind sich sehr wohl dessen bewusst, dass das Gehirn ein Energiefresser ist, der 20 Prozent des Blutes des Körpers braucht und denselben Prozentsatz des gesamten Sauerstoffes, den wir einatmen, um seine 100 Milliarden Neuronen zu nähren.[1227] Aber sie sind sich weniger dessen bewusst, dass die elektromagnetische Abstrahlung des Herzens die des Gehirns um einen Faktor von 5000 zu 1 übersteigt. Wie Paul Pearsall es formuliert hat: »Mein Gehirn sagt mir, dass ... der Geist bloß eine seiner Manifestationen ist. ... Auch nur die Möglichkeit zu erörtern, dass das Gehirn vielleicht nicht der alleinige Besitzer unserer menschlichen Essenz ist, ruft den Protest des arroganten Gehirns hervor.«[1228] Und doch gibt es heute massenhaft Hinweise darauf, dass das Immunsystem mit seinen vielfältigen über den gesamten Körper verteilten Komponenten mindestens ebenso wichtig für ein Verständnis des Ichs ist.

Trotzdem haben heute immer noch die Neurozentriker das Sagen. Denken Sie nur an die Behauptung eines von ihnen, des verstorbenen Sir Francis Crick, der für seine Beteiligung an der Entdeckung der DNS den Nobelpreis erhielt und der behauptete, dass es keine Seele gebe, dass es sie niemals gegeben habe und niemals geben könne.[1229] Der Geist ist, seiner Anschauung nach, synonym mit der Aktivität unseres Gehirns.

Nun habe ich durchaus nichts einzuwenden gegen die Aussage, dass das »nicht einmal drei Pfund schwere menschliche Gehirn das wunderbarste und komplexeste Stück Materie auf der Erde« sei.[1230] Ebenso wenig möchte ich leugnen, dass diese unglaubliche Komplexität von wesentlicher Bedeutung für jedes Verständnis unserer Erfahrung unserer selbst in der Welt ist. Doch die Schlussfolgerung, dass die Seele (oder etwas, das unserem Konzept der Seele ähnelt) nicht existieren kann, stellt einen völlig ungerechtfertigten Sprung wissenschaftlicher Gewissheit dar – einen Sprung in den Glauben, so könnte man sagen. Ebenso dubios ist der Vorschlag einiger Kognitionswissenschaftler, das Gehirn könne vielleicht der Sitz der Seele sein.[1231] Diese letztere Behauptung impliziert zwar immerhin die Möglichkeit einer Seele, ist in der Tat jedoch noch arroganter, da sie die Vorstellung von einer »Seele« ganz und gar auf das Gehirn reduziert. Diese Taktik ist noch erstaunlicher als das, was Crick seine eigene »erstaunliche Hypothese« nannte.

Hier noch ein Wort zur wissenschaftlichen Überheblichkeit – oder der Überheblichkeit in jedem Bereich. Auch wenn ein bisschen Wissen eine gute Sache und mehr Wissen noch besser ist, führt die Annahme, alle Antworten zu kennen, nur in Schwierigkeiten. Wie die Wissenschaftshistoriker nur zu gut wissen, gelten bestimmte Behauptungen oft nicht etwa deshalb als wahr, weil sie es wirklich sind, sondern weil sie in das Konzept einer bestimmten Kultur zu einem bestimmten Zeitpunkt passen.[1232] In unserer heutigen, vom Gehirn beherrschten, auf Information basierenden und technologisch übereifrigen Gesellschaft scheinen wir für solche dubiosen Behauptungen besonders anfällig zu sein.

Vielleicht stehen diese Spasmen einer wissenschaftlichen »Seelenkunde« einfach für ein Übermaß an Enthusiasmus, sind sie ein Hinweis darauf, wie viel wir heute und wie schnell wir heute immer mehr über das Gehirn lernen. Wenn dem so ist, dann sollten wir vielleicht einmal auf ein vergleichbares Zeitalter zurückblicken. Im Zeitalter der Aufklärung brachten Philosophen wie Thomas Hobbes und Anatomen wie William Harvey (der die Funktion des Blutkreislaufs erhellte) das Wissen darum, wie das Menschenwesen funktioniert, ein großes Stück weiter. Es war ein Zeitalter großen Unternehmungsgeistes, enormer Versprechen, eines großen Verlasses auf die Vernunft und eines nicht unbeträchtlichen Stolzes. Die englische Dichterin Margaret Cavendish charakterisierte im Jahre 1653 den damals entstehenden selbstgefälligen Konsens ihrer Gesellschaft mit den sarkastischen Worten: »Dass aller Klang, Geruch und alle Sicht erzeugt wird im Gehirn. ... Dass das Blut im Kreise läuft. ... Dass die Leidenschaften im Kopf gemacht werden und nicht im Herzen. Dass die Seele ein Kernchen darstellt im Gehirn. Dass die alten Philosophen Narren waren und wenig wussten. Dass die modernen Philosophen nie geirrt haben.«[1233]

Und als wollten sie bestätigen, dass die menschliche Natur sich niemals ändert, behaupten einige Wissenschaftler, die an der vordersten Front der Forschung stehen, übereinstimmend und über jeden Zweifel erhaben, dass »die Idee, dass Liebe im Herzen und nicht im Gehirn residiert, [eines Tages] so absurd erscheinen wird wie der Aderlass. ... Wie alle Emotionen hat auch die Liebe ihren Ursprung im Gehirn, ebenso wie brillante mathematische Theoreme. Wir fühlen die Leidenschaften der Liebe, weil unser Gehirn spezifische neurochemische Systeme enthält, die diese Gefühle in uns erzeugen. Wir werden nicht zwischen dem Herzen und dem Gehirn hin und her gezogen, sondern vielmehr zwischen verschiedenen Bereichen des Gehirns.«[1234]

Zu einer anderen Anschauung neigende Menschen halten dagegen, unser Gehirn, ja in der Tat unser gesamtes körperliches Dasein, müsse ganz und gar der Herrschaft der Seele unterliegen und unsere komplexe Neurobiologie sei keinesfalls eigenständig, sondern müsse »die Hardware für die Software der Seele« sein.[1235] Ich kann mit diesem Standpunkt ebenfalls nicht übereinstimmen, weil er nur zu der Frage führt: Was könnte denn die Seele sein?

SINNESWAHRNEHMUNG, NATUR UND DIE SEELE

Wenn wir eine Seele besitzen (zusätzlich zu dem offensichtlichen Ich), würde ich annehmen, dass sie uns mit dem Ganzen der Natur verbindet. Der Psychologe Alexander Lowen formulierte das folgendermaßen: »Die Seele eines Menschen befindet sich in seinem Körper. Durch ihren Körper ist eine Person Teil des Lebens und Teil der Natur. ... In unserem Körper begrüßen wir die Klarheit eines Baches, den süßen Geschmack reinen Wassers, den Anblick des blauen Himmels, das Lied eines Vogels, den Duft einer Blume und so weiter. ... Wenn wir mit unserem Körper identifiziert sind, haben wir eine Seele, denn durch unseren Körper sind wir mit der gesamten Schöpfung identifiziert.«[1236]

Ein »prachtvolles Fieber« lautet die sinnliche Beschreibung der Naturforscherin Diane Ackerman für unser körperliches Leben der Sinne. Trotz unserer hoch entwickelten mentalen Fähigkeiten, so sagt sie, »lodern wir immer noch innerlich vor Liebe, Lust, Loyalität und Leidenschaft. Und wir nehmen die Welt in ihrer überquellenden Schönheit und ihrem Schrecken mit fiebriger Intensität wahr.« Aber das Gehirn selbst »ist still, das Gehirn ist dunkel, das Gehirn schmeckt nichts, das Gehirn hört nichts«.[1237] Es ist unser Körper, der direkt all das aufnimmt, was die Welt zu bieten hat. Wenn Menschenwesen also eine Seele haben, dann hat sie vielleicht mehr mit unserer Wahrnehmungsfähigkeit als mit unserem Bewusstsein zu tun. Die folgende Aussage bringt diesen Gedanken sehr schön zum Ausdruck: Man hat keine Seele, man ist eine lebendige Seele.[1238]

Als Kreaturen der Natur ergötzen wir uns an der Fülle von Sinneswahrnehmungen, die die Natur uns bietet. Eine warme Brise, ein sich kräuselnder Fluss, das Summen von Insekten, der Duft von Kiefern – in der Natur finden wir leicht Trost. Wenn wir uns als »beseelte« Kreaturen verstehen, dann ist es nur noch ein kleiner Schritt zu der Vorstellung, dass wir konkret mit der Erde selbst verbunden sind und dass sich unsere spirituelle Natur aus dieser Verbindung ergibt.[1239] Schließlich beginnt das spirituelle Leben mit einem Gefühl des Staunens und der Ehrfurcht, einer Erfahrung, die unsere Beziehung zur natürlichen Welt mit sich bringt.[1240]

Dieses Konzept kommt in dem Begriff »Biophilie«, den der Biologe Edward O. Wilson geprägt hat, zum Ausdruck. Die griechischen Wurzeln *bio* und *philie* bedeuten zusammen »Liebe zum Leben« oder »Liebe zu lebenden Systemen«, was sich nach Wilson auf »die Verbindungen mit dem Rest des Lebens, die Menschenwesen unbewusst suchen« bezieht.[1241] Beispiele für Biophilie sind:

- Das Interesse des Menschen an wilden Tieren (etwa in Naturparks und zoologischen Gärten).
- Die Liebe zu Haustieren.
- Unsere Sympathie für Tierbabys – insbesondere die von Säugetieren.

- Unser Interesse am Gärtnern und an Pflanzen in unserem Heim und Büro.
- Die Vorliebe für Spaziergänge im Wald oder andere Betätigungen in freier Natur.
- Der Reiz des Anblicks von Naturschönheiten.

Es gibt immer mehr Hinweise darauf, dass es uns tatsächlich wohltut, wenn wir unserer Biophilie nachgehen. So haben zum Beispiel Menschen, die ein Haustier besitzen, einen niedrigeren Blutdruck und niedrigere Cholesterinwerte als Menschen, die kein Haustier besitzen.[1242] Das Erlebnis einer nicht-bedrohlichen natürlichen Umgebung kann heilsam und belebend sein, Stress verringern und die Erholung von Krankheit fördern.[1243] Europäische Forscher haben festgestellt, dass Jogger, die in der Natur trainieren, sich besser fühlen als Menschen, die dieselbe Menge an Kalorien in einem Fitnessclub verbrennen.[1244] Eine viel zitierte Studie hat gezeigt, dass Patienten, die aus ihrem Krankenzimmer einen Blick auf Bäume hatten, nach einer Operation früher entlassen werden konnten, weniger Schmerzmedikamente brauchten und sich bei ihren Krankenschwestern weniger beklagten als die Patienten, die nur auf eine Hauswand sahen. Eine andere Studie hat gezeigt, dass Gefängnisinsassen, die aus dem Fenster ihrer Zelle nur einen Blick auf den Gefängnishof hatten, um 25 Prozent häufiger die Krankenstation aufsuchten als jene, die einen Blick in die freie Natur hatten.[1245] Im schulischen Kontext hat sich gezeigt, dass Klassenräume mit Fenstern das Lernen förderten, ablesbar an besseren Noten bei Tests. Allein schon die Sonne zu sehen ist förderlich, weil Sonnenlicht die Produktion von Serotonin verstärkt, was wiederum Schmerzen verringern kann.[1246] Wenn Sie immer noch Zweifel daran hegen, dass ein Blick ins Freie wichtig sein kann, dann denken Sie an Ihr typisches Bürogebäude und wie die darin Arbeitenden sich darum reißen, ein Büro mit einer schönen Aussicht zu bekommen. Diejenigen, die sich mit einer Arbeitskabine begnügen müssen, kompensieren das oft mit einer Topfpflanze oder einem Naturbild als Bildschirmschoner auf ihrem Computer.[1247] Nichts hiervon ist eine besonders neue Erkenntnis. Schließlich steht schon in Psalm 23 der Bibel: »Er weidet mich auf einer grünen Aue und führet mich zum frischen Wasser. Er erquicket meine Seele.« Und Henry David Thoreau sprach von dem »Stärkungsmittel der Wildnis«.[1248] Diese Schriftsteller und viele andere wussten, dass die anderen Lebensformen auf der Erde buchstäblich unsere Verwandten sind.

Betrachten wir nun, wie wir das Wort »Seele« in unserer Umgangssprache verwenden. Wir sprechen vielleicht von einem »riesigen, seelenlosen Konzern«. Oder beschreiben einen bestimmten Fußballspieler als »das Herz und die Seele« seiner Mannschaft. Vielleicht vertrauen wir auch einem geliebten Menschen an, dass wir ihn »mit Körper und Seele« begehren. In jedem Fall assoziieren wir die Seele mit Gefühlen. Nicht irgendwelchen Gefühlen, sondern tiefen Gefühlen, zentralen Werten, mit dem, was uns besonders wichtig ist und was uns tief bewegt. Dies sind nicht nur Redewendungen, sondern Widerspiegelungen von etwas, das für uns einen tiefen Sinn besitzt, womit sich unsere Seele (wenn wir denn eine »sind«) identifiziert. So sagt denn auch Damasio: »Gefühle bilden die Basis dessen, was Menschen seit Jahrtausenden als die ... Seele oder den Geist beschrieben haben.«[1249] Dies ist nicht nur historisch korrekt, möchte ich behaupten, sondern auch körperlich wahr.

Man kann wohl kaum etwas gegen Wilsons Behauptung einwenden, die Natur sei »die Matrix, in der der menschliche Geist entstanden und in der er dauerhaft verwurzelt ist«.[1250] So sind unsere Gefühle ganz natürlich tief verwurzelt, und es ist nur wahrscheinlich, dass wir als beseelte Kreaturen eine spirituelle Verwandtschaft mit der natürlichen Welt empfinden. Zumindest sollten wir das tun. So meint Stephen Kellert, ein Kollege und Mitarbeiter von Wilson von der Yale-Universität, dass unser spirituelles Wohlergehen leiden wird, wenn dieser »tiefe und anhaltende Drang, uns zu verbinden« in Mitleidenschaft gezogen wird oder ungenügend ausgeprägt ist (sowohl bei uns als Individuen als auch als Spezies).[1251] Worauf er damit anspielt, ist die Entfremdung. Hat ein Mensch wenig oder gar kein Gefühl für die Natur, so ist es sehr wahrscheinlich, dass das körperlich begründete Gefühl der Person für sich selbst verloren gegangen ist und damit auch die Fähigkeit, sich in andere einzufühlen und für sie zu sorgen, weil wir diese anderen als unsere Mitgeschöpfe auf einem Planeten empfinden, der uns alle trägt und ernährt.

BIOPHILIE UND GRENZEN

Das Studium solcher Zusammenhänge – des Inneren und des Äußeren – wird Ökopsychologie genannt. Zu deren führenden Vertretern gehören Denker wie Theodore Roszak, James Hillman, Lynn Margulis, Dorion Sagan, Wendell Berry, Ursula Goodenough und der verstorbene Paul Shepard. In einem Essay mit dem Titel *A Psyche the Size of the Earth* (»Eine Psyche so groß wie die Erde«) sagt Hillman provokativ:

> »Für jegliche Psychologie gibt es nur eine Kernfrage: Wo ist das ›Ich‹? Wo beginnt das ›Ich‹? Wo hört das ›Ich‹ auf? Wo beginnt der ›Andere‹? ... Der Mensch war schon immer in die umfassendere Welt der Natur eingebettet. Wie könnte es anders sein, denn der Mensch besteht aus derselben Natur wie die Welt. ... Die Übereinstimmung eines Individuums mit seinem ›tieferen Selbst‹ verlangt nicht nur eine Reise in das Innere, sondern auch eine Harmonisierung mit der [Ökologie]. ... Wenn ich Unkraut in meinem

Rasen mit Herbiziden abtöte, ist das vielleicht ebenso repressiv wie das, was ich mit meinen Kindheitserinnerungen tue. ... Der Umgang mit dem Inneren verlangt Aufmerksamkeit auf das Größere.«[1252]

Etwas Ähnliches formuliert die Psychologin Chellis Glendinning: »Wenn wir glauben, dass unser Geist und unser Körper in Gesundheit und Krankheit voneinander getrennt sind, oder wenn wir denken, dass in der Erde vergrabener radioaktiver Müll nicht irgendwann in das Grundwasser eindringt, so sind beides Symptome von ... fragmentiertem Denken.«[1253] Eine andere Weise, eine solch tief sitzende Abspaltung zu betrachten, wäre, wie ich meine, sie als Anzeichen von dicken Grenzen zu betrachten. Eine Dicke-Grenzen-Weltanschauung mag dazu neigen, das »Ich« und »mein Bewusstsein« von »mein Unbewusstes« zu trennen und ebenso von »den Kreaturen der Welt« und »den Problemen der Welt«.

Andererseits akzeptieren Menschen mit dünnen Grenzen aufgrund ihrer Konstitution mit größerer Wahrscheinlichkeit eine Ichempfindung, die mit dem, was Wilson, Kellert, Hillman und ihre Kollegen fordern, übereinstimmt.[1254] Nicht nur das: Einige Menschen mit besonders dünnen Grenzen fühlen buchstäblich die Schmerzen der Welt. Die Psychotherapeutin Miriam Greenspan gehörte zu diesen Individuen. In ihrem Buch *Healing Through the Dark Emotions* berichtet sie davon, wie sie nicht nur die Probleme ihrer Klienten in ihren eigenen Sorgen und Schmerzen während der Therapiesitzungen fühlt, sondern auch dass sie sich bewusst geworden ist, dass »es immer mehr Frauen gibt, die in ihrem Körper die Zusammenhänge zwischen der Schädigung des Planeten und ihren eigenen emotionalen und körperlichen Leiden verspüren«.[1255]

Eine andere Frau formuliert es folgendermaßen: »Die Erde spricht durch unseren Körper und unsere Psyche zu uns. Sie weint oft, und viele von uns fühlen ihre Tränen und sehen ihren Schmerz. Ich erfahre das als eine Naturkraft, die in mich eindringt wie das Licht.«[1256]

Solche Wahrnehmungen sollten diejenigen von uns, die sie nicht teilen oder nicht teilen können, nicht auf die leichte Schulter nehmen, sie abtun oder als pathologisch bezeichnen. Wir sollten stattdessen die Möglichkeit in Betracht ziehen, dass diese Menschen mit dünnen Grenzen eine Art von natürlicher Indikator sind, da ihre Neurobiologie dazu tendiert, die Unterscheidungen zwischen dem Ich und der Welt »da draußen«, die wir anderen für selbstverständlich halten, verschwimmen zu lassen.[1257] Die Umwelt – die Welt der anderen Menschen, Tiere, Familien, Gesellschaften und des Planeten – lebt in ihnen. Diese Umwelt ist grundsätzlich emotional.[1258]

Letztlich sind die Abwertung der Umwelt und eine verarmte Spiritualität miteinander verknüpft. Unser Körper, der »sich selbst in einer subtilen Wechselwirkung mit den vielfältigen Konsistenz, Klängen und Gestalten einer belebten Erde ausgebildet hat«, ist unsere Grundlage für das Verständnis dieser Beziehung und das verlässlichste Vehikel zur Steuerung des benötigten Wandels.[1259] Das Ich und sein Schicksal und die Welt und ihr Schicksal, sie hängen beide vom Fühlen ab.

EIN WEITVERBREITETES VORURTEIL

Kehren wir jetzt einmal zu etwas zurück, wovon ich in der Einführung berichtet habe: wie mich die Herausforderung, die Eröffnungsrede bei einer gut besuchten Konferenz zu halten, aus dem Gleichgewicht gebracht hat. Während mein Kopf glaubte, ich könne souverän mit der Situation umgehen, verrieten mein Gesichtsausdruck und meine Körperhaltung etwas anderes. Mein Körper wusste etwas, das mein bewusstes Gewahrsein noch nicht wahrgenommen hatte. In diesem Buch habe ich andere Situationen aus dem wahren Leben beschrieben – Situationen, die viel bemerkenswerter und manchmal sogar ziemlich bizarr sind – und habe versucht, sie in einen Bezugsrahmen einzuordnen, der sie verständlich macht und der durch den Körper gegeben wird.

Endlich sind die Neurowissenschaftler so weit, den Körper nicht mehr von vornherein aus ihren Forschungen auszuschließen. Obwohl sie den Körper als unerlässlich für das Gewahrsein von Gefühlen betrachten (und ebenso für die Entstehung des Geistes), behaupten sie doch weiterhin beharrlich, dass es allein das Gehirn ist, das emotionale Zustände auslöst, und dies ist weiterhin das vorherrschende Paradigma. Eine solche Weltanschauung bringt den Futurologen Ray Kurzweil inzwischen dazu, zu behaupten, dass der Mensch dazu bestimmt ist, sich in Richtung auf eine Verschmelzung von Mensch und Maschine zu entwickeln, so dass die daraus resultierende Verschmelzung von Biologie und Technologie alles zu leisten vermag, was das Hirn leisten kann – nur besser.[1260] Das Internet-Machtzentrum Google versucht, durch seine immer leistungsfähigere Suchmaschine früher oder später einen solchen Wandel herbeizuführen. Googles Mitbegründer Sergey Brin hat einmal gesagt: »Sie wären besser dran ... wenn Sie sämtliche Informationen der Welt an Ihr Gehirn angeschlossen hätten.«[1261] Nach dieser Auffassung ist der Körper nur noch eine Nebensache, und Gefühle sind auf Abfallprodukte logischer und willentlicher Handlungen reduziert.

Warum geht die Neurowissenschaft eigentlich von dieser Prämisse – oder man könnte auch sagen, von diesem Vorurteil – aus? Ich habe schon früher gesagt, dass die Vorliebe, nach innen auf die subtilen Prozesse der Kognition zu schauen, einfach zu ihrer Natur gehört. Aber hier könnte noch ein anderer Faktor im Spiel sein. Die meisten Neurowissenschaftler sind Männer, und Männer sind ganz anders »verdrahtet« als Frauen. Wie wir gesehen haben, ist die Schwelle der Sinneswahrnehmung bei ihnen in fast allen Fällen höher – sie atmen buchstäblich weniger Luft als ihre weiblichen Gegenstücke. Ihr Gehirn funktioniert auch weniger ganzheitlich, und die Verbindung zwischen den beiden Hemisphären ist schmäler. Außerdem gibt das evolutionäre Erbe des Mannes ihm zweifellos eine Prämie für Eigenschaften wie Analyse, Planung, Wettbewerb und Leistung. Frauen dagegen zeigen im Allgemeinen eine höher entwickelte emotionale Intelligenz, eine größere Begabung für Sprache und Kommunikation, und sie nehmen eher sensorische Hinweise wahr, die dem typischen Mann entgehen. Darum waren es in der Geschichte stets die männlichen Philosophen, Yogis und anderen Wegbereiter, die das Konzept der Transzendierung des Körpers vertreten haben, des Erreichens eines »reinen« mentalen oder spirituellen Zustandes, in dem die körperlichen Gefühle und irdischen Begierden zurückgelassen sind.[1262] Diese Ideen sind den meisten Frauen ein Gräuel.

Das soll nicht heißen, dass Frauen sich nie auf das Gebiet der Neurowissenschaft, der Neurophilosophie oder verwandter Gebiete wagen würden. Tatsächlich haben wir in diesem Buch mehrere prominente Frauen aus diesen Disziplinen zitiert, und es gibt darüber hinaus noch viele mehr. Ich meine nur, dass die hauptsächlich von Männern erbrachten Erkenntnisse über die Emotionen den Frauen tendenziell weniger aufregend erscheinen, weil sie von vornherein sehr viel mehr mit Emotionen vertraut sind. In dieser Hinsicht muss ich an einen Vortrag denken, den ich einmal an der Smithonian Institution gehört habe. Professor Damasio hatte gerade eine luzide und enthusiastische Darstellung seiner Theorie der Emotionen und der neuesten Forschungsergebnisse, die sie untermauern, abgeschlossen. Als ich den Vortragssaal verließ, hörte ich das Gespräch eines Ehepaares vor mir mit an. »Was hältst du davon?«, fragte der Mann. Nach einem Moment des Nachdenkens antwortete die Frau: »Nun ja, ich denke, das ist alles recht einleuchtend. Ich frage mich nur, was daran so neu sein soll.«

Kurzweils Vision vom Menschen, der sich zu einer »spirituellen Maschine« weiterentwickelt, konnte wohl nur ein Mann entwickeln und vertreten. Sie entspringt derselben grundlegend männlichen Orientierung wie das Bewusstsein, das uns Filme wie *Dirty Harry*, *Terminator* und letztlich auch Realitäten wie den Holocaust vor Augen geführt hat. Eine solch systematische Ausrottung unliebsamer »anderer« anhand »rationaler« Methoden ist das Schicksal, das wir riskieren, wenn wir das denkende Gehirn höher bewerten als den fühlenden Körper.

Hüten wir uns vor einem Bewusstsein, das weniger Wert auf Gefühle – buchstäblich auf das Fühlen in all seinen Variationen und Nuancen – als auf Vorstellungen vom Fortschritt als etwas Geplantem, Umzusetzendem und vom Gehirn Eingeschätztem legt. Solche Ideen mögen als bloße Arroganz beginnen, doch wenn sie in die Tat umgesetzt werden, können sie extrem gefährlich werden. Sie würden die Bedürfnisse und die Realität des Körpers negieren und das aufgeben, was für das Menschenwesen besonders grundlegend und wesentlich ist. So wie man ein Gehirn ohne einen Körper niemals als eine Person bezeichnen würde, so sagt uns auch der gesunde Menschenverstand, dass man keine Maschine, ganz gleich, wie intelligent sie ist, als menschlich bezeichnen kann. Maschinen sind einfach nicht verkörpert – und die Verkörperung ist nun einmal die Grundlage dessen, was wir sind.

FÜR DIE VERKÖRPERTE PERSON SORGEN

Lassen Sie mich noch etwas anmerken: Natürlich spreche ich hier als ein Mann – als jemand, der seinen Spaß an dem Gladiatoren-Spektakel der Football- oder Eishockey-Meisterschaften hat. Ich habe also nichts gegen Männer – und auch nichts gegen den Fortschritt, besonders wenn dieser Fortschritt eine Linderung solch schrecklicher Leiden wie der Depression, der Zwangsneurosen, der posttraumatischen Belastungsstörung, der Alzheimer- und Parkinson-Krankheit, der Schizophrenie und anderer Leiden verspricht. Diese Leiden richten Schreckliches im Leben vieler Menschen an. Wenn also Drogen oder Magnetfelder, die auf das Gehirn wirken, diese Leiden mildern können, so ist das umso besser. Meine Sorge ist nur, dass die medizinische Wissenschaft in ihrem Eifer, den technischen Fortschritt voranzutreiben, das übersehen oder entwerten könnte, was an ihren Patienten das Wesentliche ist – nämlich ihre Menschlichkeit.

Insbesondere die Depression hat sehr komplexe Quellen. Auch wenn man der Person, die deprimiert ist, vielleicht mit Antidepressiva, die den Spiegel des Serotonins im Gehirn erhöhen und regulieren, helfen kann, so verhelfen diese Medikamente doch nicht dazu, mit dem Problem von im Körper zurückgehaltenen Gefühlen umgehen zu können. Eine Konsequenz ihres Gebrauches könnte tatsächlich sein, dass die Gefühle betäubt werden, eine Nebenwirkung, die dem Leidenden nicht immer willkommen ist. Die emotionalen Probleme, die jedoch vor allem eine Rolle für die Depression spielen (zum Beispiel traumatische Erfahrungen in der Jugend, Beziehungen zu den Eltern, Ehepartnern und Geschwistern, Vorstellungen über den Sinn des Lebens einer Person), sind hauptsächlich eine Sache des Fühlens und haben mindestens ebenso viel mit dem Herzen zu tun wie mit dem Kopf.

Auf diesen Punkt weist Elio Frattaroli, ein Psychiater von der University of Pennsylvania, mit besonderer Dringlichkeit hin. Menschen »besser« zu machen, so sagt er, sei nicht nur eine Sache der Medikation. Ebenso wie der körperliche Schmerz, seien die Symptome der Depression Hinweise darauf, dass etwas im Inneren nicht in Ordnung ist. Sie sollten also »als ein Warnsignal dienen, das uns dazu zwingt, mehr auf [unsere] tieferen Bedürfnisse zu achten«.[1263]

Wir haben gesehen, wie intim die Gefühle mit der körperlichen Energie, mit der Immunfunktion, mit der Ichempfindung, mit dem Gedächtnis, mit der Imagination, mit Träumen und der Zeit selbst verbunden sind. Ein rein mit dem Gehirn arbeitender Ansatz, der das Individuum als eine Ansammlung von Symptomen betrachtet und nicht als ein einheitliches Lebewesen, geht nicht nur an dem umfassenderen Bild vorbei, sondern wird auch nicht ausreichen, um die Probleme dieser Welt wirklich zu lösen. Damit meine ich nicht nur die Probleme, mit denen ein Individuum zu seinem Arzt geht, sondern die scheinbar unlösbaren Schwierigkeiten, mit denen sich unser ganzer Planet konfrontiert sieht. Angst, Hunger, Seuchen, Krieg, Unterdrückung – dies alles sind ganz elementare und hauptsächlich körperliche Realitäten. Sie entstehen aus Störungen des Fühlens (zum Beispiel Gier, Zorn, Bitterkeit) bei jenen, die die Aggressoren sind und die emotionales sowie sehr reales körperliches Leiden über andere bringen. Die unglückseligen anderen haben letztlich die Last zu tragen, und zwar nicht nur in Hinsicht auf die lebenswichtigen Dinge, an denen es ihnen mangelt (zum Beispiel Nahrung, Unterkunft, medizinische Versorgung und persönliche Freiheit), sondern auch in Hinsicht auf die emotionalen Konsequenzen, die das für ihr eigenes Leben und das ihrer Familie über Generationen hinweg haben kann.

Auf lange Sicht wäre ein stärker integriertes Konzept des Geistes, in dem der Körper und das Gehirn als gleichwertige Partner angesehen werden, für die Menschheit sehr viel förderlicher. Mir fallen fünf Folgeerscheinungen ein, die sich aus einem solchen allgemeinen Ansatz ergeben würden. Bedenken Sie den Wert einer jeden von ihnen:

- Ein umfassenderes Verständnis der Bedeutung des Fühlens würde uns dazu bringen, mehr Wert auf die Einfühlung in unserem täglichen Leben zu legen. Wir wären dann, mit anderen Worten, eher in der Lage, »unseren Nächsten so zu lieben wie uns selbst«.
- Eine stärkere Anerkennung des Wertes, den das Fühlen unserer Gefühle hat – also deren bewusste Wahrnehmung –, führt zu dem Entschluss, dem Leben achtsam zu begegnen und die eigenen Emotionen zum Ausdruck zu bringen, solange damit keine anderen Menschen verletzt werden.
- Ein größeres Verständnis dafür, dass anormale Wahrnehmungen im Zusammenhang mit der körperlichen Realität stehen, würde bedeuten, dass das Esoterische oder Paranormale weniger Anziehungskraft für diejenigen hat, die irgendeinen transzendenten »Kick« für ihr Dasein brauchen. Idealerweise würde es diese Menschen davon überzeugen, einfach ihr Leben zu leben, ohne nach dem Anormalen um seiner selbst willen zu suchen.
- Die Tatsache, dass manche Menschen zweifellos sensibler sind als andere – und die Erkenntnis, dass solche Unterschiede eine reale neurobiologische Grundlage haben –, fordert den einzelnen dazu heraus, anzuerkennen, dass die Erfahrung anderer, auch wenn sie sich sehr von der eigenen unterscheidet, trotzdem glaubwürdig ist und ihren eigenen Wert besitzt.
- Und vielleicht am wichtigsten: Das Bewusstsein, dass Einflüsse auf das Ich (und Verletzungen des Ichs) bereits vor der Geburt beginnen und dass viele der Systeme des Körpergeistes während der Adoleszenz formbar bleiben, verlangt von uns, gut mit unseren Kindern umzugehen. Mitgefühl, Fürsorge und der gebührenden Respekt für ihre Meinungen, ihre Erfahrungen und ihr Wohlergehen gehören dazu. Wenn wir diesen Forderungen nicht entsprechen, wird sich die Art und Weise, auf die Menschen (und natür-

lich auch Nationen) miteinander umgehen, nicht zum Besseren verändern lassen.

EIN KOPF UND EIN HERZ

Wollen wir solche Ziele jemals verwirklichen, so sagt der Erzieher Joseph Chilton Pearce, dann müssen wir fähig sein, eine wesentliche Unterscheidung zu treffen, die Unterscheidung zwischen Intellekt und Intelligenz. Er schreibt: »Intellekt ist der Impuls in uns, Probleme zu lösen, die wir im Allgemeinen selber verursacht haben. ... Der Intellekt impliziert das Gehirn, während Intelligenz das Herz impliziert. Man könnte den Intellekt vielleicht als die ›männliche Seite‹ des Geistes bezeichnen – analytisch, logisch, linear, mit einer Vorliebe für Wissenschaft, Technologie, der Suche nach äußerlichen Neuigkeiten und Erfindungen. Die Intelligenz ist dagegen mehr die ›weibliche Seite‹ des Geistes, offen für Intuition und das geheimnisvolle Innere des Lebens, auf der Suche nach Gleichgewicht, Zurückhaltung, Weisheit, Ganzheit und der Fortdauer des Wohlergehens unserer Spezies und unserer Erde.«[1264]

Dies ist zwar ein hervorragender Standpunkt, aber ich würde argumentieren, dass die Wahl, vor die wir so oft gestellt werden, nämlich entweder dem Kopf oder dem Herzen zu folgen, eine falsche Dichotomie darstellt. Wir stehen in jedem Zeitalter vor der Herausforderung, das zu integrieren, was wir wissen, was wir spüren, was wir fühlen und was wir intuitiv begreifen. Nur dann können wir ganz und gar Mensch sein. Wenn wir es uns gestatten, willkürlich die konventionelle Weisheit unserer Tage zu akzeptieren – nämlich dass der Körper dazu da sei, vom Gehirn geführt zu werden, und dass die wunderbaren Fortschritte der Neurowissenschaft zu einer Aufhebung alles Leidens führen werden –, dann wird das nur zur Folge haben, dass wir uns selbst zweiteilen. Genauso wie es heißt, dass die Natur ein Vakuum verabscheut, so ist der Geist (also das, was die Griechen die Psyche nannten) nicht dazu gedacht, in zwei gegensätzliche Teile aufgespalten zu werden.

»Übersinnliche« Phänomene, die so oft als unwirklich abgetan werden, sind tatsächlich Manifestationen von Prozessen im Körpergeist, die kurzgeschlossen wurden. Für diejenigen dieser Erfahrungen, die echt sind, ist die englischsprachige Charakterisierung als »psychic«[1265] durchaus zutreffend, denn sie entstammen Wahrnehmungen und Einsichten, die bewusst gemacht und ans Licht gebracht werden wollen. Ein gespaltener Geist ist ein Geist, der reif ist für in diesem Sinne »psychische« (oder man könnte auch sagen psychosomatische) Störungen.

DAS ANORMALE IST EINE OFFENE PFORTE

Was dies angeht, so möchte ich denjenigen widersprechen, die meinen, dass die anormale Wahrnehmung in irgendeiner Hinsicht die Wahrnehmungsform des zukünftigen Bewusstseins darstellt – die also meinen, dass die zunehmende Häufigkeit von Nahtoderfahrungen und außerkörperlichen Erfahrungen sowie die schnelle Zunahme von Autoimmunerkrankungen und diagnostiziertem Autismus irgendwelche Vorboten von außerordentlichen Fähigkeiten oder einem kosmischen Bewusstsein sind, an dessen Schwelle die menschliche Rasse steht.[1266] Dies scheint mir unwahrscheinlich, denn wie bereits Robert Ornstein schrieb:

> »Die Evolution hat den Menschen dazu ausgestattet, den Umständen einer völlig anderen Welt zu entsprechen, einer Welt, die vor spätestens 20.000 Jahre zu Ende gegangen ist. Wir haben uns seit dieser Zeit nicht wesentlich verän-

dert, auch wenn uns das als eine sehr lange Zeit erscheint. ... Wir sind gewohnt zu glauben, dass [die heutigen] Menschen der westlichen Gesellschaft sich sehr stark von den Menschen unterscheiden, die vor sehr langer Zeit gelebt haben – den Höhlenbewohnern, den Jägern und Sammlern. ... Doch angesichts der neuesten Entdeckungen über die menschliche Evolution muss unsere eigene Zeitskala neu justiert werden. Das Menschenwesen und seine Vorläufer haben sich über einen Zeitraum von Hunderten von Millionen Jahre entwickelt. ... Die letzten 20.000 Jahre sind im Vergleich dazu eine kaum ins Gewicht fallende Zeit. ... Wir sind immer noch dieselben Menschen, die für ein Leben ›entworfen‹ wurden, das unsere Spezies lebte ... als sie noch in den ostafrikanischen Savannen umherstreifte.«[1267]

Ich gehöre also weder in das Lager derjenigen, die behaupten, das mystische oder transzendente Erfahrungen Vorboten eines völlig neuen Bewusstsein der Menschheit sind, noch zu denjenigen, die – auf der anderen Seite des Spektrums – schlussfolgern, dass das Paranormale »uns nichts über das Bewusstsein verrät«.[1268] Ganz im Gegenteil: Ich habe argumentiert, dass das Anormale uns sehr viel über die Bausteine des Bewusstseins verrät: über Empfindungen, Wahrnehmungen, Gefühle, Identität, Kognition und den emotionalen Ausdruck. Wenn das zutrifft, dann können wir Abirrungen des Bewusstseins – wie Verdrängung und Dissoziation, um nur zwei der häufigsten zu nennen – durch das Verständnis von Anomalien ergründen.

Was wir brauchen, ist eine Offenheit des Geistes in beiden Lagern, bei den Gläubigen und den Neinsagern – eine Offenheit für die Möglichkeit, dass das, was sich bisher der Erklärung entzogen hat, trotzdem der Erforschung wert ist. Jene Anhänger der »Energiemedizin«, die glauben, eine außerordentliche Befähigung für Intuition und Heilung zu besitzen und die sich als besonders sensitiv und medial begabt betrachten, müssen realisieren, dass die wissenschaftliche Gemeinschaft ihre Fähigkeiten so lange nicht akzeptieren wird, wie sie sich nicht systematischer Erforschung, unbequemen Fragen und alternativen Szenarios stellen. Gleichermaßen müssen die Schulwissenschaftler zumindest die Möglichkeit anerkennen, dass einige »unheimliche« Erfahrungen vielleicht authentisch sind und es verdienen, mit rigorosen Methoden und trotzdem offenem Geist erforscht zu werden. Wir brauchen, mit den Worten der Schriftstellerin Louisa Young, »eine Art von Wissenschaft ... die das, was sie sieht, mit dem ausbalanciert, was sie weiß, und die sich vor keinem von beiden fürchtet«.[1269]

Allzu lange hat man Berichte, die der Schulwissenschaft Rätsel aufgegeben haben, einfach ignoriert, abgetan oder wegerklärt. Dies entspricht natürlich der menschlichen Natur. Menschen, die niemals einige Kilometer (oder auch nur einige Meter) in den Schuhen eines anderen gegangen sind, haben wenig Grund, dem anderen viel Glaubwürdigkeit zuzugestehen. Kathleen Noble, eine Psychologin von der Universität von Washington in Seattle, die in ihrer Privatpraxis auch mit »begabten« Frauen gearbeitet hat, beschreibt das Problem sehr eindrücklich:

> »Zur Begabung gehört affektives Bewusstsein. Nicht während 100 Prozent der Zeit, aber viele der Frauen besitzen ein höchst sensibles Radar. Sie sind sehr medial begabt, und dies kann die Introvertiertheit verstärken, wenn man sich von Menschenansammlungen zurückzieht, weil man sich ständig so wund fühlt und von zu viel Energie überschwemmt wird. ...
> Begabung an sich wurde oft als etwas Krankhaftes beschrieben. Ich habe viele Klientinnen, die zu mir kommen,

> weil man ihnen gesagt hat, sie wären ›zu sensitiv‹, ›zu einfühlsam‹, ›zu gescheit‹, ›zu beredt‹. …
> Eine meiner Klientinnen ist eine Ärztin, die außerordentlich intuitiv ist. Als sie noch Medizin studierte, konnte sie Diagnosen erstellen, für die sie eigentlich noch nicht das nötige Wissen besaß, aber sie vermochte den Körper zu lesen. Und was sagten ihre Professoren, natürlich, zu ihr: ›Sie sind wirklich sehr sonderbar.‹«[1270]

Als ich für dieses Buch recherchierte, habe ich Kontakt zu vielen Psychologen, Neurowissenschaftlern und Psychoneuroimmunologen aufgenommen. Sie alle waren so freundlich, mit mir, einem Novizen, zu korrespondieren. Manche brachten Enthusiasmus für mein Projekt zum Ausdruck, während andere nicht zu verstehen schienen, welche Implikationen meine Ideen hatten. Am bezeichnendsten war vielleicht ein Brief, den ich von einer prominenten Neurobiologin erhielt. Sie schrieb: »Lassen Sie mich von vornherein klarstellen, dass ich nicht an die Existenz paranormaler Phänomene glaube. Aber ich glaube sehr wohl daran, dass die sensorischen Systeme sensitiv genug sind, Informationen zu entdecken, die außerhalb des bewussten Gewahrsein liegen.«[1271]

Meine Reaktion auf diese Aussage war zwiespältig. Einerseits wusste ich ihre Offenheit zu schätzen und stimmte, im Prinzip, mit ihrer Unterscheidung zwischen dem Paranormalen und dem extrem Subtilen überein. Als ich weiter darüber nachdachte, fragte ich mich jedoch, warum sie es notwendig fand, die Möglichkeit jeglicher deutlich außergewöhnlichen Geschehnisse zu leugnen. Sie ist es vielleicht ihrem guten Ruf in ihrem Berufsstand schuldig. Dort ziemt es sich nicht, dem Anormalen Beachtung zu schenken, und wenn man sich zu häufig darauf bezieht, kann das der eigenen akademischen Karriere schaden. Aber ich kam immer wieder auf ihre Formulierung »ich glaube nicht an« zurück. Warum sollte die

Validität von nicht gewöhnlichem Bewusstsein eine Frage des persönlichen Glaubens sein? Vielleicht wird diese Situation sich ändern, wenn das, was zurzeit noch als anormal betrachtet wird, zumindest partiell als Bestandteil der Welt anerkannt wird, die wir kennen, akzeptieren und in der wir jeden Tag leben.

In dieser Hinsicht können wir mit Crick übereinstimmen, der sagte, dass nur »Zeit und viel weitere wissenschaftliche Arbeit es uns ermöglichen wird zu entscheiden«, ob der Geist mehr ist als nur 1 Milliarde Interaktionen im Gehirn.[1272] Ich hoffe, dass die Zeit kommen wird, in der man mit derselben Zielstrebigkeit, demselben Eifer und derselben Häufigkeit Hirnszintigramme von Menschen erstellen wird, die sich selbst als Sensitive bezeichnen, wie man sie heute von Teenagern erstellt, die Videospiele spielen, von Musikern, die schwierige Musikstücke spielen, und von Ehepaaren, die Geschlechtsverkehr haben. Ja, es gibt tatsächlich heute schon solche Experimente. Wer hätte sich noch vor wenigen Jahrzehnten vorgestellt, dass man solche Untersuchungen der Mühe wert befunden hätte? Und doch sind sie es. Der wissenschaftliche Forschungsdrang entwickelt sich weiter, und wir alle, die wir daran interessiert sind, was es bedeutet, ein Mensch zu sein, sollten diese Ausweitung des Horizonts begrüßen.

Vielleicht können wir dann eine Antwort geben auf Thoreaus beunruhigende Frage: »Könnt ihr mit aller eurer Wissenschaft denn sagen, wie es kommt und woher es kommt, dass die Seele Erleuchtung findet?« Das Problem könnte unlösbar sein – aber es ist nur allzu menschlich, wenn wir den Versuch machen, es zu lösen.

LITERATURVERZEICHNIS

Abram, David, *The Spell of the Sensuous: Perception and Language in a More-than-Human World*, New York (Pantheon Books) 1996.

Ackerman, Diane, *A Natural History of the Senses*, New York (Random House) 1990.

–, *An Alchemy of Mind: The Marvel and Mystery of the Brain*, New York (Scribner) 2004.

Allman, William F., *Mammutjäger in der Metro: wie das Erbe der Evolution unser Denken und Verhalten prägt*, Heidelberg, Berlin, Oxford (Akad. Verl.) 1996.

Amen, Daniel, *Das glückliche Gehirn: Ängste, Aggressionen und Depressionen überwinden*, München (Goldmann) 2010.

–, *Healing the Hardware of the Soul*, New York (The Free Press) 2002.

Aron, Elaine, *Das hochsensible Kind: wie Sie auf die besonderen Schwächen und Bedürfnisse Ihres Kindes eingehen*, München (mvg-Verl.) 2008.

Atwater, P. M. H., *Beyond the Light*, New York (Birch Lane Press) 1994.

–, *Children of the New Millennium*, New York (Crown Publishing Group) 1999.

Auerbach, Loyd, *Ghost Hunting: How to Investigate the Paranormal*, Berkeley, Calif. (Ronin Publishing) 2003.

Barasch, Marc Ian, *Healing Dreams: Exploring the Dreams That Can Transform Your Life*, New York (Riverhead Books) 2000.

–, *Ich suchte meine Seele und wurde gesund: Heilung als Reise nach innen*, Bern, München, Wien (Scherz) 1996.

Bauer, Henry H., *Science or Pseudoscience: Magnetic Healing, Psychic Phenomena and Other Heterodoxies*, Urbana, Ill. (University of Illinois Press) 2001.

Bayless, Raymond, *Animal Ghosts*, New York (University Books) 1970.

Becker, Robert O, *Der Funke des Lebens: Elektrizität und Lebensenergie; der Einfluss elektrischer Ströme und elektromagnetischer Felder auf den menschlichen Körper*, Bern, München, Wien (Scherz) 1991.

Bekoff, Marc, *Das Gefühlsleben der Tiere: ein führender Wissenschaftler untersucht Freude, Kummer und Empathie bei Tieren*, Bernau (Animal-Learn-Verl) 2008.

–, *The Smile of a Dolphin: Remarkable Accounts of Animal Emotions*, New York (Discovery Books) 2000.

Blackmore, Susan, *Die Macht der Meme oder die Evolution von Kultur und Geist*, Heidelberg, Berlin, Spektrum (Akad. Verl) 2000.

Broom, Brian, *Somatic Illness and the Patient's Other Story*, New York (Free Association Books) 1997.

Broughton, Richard S, *Parapsychology: The Controversial Science*, New York (Ballantine Books) 1991.

Brown, Chip, *Afterwards, You're a Genius: Faith, Medicine, and the Metaphysics of Healing*, New York (Riverhead Books) 1998.
Brown, Guy, *The Energy of Life: The Science of What Makes Our Minds and Bodies Work*, New York (The Free Press) 1999.
Carter, Rita, *Atlas Gehirn: Entdeckungsreisen durch unser Unterbewusstsein*, München (Schneekluth) 1999.
Chauvin, Remy, *Parapsychology: When the Irrational Rejoins Science*, Jefferson, N.C. (McFarland & Co.) 1985.
Chin, Richard M, *The Energy Within: The Science Behind Oriental Therapy from Acupuncture to Yoga*, New York (Marlow & Company) 1995.
Combs, Allan, and Mark Holland, *Die Magie des Zufalls: Synchronizität – eine neue Wissenschaft*, Reinbek bei Hamburg (Rowohlt) 1992.
Connellan, Thomas K, *Bringing Out the Best in Others: 3 Keys for Business Leaders, Educators, Coaches and Parents*, Austin, Tex., (Bard Press) 2003.
Crenshaw, Theresa L, *Die Alchemie von Liebe und Lust: Hormone steuern unser Liebesleben*, München (Limes) 1997.
Crichton, Michael, *Travels*, New York (Ballantine Books) 1988.
Crick, Francis, *Was die Seele wirklich ist: die naturwissenschaftliche Erforschung des Bewusstseins*, München, Zürich (Artemis und Winkler) 1994.
Cytowic, Richard, *Farben hören, Töne schmecken: die bizarre Welt der Sinne*, Berlin (Byblos-Verl.) 1995.
Damasio, Antonio R, *Descartes' Irrtum: Fühlen, Denken und das mensch liche Gehirn*, München, Leipzig (List) 1995.
–, *Ich fühle, also bin ich: die Entschlüsselung des Bewusstseins*, München (List) 2000.
Darling, David, *Soul Search: A Scientist Explores the Afterlife*, New York (Villard Books) 1995.
Davidson, Jonathan, and Henry Dreher, *The Anxiety Book: Developing Strength in the Face of Fear*, New York (Riverhead Books) 2003.
Devereux, Paul, *Der heilige Ort: vom Naturtempel zum Sakralbau; wie die Menschen das Heilige in der Natur entdeckten*, Baden, München (AT-Verl.) 2006.
–, *Das Gedächtnis der Erde: die Erdmysterien und die Entschlüsselung der Rätsel heiliger Kultstätten der Menschheit*, Aarau, Schweiz (AT-Verl.) 2000.
Diamond, Seymour, *The Hormone Headache: New Ways to Prevent, Manage, and Treat Migraines and Other Headaches*, New York (Macmillan) 1995.
Dossey, Larry, *The Extraordinary Healing Power of Ordinary Things*, New York (Harmony Books) 2006.
–, *Healing Beyond the Body: Medicine and the Infinite Reach of the Mind*, Boston (Shambhala) 2001.
–, *Reinventing Medicine: Beyond Mind-Body to a New Era of Healing*, New York (HarperSanFrancisco) 1999.

Downer, John, *Die Supersinne der Tiere*, Hamburg (Hoffmann u. Campe) 1990.
Dozier, Rush W, *Angst: Zerstörungstrieb und schöpferische Kraft*, München (Europa Verl.) 1998.
Dreher, Henry, *Mind-Body Unity: A New Vision for Mind-Body Science and Medicine*, Baltimore, Md. (The Johns Hopkins University Press) 2003.
Duff, Kat, *The Alchemy of Illness*, New York (Pantheon Books) 1993.
Durden-Smith, Jo, and Diane deSimone, *Sex and the Brain*, New York (Arbor House) 1983.
Dychtwald, Ken, *Körperbewusstsein: eine Synthese der östlichen und westlichen Wege zur Selbst-Wahrnehmung, Gesundheit und persönlichem Wachstum*, Essen (Synthesis-Verl.) 1981.
Edelman, Gerald, *Göttliche Luft, vernichtendes Feuer: wie der Geist im Gehirn entsteht*, München, Zürich (Piper) 1995.
Ehrenwald, Jan, *The ESP Experience: A Psychiatric Validation*, New York (Basic Books Inc.) 1978.
Eide, Brock, and Fernnette Eide, *The Mislabeled Child*, New York (Penguin) 2005
Eigen, Michael, *The Sensitive Self*, Middletown, Conn. (Wesleyan University Press) 2004.
Eisenbud, Jule, *Gedankenfotografie: die PSI-Aufnahmen des Ted Serios*, Freiburg im Breisgau (Aurum-Verlag) 1975.
Ekman, Paul, *Gefühle lesen: wie Sie Emotionen erkennen und richtig interpretieren*, München, Heidelberg (Elsevier, Spektrum, Akad. Verl.) 2004.
Eliade, Mircea, *Schamanismus und archaische Ekstasetechnik*, Zürich, Stuttgart (Rascher) 1957.
Fagg, Lawrence W, *Electromagnetism and the Sacred: At the Frontier of Spirit and Matter*, New York (Continuum Publishing Co.) 1999.
Feldman, David Henry, *Nature's Gambit: Child Prodigies and the Development of Human Potential*, New York (Basic Books) 1986.
Fodor, Nandor, *Diese mysteriösen Leute: Skurriles, Amüsantes und Unerklärliches aus der Glanzzeit spiritistischer Medien des 19. und 20. Jahrhunderts*, Bensheim (Reichmann) 2004.
Ford, Clyde W, *Berühren – erinnern – heilen: der einfühlsame Dialog mit dem Körper*, Freiburg Breisgau (VAK, Verl. für Angewandte Kinesiologie) 1995.
Fraser, J. T., *Die Zeit: auf den Spuren eines vertrauten und doch fremden Phänomens*, Vom Autor um ein Nachw. erw. Ausg., München (Dt. Taschenbuch-Verl.) 1993.
Frattaroli, Elio, *Healing the Soul in the Age of the Brain: Becoming Conscious in an Unconscious World*, New York (Viking, Penguin) 2001.
Freud, Sigmund, *Studies in Parapsychology*, Edited by Philip Rieff, New York (Collier Books) 1963.
Frey, William H., with Muriel Langseth, *Crying: The Mystery of Tears*, Minneapolis, Minn. (Winston Press Inc) 1985.
Frishman, William H., Michael I. Weintraub, and Marc S. Micozzi, eds,

Complementary and Integrative Therapies for Cardiovascular Disease, 3rd ed., St. Louis, Mo. (Elsevier Mosby) 2005.
Fuller, John, *The Ghost of Flight 401*, New York (Berkley Publishing Co.) 1976.
Gallagher, Winifred, *The Power of Place: How Our Surroundings Shape Our Thoughts, Emotions, and Actions*, New York (Poseidon Press) 1993.
Gaylin, Willard, *Gefühle: unsere lebenswichtigen Signale*, München (Kösel) 1988.
–, *On Being and Becoming Human*, New York (Penguin Books) 1990.
Gershon, Michael, *Der kluge Bauch: die Entdeckung des zweiten Gehirns*, München (Goldmann) 2001.
Gersten, Dennis, *Are You Getting Enlightened or Losing Your Mind?*, New York (Harmony Books) 1997.
Gladwell, Malcolm, *Blink!: die Macht des Moments*, Frankfurt/Main, New York (Campus-Verl.) 2005.
Goleman, Daniel, *Destructive Emotions*, New York (Bantam Books) 2003.
–, *Emotionale Intelligenz*, München, Wien (Hanser) 1996.
–, Hrsg., *Die heilende Kraft der Gefühle: Gespräche mit dem Dalai Lama über Achtsamkeit, Emotion und Gesundheit*, München (Dt. Taschenbuch-Verl.) 1998.
Goleman, Daniel, and Joel Gurin, eds, *Mind/Body Medicine: How to Use Your Mind for Better Health*, Yonkers, N.Y. (Consumers Union) 1993.
Grandin, Temple, und Catherine Johnson, *Ich sehe die Welt wie ein frohes Tier: eine Autistin entdeckt die Sprache der Tiere*, Berlin (Ullstein) 2006.
Greenfield, Susan. *Reiseführer Gehirn*. Heidelberg; Berlin (Spektrum, Akad. Verl.) 1999.
Greenspan, Miriam, *Healing through the Dark Emotions: The Wisdom of Grief, Fear, and Despair*, Boston (Shambhala) 2003.
Greenspan, Stanley, und Stuart Shanker, *Der erste Gedanke: frühkindliche Kommunikation und die Evolution menschlichen Denkens*, Weinheim, Basel (Beltz) 2007.
Griffin, Susan, *What Her Body Thought: A Journey Into the Shadows*, New York (HarperSanFrancisco) 1999.
Grinker, Roy Richard, *Unstrange Minds: Remapping the World of Autism*, New York (Basic Books) 2007.
Grof, Stanislav, *Topographie des Unbewussten: LSD im Dienst der tiefenpsychologischen Forschung*, Stuttgart (Klett-Cotta) 1978.
Groopman, Jerome, *Hoffnung, die wirkt: wie sich Menschen angesichts schwerer Krankheit behaupten*, München (Goldmann) 2005.
Hartmann, Ernest, *Boundaries in the Mind: A New Dimension of Personality*, New York (Basic Books) 1996.
–, *Dreams and Nightmares: The New Theory of the Origin and Meaning of Dreams*, New York (Plenum Trade) 1998.
Hauck, Dennis William, *Haunted Places: The National Directory*, New York (Penguin Books) 1996.

Heller, Sharon, *Too Loud, Too Bright, Too Fast, Too Tight: What to Do if You Are Sensory Defensive in an Overstimulating World*, New York (HarperCollins) 2002.

Hillman, James, *Die Begegnung mit sich selbst: Psychologie und Religion*, Stuttgart (Klett) 1969.

Hobson, J. Allan, *Das optimierte Gehirn: Wie wir unser Bewusstsein reparieren, manipulieren, ruinieren*, Stuttgart (Klett-Cotta) 2010.

Hoffman, Edward, *Visions of Innocence: Spiritual and Inspirational Experiences of Childhood*, Boston (Shambhala Books) 1992.

Horgan, John, *Rational Mysticism: Spirituality Meets Science in the Search for Enlightenment*, Boston (Houghton Mifflin Company) 2003.

–, *Der menschliche Geist: wie die Wissenschaften versuchen, die Psyche zu verstehen*, München (Luchterhand) 2000.

Humphrey, Nicholas, *Die Naturgeschichte des Ich, Hamburg*, (Hoffmann und Campe) 1995.

–, *Leaps of Faith: Science, Miracles, and the Search for Supernatural Consolation*, New York (Basic Books) 1996.

Huxley, Aldous, *Die Pforten der Wahrnehmung / Himmel und Hölle. Erfahrungen mit Drogen*, München, Zürich (Piper) 1995.

Johnson, Mark, *The Meaning of the Body: The Aesthetics of Human Understanding*, Chicago (The University of Chicago Press) 2007.

Joseph, Rhawn, *The Naked Neuron: Evolution and the Languages of the Body and Brain*, New York (Plenum Press) 1993.

Jung, Carl Gustav, *Erinnerungen, Träume, Gedanken*, aufgezeichnet und hrsg. von Aniela Jaffé, Düsseldorf (Patmos) 2009.

–, *On Psychic Energy*. Princeton, N.J. (Princeton University Press) 1969.

Kagan, Jerome, *Galen's Prophesy: Temperament in Human Nature*, New York (Basic Books) 1994.

Kagan, Jerome, and Nancy Snidman, *The Long Shadow of Temperamen*, Cambridge, Mass. (Belknap Press) 2004.

Karpf, Anne, *Frauen reden anders, Männer auch: was die Stimme über unsere wahren Gefühle verrät*, Bergisch Gladbach (Ehrenwirth) 2006.

Kegan, Robert, *Die Entwicklungsstufen des Selbst : Fortschritte und Krisen im menschlichen Leben*, München (Kindt) 1986.

Kellert, Stephen R, *Kinship to Mastery: Biophilia in Human Evolution and Development*, Washington, D.C. (Island Press) 1997.

Klaus, Marshall H., John H. Kennell, and Phyllis H. Klaus, *Bonding: Building the Foundations of Secure Attachment and Independence*, Reading, Mass. (Addison-Wesley Publishing Co.) 1995.

Knaster, Mirka, *Discovering the Body's Wisdom*, New York (Bantam Books) 1996.

Kreskin, *Secrets of the Amazing Kreskin*, Buffalo, N.Y. (Prometheus Books) 1991.

Lance, James W, *Migraines and Other Headaches*, East Roseville, New South Wales, Australia (Simon and Schuster) 1998.

Lee, John. *Facing the Fire, Experiencing and Expressing Anger Appropriately*, New York (Bantam Books) 1993.
Leonard, Brian E., and Klara Miller eds., *Stress, the Immune System and Psychiatry*,West Sussex, England, (John Wiley and Sons) 1995.
Leone, Bruno ed., *Paranormal Phenomena: Opposing Viewpoints*, San Diego, (Greenhaven Press) 1997.
LeVay, Simon, *Keimzellen der Lust: die Natur der menschlichen Sexualität*, Heidelberg, Berlin, Oxford (Spektrum, Akad. Verl.) 1994.
Levine, Peter A., mit Ann Frederick, *Trauma-Heilung: Das Erwachen des Tigers; unsere Fähigkeit, traumatische Erfahrungen zu transformieren*, Essen (Synthesis) 1998.
Levitt, B. Blake, *Electromagnetic Fields: A Consumer's Guide to the Issues and How to Protect Ourselves*, New York (Harcourt Brace & Co.) 1995.
Lightman, Alan, *A Sense of the Mysterious: Science and the Human Spirit*, New York (Pantheon Books) 2005.
Louv, Richard, *Last Child in the Woods: Saving our Children from Nature-Deficit Disorder*, Chapel Hill, N.C. (Algonquin Books) 2005.
Lowen, Alexander, *Bio-Energetik: der Körper als Retter der Seele*, Bern, München (Scherz) 1976.
–, *Lust: der Weg zum kreativen Leben*, München (Kösel) 1979.
–, *Die Spiritualität des Körpers: innere Harmonie durch Bioenergetik*, München (Heyne) 1991.
Lynch, James J, *Die Sprache des Herzens: wie unser Körper im Gespräch reagiert*, Paderborn (Junfermann) 1987.
Madow, Leo, *Anger*, New York (Charles Scribner's Sons) 1972.
Manning, Matthew, *Der Psychokinet: unter dem Einfluß einer anderen Dimension*, Freiburg i. Brsg. (Bauer) 1975.
Martin, Paul, *The Healing Mind: The Vital Links between Brain and Behavior, Immunity and Disease*, New York (St. Martin's Press) 1997.
Masson, Jeffrey Moussaieff, und Susan McCarthy, *Wenn Tiere weinen*, Reinbek bei Hamburg (Rowohlt) 1996.
Maté, Gabor, *When the Body Says No: Understanding the Stress-Disease Connection*, Hoboken, N.J. (John Wiley & Sons, Inc.) 2003.
Mayer, Elizabeth Lloyd, *Extraordinary Knowing: Science, Skepticism, and the Inexplicable Powers of the Human Mind*, New York (Bantam/Random House) 2007.
McCrone, John, *Als der Affe sprechen lernte: die Entwicklung des menschlichen Bewusstseins*, Frankfurt am Main (Krüger) 1992.
McDougall, Joyce, *Theater des Körpers*, Weinheim (Verl. Internationale Psychoanalyse) 1991.
Micozzi, Marc S., ed., *Complementary and Integrative Medicine in Cancer Care and Prevention*, New York (Springer) 2007.
–, ed., *Fundamentals of Complementary and Alternative Medicine*, 3rd ed., St. Louis, Mo. (Elsevier) 2006.
Montagu, Ashley, *Körperkontakt: die Bedeutung der Haut für die Entwicklung des Menschen*, Stuttgart (Klett) 1974.

Moody, Raymond A, *Leben nach dem Tod: die Erforschung einer unerklärten Erfahrung*, Reinbek bei Hamburg (Rowohlt) 1977.
Moody, Raymond A., and Paul Perry, *Reunions: Visionary Encounters with Departed Loved Ones*, New York (Villard Books) 1993.
Moore, Pete, *Being Me: What It Means to Be Human*, Chichester, West Sussex, England (Wiley) 2003.
Morris, Desmond, *Das Tier Mensch*, Köln (vgs) 1994.
–, *Liebe geht durch die Haut: die Naturgeschichte des Intimverhaltens*, München, Zürich (Droemer-Knaur) 1972.
–, *Der nackte Affe*, München, Zürich (Droemer/Knaur) 1968.
Morris, Richard, *Time's Arrows: Scientific Attitudes toward Time*, New York (Simon and Schuster) 1985.
Motz, Julie, *Hands of Life*, New York (Bantam Books) 1998.
Murchie, Guy, *Music of the Spheres, Vol. II: The Microcosm*, New York (Dover Publications, Inc.) 1967.
–, *The Seven Mysteries of Life: An Exploration in Science and Philosophy*, Boston (Houghton Mifflin Co.), 1978.
Murphy, Michael, *Der Quanten-Mensch*, Wessobrunn (Integral) 1994.
Nathanielsz, Peter W. *Leben im Mutterleib: der Weg zur Geburt und die Geburt*, München, Leipzig (List) 1995.
Needleman, Jacob, *Die Seele der Zeit*, Frankfurt am Main (Krüger) 1998.
Northrup, Christiane, *Frauen-Körper, Frauen-Weisheit*, München (Zabert Sandmann) 1994.
O'Connor, Richard, *Undoing Perpetual Stress: The Missing Connection between Depression, Anxiety, and 21st Century Illness*, New York (Berkley Books) 2005.
Ornstein, Robert, *Die Psychologie des Bewusstseins*, Köln (Kiepenheuer und Witsch) 1974.
Oschman, James L, *Energiemedizin: Konzepte und ihre wissenschaftliche Begründung*, München, Jena (Elsevier, Urban und Fischer) 2006.
Payne, Katy, *Stiller Donner: die geheime Sprache der Elefanten*, München (Frederking und Thaler) 2001.
Pearce, Joseph Chilton, *The Crack in the Cosmic Egg*, New York (The Julian Press) 1971.
–, *Der nächste Schritt der Menschheit: die Entfaltung des menschlichen Potentials aus neurobiologischer Sicht*, Freiamt (Arbor-Verl.) 1994.
–, *Die magische Welt des Kindes*, Düsseldorf, Köln (Diederichs) 1978.
Pearsall, Paul, *Heilung aus dem Herzen: die Körper-Seele-Verbindung und die Entdeckung der Lebensenergie*, München (Goldmann) 1999.
Peat, F. David, *Synchronizität: die verborgene Ordnung; das sinnvolle Zusammentreffen kausal nicht verbundener Geschehnisse – die moderne Wissenschaft auf der Suche nach dem zeitlosen Ordnungsprinzip jenseits von Zufall und Notwendigkeit*, Bern, München, Wien (Scherz) 1989.
Persinger, Michael A., and Gyslaine Lafrenier, *Space-Time Transients and Unusual Events*, Chicago (Nelson-Hall) 1977.

Pert, Candace B., *Moleküle der Gefühle: Körper, Geist und Emotionen*, Reinbek bei Hamburg (Rowohlt) 1999.
Philpott, William H., and Dwight K. Kalita, *Brain Allergies: The Psycho-Nutrient Connection*, New Canaan, Conn. (Keats Publishing) 1980.
Pierrakos, John, *Core-Energetik: Zentrum deiner Lebenskraft*, Essen (Synthesis-Verlag) 1987.
Poland, Janet, *The Sensitive Child*, New York (Skylight Press) 1995.
Ramachandran, V. S., und Sandra Blaskeslee, *Die blinde Frau, die sehen kann: rätselhafte Phänomene unseres Bewusstseins*, Reinbek bei Hamburg (Rowohlt) 2001.
Raymo, Chet, *Skeptics and True Believers: The Exhilarating Connection between Science and Religion*, New York (Walker & Company) 1998.
Reeves, Paula, *Women's Intuition: Unlocking the Wisdom of the Body*, Boston (Conari Press) 1999.
Ring, Kenneth, *Den Tod erfahren – das Leben gewinnen: Erkenntnisse und Erfahrungen von Menschen, die an der Schwelle zum Tod gestanden und überlebt haben*, Bern, München, Wien (Scherz) 1985.
–, *The Omega Project: Near-Death Experiences, UFO Encounters, and Mind at Large*, New York (William Morrow & Co.) 1992.
Roach, Mary, *Spook: Science Tackles the Afterlife*, New York (W. W. Norton & Company) 2005.
Rogo, D. Scott, ed., *Mind beyond the Body: The Mystery of ESP Projection*, New York (Penguin Books) 1978.
–, *The Poltergeist Experience*, Wellingborough, Northamptonshire, United Kingdom (The Aquarian Press) 1979.
Root-Bernstein, Robert and Root-Bernstein, Michele, *Sparks of Genius: The Thirteen Thinking Tools of the World's Most Creative People*, New York (Houghton Mifflin 2000.
Roszak, Theodore, Mary E. Gomes, and Allan D. Kanner, eds. Ecopsychology, *Restoring the Earth, Healing the Mind*, San Francisco (Sierra Club Books) 1995.
Rothschild, Babette, *Der Körper erinnert sich: die Psychophysiologie des Traumas und der Traumabehandlung*, Essen (Synthesis) 2002.
Rubenfeld, Ilana, *Die lauschende Hand: Selbstheilung durch die Rubenfeld-Synergie-Methode,* Essen (Synthesis) 2002.
Runco, Mark A., and Steven R. Pritzker, eds., *Encyclopedia of Creativity*, Burlington, Mass. and St. Louis, Mo. (Academic Press) 1999.
Sabom, Michael, *Erinnerung an den Tod: eine medizinsche Untersuchung*, München (Goldmann) 1983.
Sacks, Oliver, *Der Mann, der seine Frau mit einem Hut verwechselte*, Reinbek bei Hamburg (Rowohlt) 1993.
–, *Migräne*, Reinbek bei Hamburg (Rowohlt) 1994.
–, *Der einarmige Pianist: über Musik und das Gehirn*, Reinbek bei Hamburg (Rowohlt) 2008.
Sagan, Carl, *Gott und der tropfende Wasserhahn: Gedanken über Mensch und Kosmos*, München (Droemer) 2001.

Sarno, John, *Frei von Schmerz: psychosomatische Beschwerden verstehen und ganzheitlich behandeln*, Baden, München (AT-Verl.) 2007.
–, *The Mindbody Prescription: Healing the Body, Healing the Pain*, New York (Warner Books) 1998.
Schatzman, Morton, *The Story of Ruth*, New York (G. P. Putnam's Sons) 1980.
Schulz, Mona Lisa, *Intuition – die andere Art des Wissens: wie wir die Körper-Seele für Erkenntnis und Heilung aktivieren können*, München (Goldmann) 2000.
Shallis, Michael, *The Electric Connection: Its Effects on Mind and Body*, New York (New Amsterdam Books) 1988.
–, *On Time: An Investigation into Scientific Knowledge and Human Experience*, New York (Schocken Books) 1982.
Sheikh, Anees A., ed., *Imagery: Current Theory, Research and Application*, New York (John Wiley & Sons) 1983.
Sheikh, Anees A., and John T. Shaffer, eds., *The Potential of Fantasy and Imagination*, New York (Brandon House) 1979.
Sheldrake, Rupert, *Der siebte Sinn der Tiere: warum eine Katze weiß, wann Sie nach Hause kommen, und andere bisher unerklärte Fähigkeiten der Tiere*, Bern, München, Wien (Scherz) 1999.
–, *Die Wiedergeburt der Natur: wissenschaftliche Grundlagen eines neuen Verständnisses der Lebendigkeit und Heiligkeit der Natur*, Bern, München, Wien (Scherz) 1991.
–, *Der siebte Sinn des Menschen: Gedankenübertragung, Vorahnungen und andere unerklärliche Fähigkeiten*, Frankfurt am Main (Fischer-Taschenbuch-Verl.) 2006.
Shepard, Paul, *Nature and Madness*, Athens, Ga. (The University of Georgia Press) 1982.
Shermer, Michael, *Why People Believe Weird Things: Pseudoscience, Superstition, and Other Confusions of Our Time*, New York (W. H. Freeman and Co.) 1997.
Shinoda Bolen, Jean, *Krankheit und die Suche nach dem Sinn*, München (Hugendubel) 1998.
Shroder, Tom, *Old Souls: The Scientific Evidence for Past Lives*, New York (Simon & Schuster) 1999.
Siegel, Ronald, *Halluzinationen: Expeditionen in eine andere Wirklichkeit*, Frankfurt am Main (Eichborn) 1995.
Skynner, Robin, und John Cleese, *Familie sein dagegen sehr: Wege in die Zukunft*, Paderborn (Junfermann) 1988.
Smith, Cyril W., and Simon Best, *Electromagnetic Man: Health and Hazard in the Electrical Environment*, New York (St. Martin's Press) 1989.
Smith, Jillyn, *Senses and Sensibilities*, New York (John Wiley & Sons) 1989.
Smith, Karen A., and Karen R. Gouze, *The Sensory Sensitive Child: Practical Solutions for Out-of-Bounds Behavior*, New York (Harper Resource) 2005.

Starylanyl, Devin, and Mary Ann Copeland, *Fibromyalgia and Chronic Myofascial Pain, 2nd ed.*, Oakland, Calif. (New Harbinger Publications) 2001.

Steiger, Brad, *Real Ghosts, Restless Spirits, and Haunted Places*, Detroit (Visible Ink Press) 2003.

Steinberg, Marilyn, and Maxine Schnall, *The Stranger in the Mirror: Dissociation – the Hidden Epidemic*, New York (Cliff Street Books) 2000.

Sternberg, Esther M., *The Balance Within: The Science Connecting Health and Emotions*, New York (W. H. Freeman & Co.) 2000.

Stillman, William, *Autismus und die Verbundenheit mit Gott: Erkenntnisse über die hohe Spiritualität von Menschen mit Autismus*, Hanau (AMRA) 2009.

Stokes, Douglas M., *The Nature of Mind: Parapsychology and the Role of Consciousness in the Physical World*, Jefferson, N.C. (McFarland & Company, Inc.) 1997.

Stolorow, Robert D., *Trauma and Human Existence: Autobiographical, Psychoanalytic, and Philosophical Reflections*, New York (The Analytic Press) 2007.

Stolorow, Robert D., George E. Atwood, and Donna M. Orange, *Worlds of Experience: Interweaving Philosophical and Clinical Dimensions in Psychoanalysis*, New York (Basic Books) 2002.

Storr, Anthony, *Music and the Mind*, New York (The Free Press) 1992.

Storr, Will., *Will Storr vs. the Supernatural*, New York (HarperCollins Publishers) 2006.

Strauch, Barbara, *Warum sie so seltsam sind: Gehirnentwicklung bei Teenagern*, Berlin (Berlin-Verl.) 2003.

Talbot, Michael, *Das holographische Universum: die Welt in neuer Dimension*, München (Droemer Knaur) 1992.

Taylor, Gordon Rattray, *Die Geburt des Geistes*, Frankfurt am Main (S. Fischer) 1982.

Time-Life Books, *Phantom Encounters*, Alexandria, Va. (Time-Life Books) 1988.

–, *Psychic Powers*, Alexandria, Va. (Time-Life Books) 1987.

Tompkins, Peter, und Christopher Bird, *Das geheime Leben der Pflanzen: Pflanzen als Lebewesen mit Charakter und Seele und ihre Reaktionen in der physischen und emotionalen Beziehung zum Menschen*, Bern, München (Scherz) 1974.

Trefil, James, *1000 Rätsel der Natur*, Reinbek (Wunderlich) 1993.

Van de Castle, Robert L., *Our Dreaming Mind*, New York (Ballantine Books) 1994.

Verny, Thomas, und John Kelly, *Das Seelenleben des Ungeborenen: wie Mütter und Väter schon vor der Geburt Persönlichkeit und Glück ihres Kindes fördern können*, Frankfurt am Main (Rogner & Bernhard bei Zweitausendeins) 1981.

Vickerstaff Joneja, Janice M., and Leonard Bielory, *Understanding Allergy, Sensitivity, and Immunity*, New Brunswick, N.J. (Rutgers University Press) 1990.
Wallace, Daniel J., and Janice Brock Wallace, *All About Fibromyalgia: A Guide for Patients and Their Families*, New York (Oxford University Press) 2002.
Watson, Lyall, *Der Duft der Verführung: das unbewusste Riechen und die Macht der Lockstoffe*, Frankfurt am Main (S. Fischer) 2001.
–, *Der unbewusste Mensch*, Frankfurt am Main (Umschau-Verlag) 1979.
–, *The Nature of Things: The Secret Life of Inanimate Objects*, Rochester, Vt. (Destiny Books) 1992.
–, *Geheimes Wissen: das Natürliche des Übernatürlichen*, Frankfurt am Main (S. Fischer) 1976.
Weintraub, Michael I., Ravinder Mamtani, and Marc S. Micozzi, eds., *Complementary and Integrative Medicine in Pain Management*, New York (Springer) 2008.
Williams, Donna, *Autism and Sensing: The Unlost Instinct*, London (Jessica Kingsley Publishers) 1998.
Wilson, Colin, *Poltergeist: A Study in Destructive Haunting*, New York (G. P. Putnam's Sons) 1982.
Wilson, Edward O., *Biophilia*, Cambridge, Mass. (Harvard University Press) 1984.
Wise, Stephen M., *Drawing the Line: Science and the Case for Animal Rights*, Cambridge, Mass. (Perseus Books) 2002.
Young, Louisa, *The Book of the Heart*, New York (Doubleday) 2003.
Zimmer, Carl, *Soul Made Flesh: The Discovery of the Brain – and How it Changed the World*, New York (The Free Press) 2004.

QUELLENVERZEICHNIS

1 Isaac Asimov, zitiert in Journal of the American Medical Association, Nr. 291 (1), 2004, S. 2350.

2 James A. Davis, Tom W. Smith und Peter V. Marsden, General Social Surveys, 1972–2004, Chicago (National Opinion Research Center) 2005.

3 Michael Kearl, »Americans' Sense of Connection with the Dead«, Trinity University, www.trinity.edu/mkearl/spirits.html.

4 Andrew Geeley, »The Impossible: It's Happening«, in Noetic Sciences Review, Nr. 2, Frühjahr 1987, S. 7–9; www.noetics.org/publications/review/issue02/main.

5 Ebenda.

6 Ebenda.

7 Elizabeth Lloyd Mayer, Extraordinary Knowing: Science, Skepticism, and the Inexplicable Powers of the Human Mind, New York (Bantam/Random House) 2007.

8 John Horgan, Rational Mysticism, Boston (Houghton Mifflin) 2003, S. 103.

9 Gerald Edelman, Bright Air, Brilliant Fire: On the Matter of the Mind, New York (Basic Books) 1992, S. xiii.

10 Baroness Susan Greenfield, interviewt in der Radiosendung Naked Scientists, 22. Juni 2002.

11 James E. Alcock, »Science, Pseudoscience, and Anomaly«, in Behavioral and Brain Sciences, Nr. 21 (2), 1998, S. 303.

12 Scott Russel Sanders, »Body Bright«, The Sun, Februar 2000, S. 10.

13 Rhawn Joseph, The Naked Neuron: Evolution and the Languages of the Brain and Body, New York (Plenum Press) 1993, S. 75.

14 Michael Lemonick, »Glimpses of the Mind,« in Time, 17. Juli 1995, S. 44–52.

15 Michael Lemonick, »Your Mind, Your Body,« in Time, 20. Januar 2003, S. 63.

16 Edge, »Philosophy in the Flesh: A Talk with George Lakoff«, 9. März 1999, www.edge.org/3rd_culture/lakoff/lakoff_p1.hhtml.

17 David Lukoff, »From Spiritual Emergency to Spiritual Problem: The Transpersonal Roots of the New DSM-IV Category«, in Journal of Humanistic Psychology, Nr. 38 (2), 1998, S. 21–50.

18 »Pinker and The Brain«, Kurzbiografie in Scientific American, Juli 1999, S. 34.

19 Walter Cannon, zitiert in James J. Lynch, The Language of the Heart, New York (Basic Books) 1985, S. 261.

20 John Wheeler, zitiert in V. S. Ramachandran und Sandra Blakeslee, Phantoms in the Brain: Probing the Mysteries of the Human Mind, New York (William Morrow) 1998, S. xi.

21 David Henry Feldman, Nature's Gambit: Child Prodigies and the Development of Human Potential, New York (Basic Books) 1986, S. 195–196.

22 Raymond Moody and Paul Perry, Reunions: Visionary Encounters with Departed Loved Ones, New York (Villard Books) 1993, S. 137–138.

23 Andrew Nichols und William Roll, »The Jacksonville Water Poltergeist: Electromagnetic and Neuropsychological Aspects,« in Proceedings of the Parapsychological Association, Einundvierzigste jährliche Konvention, 6. bis 9. August 1998, Halifax, Nova Scotia, S. 97–107.

24 Victor Mansfield, Sally Rhine-Feather, und James Hall, »The Rhine-Jung Letters: Distinguishing Parapsychological from Synchronistic Events«, in Journal of Parapsycholog, Nr. 62 (1), 1998, S. 3–25.

25 Mona Lisa Schulz, Awakening Intuition, New York (Harmony Books) 1998, S. 106–107.

26 Phantom Encounters, Alexandria, Va. (Time-Life Books) 1988, S. 100–101.

27 John Fuller, The Ghost of Flight 401, New York (Berkley Publishing Corp.) 1976, S. 179–180.

28 Lyall Watson, The Nature of Things: The Secret Life of Inanimate Objects, Rochester, Vt. (Destiny Books) 1992, S. 168.

29 Michael Murphy, The Future of the Body: Explorations Into the Farther Evolution of Human Nature, Los Angeles (Jeremy P. Tarcher) 1992, S. 112–113.

30 Bernard Carr, »Is Emotion the Psychic Trigger?« (Audiotape des Vortrags) Society for Psychical Research, 12. Februar 1985, London, England.

31 Richard S. Broughton, Parapsychology: The Controversial Science (New York: Ballantine Books, 1991), S. 231.

32 Paul Pearsall, The Heart's Code: Tapping the Wisdom and Power of Our Heart Energy, New York (Broadway Books) 1998, S. 23.

33 Louise Young, The Book of the Heart, New York (Doubleday) 2003, S. xxiv–xxv und S. 15; Marc Micozzi, Postmortem Change in Human and Animal Remains: A Systematic Study, Springfield, Ill. (C. C. Thomas) 1991, S. 23–29.

34 Guy Murchie, The Seven Mysteries of Life, Boston (Houghton Mifflin Co.) 1978, S. 178–180.

35 Gerald L. Wick, »Cosmic Rays: Detection with the Eye«, Science, Nr. 175, 11. Februar 1972, S. 615.

36 Henry H. Bauer, Science or Pseudoscience, Urbana and Chicago, Ill. (University of Chicago Press) 2001, S. 130.

37 Rhawn Joseph, The Naked Neuron, New York (Plenum Press) 1993, S. 52.

38 Ebenda, S. 325 und 331.

39 »Intersections: Building the Soul of New York City«, Morning Edition, National Public Radio, 5. Juli 2004.

40 Oliver Sacks, persönliche Korrespondenz mit dem Autor, 12. September 2005.
41 Nach William Morris, Hrsg., American Heritage Dictionary of the English Language, Boston (Houghton Mifflin) 1981, S. 21.
42 David Lauterstein, »Touching Heaven: Bodywork and the Realm of the Incredible«, in Massage and Bodywork, Dezember/Januar 2004, www.massageandbodywork.com/Articles/DecJan2004/Touching Heaven.html.
43 David Lauterstein, »The Heart's Evolution«, in Massage Today, Mai 2003, www.massagetoday.com/mpacms/mt/article.php?id=10714.
44 Robert Root-Bernstein und Michele Root-Bernstein, Sparks of Genius: The Thirteen Thinking Tools of the World's Most Creative People, New York (Houghton Mifflin) 2000; Presseveröffentlichung der Michigan State University: »New MSU Book Explores the Roots of Creativity«, 10. Dezember 1999.
45 Piero Scaruffi, »The Nature of Emotions«, in Thymos: Studies on Consciousness, Mind and Life, www.thymos.com/science/emotion.html.
46 Ebenda.
47 Susan Greenfield, The Private Life of the Brain, New York (John Wiley & Sons) 2000, S. 48.
48 J. Allen Hobson, The Chemistry of Conscious States, New York (Little, Brown and Company) 1994, S. 160.
49 Richard O'Connor, Undoing Perpetual Stress, New York (Berkeley Books) 2005, S. 83–90.
50 Alison Gopnik, Kurzbiographie in »Tears, Tantrums and Other Experiments«, The Guardian, 26. Januar 2000, Abteilung »Features«, S. 8, www.guardian.co.uk/ education/2000/jan/26/parents.familyandrelationships.
51 Candace B. Pert, Molecules of Emotion: Why You Feel the Way You Feel, New York (Scribner) 1997.
52 Piero Scaruffi, »The Nature of Emotions«, in Thymos: Studies on Consciousness, Mind and Life, www.thymos.com/science/emotion.html.
53 John C. Pierrakos, Core Energetics, Mendocino, Calif. (LifeRhythym) 1987, S. 77.
54 Willard Gaylin, On Being and Becoming Human, New York (Penguin Books) 1990, S. 78.
55 Mona Lisa Schultz, Awakening Intuition, New York: Harmony Books) 1998, S. 76.
56 Stanley Greenspan und Stuart Shanker in der Diane Rehm Show, National Public Radio, 1. September 2004, http://wamu.org/programs/dr/04/09/01.php, während einer Diskussion ihres Buches The First Idea: How Symbols, Language, and Intelligence Evolved from Our Primate Ancestors to Modern Humans, New York (Da Capo Press) 2006.
57 Willard Gaylin, On Being and Becoming Human, New York (Penguin Books) 1990, S. 78.

58 Elio Frattaroli, Healing the Soul in the Age of the Brain, New York (Viking Penguin) 2001, S. 19 und 350.
59 J. Allen Hobson, The Chemistry of Conscious States, New York (Little, Brown and Company) 1994, S. 150 und 157.
60 Antonio R. Damasio, The Feeling of What Happens, New York (Harcourt Brace & Company) 1999, S. 60.
61 Ebenda, S. 279.
62 Ebenda, S. 51.
63 Ebenda, S. 52.
64 Ebenda, S. 287.
65 Ebenda, S. 283.
66 J. Allen Hobson, The Chemistry of Conscious States, New York (Little, Brown and Company) 1994, S. 155.
67 José Antonio Jáuregui, The Emotional Computer, Oxford, England, und Cambridge, Mass. (Blackwell) 1995, zitiert in www.scaruffi.com/mind/j.htmls.
68 Antonio R. Damasio, The Feeling of What Happens, New York (Harcourt Brace & Company) 1999, S. 282.
69 Rhawn Joseph, The Naked Neuron, New York (Plenum Press) 1993, S. 76.
70 Desmond Morris, The Naked Ape: A Zoologist's Study of the Human Animal, New York (McGraw-Hill) 1967, S. 240.
71 Antonio Damasio, Looking for Spinoza: Joy, Sorrow, and the Feeling Brain, New York (Harcourt) 2003, S. 140.
72 Nicholas Humphrey, A History of the Mind, New York (Simon & Schuster) 1992, S. 192.
73 Carl Sagan, Billions and Billions, New York (Ballantine Books) 1997, S. 32.
74 Willard Gaylin, The Rage Within: Anger in Modern Life, New York (Simon & Schuster) 1984, S. 166.
75 William F. Allman, The Stone Age Present, New York (Simon & Schuster) 1994, S. 19–20.
76 Ebenda, S. 21–22.
77 Ebenda, S. 94.
78 Candace B. Pert, Molecules of Emotion: Why You Feel the Way You Feel, New York (Scribner) 1997, S. 131.
79 Daniel Goleman, Emotional Intelligence, New York (Bantam Books) 1995, S. 290.
80 Diane Ackerman, A Natural History of the Senses, New York (Random House) 1990, S. 108.
81 Alexander Lowen, Pleasure: A Creative Approach to Life, New York (Penguin Books) 1970, S. 235.
82 Ebenda, S. 133.
83 Antonio R. Damasio, Descartes' Error: Emotion, Reason, and the Human Brain, New York (G. P. Putnam's Sons) 1994, S. xvii.

84 Nicholas Humphrey, A History of the Mind, New York (Simon & Schuster) 1992, S. 115.
85 Susan Greenfield, The Private Life of the Brain, New York (John Wiley & Sons) 2000, S. 16.
86 Gerald Edelman, Bright Air, Brilliant Fire: On the Matter of the Mind, New York (Basic Books) 1992, S. 3.
87 Ebenda, S. 1.
88 Nicholas Humphrey, A History of the Mind (New York: Simon & Schuster, 1992), S. 40.
89 Ebenda, S. 42–43.
90 Ebenda, S. 116.
91 Ebenda, S. 45.
92 Ebenda, S. 137.
93 Ebenda, S. 191.
94 Ebenda, S. 115.
95 Daniel Goleman, Emotional Intelligence, New York (Bantam Books) 1995, S. 9.
96 Ebenda, S. 10.
97 Bruce Bower, »Consciousness in the Raw«, Science News Online 172, Nr. 11, 15. September 2007, www.sciencenews.org/articles/20070915/bob9.asp.
98 Ebenda.
99 Daniel Goleman, Emotional Intelligence, New York (Bantam Books) 1995, S. 10.
100 Diane Ackerman, A Natural History of the Senses, New York (Random House) 1990, S. 20.
101 David van Biema, »My Nose, My Brain, My Faith«, in Time, 21. Januar 2008, S. 47.
102 Daniel Goleman, Emotional Intelligence, New York (Bantam Books) 1995, S. 10.
103 Ebenda, S. 11.
104 Ebenda, S. 15.
105 Ebenda, S. 16.
106 Ebenda, S. 291.
107 Antonio R. Damasio, Descartes' Error: Emotion, Reason, and the Human Brain, New York (G. P. Putnam's Sons) 1994, S. 131.
108 Daniel Goleman, Emotional Intelligence, New York (Bantam Books) 1995, S. 292–295.
109 Ebenda, S. 20-21.
110 »Vibrant Memories Have Visceral Origins«, in USA Today, 22. Dezember 1998.
111 Daniel Goleman, Emotional Intelligence, New York (Bantam Books) 1995, S. 22.
112 Antonio R. Damasio, Descartes' Error: Emotion, Reason, and the Human Brain, New York (G. P. Putnam's Sons) 1994, S. 134–39.
113 Ebenda, S. 149.

114 Ebenda, S. 142.
115 Daniel Goleman, Emotional Intelligence, New York (Bantam Books) 1995, S. 293.
116 Alexander Lowen, Pleasure: A Creative Approach to Life, New York (Penguin Books) 1970, S. 174.
117 Sandra Blakeslee, »Humanity? Maybe It's in the Wiring«, in New York Times, 9. Dezember 2003.
118 Sandra Blakeslee, »The Small Part of the Brain That Makes Us Human«, in International Herald Tribune, 7. Februar 2007.
119 Daniel Goleman, Emotional Intelligence, New York (Bantam Books) 1995, S. 25.
120 Stephen Kiesling, »Wired for Compassion«, Interview mit Daniel Goleman, in Spirituality and Health, September/Oktober 2006, S. 50.
121 Daniel Goleman, Emotional Intelligence, New York (Bantam Books) 1995, S. 26.
122 Ebenda, S. 313.
123 Ebenda, S. 167.
124 Candace B. Pert, Molecules of Emotion: Why You Feel the Way You Feel, New York (Scribner) 1997, S. 139.
125 Candace B. Pert, Henry E. Dreher und Michael R. Ruff, »The Psychosomatic Network: Foundations of Mind-Body Medicine«, in Alternative Therapies Nr. 4 (4), Juli 1998, S. 30–41.
126 Daniel Goleman, Emotional Intelligence, New York (Bantam Books) 1995, S. 168.
127 Candace B. Pert, Molecules of Emotion: Why You Feel the Way You Feel, New York (Scribner) 1997, S. 133.
128 Ebenda, S. 148 und 185.
129 Allen Schoen, Kindred Spirits, New York (Broadway Books) 2001, S. 44–45.
130 Candace B. Pert, Molecules of Emotion: Why You Feel the Way You Feel, New York (Scribner) 1997, S. 141–43; Richard O'Connor, Undoing Perpetual Stress, New York (Berkley Books) 2005, S. 331.
131 Antonio R. Damasio, Descartes' Error: Emotion, Reason, and the Human Brain (New York: G. P. Putnam's Sons, 1994), S. 128.
132 Candace B. Pert, Molecules of Emotion: Why You Feel the Way You Feel, New York (Scribner) 1997, S. 189.
133 Marina Pisano, »Mind-Body Connection«, San Antonio Express-News, 21. März 2004, Life section, S. 1.
134 Richard O'Connor, Undoing Perpetual Stress, New York (Berkley Books) 2005, S. 330–332.
135 Ken Dychtwald, Bodymind, Los Angeles (Jeremy P. Tarcher, Inc.) 1977, S. xii.
136 Antonio R. Damasio, Descartes' Error: Emotion, Reason, and the Human Brain, New York (G. P. Putnam's Sons) 1994, S. 159.
137 Michael Gershon, The Second Brain, New York (HarperCollins Publishers) 1998, S. xiii.

138 Harriet Brown, »The Other Brain, the One with Butterflies, Also Deals with Many Woes«, New York Times, 23. August 2005.
139 Michael Gershon, The Second Brain, New York (HarperCollins Publishers) 1998, S. xiii.
140 Chris Woolston, »Gut Feelings: The Surprising Link between Mood and Digestion«, Health Articles & News Update, www.healtharticles.org/mood_digestion_081104.html.
141 Sandra Blakeslee, »Complex and Hidden Brain in Gut Makes Stomachaches and Butterflies«, New York Times, 23. Januar 1996, http://query.nytimes .com/gst/fullpage.html?res=980CE0DF1F39F930A15752C0A960958260.
142 Ebenda, S. xiv.
143 Harriet Brown, »The Other Brain, the One with Butterflies, Also Deals with Many Woes«, in New York Times, 23. August 2005.
144 Maia Szalavitz, »Gut Thoughts«, KIWIterapi, www.kiwiterapi.dk/whiplash/gutthoughts.htm.
145 Jamie Talan, »Found: A Brain-Immunity Link«, Newsday (New York), 23. September 2004.
146 Michael Gershon, The Second Brain, New York, (HarperCollins Publishers) 1998, S. xiii.
147 Harriet Brown, »The Other Brain, the One with Butterflies, Also Deals with Many Woes«, New York Times, 23. August 2005.
148 Ebenda.
149 Ebenda.
150 Svein Blomhoff und andere, »Perceptual Hyperreactivity to Auditory Stimuli in Patients with Irritable Bowel Syndrome«, Scandinavian Journal of Gastroenterology, Nr 35 (6), Juni 2000, S. 583–589; Howard Mertz und andere, »Regional Cerebral Activation in Irritable Bowel Syndrome and Control Subjects with Painful and Nonpainful Rectal Distension«, Gastroenterology, Nr. 118 (5), Mai 2000, S. 842–848.
151 Sandra Blakeslee, »Complex and Hidden Brain in Gut Makes Stomachaches and Butterflies«, New York Times, 23. Januar 1996, http://query.nytimes .com/gst/fullpage.html?res=980CE0DF1F39F930A15752C0A960958260.
152 Jessica Ebert, »A Broken Heart Harms Your Health«, Nature News, 9. Februar 2005, wie zitiert in BioEd Online, Baylor College of Medicine, www .bioedonline.org/news/news-print.cfm?art=1558.
153 Alexander Lowen, Pleasure: A Creative Approach to Life. New York (Penguin Books) 1970, S. 77 und 112.
154 Candace B. Pert, Molecules of Emotion: Why You Feel the Way You Feel, New York (Scribner) 1997, S. 276.
155 Susan McCarthy, »As Tears Go By«, Salon.com, 17. Mai 1999, www.salon .com/health/feature/1999/05/17/emotional_tears.
156 Victor M. Parachin, »Have a Good Cry«, Cyquest, www.cyquest.com/good_cry .html.

157 William H. Frey II, zitiert von Paula Becker in »The Healing Power of Tears,« Cyquest, www.cyquest.com/motherhome/healing_power_of_tears .html.
158 William H. Frey II mit Muriel Langseth, Crying: The Mystery of Tears, Minneapolis, Minn. (Winston Press) 1985, exzerpiert in »The Truth About Tears«, www.yourstressmatters.com/stress9ab.htm.
159 Victor M. Parachin, »Have a Good Cry«, Cyquest, www.cyquest.com/good_cry .html.
160 William H. Frey II mit Muriel Langseth, Crying: The Mystery of Tears, Minneapolis, Minn. (Winston Press) 1985, exzerpiert in »The Truth About Tears«, www.yourstressmatters.com/stress9ab.htm.
161 Charles Downey, »Toxic Tears: How Crying Keeps You Healthy«, Cyquest, www.cyquest.com/toxic_tears_article.html.
162 Susan McCarthy, »As Tears Go By«, Salon.com, 1. Mai 1999, www.salon.com/health/feature/1999/05/17/emotional_tears.
163 Charles Downey, »Toxic Tears: How Crying Keeps You Healthy«, Cyquest, www.cyquest.com/toxic_tears_article.html.
164 Victor M. Parachin, »Have a Good Cry«, Cyquest, www.cyquest.com/good_cry.html.
165 Amy Norton, »Babies Show Signs of Crying in the Womb«, WebMD Medical News, 9. September 2005, www.webmd.com/baby/news/20050913/babies-may-start-crying-while-in-womb.
166 Jim Moore, »Aquatic Ape Theory: Sink or Swim?«, www.aquaticape.org/tears .html (erste Aussage in Klammern); Silvia H. Cardoso und Renato M. E. Sabbatini, »When Elephants Weep«, Cerebrum, Nr. 2 (4), Frühjahr 2002, S. 106–109 (zweite Aussage in Klammern über Elefanten).
167 Lucy Hoe, »Tears Are the New Prozac«, www.tribuneindia.com/2002/ 20021208/spectrum/main2.htm (unter Berufung auf die Arbeit von Tom Lutz).
168 Steven Wynn, »Moved to Tears«, in San Francisco Chronicle 11. Juni 2002, www .sfgate.com/cgi-bin/article.cgi?f=/c/a/2002/06/11/DD214485.DTL.
169 Jeffrey Kottler, zitiert in Judy Foreman, »Sob Story: Why We Cry and How«, Boston Globe, 21. Oktober 1996.
170 »Laughter and Tears«, in The Health Report, moderiert von Robin Hughes, Australia Broadcasting Corporation Radio National, 15. April 1996, Transkription www.abc.net.au/rn/talks/8.30/helthrpt/hstories/hr150401.htm.
171 Ebenda.
172 Dennis William Hauck, Haunted Places: The National Directory, New York (Penguin Books) 1996.
173 Silvia H. Cardoso and Renato M. E. Sabbatini, »The Animal That Weeps«, in Cerebrum, Nr. 2 (4), Frühjahr 2002, S. 7–22.
174 Steven Johnson, »The Brain + Emotions: Laughter«, in Discover, April 2003, S. 63–68.

175 Ebenda.
176 »Therapeutic Benefits of Laughter«, in Holistic Online, www.holistic-online .com/humor_therapy/humor_therapy_benefits.htm.
177 Paul McGhee, »Humor and Health«, in Holistic Online, www.holistic-online .com/humor_therapy/humor_mcghee_article.htm.
178 Dennis William Hauck, Haunted Places: The National Directory, New York (Penguin Books) 1996.
179 Jillyn Smith, Senses and Sensibilities, New York (John Wiley & Sons) 1989, S. 2–3.
180 Ashley Montagu, Touching: The Human Significance of the Skin, Neuauflage, New York (Harper & Row) 1978, S. 2.
181 Ebenda, S. 2.
182 Ebenda, S. 1.
183 Ebenda, S. 2.
184 Ebenda, S. 230.
185 Ebenda, S. 1
186 Ken Dychtwald, Bodymind, Los Angeles (Jeremy P. Tarcher, Inc.) 1977.
187 Ashley Montagu, Touching: The Human Significance of the Skin, 2. Auflage, New York (Harper & Row) 1978, S. 4.
188 Ashley Montagu, Touching: The Human Significance of the Skin, 3. Auflage, New York (Perennial Library) 1986, S. 409.
189 Ashley Montagu, Touching: The Human Significance of the Skin, 2. Auflage, New York (Harper & Row) 1978, S. 4.
190 Ebenda, S. 8.
191 Ebenda, S. 197.
192 Ebenda, S. 196.
193 Ebenda, S. 200.
194 Ebenda, S. 1.
195 Jillyn Smith, Senses and Sensibilities, New York (John Wiley & Sons) 1989, S. 7.
196 Ebenda, S. 100.
197 Lyall Watson, Jacobson's Organ and the Remarkable Nature of Smell, New York (W. W. Norton & Company) 2000, S. 10.
198 Jillyn Smith, Senses and Sensibilities, New York (John Wiley & Sons) 1989, S. 101.
199 Ebenda.
200 Lyall Watson, Jacobson's Organ and the Remarkable Nature of Smell, New York (W. W. Norton & Company) 2000, S. 118.
201 Ashley Montagu, Touching: The Human Significance of the Skin, 2. Auflage, New York (Harper & Row) 1978, S. 249.
202 Ebenda, S. xi.
203 Rhawn Joseph, The Naked Neuron, New York (Plenum Press) 1993, S. 19–20.
204 Jo Durden-Smith und Diane deSimone, Sex and the Brain, New York (Arbor House) 1983, S. 217.

205 »Sense of Smell«, Dr. Stuart Firestein von der Columbia University, zitiert im Radioprogramm The Infinite Mind, produziert von Lichtenstein Creative Media, Woche des 17. Oktober 2001, Zusammenfassung auf www.lcmedia.com/mind268.htm.
206 Jo Durden-Smith und Diane deSimone, Sex and the Brain, New York (Arbor House) 1983, S. 218.
207 Ashley Montagu, Touching: The Human Significance of the Skin, 2. Auflage, New York (Harper & Row) 1978, S. 137.
208 Jillyn Smith, Senses and Sensibilities, New York (John Wiley & Sons) 1989, S. 3.
209 Guy Brown, The Energy of Life, New York (The Free Press) 2000, S. 139 und 142.
210 Michael Abrams, »Can You See with Your Tongue?«, in Discover, Juni 2003, S. 55.
211 Peter W. Nathanielsz, Life in the Womb: Origin of Health and Disease, Ithaca, N.Y. (Promethean Press) 1999, S. 193–194.
212 Ebenda, S. 339.
213 Ashley Montagu, Touching: The Human Significance of the Skin, 2. Auflage, New York (Harper & Row) 1978, S. 45.
214 Brenda Patoine, »Prenatal Peril: Some Psychiatric Illnesses May Have Origins in the Womb«, in Brain Work, Nr.11 (5), September–Oktober 2001, S. 1–2.
215 Ebenda.
216 Peter W. Nathanielsz, Life in the Womb: Origin of Health and Disease, Ithaca, N.Y. (Promethean Press) 1999, S. 10.
217 Ebenda, S. 4–5.
218 Ebenda, S. 5–6.
219 Ebenda, S. 198.
220 Ebenda, S. 194.
221 Ebenda, S. 24.
222 Paul Martin, The Healing Mind, New York (St. Martin's Press) 1997, S. 131; Kenneth Pelletier, »Between Mind and Body: Stress, Emotions, and Health«, in Mind-Body Medicine, hrsg. v. Daniel Goleman und Joel Gurin, Yonkers, N.Y. (Consumer Reports Books) 1993, S. 1.
223 Paul Martin, The Healing Mind, New York (St. Martin's Press) 1997, S. 133.
224 Ebenda, S. 133.
225 Ebenda, S. 132.
226 Ebenda, S. 123.
227 Peter W. Nathanielsz, Life in the Womb: Origin of Health and Disease, Ithaca, New York (Promethean Press) 1999, S. 125.
228 Paul Martin, The Healing Mind, New York (St. Martin's Press) 1997, S. 135.
229 Ebenda, S. 66.
230 Daniel Goleman, Hrsg., Healing Emotions, Boston (Shambhala)

1997, S. 54; Paul Martin, The Healing Mind, New York (St. Martin's Press) 1997, S. 66.

231 Paul Martin, The Healing Mind, New York (St. Martin's Press) 1997, S. 66–67.

232 Janice Kiecolt-Glaser und Ronald Glaser, »Mind and Immunity«, in Mind-Body Medicine, hrsg. v. Daniel Goleman und Joel Gurin, Yonkers, N.Y. (Consumer Reports Books) 1993, S. 42–43.

233 Paul Martin, The Healing Mind, New York (St. Martin's Press) 1997, S. 68–69; Daniel Goleman, Hrsg., Healing Emotions, Boston (Shambhala) 1997, S. 49 und 52–55.

234 Paul Martin, The Healing Mind, New York (St. Martin's Press) 1997, S. 76–79; Janice Kiecolt-Glaser und Ronald Glaser, »Mind and Immunity«, in Mind-Body Medicine, hrsg. v. Daniel Goleman und Joel Gurin, Yonkers, N.Y. (Consumer Reports Books) 1993, S. 58–59.

235 Guy Murchie, The Seven Mysteries of Life, Boston (Houghton Mifflin Co.) 1978, S. 271.

236 Peter W. Nathanielsz, Life in the Womb: Origin of Health and Disease, Ithaca, N.Y. (Promethean Press) 1999, S. 125.

237 Ebenda, S. 235–236.

238 Ashley Montagu, Touching: The Human Significance of the Skin, 3. Auflage, New York (Perennial Library) 1986, S. 62–63; Peter W. Nathanielsz, Life in the Womb: Origin of Health and Disease, Ithaca, N.Y. (Promethean Press) 1999, S. 239.

239 Peter W. Nathanielsz, Life in the Womb: Origin of Health and Disease, Ithaca, N.Y. (Promethean Press) 1999, S. 240.

240 Ebenda, S. 213.

241 Ebenda, S. 213–214.

242 Thomas Verny mit John Kelly, The Secret Life of the Unborn Child, New York (Dell Publishing Co.) 1981, S. 105.

243 Helen Pearson, »Lead Linked to Schizophrenia«, in Nature News, Februar 2004, wie abgedruckt in BioEd Online, Baylor College of Medicine, www.bioedonline .org/picks/news.cfm?art=802.

244 Cheryl Clark, »UCSD Will Lead Effort to Fathom Schizophrenia«, in San Diego Union Tribune, 3. Juni 2003.

245 Steven Stocker, »Stress Has Hormonal Link to Alcohol, Drug Abuse«, in Washington Post, 3. September 2001.

246 Ebenda.

247 National Safety Council, »Experts Link Child Abuse to Disease Later in Life«, in Family Safety & Health, Winter 2002–2003, S. 5.

248 Ashley Montagu, Touching: The Human Significance of the Skin, 2. Auflage, New York (Harper & Row) 1978, S. 18 und 114.

249 Ebenda, S. 20.

250 Ebenda, S. 187.

251 Ebenda, S. 29–30.

252 Ebenda, S. 30.

253 Ebenda, S. 19.

254 Kate Ravilious, »Lack of Cuddles in Infancy May Affect Development of Brain«, in The Guardian (London), 22. November 2005, S. 8, www.guardian .co.uk/uk/2005/nov/22/research.science.
255 Paul Martin, The Healing Mind, New York (St. Martin's Press) 1997, S. 134–135.
256 Ebenda, S. 24–25.
257 Peter W. Nathanielsz, Life in the Womb: Origin of Health and Disease, Ithaca, N.Y. (Promethean Press) 1999, S. 126–127.
258 Paul Martin, The Healing Mind, New York (St. Martin's Press) 1997, S. 136.
259 Ebenda, S. 96.
260 Amy Coombs, »A Matter of the Heart«, in Nature Medicine, Nr. 14 (3), 2008, S. 231–233, www.nature.com/nm/journal/v14/n3/full/nm0308-231.html.
261 »University of Maryland School of Medicine Study Shows Laughter Helps Blood Vessels Function Better«, in Science Daily, 19. März 2005, www.sciencedaily.com/releases/2005/03/050309111444.htm.
262 »Sunlight and Serotonin«, in BrainWork (Charles A. Dana Foundation) Nr. 13 (1), 2003, S. 11; Joan Arehart-Treichel, »When Sunlight Dwindles, So Do Serotonin Transporters«, in Psychiatric News, Nr. 43 (21), 7. November 2008, S. 20, http://pn.psychiatryonline.org/cgi/content/full/43/21/20.
263 »Where is the Mind?«, im Radioprogramm The Infinite Mind, produziert von Lichtenstein Creative Media, 10. Mai 1999, Zusammenfassung auf www.lcmedia.com/mind9913 .htm.
264 Paul Martin, The Healing Mind, New York (St. Martin's Press) 1997, S. 96–97.
265 Rosamund Vallings, im Bericht über »AACFS 6th International Conference« der Alison Hunter Memorial Foundation, www.ahmf.org/aacfs_vallings03.html.
266 Guy Brown, The Energy of Life, New York (The Free Press) 2000, S. 115–116.
267 Ebenda, S. 19–20.
268 Jill McLaughlin, »ME/CFS Fact Sheet«, Alison Hunter Memorial Foundation, www.ahmf.org/infosheet.htm.
269 Paul Martin, The Healing Mind, New York (St. Martin's Press) 1997, S. 21.
270 Ebenda, S. 22–23.
271 Christopher J. Gearon, »Learning About Fibromyalgia«, in Well Times (U.S. Public Health Service, Federal Occupational Health), November 1999, S. 14.
272 Anne Underwood, »Fibromyalgia: Not All in Your Head«, Newsweek, 19. Mai 2003, S. 53.
273 Harvey Black, »Research: Investigators Pinpointing Fear's Activity in the Brain«, The Scientist, Nr. 12 (13), 22. Juni 1998, S. 10.
274 Ebenda.

275 Guy Brown, The Energy of Life, New York (The Free Press) 2000, S. 144.
276 Harvey Black, »Research: Investigators Pinpointing Fear's Activity in the Brain«, The Scientist, Nr. 12 (13), 22. Juni 1998, S. 10; Christine Mlot, »Probing the Biology of Emotion«, in Science, 15. Mai 1998, S. 1007.
277 Guy Brown, The Energy of Life, New York (The Free Press) 2000, S. 137–138.
278 Harvey Black, »Research: Investigators Pinpointing Fear's Activity in the Brain«, The Scientist, Nr. 12 (13), 22. Juni 1998, S. 10.
279 Marc Kaufman, »Scientists Probe Origin of Emotions«, in Washington Post, 2. November 2000.
280 Guy Brown, The Energy of Life, New York (The Free Press) 2000, S. 131.
281 Sharon Heller, Too Loud, Too Bright, Too Fast, Too Tight, New York (HarperCollins) 2002, S. 95.
282 Jerome Kagan, Galen's Prophesy: Temperament in Human Nature, New York (Basic Books) 1994.
283 Ebenda, S. 161.
284 Sharon Heller, Too Loud, Too Bright, Too Fast, Too Tight, New York (HarperCollins) 2002, S. 152–153.
285 Carol Schneider, »The Right Orbitofrontal Cortex – Master Regulator of the Brain and Body«, in Bridges (International Society for the Study of Subtle Energies and Energy Medicine), Nr. 8 (1), Frühjahr 1997, S. 8.
286 Charles Stroebel, »Neurobiology of the Self: Location, Development and Mechanisms«, in Bridges (International Society for the Study of Subtle Energies and Energy Medicine) Nr. 8 (1), Frühjahr 1997, S. 1.
287 Ebenda, S. 11.
288 Carol Schneider, »The Right Orbitofrontal Cortex – Master Regulator of the Brain and Body«, in Bridges (International Society for the Study of Subtle Energies and Energy Medicine), Nr. 8 (1), Frühjahr 1997, S. 1.
289 Ebenda.
290 Allan N. Schore, »Attachment, Affect, Regulation, and the Developing Right Brain: Linking Developmental Neuroscience to Pediatrics«, in Pediatrics in Review, Nr. 26 (6), Juni 2005, S. 204–217.
291 Carey Goldberg, »We Feel Your Pain ... and Your Happiness Too«, in Boston Globe, 12. Dezember 2005, www.boston.com/news/globe/health_science/articles/2005/12/12/we_feel_your_pain_and_your_happiness_too/.
292 Daniel Siegel in der Sendung »Parenting from the Inside Out«, einem von PEP Encouragement Program, Bethesda, Md., gesponserten Programm, 10. November 2005.
293 Stacey Colino, »That Look – It's Catching!«, in Washington Post, 30. Mai 2006.

294 Sharon Begley, »How Mirror Neurons Help Us to Empathize, Really Feel Each Others' Pain«, in Wall Street Journal, 4. März 2005.
295 Barbara Strauch, The Primal Teen: What New Discoveries about the Teenage Brain Tell Us about Our Kids, New York (Doubleday) 2003, S. xiv.
296 Ebenda, S. 8.
297 Ebenda, S. 5.
298 Ebenda, S. 130–131.
299 Ebenda, S. 132.
300 Ebenda, S. 128.
301 Ebenda, S. 94.
302 Ebenda, S. 133.
303 Ebenda, S. 13.
304 Ebenda, S. 16.
305 Ebenda, S. 137 und 191.
306 Ebenda, S. 53.
307 Ebenda, S. 31–32.
308 Ebenda, S. 67–69.
309 Ebenda, S. 154.
310 Ebenda, S. 112.
311 Ebenda, S. 8.
312 Ebenda, S. 191–192 und197–198.
313 Shankar Vedantam, »Variation in One Gene Linked to Depression«, in Washington Post, 18. Juli 2003.
314 Edge, »Language, Biology, and the Mind: A Talk with Gary Marcus«, auf www .edge.org/documents/archive/edge133.html.
315 Thomas Verny with John Kelly, The Secret Life of the Unborn Child, New York (Dell Publishing Co.) 1981, S. 64.
316 Ashley Montagu, Touching: The Human Significance of the Skin, 2. Auflage, New York (Harper & Row) 1978, S. 88.
317 Ebenda, S. 100.
318 Ebenda. S. 199.
319 Ebenda, S. 201 und 203.
320 Ebenda, S. 206.
321 Ebenda, S. 207.
322 Robert Kegan, The Evolving Self, Cambridge, Mass. (Harvard University Press) 1982, S. 7–8.
323 Ebenda, S. 11.
324 Dotson Rader, »›Even the Bad Times Make You Better‹ (Actor Mel Gibson)«, in Parade, 28. Juli 2002, S. 8.
325 Paul Pearsall, The Heart's Code, New York (Broadway Books) 1998, S. 29.
326 Ebenda.
327 James L. Oschman, Energy Medicine: The Scientific Basis, Edinburgh, U.K. (Churchill Livingstone) 2000, S. ix.

328 Marc Micozzi, Hrsg., Fundamentals of Complementary and Alternative Medicine, 3. Auflage, St. Louis, Mo. (Elsevier) 2006.
329 Guy Brown, The Energy of Life, New York (The Free Press) 1999
330 Ebenda, der Autor zitiert den Harvard Business Review.
331 Ebenda, S. 2.
332 Ebenda.
333 Ebenda, S. 24.
334 Ebenda. S. 5.
335 Ebenda, S. 6–10.
336 Chip Brown, Afterwards, You're a Genius, New York (Riverhead Books) 1998, S. 60.
337 Guy Brown, The Energy of Life, New York (The Free Press) 1999, S. 14.
338 Ebenda, S. 11 und 16.
339 Ebenda, S. 17 bis 20.
340 Ebenda, S. 62–63.
341 Ebenda, S. ix.
342 Ebenda, S. 24.
343 Ebenda, S. 4–5.
344 Ebenda, S. 25.
345 Ebenda, S. 35.
346 Ebenda, S. 30, 32, 38–39 und 44.
347 Michael Shallis, The Electric Connection, New York (New Amsterdam Books) 1988, S. 109.
348 Ebenda, S. 116–117.
349 Ebenda, S. 110–111.
350 Ebenda, S. 89–90 und 104.
351 James L. Oschman, Energy Medicine: The Scientific Basis, Edinburgh, U.K. (Churchill Livingstone) 2000, S. 59–60.
352 Michael Shallis, The Electric Connection, New York (New Amsterdam Books) 1988), S. 118.
353 Ebenda, S. 53–56.
354 Guy Brown, The Energy of Life, New York (The Free Press) 1999, S. 156.
355 Jamie Talan, »Tracking the Train of Thought«, in Newsday, 6. Mai 2003.
356 James L. Oschman, Energy Medicine: The Scientific Basis, Edinburgh, U.K. (Churchill Livingstone) 2000, S. 28.
357 Ebenda, S. 37.
358 Paul Pearsall, The Heart's Code, New York (Broadway Books) 1998, S. 55 und 65.
359 Guy Brown, The Energy of Life, New York (The Free Press) 1999, S. 107–108.
360 J. Allan Hobson, The Chemistry of Conscious States: How the Brain Changes Its Mind, New York (Little, Brown and Company) 1994, S. 160–161.

361 Peter Levine with Ann Frederick, Waking the Tiger, Healing Trauma, Berkeley, Calif. (North Atlantic Books) 1997.
362 Ebenda, S. 16.
363 Guy Murchie, The Seven Mysteries of Life, Boston (Houghton Mifflin Co.) 1978, S. 227.
364 Peter Levine mit Ann Frederick, Waking the Tiger, Healing Trauma, Berkeley, Calif. (North Atlantic Books) 1997, S. 19.
365 Ebenda, S. 18.
366 Steven Johnson, »The Brain + Emotions: Fear«, in Discover, März 2003, S. 34.
367 Ebenda, S. 20.
368 Paul Pearsall, The Heart's Code, New York (Broadway Books) 1998, S. 179.
369 Guy Murchie, The Seven Mysteries of Life, Boston (Houghton Mifflin Co.) 1978, S. 229.
370 Paul Martin, The Healing Mind, New York (St. Martin's Press) 1997, S. 134.
371 Paul Pearsall, The Heart's Code, New York (Broadway Books) 1998, S. 207.
372 Peter Levine mit Ann Frederick, Waking the Tiger, Healing Trauma, Berkeley, Calif. (North Atlantic Books) 1997, S. 38; Robert C. Scaer, »Observations on Traumatic Stress Utilizing the Model of the ›Whiplash Syndrome‹«, in Bridges (International Society for the Study of Subtle Energies and Energy Medicine) Nr. 8 (1), Frühjahr 1997, S. 4.
373 Robert Scaer, »The Neurophysiology of Dissociation and Chronic Disease«, in Applied Psychophysiology and Biofeedback, Nr. 26 (1), März 2001, S. 73–91, wie wiedergegeben auf den in Trauma Information Pages, www.trauma-pages.com/a/scaer-2001.php.
374 Peter Levine mit Ann Frederick, Waking the Tiger, Healing Trauma, Berkeley, Calif. (North Atlantic Books,) 1997, S. 53–54.
375 Ebenda, S. 54.
376 Das Konzept des Felt Sense wurde von dem Psychologen Eugene Gendlin entwickelt, der den Felt Sense als »die körperliche Wahrnehmung eines bestimmten Problems oder einer bestimmten Situation« definierte. (Anm. d. Übers.)
377 Ebenda, S. 25.
378 Ebenda, S. 68–71.
379 Daniel Goleman, Hrsg., Healing Emotions, Boston (Shambhala) 1997, S. 114 und 123–129.
380 Peter Levine mit Ann Frederick, Waking the Tiger, Healing Trauma, Berkeley, Calif. (North Atlantic Books,) 1997, S. 137.
381 Ashley Montagu, Touching: The Human Significance of the Skin, 2. Auflage, New York (Harper & Row) 1978, S. 194.
382 Pamela Oldham, »A Flight of Mind«, in Washington Post, 18. Februar 2003.

383 Marlene Steinberg and Maxine Schnall, The Stranger in the Mirror, Zusammenfassung auf www.strangerinthemirror.com/sim_synopsis.html.
384 Robert Scaer, »The Neurophysiology of Dissociation and Chronic Disease«, in Applied Psychophysiology and Biofeedback, Nr. 26 (1), März 2001, S. 73–91, wie abgedruckt auf den Trauma Information Pages, www.trauma-pages.com/a/scaer-2001.php; Harvey J. Irwin, »Childhood Antecedents of Out-of-Body and Déjà Vu Experiences«, in Journal of the American Society for Psychical Research, Nr. 90 (3), 1996, S. 157–172.
385 Marlene Steinberg und Maxine Schnall, The Stranger in the Mirror, Auszug auf www.strangerinthemirror.com/sim_excerpt.html.
386 Marlene Steinberg und Maxine Schnall, The Stranger in the Mirror, www.strangerinthemirror.com/dissociative.html; Robert Scaer, »The Neurophysiology of Dissociation and Chronic Disease«, in Applied Psychophysiology and Biofeedback, Nr. 26 (1), März 2001, S. 73–91, wie abgedruckt in Trauma Information Pages, www.trauma-pages.com/a/scaer-2001.php.
387 G. H. Gallup and F. Newport, »Belief in Paranormal Phenomena among Adult Americans«, in Skeptical Inquirer, Nr. 15, 1991, S. 137–146; John Palmer, »A Community Mail Survey of Psychic Experiences«, in Journal of the American Society for Psychic Research, Nr. 73 (3), 1979, S. 221–251; Colin A. Ross and Shaun Joshi, »Paranormal Experiences in the General Population«, in Journal of Nervous and Mental Disease, Nr. 180 (6), 1992, S. 357–361.
388 Robert Scaer, »The Neurophysiology of Dissociation and Chronic Disease«, in Applied Psychophysiology and Biofeedback, Nr. 26 (1), März 2001, S. 73–91, wie abgedruckt auf den Trauma Information Pages, www.trauma-pages.com/a/scaer-2001.php
389 Mona Lisa Schulz, Awakening Intuition, New York (Harmony Books) 1998, S. 87.
390 Pamela Oldham, »A Flight of Mind«, in Washington Post, 18. Februar 2003.
391 Mona Lisa Schulz, Awakening Intuition, New York (Harmony Books) 1998, S. 57.
392 Rhawn Joseph, The Naked Neuron, New York (Plenum Press) 1993, S. 347.
393 Ebenda, S. 350.
394 Ebenda, S. 352–355.
395 Ebenda, S. 354.
396 Peter Levine mit Ann Frederick, Waking the Tiger, Healing Trauma, Berkeley, Calif. (North Atlantic Books,) 1997, S. 141, 147 und 165.
397 Robert C. Scaer, »Observations on Traumatic Stress Utilizing the Model of the ›Whiplash Syndrome‹«, in Bridges (International Society for the Study of Subtle Energies and Energy Medicine) Nr. 8 (1), Frühjahr 1997, S. 6.

398 Ebenda, S. 7.
399 Peter Levine mit Ann Frederick, Waking the Tiger, Healing Trauma, Berkeley, Calif. (North Atlantic Books,) 1997, S. 99–100.
400 Ebenda, S. 181–187.
401 Ebenda, S. 182.
402 Ebenda, S. 183.
403 Ebenda, S. 183–184.
404 Ebenda, S. 260–261.
405 Ebenda, S. 185.
406 Ebenda, S. 184.
407 Paul Martin, The Healing Mind, New York (St. Martin's Press) 1997, S. 223.
408 Ebenda, S. 283.
409 Ebenda, S. 169.
410 Daniel Goleman, Hrsg., Healing Emotions, Boston (Shambhala) 1997, S. 39.
411 Gabor Maté, »The Healing Force Within«, in Vancouver Sun, 8. April 2003, abgedruckt in When the Body Says No, www.whenthebodysaysno.ca/artvan.html.
412 Gabor Maté, When the Body Says No, Hoboken, N.J. (John Wiley & Sons) 2003, S. 201.
413 Ebenda, S. 172–176.
414 Ebenda, S. 201.
415 Ronald Melzack, »Phantom Limbs«, in Scientific American, Nr. 266, April 1992, S. 120.
416 Eric Leskowitz, »Phantom Limb Pain: Subtle Energy Perspectives«, in Subtle Energies & Energy Medicine, Nr. 8 (2), 2001, S. 126.
417 Ronald Melzack, »Phantom Limbs«, in Scientific American, Nr. 266, April 1992, S. 121.
418 Eric Leskowitz, »Phantom Limb Pain: Subtle Energy Perspectives«, in Subtle Energies & Energy Medicine, Nr. 8 (2), 2001, S. 128.
419 Ronald Melzack, »Phantom Limbs«, in Scientific American, Nr. 266, April 1992, S. 120.
420 Ebenda, S. 120.
421 Ebenda, S. 123.
422 Ebenda, S. 120.
423 Ebenda, S. 124.
424 Ebenda, S. 126.
425 Eric Leskowitz, »Phantom Limb Pain: Subtle Energy Perspectives«, in Subtle Energies & Energy Medicine, Nr. 8 (2), 2001, S. 135–136.
426 Ebenda, S. 136–137.
427 Ebenda, S. 145.
428 Ebenda, S. 147.
429 Center for the Advancement of Health, »PTSD: The Psychological Wounds of Terror«, in Facts of Life, Nr. 6 (6), Oktober 2001.
430 Ebenda.

431 Pamela Fitch und Trish Dryden, »Recovering Body and Soul from Post-Traumatic Stress Disorder«, in Massage Therapy Journal, Nr. 39 (1), Frühjahr 2000, www.amtamassage .org/journal/soul.html (in der Diskussion über Bessel van der Kolk).
432 Ebenda.
433 Center for the Advancement of Health, »Child Abuse Can Last a Lifetime«, in Facts of Life, Nr. 4 (2), März 1999; »Brain Clue to Stress Disorder«, in BBC News, 12. Juli 2003, http://news.bbc.co.uk/1/hi/health/3051496.stm.
434 Sidran Institute, Posttraumatic Stress Disorder (fact sheet), www.sidran.org/sub.cfm?contentID=66&sectionid=4 ; Pamela Fitch und Trish Dryden, »Recovering Body and Soul from Post-Traumatic Stress Disorder«, in Massage Therapy Journal, Nr. 39 (1), Frühjahr 2000, www.amtamassage.org/journal/soul .html.
435 Center for the Advancement of Health, »PTSD: The Psychological Wounds of Terror«, in Facts of Life, Nr. 6 (6), Oktober 2001.
436 Ebenda.
437 Ebenda; Sidran Institute, Posttraumatic Stress Disorder (fact sheet), www.sidran.org/sub.cfm?contentID=66&sectionid=4.
438 Ebenda.
439 Center for the Advancement of Health, »PTSD: The Psychological Wounds of Terror«, in Facts of Life, Nr. 6 (6), Oktober 2001.
440 Neal A. Klein and Jeffrey Rausch, »Olfactory Precipitants of Flashback in Posttraumatic Stress Disorder: Case Reports«, in Journal of Clinical Psychiatry 67 (9), September 1985, S. 383–384.
441 Rachel Yehuda, zitiert in Center for the Advancement of Health, »PTSD: The Psychological Wounds of Terror«, in Facts of Life, Nr. 6 (6), Oktober 2001.
442 Pamela Fitch und Trish Dryden, »Recovering Body and Soul from Post-Traumatic Stress Disorder«, in Massage Therapy Journal, Nr. 39 (1), Frühjahr 2000, www.amtamassage.org/journal/soul.html.
443 Ebenda.
444 Herbert Spiegel und David Spiegel, Trance and Treatment: Clinical Uses of Hypnosis, 2. Auflage, Washington, D.C. (American Psychiatric Publishing) 2004, Nr. 163.
445 James Trefil, 1001 Things Everyone Should Know About Science, New York (Doubleday) 1992, S. 153.
446 Dennis William Hauck, Haunted Places: The National Directory, New York (Penguin Books 1996, S. 116–117.
447 Bernard Grad, »The Healer Phenomenon: What Is It and How Might It Be Studied?«, in Bridges (International Society for the Study of Subtle Energies and Energy Medicine) Nr. 2 (2), Sommer 1991, S. 6.
448 Stanislov Grof, Realms of the Human Unconscious, New York (The Viking Press) 1975.
449 Ebenda, S. 19.
450 Ebenda, S. 46–47.

451 Ebenda, S. 71.
452 Ebenda, S. 76.
453 Benedict Carey, »The Afterlife of Near-Death«, in New York Times, 18. Januar 2009, www.nytimes.com/2009/01/18/weekinreview/18carey.html?_r=1.
454 Nandor Fodor, Between Two Worlds, West Nyack, N.Y. (Parker Publishing Co.) 1964, S. 58.
455 Mental Health Channel, www.mentalhealthchannel.net/ocd/index .shtmlHealth; Steven Dubovsky, »Is OCD a Low-Serotonin Disorder?«, in Journal Watch Psychiatry, 25. März 2004, http://psychiatry.jwatch.org/cgi/content/full/2004/325/4.
456 David Abram, The Spell of the Sensuous: Perception and Language in a More-than-Human World, New York (Pantheon Books) 1996, S. 225.
457 Will Storr, Will Storr vs. the Supernatural, New York (Harper) 2006, S. 279.
458 D. Scott Rogo, Hrsg., Mind beyond the Body, New York (Penguin Books) 1978, S. 187.
459 David Abram, The Spell of the Sensuous: Perception and Language in a More-than-Human World, New York (Pantheon Books) 1996, S. 237–239.
460 Ebenda, S. 228–229 und 237.
461 James Trefil, 1001 Things Everyone Should Know about Science, New York (Doubleday) 1992, S. 182.
462 Ebenda, S. 185–186.
463 Ebenda, S. 152–153.
464 Ebenda, S. 185–186.
465 Ebenda, S. 124–125.
466 Ebenda, S. 111.
467 Ebenda.
468 Ebenda. S. 122.
469 Ebenda, S. 111 und 186.
470 Ebenda, S. 153.
471 Ebenda, S. 155.
472 Ebenda, S, 127.
473 Ebenda, S. 121.
474 Ebenda, S. 16.
475 Ebenda, S. 132-133.
476 Bijal Trivedi, »›Magnetic Map‹ Found to Guide Animal Migration«, in National Geographic News, 21. Oktober 2001, http://news.nationalgeographic.com/news/2001/10/1012_TVanimalnavigation.html.
477 Rick Weiss, »Molecular Action May Help Keep Birds on Course«, in Washington Post, 5. Mai 2008.
478 Philip MacEachron, persönliche Korrespondenz mit dem Autor, 10. November 2006.

479 Guy Murchie, The Seven Mysteries of Life: An Exploration in Science and Philosophy, Boston (Houghton Mifflin Co.) 1978, S. 197.

480 Allen H. Frey und Rodman Messenger Jr., »Human Perception of Illumination with Pulsed Ultrahigh-Frequency Electromagnetic Energy«, in Science, Nr. 181, 27. Juli 1973, S. 356–358.

481 Wikibooks, »Electronics/Frequency Spectrum«, in http://en.wikibooks.org/wiki/Electronics/Frequency_Spectrum.

482 Vic Tandy, »Ghost Sounds: A Review and Discussion of the Infrasound Theory of Apparitions«, in International Journal of Parapsychology, Nr. 12 (2), 2001, S. 131–151.

483 Ebenda, S. 133.

484 Ebenda, S. 134.

485 Mary Roach, Spook: Science Tackles the Afterlife New York (W. W. Norton & Company) 2005, S. 231.

486 Vic Tandy, »Ghost Sounds: A Review and Discussion of the Infrasound Theory of Apparitions«, in International Journal of Parapsychology, Nr. 12 (2), 2001, S. 134.

487 Ebenda, S, 135–136.

488 Ebenda, S. 143.

489 Ebenda, S. 136.

490 Ebenda, S. 138.

491 James Trefil, 1001 Things Everyone Should Know about Science, New York (Doubleday) 1992, S. 129–130.

492 Ebenda, S. 129 und 131.

493 Ebenda, S. 131.

494 Ebenda, S. 272–273; B. Blake Levitt, Electromagnetic Fields, New York (Harcourt Brace & Company) 1995.

495 James Trefil, 1001 Things Everyone Should Know about Science, New York (Doubleday) 1992, S. 174.

496 B. Blake Levitt, Electromagnetic Fields, New York (Harcourt Brace & Company) 1995.

497 Ebenda, S. 69.

498 Norman E. Rosenthal, »Diagnosis and Treatment of Seasonal Affective Disorder«, in Journal of the American Medical Associatio, Nr 270 (22), 8. Dezember 1993, S. 2717–2720.

499 James W. Lance, Migraines and Other Headaches, East Roseville, New South Wales, Australien (Simon and Schuster) 1998, S. 62.

500 Lyall Watson, Supernature: A Natural History of the Supernatural, New York (Bantam Books) 1973, S. 84; David Jay Brown und Rupert Sheldrake, »Unusual Animal Behavior prior to Earthquakes: A Survey in Northwest California«, in http://animalsandearthquakes.com/survey.htm; Maryann Mott, »Can Animals Sense Earthquakes?«, in National Geographic News, 11. November 2003, http://news.nationalgeographic.com/news/2003/11/1111_031111_earthquakeanimals.html.

501 »Can Animals Predict Disaster?«, in Nature, PBS, 13. Mai 2005,

www.pbs.org/wnet/nature/animalspredict/index.html; Ikeya Motoji, »Scientific Elucidation of Earthquake Precursors and Real Time Electromagnetic Monitoring for Disaster Prevention System,« Zusammenfassung auf http://krf.or.jp/report/1997/english/ikeyamotoji%20b1.htm.

502 David Jay Brown, »Animals and Earthquakes: Interview with Dr. Motoji Ikeya«, in www.animalsandearthquakes.com/ikeya.htm.

503 Maryann Mott, »Can Animals Sense Earthquakes?«, in National Geographic News, 11. November 2003), auf http://news.nationalgeographic.com/news/2003/ 11/1111_031111_earthquakeanimals.html.

504 David Jay Brown, »Animals and Earthquakes: Interview with Dr. Motoji Ikeya«, www.animalsandearthquakes.com/ikeya.htm.

505 Ebenda.

506 David Jay Brown und Rupert Sheldrake, »Unusual Animal Behavior prior to Earthquakes: A Survey in Northwest California«, auf http://animalsandearthquakes.com/survey.htm.

507 Maryann Mott, »Can Animals Sense Earthquakes?«, in National Geographic News, 11. November 2003, http://news.nationalgeographic.com/news/2003/ 11/1111_031111_earthquakeanimals.html.

508 Wikipedia, »Infrasound,« http://en.wikipedia.org/wiki/Infrasound; »Can Animals Predict Disaster?« Nature, PBS, May 13, 2005, www.pbs.org/wnet/nature/animalspredict/infrasound.html.

509 Kate Ramsayer, »Infrasonic Symphony«, in Science News Online, Nr. 165 (2) (10. Januar 2004), Pearson Prentice Hall, www.phschool.com/science/science_news/articles/infrasonic_symphony.html.

510 Elephant Information Repository, http://elephant.elehost.com/About_Elephants/ Senses/Hearing/hearing.html.

511 Katie Payne, Rezension von Silent Thunder: In the Presence of Elephants, Scientific American, Auszug auf www.amazon.com/SILENT-THUNDER-Elephants-Katy-Payne/dp/ product-description/ 684801086.

512 »Can Animals Predict Disaster: Eyewitness Accounts«, in Nature, PBS, www.pbs .org/wnet/nature/animalspredict/eyewitness.html.

513 »Can Animals Predict Disaster: »Tall Tales or True?«, in Nature, PBS, www.pbs .org/wnet/nature/animalspredict/talltales.html.

514 Maryann Mott, »Can Animals Sense Earthquakes?«, in National Geographic News, 11. November 2003, http://news.nationalgeographic.com/news/2003/11 /1111_031111_earthquakeanimals.html; »Can Animals Predict Disaster: »Tall Tales or True?«, in Nature, PBS, www.pbs.org/wnet/nature/animalspredict/talltales.html.

515 Maryann Mott, »Can Animals Sense Earthquakes?«, in National Geographic News, 11. November 2003, http://news.nationalgeographic.com/news/2003/11/ 1111_031111_earthquakeanimals.html.

516 Elizabeth von Muggenthaler, zitiert in »Tall Blondes«, in Nature, PBS,

17. Dezember 2005, www.pbs.org/wnet/nature/tallblondes/infrasound.html.

517 Ned Rozell, »Straining to Hear the Voice of the Aurora«, in Alaska Science Forum, Artikel Nr. 1257, 19. Oktober 1995, auf www.gi.alaska.edu/ScienceForum/ASF12/1257.html.

518 Harriett Williams, »Sizzling Skies«, in New Scientist, 6. Januar 2001, S. 14–19.

519 Ebenda.

520 Casey Grove, »Aural Auroral Encounters«, 2. Teil, 7. Februar 2005, www.alaskascienceoutreach.com.

521 Michael Shallis, The Electric Connection: Its Effects on Mind and Body, New York (New Amsterdam Books) 1988, S. 173.

522 Casey Grove, »Aural Auroral Encounters«, 2. Teil, 7. Februar 2005, www.alaskascienceoutreach.com.

523 T. Neil Davis, »Auroral Sounds«, in Alaska Science Forum (Artikel Nr. 265), 2. November 1978, www.gi.alaska.edu/ScienceForum/ASF2/265.html.

524 Wikibooks, »Electronics/Frequency Spectrum«, auf http://en.wikibooks.org/wiki/Electronics/Frequency_Spectrum.

525 Mary Roach, Spook: Science Tackles the Afterlife, New York (W. W. Norton & Company) 2005, S. 218.

526 Kate Ramsayer, »Infrasonic Symphony«, in Science News Online, Nr. 165 (2), (10. Januar 2004), Pearson Prentice Hall, www.phschool.com/science/science_news/articles/infrasonic_symphony.html.

527 Mary Roach, Spook: Science Tackles the Afterlife, New York (W. W. Norton & Company) 2005, S. 216; Loyd Auerbach, Ghost Hunting: How to Investigate the Paranormal, Berkeley, Calif. (Ronin Publishing) 2003, S. 107–112.

528 Richard Wiseman und andere, »An Investigation Into the Alleged Haunting of Hampton Court Palace: Psychological Variables and Magnetic Fields«, in Journal of Parapsychology, Nr. 66, 22. Dezember 2002, S. 389–409.

529 Ned Rozell, »Straining to Hear the Voice of the Aurora«, in Alaska Science Forum, Artikel Nr. 1257, 19. Oktober 1995, auf www.gi.alaska.edu/ScienceForum/ASF12/1257.html.

530 Mary Roach, Spook: Science Tackles the Afterlife, New York (W. W. Norton & Company) 2005, S. 218.

531 Wikibooks, »Electronics/Frequency Spectrum«, http://en.wikibooks.org/wiki/Electronics/Frequency_Spectrum.

532 Bruno Leone, Hrsg., Paranormal Phenomena: Opposing Viewpoints, San Diego (Greenhaven Press) 1997, S. 93.

533 Paul Devereux, Earthmind: A Modern Adventure in Ancient Wisdom, New York (Harper & Row) 1989, S. 83–84; Paul Devereux, Earth Lights Revelation, London (Blandford Press) 1990, S. 208.

534 Mary Roach, Spook: Science Tackles the Afterlife, New York (W. W. Norton & Company) 2005, S. 219.

535 Michael A. Persinger, »Increased Geomagnetic Activity and the Occurrence of Bereavement Hallucinations: Evidence for Melatonin-Mediated Microseizuring in the Temporal Lobe?«, in Neuroscience Letters, Nr. 88, 1988, S. 271–274.

536 Ebenda.

537 Paul Devereux, Earth Lights Revelation, London, (Blandford Press) 1990, S. 208 und 213–215.

538 Mary Roach, Spook: Science Tackles the Afterlife, New York (W. W. Norton & Company) 2005, S. 216.

539 Walter Randall und Steffani Randall, »The Solar Wind and Hallucinations – A Possible Relation Due to Magnetic Disturbances«, in Bioelectromagnetics Nr. 12, 1991, S. 67–70.

540 Paul Devereux, Earth Lights Revelation, London, (Blandford Press) 1990, S. 82–83.

541 Mary Roach, Spook: Science Tackles the Afterlife, New York (W. W. Norton & Company) 2005, S. 219–220.

542 Will Storr, Will Storr vs. the Supernatural, New York (Harper) 2006, S. 230.

543 Mary Roach, Spook: Science Tackles the Afterlife, New York (W. W. Norton & Company) 2005, S. 221.

544 Bruno Leone, Hrsg., Paranormal Phenomena: Opposing Viewpoints, San Diego (Greenhaven Press) 1997, Nr. 98.

545 Darregh Johnson, »New Graves, Fresh Grief: Perennially Sedate Arlington Cemetery Adjusts to the Needs of Mourners of this War«, in Washington Post, 20. Mai 2007.

546 Gordon Rattray Taylor, The Natural History of the Mind, New York (E. P. Dutton) 1979, S. 249.

547 George F. Mahl und andere, »Psychological Responses in the Human to Intracerebral Electrical Stimulation«, in Psychosomatic Medicine, Nr. 26 (4), 1964, S. 337–368.

548 Michael A. Persinger, »Increased Geomagnetic Activity and the Occurrence of Bereavement Hallucinations: Evidence for Melatonin-Mediated Microseizuring in the Temporal Lobe?«, in Neuroscience Letters, Nr. 88, 1988, S. 271–274.

549 Pierre Gloor und andere, »The Role of the Limbic System in Experiential Phenomena of Temporal Lobe Epilepsy«, in Annals of Neurology, Nr. 12 (2), August 1982, S. 129–144.

550 Ebenda, S. 132.

551 Ebenda, S. 134–135.

552 Ebenda, S. 140.

553 Lyall Watson, Supernature: A Natural History of the Supernatural, New York (Bantam Books) 1973, S. 9.

554 Ebenda, S. 222.

555 Carl Sagan, Billions and Billions, New York (Ballantine Books) 1997, S. 48.

556 Robert O. Becker, Cross Currents, Los Angeles (Jeremy P. Tarcher) 1985, S. 77.
557 Gary Farr, »The Pineal Gland,« BecomeHealthyNow.com, 28. Juni 2003, www.becomehealthynow.com/article/bodyendocrine/737.
558 Wikipedia, »Pineal Gland«, http://en.wikipedia.org/wiki/Pineal_gland.
559 Ebenda.
560 Gary Farr, »The Pineal Gland«, BecomeHealthyNow.com, 28. Juni 2003, www.becomehealthynow.com/article/bodyendocrine/737.
561 Robert O. Becker, Cross Currents, Los Angeles (Jeremy P. Tarcher) 1985, Nr. 77.
562 Ebenda, S. 74–75.
563 B. Blake Levitt, Electromagnetic Fields, New York (Harcourt Brace & Company) 1995, S. 73.
564 Ebenda, S. 73
565 Kathy Quinn Thomas, »The Mind-Body Connection: Granny Was Right, After All«, in Rochester Review (University of Rochester), März 1997, www.rochester.edu/pr/Review/V59N3/feature2.html (human brain statistics).
566 Ebenda.
567 Lawrence W. Fagg, Electromagnetism and the Sacred, New York (Continuum Publishing Co.) 1999, S. 16.
568 Ebenda, S. 154.
569 Ebenda, S. 71.
570 Ebenda, S. 123–124.
571 Ebenda, S. 80–81.
572 Ebenda, S. 81.
573 Ebenda, S. 76; P. M. H. Atwater, Beyond the Light, New York (Birch Lane Press) 1994, S. 140–148.
574 Lawrence W. Fagg, Electromagnetism and the Sacred, New York (Continuum Publishing Co.) 1999, S. 75.
575 Ebenda, S. 163–164.
576 James L. Oschman, Energy Medicine: The Scientific Basis, Edinburgh (Churchill Livingstone) 2000, S. 59–60.
577 Andy Coghlan, »To Heal a Wound, Turn Up the Voltage«, in New Scientist 26. Juli 2006, S. 15, www.newscientist.com/article/mg19125624.400.
578 Cass Decker und Mark Ratner, »Electronic Properties of DNA«, in Physics World, Nr. 14 (8), August 2001, http://physicsweb.org/articles/world/14/8/8.
579 William G. Roll, »Poltergeists, Electromagnetism and Consciousness«, in Journal of Scientific Exploration, Nr. 17 (1), 2003: S. 75–86.
580 William G. Roll, »Recurrent Spontaneous Psychokinesis«, in Bridges Magazine (International Society for the Study of Subtle Energies and Energy Medicine) Nr. 10 (1), 1999, S. 8–12.
581 Ebenda.

582 Remy Chauvin, Parapsychology: When the Irrational Rejoins Science, Jefferson, North Carolina (McFarland & Co.) 1985, S. 120–123.
583 Paul Pearsall, The Heart's Code: Tapping the Wisdom and Power of Our Heart Energy, New York (Broadway Books) 1998, S. 55 und 65.
584 Elmer E. Green und andere, »Anomalous Electrostatic Phenomena in Exceptional Subjects«, in Subtle Energies, Nr. 2 (3), 1991, S. 9–94.
585 Ebenda, S. 79.
586 Remy Chauvin, Parapsychology: When the Irrational Rejoins Science, Jefferson, North Carolina (McFarland & Co.) 1985, S. 101–105.
587 William G. Roll, »Poltergeists, Electromagnetism and Consciousness«, in Journal of Scientific Investigation, Nr. 17 (1), 2003, S. 75–86.
588 Ebenda, S. 81.
589 Johannes Mischo, »Personality structure of psychokinetic mediums«, in Proceedings of the Parapsychological Association, Nr. 5, 1968, S. 35–37, wie zitiert von William G. Roll in »Recurrent Spontaneous Psychokinesis«, in Bridges Magazine (International Society for the Study of Subtle Energies and Energy Medicine), Nr. 10 (1), 1999, S. 8–12.
590 Ruth Reinsel, »Physical Mediumship, Macro-PK, and the Autonomic Nervous System« (Zusammenfassung eines Vortrags beim 47. jährlichen Kongress der Parapsychological Association, 5.–8. August 2004 in Wien), mit Zitat der folgenden Schriftstücke: William G. Braud, »Psi Performance and Autonomic Nervous System Activity«, in Journal of the American Society for Psychical Research, Nr. 75 (1), 1981, S. 1–35; und William G. Braud, »ESP, PK, and Sympathetic Nervous System Activity«, in Parapsychology Review, Nr. 16, 1985, S. 8–11.
591 William G. Roll und Michael A. Persinger, »Poltergeist and Nonlocality: Energetic Aspects of RSPK«, in Proceedings of the Parapsychological Association (41. jährlicher Kongress, 6.–9. August 1998, in Halifax, Nova Scotia), S. 184–198.
592 Ebenda, S. 188.
593 Ebenda, S. 194.
594 Rush W. Dozier, Fear Itself: The Origin and Nature of the Powerful Emotion That Shapes Our Lives and Our World, New York (St. Martin's Press) 1998, S. 4.
595 Ebenda, S. 4–5.
596 Stephen Kiesling, »Wired for Compassion«, Interview mit Daniel Goleman, in Spirituality and Health, September/Oktober 2006, S. 50.
597 Desmond Morris, The Naked Ape: A Zoologist's Study of the Human Animal, New York (McGraw-Hill) 1967, S. 169–170.
598 Helen Pearson, »Dying Leaves Its Mark on the Brain«, in Nature, Science Update, 2. Februar 2004, wie abgedruckt in Chinese Medical & Biological Information, http://cmbi.bjmu.edu.cn/news/0402/3.htm.
599 Ebenda.
600 Rush W. Dozier, Fear Itself: The Origin and Nature of the Powerful

Emotion That Shapes Our Lives and Our World, New York (St. Martin's Press) 1998, S. 64–66.

601 Ebenda, S. 66.

602 Ebenda, S. 67.

603 Ebenda, S. 67–68.

604 Lyall Watson, The Nature of Things: The Secret Life of Inanimate Objects, Rochester, Vt. (Destiny Books) 1992, S. 168.

605 John Fuller, The Ghost of Flight 401, New York (Berkley Publishing Company) 1976, S. 60.

606 Ebenda, S. 118.

607 Ebenda, S. 82–83.

608 Ebenda, S. 41.

609 Ebenda, S. 130.

610 Ebenda, S. 55.

611 Ebenda, S. 164.

612 Ebenda, S. 206.

613 Lyall Watson, Supernature: A Natural History of the Supernatural, New York (Bantam Books) 1973, S. 228.

614 David Henry Feldman, Nature's Gambit: Child Prodigies and the Development of Human Potential, New York (Basic Books) 1986, S. 196–197.

615 Ebenda.

616 Alexander Lowen, Pleasure: A Creative Approach to Life, New York (Penguin Books) 1970, S. 157.

617 Ebenda, S. 185–186.

618 Peter A. Levine with Ann Frederick, Waking the Tiger: Healing Trauma, Berkeley, Calif. (North Atlantic Books) 1997, S. 137.

619 Mona Lisa Schulz, Awakening Intuition, New York (Harmony Books) 1998, S. 106–107.

620 Larry Dossey, Healing Beyond the Body, Boston (Shambhala) 2001, S. 253 (telesomatische Ereignisse); Mona Lisa Schulz, Awakening Intuition, New York (Harmony Books) 1998, S. 75 (Hellfühligkeit).

621 Larry Dossey, Healing Beyond the Body, Boston (Shambhala) 2001, S. 253.

622 Ebenda.

623 Ebenda, S. 253–254.

624 Ebenda, S. 254.

625 Jan Ehrenwald, The ESP Experience: A Psychiatric Validation, New York (Basic Books) 1978, S. 21–23.

626 Ebenda, S. 26.

627 John Fuller, The Ghost of Flight 401, New York (Berkley Publishing Company) 1976, S. 312.

628 Morton Schatzman, »Ghosts in the Machine«, in Psychology Today, Januar 1981, S. 99.

629 Morton Schatzman, »Living with Apparitions«, in New York Times Magazine, 27. April 1980, S. 126.

630 Pamela Fitch und Trish Dryden, »Recovering Body and Soul from Post-Traumatic Stress Disorder«, in Massage Therapy Journal, Nr. 39 (1), Frühjahr 2000, www.amtamassage.org/journal/soul.html (mit Bezugname auf Bessel van der Kolk); Daniel Goleman, Emotional Intelligence, New York (Bantam Books) 1995, S. 201–203.
631 Morton Schatzman, »Living with Apparitions«, in New York Times Magazine, 27. April 1980, S. 129–130.
632 William J. Cromie, »Hypnosis Found to Alter the Brain: Subjects See Color Where None Exists«, in Harvard University Gazette, 21. August 2000, www .news.harvard.edu/gazette/2000/08.21/hypnosis.html.
633 Michael Talbot, The Holographic Universe, New York (HarperCollins) 1991, S. 163.
634 Martin L. Rossman, »What Is Imagery, and How Does It Work?«, Auszug aus seinem Buch Guided Imagery for Self-Healing, Novato, Calif. (New World Library) 2000, auf HealthWorld Online, www.healthy.net/asp/templates/article .asp?pagetype=article&id=389; Martin L. Rossman, »Guided Imagery,« in Complementary and Integrative Medicine in Cancer Care and Prevention, hrsg. v. Marc S. Micozzi, New York (Springer) 2007.
635 Victor Mansfield, Sally Rhine-Feather, und James Hall, »The Rhine-Jung Letters: Distinguishing Parapsychological from Synchronistic Events«, in Journal of Parapsychology, Nr. 62 (1), März 1998, S. 3–25.
636 John McCrone, The Myth of Irrationality, New York (Carroll & Graf Publishers) 1993, S. 165.
637 Ebenda, S. 180–181.
638 Ebenda, S. 184.
639 Robert L. Van de Castle, Our Dreaming Mind, New York (Ballantine Books) 1994, S. xix.
640 Ebenda, S. xix und 400–401.
641 Ebenda, S. ix.
642 Ebenda, S. 364–365.
643 Ebenda, S. 368–369.
644 Ebenda, S. 409.
645 Michael Shallis, On Time: An Investigation into Scientific Knowledge and Human Experience, New York (Schocken Books) 1982, S. 174–75.
646 Andrew Nichols and William Roll, »The Jacksonville Water Poltergeist: Electromagnetic and Neuropsychological Aspects«, in Proceedings of Presented Papers, The Parapsychological Association (41. jährlicher Kongress, 6.–9. August 1998, in Halifax, Nova Scotia), S. 97–107.
647 Ebenda, S. 105.
648 Ebenda, S. 97.
649 Michael Talbot, The Holographic Universe, New York (HarperCollins) 1991, S. 149–150.

650 Gabor Maté, When the Body Says No: Understanding the Stress-Disease Connection, Hoboken, New Jersey (John Wiley & Sons, Inc.) 2003, S. 172–176.
651 Cyril W. Smith und Simon Best, Electromagnetic Man: Health and Hazard in the Electrical Environment, New York (St. Martin's Press) 1989, S. 86–87, 93 und 97.
652 Cyril W. Smith and Simon Best, Electromagnetic Man: Health and Hazard in the Electrical Environment (New York: St. Martin's Press, 1989), S. 100.
653 Michael Shallis, The Electric Connection: Its Effects on Mind and Body, New York (New Amsterdam Books) 1988.
654 Ebenda, S. 22.
655 Ebenda, S. 27–28.
656 James Houran und Rense Lange, »Diary of Events in a Thoroughly Unhaunted House«, in Perceptual and Motor Skills, Nr. 83, 1996, S. 499–502; James Houran und Rense Lange, »Hauntings and Poltergeist-Like Episodes as a Confluence of Conventional Phenomena: A General Hypothesis«, in Perceptual and Motor Skills, Nr. 83, 1996, S. 1307–1316.
657 Harvey J. Irwin, »Childhood Antecedents of Out-of-Body and Déjà Vu Experiences«, in Journal of the American Society for Psychical Research, Nr. 90 (3), 1996, S. 157–172; Harvey J. Irwin, »Origins and Functions of Paranormal Belief: The Role of Childhood Trauma and Interpersonal Control«, in Journal of the American Society for Psychical Research, Nr. 86 (3), 1992, S. 199–208; Harvey J. Irwin »Childhood Belief and the Origins of Paranormal Belief: A Constructive Replication«, in Psychological Reports, Nr. 74, 1994, S. 107–111; Sandra Stockenius und Peter Brugger, »Perceived Electrosensitivity and Magical Ideation«, in Perceptual and Motor Skills, Nr. 90, 2000: S. 899–900; U. F. Malt und andere, »Physical and Mental Problems Attributed to Dental Amalgam Fillings: A Descriptive Study of 99 Self-Referred Patients Compared with 272 Controls«, in Psychosomatic Medicine, Nr. 59, 1997, S. 32–41.
658 Ulrich Frick und andere, »Comparison Perception of Singular Transcranial Magnetic Stimuli by Subjectively Electrosensitive Subjects and General Population Controls«, in Bioelectromagnetics, Nr. 26, 2005, S. 287–98; S. Liden, »Sensitivity to Electricity: A New Environmental Epidemic«, in Allergy, Nr. 51, 1996, S. 519–524.
659 Gordon Rattray Taylor, The Natural History of the Mind, New York (E. P. Dutton) 1979), S. 218.
660 Joseph Chilton Pearce, Magical Child: Rediscovering Nature's Plan for Our Children, New York (Bantam Books) 1977), S. 196.
661 Matthew Manning, The Link, New York (Holt, Reinhart and Winston) 1975, S. 25.
662 Ebenda, S. 98–99.

663 Cyril W. Smith und Simon Best, Electromagnetic Man: Health and Hazard in the Electrical Environment, New York (St. Martin's Press) 1989, S. 99.
664 Colin Wilson, Poltergeist: A Study in Destructive Haunting, New York (G. P. Putnam's Sons) 1982, S. 279.
665 D. Scott Rogo, The Poltergeist Experience, Wellingborough, Northamptonshire, England (The Aquarian Press) 1979, S. 225–229 und 236–237.
666 Theresa Crenshaw, The Alchemy of Love and Lust, New York (G. P. Putnam's Sons) 1996.
667 Alice Park, »Sexual Healing«, in Time, 19. Januar 2004, S. 38–39.
668 Montagu, Ashley, Touching: The Human Significance of the Skin, 3. Auflage, New York (Perennial Library) 1986, S. 160.
669 Theresa Crenshaw, The Alchemy of Love and Lust, New York (G. P. Putnam's Sons) 1996, S. 82.
670 Alice Park, »Sexual Healing«, in Time, 19. Januar 2004, S. 38–39.
671 Suzi Landolphi, »Sexually Speaking«, in Spa Magazine, Herbst 1998, S. 14.
672 Julie Robotham, »Riddle of the Quiet Killer«, in Sydney Morning Herald, 4. Mai 2002, S. 37, www.smh.com.au/articles/2002/05/03/1019441432740.html.
673 A. D. Cornell, »The Seen and Unseen Ghost«, in International Journal of Parapsychology, Nr. 11 (1), 2000, S. 143–148.
674 Der vom Autor verwendete englische Begriff »sensitivity« ist entweder als »Sensibilität« oder als »Sensitivität« zu übersetzen. Im Englischen hat er beide Bedeutungen, während im Deutschen »Sensibilität« in einem allgemeineren Sinn »Empfindungsfähigkeit« oder »Feinfühligkeit« bedeutet, »Sensitivität« vor allem eine (eher als pathologisch verstandene) »Überempfindlichkeit« oder »übersteigerte Feinfühligkeit« bezeichnet, aber auch eine »mediale« Begabung. Wo von »Feinfühligkeit« im Allgemeinen die Rede ist, wird in der deutschen Übersetzung daher »Sensibilität« verwendet. (Anm. d. Übers.)
675 William Morris, Hrsg., American Heritage Dictionary of the English Language, Boston (Houghton Mifflin Company) 1981, S. 1180.
676 Weiert Velle, »Sex Differences in Sensory Functions«, in Perspectives in Biology and Medicine, Nr. 30 (4), 1987, S. 490–522.
677 Andy Coghlan, »How Sensitivity to Pain is Really All in the Mind«, in New Scientist, 2. Juni 2003, S. 17.
678 Richard Hollingham, »In the Realm of Your Senses«, in New Scientist, 31. Januar 2004, S. 40–43.
679 Jillyn Smith, Senses and Sensibilities, New York (John Wiley & Sons) 1989, S. 2–3; Lyall Watson, Jacobson's Organ: And the Remarkable Nature of Smell, New York (Plume) 2001.
680 Roxanne Khamsi, »Plastic Brains Help the Blind Place Sounds«, 25. Januar 2005 in Chinese Medical & Biological Information, http://cmbi.bjmu.edu.cn/news/0501/136.htm.

681 »Sick-Building Syndrom« ist die medizinische Bezeichnung für eine durch kontaminierte Gebäude ausgelöste Krankheit. (Anm. d. Übers.)
682 Anonym, persönliche Korrespondenz mit dem Autor, 19. September 2000.
683 Dennis William Hauck, Haunted Places: The National Directory, New York (Penguin Books) 1996.
684 Paul Martin, The Healing Mind, New York (St. Martin's Press) 1997.
685 Richard Hollingham, »In the Realm of Your Senses«, in New Scientist, 31. Januar 2004, S. 40–43.
686 Lyall Watson, Jacobson's Organ: And the Remarkable Nature of Smell, New York (Plume) 2001.
687 Ebenda; Michael Schirber, »Women Suffer More Than Men«, 6. Juli 2005, www .livescience.com/humanbiology/050706_pain_gender.html; University of California–Los Angeles, »Gender Differences in Response to Pain«, Pressemitteilung, 5. November 2003, www.sciencedaily.com/releases/2003/11/031105064626 .htm.
688 Elaine N. Aron, The Highly Sensitive Person: How to Thrive When the World Overwhelms You, New York (Carol Publishing Group) 1996.
689 Ebenda, S. 7.
690 Ebenda, S. 10–12.
691 Ebenda, S. 14–15.
692 Jerome Kagan und Nancy Snidman, »Temperament and a Religious Perspective«, in APS Observer (Association for Psychological Science), Nr. 18 (10), Oktober 2005, http://psychologicalscience.org/observer/getArticle.cfm?id=1862.
693 Elaine N. Aron, The Highly Sensitive Person: How to Thrive When the World Overwhelms You, New York (Carol Publishing Group) 1996, S. 20–21.
694 Ebenda, S. xi.
695 Sharon Heller, Too Loud, Too Bright, Too Fast, Too Tight: What to Do If You Are Sensory Defensive in an Overstimulating World, New York (HarperCollins) 2002.
696 Ebenda, S. 3.
697 Ebenda, S. 9.
698 Enenda, S. 10.
699 Ebenda, S. 95.
700 Ebenda, S. 95.
701 Ebenda, S. 152.
702 Ebenda, S. 145–146.
703 Ebenda, S. 146–147.
704 Ebenda, S. 149–152.
705 Karen A. Smith und Karen R. Gouze, The Sensory-Sensitive Child, New York (HarperResources) 2005.
706 Ebenda, S. 15.

707 Brock Eide und Fernette Eide, The Mislabeled Child, New York (Penguin) 2005, wie zitiert auf The Sensory Processing Disorder Resource Center, www .sensory-processing-disorder.com/autism-and-sensory-integration.html.
708 Sensory Processing Disorders Foundation, »Summary of Research Findings in Sensory Processing Disorder from KR1-07-06«, http://209.169.7.42/library/kri.html.
709 Karen A. Smith und Karen R. Gouze, The Sensory-Sensitive Child, New York (HarperResources) 2005, S. 32–33.
710 Ebenda, S. 36–38 und 41–43.
711 Ebenda, S. 16.
712 Die Logopädin Jane Koomar, in einem persönlichen Austausch mit dem Autor, 21. December 2007.
713 Ebenda.
714 Ernest Hartmann, Boundaries in the Mind, New York (Basic Books) 1991.
715 Ebenda, S. 4–7.
716 Nicholas Humphrey, A History of the Mind, New York (Simon & Schuster) 1992, S. 204.
717 Ernest Hartmann, Boundaries in the Mind, New York (Basic Books) 1991, S. 34.
718 Ebenda.
719 Ebenda, S. 72.
720 Ebenda, S. 7.
721 Ebenda. S. 225.
722 Ebenda, S. 233 und 241.
723 Ebenda, S. 15.
724 Paul Bergman and Sibylle K. Escalona, »Unusual Sensitivities in Very Young Children«, in The Psychoanalytic Study of the Child, Nr. II, 1949, S. 333–352.
725 Ebenda, S. 333.
726 Ebenda, S. 345–347.
727 Ian Wickramasekera, »Secrets Kept from the Mind but Not the Body or Behavior: The Unsolved Problems of Identifying and Treating Somatization and Psychophysiological Disease«, in Advances in Mind-Body Medicine, Nr. 14, 1998, S. 81–132.
728 Ebenda, S. 83.
729 Ebenda, S. 84.
730 Ebenda, S. 83–85.
731 Elizabeth Bogod, »Examining Sensitivity«, auf www.ldpride.net/sensitivity.htm.
732 Stephanie S. Tolan, »Dabrowski's Over-excitabilities: A Layman's Explanation«, auf www.stephanietolan.com/dabrowskis.htm.
733 Michael M. Piechowski, »Overexcitabilities«, in Encyclopedia of Creativity, hrsg. v. Mark A. Runco und Steven R. Pritzker, Burlington, Mass., und St. Louis, Mo. (Academic Press) 1999, S. 325–33.

734 Positive Disintegration, »The Theory of Positive Disintegration by Kazimierz Dabrowski«, auf www.positivedisintegration.com.
735 Sal Mendaglio, »Emotional Sensitivity in Gifted Children«, Centre for Gifted Education, University of Calgary, www.ucalgary.ca/~gifted/resources/articles/Emotional%20SensitivitySM.pdf.
736 Stephanie S. Tolan, »Spirituality and the Highly Gifted Adolescent«, auf www.stephanietolan.com/spirituality.htm.
737 Institute of Noetic Sciences, »Mapping Consciousness Through Research and Education: 2003/2004 Program Portfolio«, auf www.noetic.org/research/files/folio.pdf, 9.
738 Auke Tellegen und Gilbert Atkinson, »Openness to Absorbing and Self-Altering Experiences (›Absorption‹), a Trait Related to Hypnotic Susceptibility«, in Journal of Abnormal Psychology, Nr. 83 (3), 1974, S. 268–277.
739 Ebenda, S. 270.
740 »Why Streep Plays It Safe«, in The Week, 13. August 2004, Abteilung ›People‹, S. 10.
741 Auke Tellegen and Gilbert Atkinson, »Openness to Absorbing and Self-Altering Experiences (›Absorption‹), a Trait Related to Hypnotic Susceptibility«, in Journal of Abnormal Psychology, Nr. 83 (3), 1974, S. 276.
742 Ebenda, S. 274–275.
743 Ebenda, S. 275.
744 Paul Bergman und Sibylle K. Escalona, »Unusual Sensitivities in Very Young Children«, in The Psychoanalytic Study of the Child, Nr. II, 1949, S. 336.
745 Sheryl C. Wilson und Theodore X. Barber, »The Fantasy-Prone Personality: Implications for Understanding Imagery, Hypnosis, and Parapsychological Phenomena«, in Imagery: Current Theory, Research and Application, hrsg. v. Anees A. Sheikh, New York (John Wiley & Sons) 1983, S. 340–387.
746 Ebenda, S. 340.
747 Ebenda, S. 381.
748 Elaine N. Aron, The Highly Sensitive Person: How to Thrive When the World Overwhelms You, New York (Carol Publishing Group) 1996, S. 161.
749 Sheryl C. Wilson und Theodore X. Barber, »The Fantasy-Prone Personality: Implications for Understanding Imagery, Hypnosis, and Parapsychological Phenomena«, in Imagery: Current Theory, Research and Application, Hrsg. v. Anees A. Sheikh, New York (John Wiley & Sons) 1983, S. 350.
750 Ebenda, S. 350.
751 Ebenda, S. 352–353.
752 Ebenda, S. 354.
753 Ebenda, S. 359.
754 Ebenda, S. 379.

755 Tracy R. Gleason, »Imaginary Companions and Peer Acceptance«, in International Journal of Behavioral Developmen, Nr. 28 (3), 2004, S. 204–209.
756 Robert D. Friedberg, »Allegorical Lives: Children and Their Imaginary Companions«, in Child Study Journal, Nr. 25 (1), 1995, S. 1–22.
757 Tracy R. Gleason, Raceel N. Jarudi, und Jonathan M. Cheek, »Imagination, Personality and Imaginary Companions«, in Social Behavior and Personality, Nr. 31, Januar 2003, S. 721–737; Paula Bouldin und Chris Pratt, »A Systematic Assessment of the Specific Fears, Anxiety Level, and Temperament of Children with Imaginary Companions«, in Australian Journal of Psychology, Nr. 54 (2), 2002, S. 79–85.
758 Brett Laurson, Hrsg., Close Friendships in Adolescence, San Francisco (Jossey-Bass Publishers) 1993, S. 75; Norma Estelle Cutts und Nicholas Moseley, The Only Child: A Guide for Parents and Only Children of All Ages, New York (G. P. Putnam) 1954, S. 96.
759 Ebenda, S. 64.
760 Ebenda, S. 115.
761 Brett Laurson, Hrsg., Close Friendships in Adolescence, San Francisco (Jossey-Bass Publishers) 1993, S. 78.
762 Marjorie Taylor, Imaginary Companions and the Children Who Create Them, New York (Oxford University Press) 1999, S. 131.
763 Tracy R. Gleason, Raceel N. Jarudi, und Jonathan M. Cheek, »Imagination, Personality and Imaginary Companions«, in Social Behavior and Personality, Nr. 31, Januar 2003, S. 721–737.
764 Michael A. Thalbourne, »Transliminality: A Review«, in International Journal of Parapsychology, Nr. 11 (2), 2000, S. 1–34.
765 Ebenda, S. 5–7.
766 Michael A. Thalbourne und andere, »Transliminality, Brain Function, and Synesthesia«, in Journal of Nervous and Mental Disease, Nr. 189 (3), 2001, S. 190–192.
767 Gordon Rattray Taylor, The Natural History of the Mind, New York (E. P. Dutton) 1979, S. 220.
768 Ebenda.
769 Ebenda, S. 221–222.
770 James Houran und Rense Lange, »Diary of Events in a Thoroughly Unhaunted House«, in Perceptual and Motor Skills, Nr. 83, 1996, S. 499–502.
771 James Houran und Carl Williams, »Relation of Tolerance of Ambiguity to Global and Specific Paranormal Experience«, in Psychological Reports, Nr. 83, 1998, S. 807–818.
772 Rense Lange und James Houran, »The Role of Fear in Delusions of the Paranormal«, in Journal of Nervous and Mental Disease, Nr. 187 (3), 1999, Nr. 159–166.
773 Richard Wiseman und andere, »An Investigation into Alleged ›Hauntings‹«, in British Journal of Psychology, Nr. 94, 2003, S. 195–211; Arran Frood, »Ghosts ›All in the Mind‹«, BBC News, 21. Mai 2003,

http://news.bbc.co.uk/2/hi/science/nature/3044607.stm; BBC News Scotland, »Castle Ghost Hunt's 'Curious' Findings«, 17. April 2001, http://news.bbc.co.uk/2/hi/uk_news/scotland/1282114.stm.

774 Gordon Rattray Taylor, The Natural History of the Mind, New York (E. P. Dutton) 1979, S. 7–8.

775 Geoffery Schultz und Ronald Melzack, »The Charles Bonnet Syndrome: ›Phantom Visual Images‹«, in Perception, Nr. 20 (6), 1991, S. 809–825.

776 Gene Weingarten, »Below the Beltway«, in The Washington Post Magazine, 29. Dezember 2002, S. 3–5.

777 Jerry L. Carter, »Visual, Somatosensory, Olfactory, and Gustatory Hallucinations«, in Psychiatric Clinics of North America, Nr. 15 (2), 1992, S. 347–358.

778 Ebenda, S. 352.

779 Judy Foreman, »When Stopping to Smell Is a Problem«, in Boston Globe, 8. Mai 2001, www.myhealthsense.com/F20010508_stoppingSmell.html.

780 Simon Baron-Cohen, »Is There a Normal Phase of Synaesthesia in Development?«, in Psyche, Nr. 2 (27), 1996, http://psyche.csse.monash.edu.au/v2/psyche-2-27-baron_cohen.html.

781 Brad Lemley, »Do You See What They See?«, in Discover, Dezember 1999, S. 80–87.

782 Carol J. Schneider, »The Right Orbitofrontal Cortex – Master Regulator of the Brain and Body«, in Bridges (International Society for the Study of Subtle Energies and Energy Medicine), Nr. 8 (1), 1997, S. 8–10.

783 Michael Hopkin, »Brain Electrodes Conjure Up Ghostly Visions«, in Nature News, 20. September 2006, wie nachgedruckt auf BioEd Online, Baylor College of Medicine, www.bioedonline.org/news/newsprint.cfm?art=2805.

784 Kevin R. Nelson und andere, »Does the Arousal System Contribute to Near Death Experience?«, in Neurology, Nr. 66, 2006, S. 1003–1009.

785 Maurice M. Ohayon, »Prevalence of Hallucinations and Their Pathological Associations in the General Population«, in Psychiatry Research. Nr. 97 (2–3), 27. Dezember 2000, S. 153–164.

786 Peter McKellar, in The Potential of Fantasy and Imagination, hrsg. v. Anees A. Sheikh und John T. Shaffer, New York (Brandon House) 1979, S. 194.

787 Sheryl C. Wilson und Theodore X. Barber, »The Fantasy-Prone Personality: Implications for Understanding Imagery, Hypnosis, and Parapsychological Phenomena«, in Imagery: Current Theory, Research and Application, hrsg. v. Anees A. Sheikh, New York (John Wiley & Sons) 1983, S. 365.

788 Celia Green, »Waking Dreams and Other Metachoric Experiences«, in Psychiatric Journal of the University of Ottawa, Nr. 15 (2), 1990, S. 123–128.

789 Ebenda, S. 125.
790 Sheryl C. Wilson und Theodore X. Barber, »The Fantasy-Prone Personality: Implications for Understanding Imagery, Hypnosis, and Parapsychological Phenomena«, in Imagery: Current Theory, Research and Application, hrsg. v. Anees A. Sheikh, New York (John Wiley & Sons) 1983, S. 352.
791 Ebenda, S. 353–354.
792 Michaeleen C. Maher, »Quantitative Investigation of the General Wayne Inn«, in Journal of Parapsychology, Nr. 64, 2000, S. 365–390.
793 Gertrude R. Schmeidler, »Quantitative Investigation of a ›Haunted House‹«, in Journal of the American Society for Psychical Research, Nr. 60, 1966, S. 137–149.
794 Garry Cooper, »The Gorilla in the Living Room« (Bericht über das Networker Symposium 2005), in Psychotherapy Networker, Mai 2005.
795 Temple Grandin und Catherine Johnson, Animals in Translation, New York (Scribner) 2005, S. 65.
796 Ebenda, S. 51.
797 Ebenda, S. 67.
798 Dan Olmsted, »The Age of Autism: More Sick Kids«, United Press International, 10. Oktober 2005.
799 Jill Neimark, »Autism: It's Not Just in the Head«, in Discover, April 2007, S. 33–38 und 75 (mit einem Zitat von Martha Herbert).
800 Ibid.; Medical News Today, »Autistic Behaviors in Offspring Linked to Prenatal Exposure to Maternal Antibodies«, 12. Februar 2008, www.medicalnewstoday.com/articles/97029.php.
801 Carrie Payton Dahlberg, »Study Explores Autism Link to Immune System«, in Sacramento Bee, 25. Januar 2008.
802 Katerina Peshava, »Autism's Origins: Mother's Antibody Production May Affect Fetal Brain«, in The Gazette (Johns Hopkins University) Nr. 37 (2), 3. März 2008, www.jhu.edu/~gazette/2008/03mar08/03autism.html.
803 William Stillman, Autism and the God Connection, Naperville, Ill. (Sourcebooks) 2006.
804 Donna Williams, Autism and Sensing: The Unlost Instinct (London: Jessica Kingsley Publishers, 1998).
805 Ebenda, S. 55 und 59.
806 Ebenda, S. 35–36.
807 Baylor College of Medicine, »Poor Recognition of ›Self‹ Found in High Functioning People with Autism«, Prsseveröffentlichung 6. Februar 2008, www.bcm.edu/news/item.cfm?newsID=1058.
808 Claudia Wallis, »Inside the Autistic Mind, in Time, 7. Mai 2006), S. 43–51, www .time.com/time/magazine/article/0,9171,1191843,00.html.
809 Centers for Disease Control and Prevention, »Autism Spectrum Disorders Fact Sheet«, www.cdc.gov/ncbddd/autism/actearly/autism.html.

810 Matthew Manning, The Link, New York (Holt, Reinhart and Winston) 1975; Jan Ehrenwald, The ESP Experience: A Psychiatric Validation, New York (Basic Books) 1978, S. 185 (Diskussion der Arbeit des Psychologen Peter Bander).
811 Ebenda, S. 186–187.
812 Ebenda, S. 188.
813 National Institutes of Health, »Asperger Syndrome«, National Institute of Child Health and Development, www.nichd.nih.gov/health/topics/asperger_syndrome.cfm; Roy Richard Grinker, Unstrange Minds, New York (Basic Books) 2007, S. 60–61.
814 National Institute of Neurological Disorders and Stroke, »Autism Fact Sheet«, www.ninds.nih.gov/disorders/autism/detail_autism.htm.
815 Roy Richard Grinker, Unstrange Minds, New York (Basic Books) 2007, S. 62–63.
816 Autism Society of America, »What is Autism: Facts and Stats«, www.autism-society.org/site/PageServer?pagename=about_whatis_factsstats (Zahel zitiert nach dem Bericht der Centers for Disease Control and Prevention 2001).
817 Miranda Hill, »Autism Spectrum Disorders More Common than Previously Believed, CDC Says after 14-State Study«, MedicineNet.com, 8. Februar 2007, www.medicinenet.com/script/main/art.asp?articlekey=79371.
818 Roy Richard Grinker, Unstrange Minds (New York: Basic Books, 2007), S. 5.
819 Ebenda: S. 5.
820 Elaine N. Aron, The Highly Sensitive Person: How to Thrive When the World Overwhelms You, New York (Carol Publishing Group) 1996, S. 4.
821 Temple Grandin und Catherine Johnson, Animals in Translation, New York (Scribner) 2005, S. 57–60 und 285–287.
822 Ebenda, S. 288.
823 Amy Tyberg und William H. Frishman, »Animal Assisted Therapy«, in Complementary and Integrative Medicine in Pain Management, hrsg. v. Michael I. Weintraub, Ravinder Mamtani und Marc S. Micozzi, New York (Springer) 2008, S. 115–124.
824 David M. Dosa, »A Day in the Life of Oscar the Cat«, in New England Journal of Medicine, Nr. 357 (4), 26. Juli, Nr. 26, 2007, S. 328–329; Associated Press, »Cat Plays Furry Grim Reaper at Nursing Home«, 27. Juli 2007, MSNBC, www.msnbc.msn .com/id/19959718.
825 Center for the Advancement of Health, »Fibromyalgia Syndrome: Improving the Treatment, Unraveling the Cause«, in Facts of Life, Nr. 6 (8), Dezember 2001; Center for the Advancement of Health, »Migraine: Prevention and Treatment More Effective Than Most Realize«, in Facts of Life. Nr. 7 (1), Februar 2002.
826 Howard Mertz und andere, »Regional Cerebral Activation in Irritable Bowel Syndrome and Control Subjects with Painful and Nonpainful

Rectal Distension«, in Gastroenterology, Nr. 118 (5), Mai 2000, S. 842–848.

827 Andrew Cocke, »Men and Women Remember Things in Different Ways«, in Brain Work (Charles A. Dana Foundation), Juli–August 2002, S. 7.

828 Susan Hornik, »For Some, Pain is Orange«, in Smithsonian, Februar 2001, S. 48–56, www.smithsonianmag.com/science-nature/synesthesia-abstract.html.

829 Michael A. Thalbourne und andere, »Transliminality, Brain Function, and Synesthesia«, in Journal of Nervous and Mental Disease, Nr. 189 (3), 2001, S. 190–192; The Diane Rehm Show, National Public Radio (WAMU-FM), 6. März 2000, http://wamu.org/programs/dr/00/03/06.php; »A Sixth Sense«, in 60 Minutes II, CBS News, 14. August 2002, www.cbsnews.com/stories/2002/01/08/60II/main323596.shtml.

830 Richard E. Cytowic, »Synesthesia: Phenomenology and Neuropsychology«, in Psyche, Nr. 2 (10), 1995, http://psyche.csse.monash.edu.au/v2/psyche-2-10-cytowic.html.

831 Sean O'Neill, »A Striking Mystery«, in Washington Post, 29. Juli 2003.

832 Institute of Noetic Sciences, »Donor Spotlight: David Ritchey – Sensitivity and the Transpersonal Experience«, 30. September 2007, www.shiftinaction.com/node/5201; David Ritchey, persönliche Korrespondenz mit dem Autor, 8. Januar 2004; Dean Radin, persönliche Korrespondenz mit dem Autor, 8. Mai 2006.

833 Brandon Massullo, »Environmental Sensitivity and Paranormal Experience«, Magisterarbeit, University of Edinburgh, 2008 (unveröffentlicht).

834 Das Mary King's Close ist ein unterirdisches Gassenlabyrinth aus dem Mittelalter. (Anm. d. Übers.)

835 Weiert Velle, »Sex Differences in Sensory Functions«, in Perspectives in Biology and Medicine, Nr. 30 (4), 1987, S. 490–522.

836 Ebenda, S. 503–504.

837 Ebenda. S. 504.

838 Ebenda, S. 510.

839 Society for Women's Health Research, »Sex Differences in Autoimmune Disease« (Merkblatt), August 2004, www.womenshealthresearch.org/site/PageServer?pagename=hs_facts_autoimmune.

840 Paul Martin, The Healing Mind: The Vital Links Between Brain and Behavior, Immunity and Disease, New York (St. Martin's Press) 1997, S. 72.

841 University of California – Los Angeles, »Same Genes Act Differently in Males and Females« (Pressemitteilung), 7. Juli 2006, www.newswise.com/p/articles/view/521772/.

842 Larry Cahill, »His Brain, Her Brain«, in Scientific American, 25. April 2005, S. 40–47, www.sciam.com/article.cfm?id=his-brain-her-brain.

843 Jo Durden-Smith und Diane deSimone, Sex and the Brain, New York (Arbor House) 1983, S. 76.

844 Weiert Velle, »Sex Differences in Sensory Functions«, in Perspectives in Biology and Medicine, Nr. 30 (4), 1987, S. 490–522.

845 Bjorn Carey, »Men and Women Really Do Think Differently«, in LiveScience, 20. Januar 2005, www.livescience.com/humanbiology/050120_brain_sex.html.

846 Jo Durden-Smith und Diane deSimone, Sex and the Brain, New York (Arbor House) 1983, S. 77–81.

847 Andrew Cocke, »Men and Women Remember Things in Different Ways«, in Brain Work (Charles A. Dana Foundation), Juli–August 2002, S. 7.

848 Rhawn Joseph, The Naked Neuron, New York (Plenum Press) 1993, S. 382.

849 Ebenda, S. 385.

850 Ebenda, S. 386–387.

851 Thomas K. Connellan, Bringing Out the Best in Others: 3 Keys for Business Leaders, Educators, Coaches and Parents, Austin, Texas (Bard Press) 2003.

852 Wilfried Karmaus und andere, »Does the Sibling Effect Have Its Origin In Utero? Investigating Birth Order, Cord Blood IgE Concentration, and Allergic Sensitization at Age Four«, in American Journal of Epidemiology, Nr. 154, 2001; S. 909–915.

853 Brett Laurson, Hrsg., Close Friendships in Adolescence, San Francisco (Jossey-Bass Publishers) 1993, S. 75.

854 David Wolman, »On the Other Hand«, in New Scientist, 5. November 2005, S. 36–39.

855 Ebenda; Stephen Christman, persönliche Korrespondenz mit dem Autor, 18. November 2005.

856 Evan Moreno-Davis, »Synesthesia: What Happens When Our Senses Get Their Wires Crossed?«, auf www.neuroscience.pomona.edu/Evan/.

857 Sean Day, »Synaesthesia«, auf http://home.comcast.net/~sean.day/html/types.htm.

858 Alison Abbott, »Ouch, I Saw That«, in Nature News, 17. Juni 2007, wie abgedruckt auf BioEd Online, Baylor College of Medicine, www.bioedonline.org/picks/news.cfm?art=3386; Charles Q. Choi, »Study: Some People Literally Feel Pain of Others,« 17. Juni 2007, www.livescience.com/health/070617_touching_faces.html.

859 Richard Cytowic, zitiert in »Synesthesia and the Synesthetic Experience«, http://web.mit.edu/synesthesia/www/.

860 »A Sixth Sense«, in 60 Minutes II, CBS News, 14. August 2002, www.cbsnews .com/stories/2002/01/08/60II/main323596.shtml.

861 Evan Moreno-Davis, »Synesthesia: What Happens When Our Senses Get Their Wires Crossed?«, auf www.neuroscience.pomona.edu/Evan/.
862 »A Sixth Sense«, in 60 Minutes II, CBS News, 14. August 2002, www.cbsnews .com/stories/2002/01/08/60II/main323596.shtml.
863 Shankar, Vedantam, »When Sound is Red: Making Sense of Mixed Sensations«, in Washington Post, 14. Oktober 2002.
864 Susan Hornik, »For Some, Pain is Orange«, in Smithsonian, Februar 2001, S 48–56, www.smithsonianmag.com/science-nature/synesthesia-abstract.html.
865 Karen Patterson, »Psychosis Puzzle Pieces«, in Dallas Morning News, 3. Juni 2002.
866 Simon Baron-Cohen und andere, »Synesthesia: Prevalence and Familiality«, in Perception, Nr. 25 (9), 1996, S. 1073–1079, Zusammenfassung auf PubMed, National Center for Biotechnology Information, www.ncbi.nlm.nih.gov/pubmed/8983047.
867 Julia Simner und andere, »Synesthesia: the Prevalence of Atypical Cross-Modal Experiences«, in Perception, Nr. 35 (8), 2006, S. 1024–1033, Zusammenfassung auf PubMed, National Center for Biotechnology Information, www.ncbi.nlm.nih.gov/pubmed/17076063.
868 Ebenda.
869 The Diane Rehm Show, National Public Radio (WAMU-FM, Washington, D.C.), 6. März 2000, http://wamu.org/programs/dr/00/03/06.php.
870 Unmesh Kher, »Ah, the Blue Smell of It!«, in Time, 21. Mai 2001, S. 64, www.time.com/time/magazine/article/0,9171,999926,00.html.
871 Tracey Lawson, »Truly Feeling Blue«, in The Scotsman, 29. Oktober 2000, http://thescotsman.scotsman.com/ViewArticle.aspx?articleid=2373367.
872 Sean Day, »Famous Synesthetes«, auf http://home.comcast.net/~sean.day/html/famous_synesthetes.html.
873 Unmesh Kher, »Ah, the Blue Smell of It!«, in Time, 21. Mai 2001, S. 64, www .time.com/time/magazine/article/0,9171,999926,00.html.
874 Simon Baron-Cohen, »Is There a Normal Phase of Synaesthesia in Development?«, in Psyche, Nr. 2 (27), 1996, http://psyche.csse.monash.edu.au/v2/psyche-2-27-baron_cohen.html.
875 Ebenda.
876 Ebenda.
877 The Diane Rehm Show, National Public Radio (WAMU-FM, Washington, D.C.), 6. März 2000, http://wamu.org/programs/dr/00/03/06.php.
878 Richard E. Cytowic, »Synesthesia: Phenomenology and Neuropsychology«, in Psyche, Nr. 2 (10), 1995, http://psyche.csse.monash.edu.au/v2/psyche-2-10-cytowic .html.
879 Michael Shallis, The Electric Connection, New York (New Amsterdam Books) 1988, S. 80–81.

880 Kenneth Ring, Heading Toward Omega, New York (William Morrow and Company Inc.) 1984, S. 238.
881 Weiert Velle, »Sex Differences in Sensory Functions«, in Perspectives in Biology and Medicine, Nr. 30 (4), 1987, S. 515.
882 Jo Durden-Smith und Diane deSimone, Sex and the Brain, New York (Arbor House) 1983, S. 73.
883 Richard E. Cytowic, »Synesthesia: Phenomenology and Neuropsychology«, in Psyche, Nr. 2 (10), 1995, http://psyche.csse.monash.edu.au/v2/psyche-2-10-cytowic .html.
884 Susan Hornik, »For Some, Pain is Orange«, in Smithonian, Februar 2001, S. 48–56, www.smithsonianmag.com/science-nature/synesthesia-abstract.html.
885 Richard E. Cytowic, »Synesthesia: Phenomenology and Neuropsychology«, in Psyche, Nr. 2 (10), 1995, http://psyche.csse.monash.edu.au/v2/psyche-2-10-cytowic .html.
886 Siri Carpenter, »Everyday Fantasia: The World of Synesthesia«, in Monitor on Psychology, Nr. 32 (3), März 2001, www.apa.org/monitor/mar01/synesthesia.html.
887 Carlos S. Alvarado, »Synesthesia and Claims of Psi Experience: An Exploratory Study« (vorgetragen auf dem 37. jährlichen Kongress der Parapsychological Association, 7.–10. August 1994 in Amsterdam).
888 Center for the Advancement of Health, »Migraine: Prevention and Treatment More Effective than Most Realize«, in Facts of Life, Nr. 7 (1), Februar 2002.
889 Jayne Custred, »Migraines' Causes Only Partially Understood«, in Houston Chronicle, 9. Februar 2002, wie abgedruckt auf Migraine Awareness Group, www.migraines.org/about_media/chrnical.htm.
890 James W. Lance, Migraines and Other Headaches, East Roseville, New South Wales, Australien (Simon and Schuster) 1998, S. 57.
891 Cynthia Lambert-Nehr, »Ease the Agony of Migraines«, in Detroit News, 18. Juni 2003.
892 Blackwell Publishing, »New Data Reveals Weather Can Trigger a Migraine«, Juli 2004 (Pressemitteilung), http://blackwellpublishing.com/press/pressitem .asp?ref=92.
893 »Curing an Ill Wind«, in Time, 14. Juni 1971, www.time.com/time/magazine/article/0,9171,909893,00.html?promoid=googlep.
894 L. J. Cooke, M. S. Rose, und W. J. Becker, »Chinook Winds and Migraine Headache«, in Neurology, Nr. 54 (2), 2000, S. 302, www.neurology.org/cgi/content/abstract/54/2/302; January 25, 2000, »Is it All in Your Head? No, Weather Can Trigger Migraines«, Science Daily, www.sciencedaily.com/releases/2000/01/000125052856.htm.
895 G. Matteis und andere, »Geomagnetic Activity, Humidity, Temperature and Headache: Is There Any Correlation?«, in Headache, Nr. 34 (1), 1994, S. 41–42.
896 American Academy of Family Physicians, »Migraine Headaches:

Ways to Deal with the Pain«, auf http://familydoctor.org/online/famdocen/home/ common/brain/disorders/127.html; »Understanding Migraines«, auf Excedrin, www.excedrin.com/headache_center/migraines_understanding.shtml.

897 Jane E. Brody, »Scientists Cast Misery of Migraine in a New Light«, in New York Times, 8. August 2006, www.nytimes.com/2006/08/08/health/08brody .html.

898 Center for the Advancement of Health, »Migraine: Prevention and Treatment More Effective Than Most Realize«, in Facts of Life, Nr. 7 (1), Februar 2002.

899 Marilyn Elias, »Acupuncture's Secret: Blood Flow to Brain«, in USA Today, 3. März 2004, www.usatoday.com/news/health/2004-03-03-acupuncture-blood-usat_x.htm.

900 Jayne Custred, »Migraines' Causes Only Partially Understood«, in Houston Chronicle, 9. Februar 2002, wie abgedruckt auf Migraine Awareness Group, www .migraines.org/about_media/chrnical.htm.

901 Seymour Diamond, The Hormone Headache, New York (Macmillan) 1995, S. 66.

902 Ebenda, S. 67.

903 Stephen Appel, »Notes on the Psychosomatic Element of Migraine«, in Forum: The Journal of the New Zealand Association of Psychotherapists, Nr. 5 (3) 1998, S. 209–218, mit Zitat von Oliver Sacks.

904 Stephen Appel, »Notes on the Psychosomatic Element of Migraine«, in Forum: The Journal of the New Zealand Association of Psychotherapists, Nr. 5 (3), 1998, S. 209–218.

905 Michael A. Thalbourne, »Transliminality: A Review«, in International Journal of Parapsychology, Nr. 11 (2), 2000, S. 1–34; James Houran und Rense Lange, »Diary of Events in a Thoroughly Unhaunted House«, in Perceptual and Motor Skills, Nr. 83, 1996, S. 499–502; James Houran und Rense Lange, »Hauntings and Poltergeist-Like Episodes As a Confluence of Conventional Phenomena: A General Hypothesis«, in Perceptual and Motor Skills, Nr. 83, 1996, S. 1307–1316; Sheryl C. Wilson und Theodore X. Barber, »The Fantasy-Prone Personality: Implications for Understanding Imagery, Hypnosis, and Parapsychological Phenomena«, in Imagery: Current Theory, Research and Application, hrsg. v. Anees A. Sheikh, New York (John Wiley & Sons) 1983, S. 340–387; Colin A. Ross und Shaun Joshi, »Paranormal Experiences in the General Population«, in Journal of Nervous and Mental Disease, Nr. 180 (6), 1992, S. 357–361; Harvey J. Irwin, »Origins and Functions of Paranormal Belief: The Role of Childhood Trauma and Interpersonal Control«, in Journal of the American Society for Psychical Research, Nr. 86 (3), 1992, S. 199–208; Harvey J. Irwin, »Childhood Antecedents of Out-of-Body and Déjà Vu Experiences«, in Journal of the American Society for Psychical Research, Nr. 90 (3), 1996, S. 157–172.

906 Michael Shallis, The Electric Connection, New York (New Amsterdam Books) 1988, S. 32–33.
907 Ebenda, S. 263.
908 Larry Dossey, persönliche Korrespondenz mit dem Autor, 8. März 2004.
909 Mircea Eliade, Shamanism: Archaic Techniques of Ecstacy, Princeton, N.J. (Princeton University Press) 1964.
910 Lyall Watson, Lifetide: The Biology of the Unconscious, New York (Simon and Schuster) 1979, S. 213; Douglas M. Stokes, The Nature of Mind, Jefferson, N.C. (McFarland & Company) 1997, S. 171
911 Elaine N. Aron, The Highly Sensitive Person: How to Thrive When the World Overwhelms You, New York (Carol Publishing Group) 1996; Sharon Heller, Too Loud, Too Bright, Too Fast, Too Tight, New York (HarperCollins) 2002, S. 95; Paul Bergman und Sibylle K. Escalona, »Unusual Sensitivities in Very Young Children«, in The Psychoanalytic Study of the Child, Nr. II, 1949, S. 333–352.
912 Colin A. Ross und Shaun Joshi, »Paranormal Experiences in the General Population«, in Journal of Nervous and Mental Disease, Nr. 180 (6), 1992, S. 357–631; Harvey J. Irwin, »Origins and Functions of Paranormal Belief: The Role of Childhood Trauma and Interpersonal Control«, in Journal of the American Society for Psychical Research, Nr. 86 (3), 1992, S. 199–208; Harvey J. Irwin, »Childhood Antecedents of Out-of-Body and Déjà Vu Experiences«, in Journal of the American Society for Psychical Research, Nr. 90 (3), 1996, S. 157–172; Lenore C. Terr, »Childhood Traumas: An Outline and Overview«, in American Journal of Psychiatry, Nr. 148 (1), 1991, S. 10–20.
913 Harvey Irwin, »Parapsychological Phenomena and the Absorption Domain«, in Journal of the American Society for Psychical Research, Nr. 79 (1), 1985, S. 1–11.
914 Lenore C. Terr, »Time Sense Following Psychic Trauma: A Clinical Study of Ten Adults and Twenty Children«, in American Journal of Orthopsychiatry, Nr. 53 (2), 1983, S. 244–261.
915 Lenore C. Terr, »Childhood Traumas: An Outline and Overview«, in American Journal of Psychiatry, Nr. 148 (1), 1991, S. 10–20.
916 Daniel Goleman, »For Some People, Half of Day Is Spent in Fantasy«, in New York Times, 15. Dezember 1987, http://query.nytimes.com/gst/fullpage.html?sec=health&res=9B0DE7DC163BF936A25751C1A961948260.
917 Harvey J. Irwin, »Childhood Belief and the Origins of Paranormal Belief: A Constructive Replication«, in Psychological Reports, Nr. 74 (1), 1994, S. 107–111.
918 Sandra Stockenius und Peter Brugger, »Perceived Electrosensitivity and Magical Ideation«, in Perceptual and Motor Skills, Nr. 90 (3), 2000, S. 899–900.
919 U. F. Malt und andere, »Physical and Mental Problems Attributed to

Dental Amalgam Fillings: A Descriptive Study of 99 Self-Referred Patients Compared with 272 Controls«, in Psychosomatic Medicine, Nr. 59 (1), 1997, S. 32–41.

920 David Ruenzel, »Why Zebras Don't Get Ulcers«, in Brain Connection, www .brainconnection.com/topics/?main=fa/zebras; Jonah Lehrer, »The Reinvention of the Self«, in Seed, Februar/März 2006, http://seedmagazine.com/news/2006/02/the_reinvention_of_the_self.php?page=all&p=y.

921 Bruce D. Perry und andere, »Childhood Trauma, the Neurobiology of Adaptation and Use-dependent Development of the Brain: How States Become Traits,« Infant Medical Health Journal 16 (4) (1995): S. 271–291.

922 Lenore C. Terr, »Childhood Traumas: An Outline and Overview«, in American Journal of Psychiatry, Nr. 148 (1), 1991, S. 10–20.

923 Kenneth Ring, Heading Toward Omega, New York (William Morrow and Company) 1984.

924 Kenneth Ring, The Omega Project, New York (Quill/William Morrow) 1992.

925 Ebenda, S. 146.

926 Timothy T. Yates and James R. Bannard, »The ›Haunted‹ Child: Grief, Hallucinations, and Family Dynamics«, in Journal of the American Academy of Child and Adolescent Psychology, Nr. 27 (5), 1988, S. 573–581.

927 Ebenda.

928 Ernest Hartmann, Boundaries in the Mind: A New Dimension of Personality, New York (Basic Books) 1996, S. 119–120.

929 Ebenda, S. 246.

930 Sara Goudarzi, »The Future of Science: A Conversation with Alan Lightman«, Live Science, www.livescience.com/othernews/060215_alan_lightman .html.

931 Die allgemeine Bezeichnung für das Erspüren von Information, die den »normalen« fünf Sinnen gewöhnlich nicht zugänglich ist, mithilfe von Ruten, Pendeln usw. wird Radiästhesie genannt, also die »Sinneswahrnehmung von Strahlung«. (Anm. d. Übers.)

932 Rabia Tuma, »Immune System Molecule Plays Essential Role in Brain Development«, in Brain Work (Charles A. Dana Foundation) Nr. 13 (1), Januar–Februar 2003, S. 1.

933 Ebenda.

934 Jo Durden-Smith und Diane deSimone, Sex and the Brain, New York (Arbor House) 1983, S. 170.

935 Dozentenprofil von Daniel Geschwind, UCLA Mental Retardation Research Center, www.mrrc.npi.ucla.edu/faculty.asp?param=&data=&faculty=467 (aufgerufen 22. Januar 2009).

936 Bijal Trivedi, »How the Immune System Fine-Tunes the Brain«, in New Scientist, 1. März 2008, S. 44–47, www.newscientist.com/article/mg19726451 .900.

937 Ebenda.

938 Jennifer Viegas, »My Genes Can't Stop Me Dancing«, in Discovery News, 22. Februar 2006, wie abgedruckt in News in Science, Australian Broadcasting Corporation, www.abc.net.au/science/news/stories/s1576009.htm.

939 Kerri Smith, »Genes Influence Emotional Memory«, auf news@nature.com, 29. Juli 2007, wie abgedruckt auf BioEd Online, Baylor College of Medicine, www .bioedonline.org/news/news.cfm?art=3488.

940 Lindsey Tanner, »Gene May Help Explain Stress Disorder«, Associated Press, 18. März 2008, wie abgedruckt auf Newsvine, www.newsvine.com/news/2008/03/18/1374179-gene-may-help-explain-stress-disorder.

941 Constance Holden, »Seeds of PTSD Planted in Childhood«, in ScienceNOW Daily News, American Association for the Advancement of Science, 18. März 2008, wie abgedruckt auf Free Republic, www.freerepublic.com/focus/f-news/1989257/posts; American Association for the Advancement of Science, »Past Child Abuse Plus Variations in Gene Result in Potent PTSD Risk for Adults«, auf EurekAlert!, 18. März 2008, www.eurekalert.org/pub_releases/2008-03/niom-pca031308.php.

942 Paul Martin, The Healing Mind: The Vital Links Between Brain and Behavior, Immunity and Disease, New York (St. Martin's Press) 1997, S. 2.

943 Mona Lisa Schulz, Awakening Intuition: Using Your Mind-Body Network for Insight and Healing, New York (Harmony Books) 1998, S. 204.

944 Richard O'Connor, Undoing Perpetual Stress, New York (Berkley Books) 2005, S. 350.

945 Paul Martin, The Healing Mind: The Vital Links Between Brain and Behavior, Immunity and Disease, New York (St. Martin's Press) 1997, S. 88–89; Daniel Goleman und Joel Gurin, Hrsg., Mind/Body Medicine: How to Use Your Mind for Better Health, Yonkers, N.Y. (Consumers Union) 1993, S. 45.

942 Paul Martin, The Healing Mind: The Vital Links Between Brain and Behavior, Immunity and Disease, New York (St. Martin's Press) 1997, S. 2.

943 Mona Lisa Schulz, Awakening Intuition: Using Your Mind-Body Network for Insight and Healing, New York (Harmony Books) 1998, S. 204.

944 Richard O'Connor, Undoing Perpetual Stress, New York (Berkley Books) 2005, S. 350.

945 Paul Martin, The Healing Mind: The Vital Links Between Brain and Behavior, Immunity and Disease, New York (St. Martin's Press) 1997, S. 88–89; Daniel Goleman und Joel Gurin, Hrsg., Mind/Body Medicine: How to Use Your Mind for Better Health, Yonkers, N.Y. (Consumers Union) 1993, S. 45.

946 Paul Martin, The Healing Mind: The Vital Links Between Brain and Behavior, Immunity and Disease, New York (St. Martin's Press) 1997, S. 91.
947 Daniel Goleman und Joel Gurin, Hrsg., Mind/Body Medicine: How to Use Your Mind for Better Health, Yonkers, N.Y. (Consumers Union) 1993, S. 51–52.
948 Marilyn Elias, »Study: A Happy Marriage Can Help Mend Physical Wounds«, in USA Today, 7. März 2005, www.usatoday.com/news/health/2005-03-06-marriage-usat_x.htm.
949 Paul Martin, The Healing Mind: The Vital Links Between Brain and Behavior, Immunity and Disease, New York (St. Martin's Press) 1997, S. 42–43; Daniel Goleman und Joel Gurin, Hrsg., Mind/Body Medicine: How to Use Your Mind for Better Health, Yonkers, N.Y. (Consumers Union) 1993, S. 35–38.
950 »Stress during Childhood Increases Risk of Allergies«, auf Science Daily, 18. Juni 2008, www.sciencedaily.com/releases/2008/06/080618114728.htm.
951 Paul Martin, The Healing Mind: The Vital Links Between Brain and Behavior, Immunity and Disease, New York (St. Martin's Press) 1997, S. 92.
952 Ebenda, S. 37.
953 Ebenda, S. 88.
954 Ebenda, S. 96–97.
955 Ebenda, S. 167.
956 Daniel Goleman und Joel Gurin, Hrsg., Mind/Body Medicine: How to Use Your Mind for Better Health, Yonkers, N.Y. (Consumers Union) 1993, S. 53.
957 Paul Martin, The Healing Mind: The Vital Links Between Brain and Behavior, Immunity and Disease, New York (St. Martin's Press) 1997, S. 230.
958 Ebenda, S. 231–234.
959 Daniel Goleman und Joel Gurin, Hrsg., Mind/Body Medicine: How to Use Your Mind for Better Health, Yonkers, N.Y. (Consumers Union) 1993, S. 53–54.
960 Chris Woolston, »How Writing Saved My Life«, 20. März 2000, WebMD, www.webmd.com/balance/features/health-benefits-of-writing.
961 Stuart Wolpert, »Putting Feelings into Words Produces Therapeutic Effects in the Brain«, University of California–Los Angeles (Pressemitteilung), 21. Juni 2007, www.universityofcalifornia.edu/news/article/9305.
962 Chris Woolston, »How Writing Saved My Life«, 20. März 2000, WebMD, www.webmd.com/balance/features/health-benefits-of-writing.
963 »Depressing News for Diarists«, in New Scientist, 11. September 2004, S. 15.

964 Marion M. Jones, »Unconventional Wisdom: a Report on the Ninth Annual Convention of the American Psychological Society«, in Psychology Today, 1. September 1997, S. 34.
965 Rabiya S. Tuma, »Controlling Emotional Feedback Is Key to Depression«, in BrainWork (Charles A. Dana Foundation), Juli–August 2005, S. 7, www.dana .org/news/brainwork/detail.aspx?id=678.
966 Miriam Greenspan, Healing through the Dark Emotions: The Wisdom of Grief, Fear, and Despair, Boston (Shambhala) 2003, S. 70.
967 Stefan Soltysik und Piotr Jelen, »In Rats, Sighs Correlate with Relief«, in Physiology and Behavior, Nr. 85 (5), 7. August 2005, S. 598–602.
968 G. A. Bradshaw und andere, »Elephant Breakdown«, in Nature, Nr. 433, 24. Februar 2005, S. 807.
969 Ernest Hartmann, Boundaries in the Mind, New York (Basic Books) 1991, S. 236.
970 Sheryl C. Wilson und Theodore X. Barber, »The Fantasy-Prone Personality: Implications for Understanding Imagery, Hypnosis, and Parapsychological Phenomena«, in Imagery: Current Theory, Research and Application, hrsg. v. Anees A. Sheikh, New York (John Wiley & Sons) 1983, S. 340–387.
971 Harris Dienstfrey, »The Aware Mind«, in Noetic Sciences Review. Nr. 21, 1992, S. 17, wie abgedruckt auf Knowledge Center, http://66.201.42.16/viewitem.php3?id=205&catid=32&kbid=ionsikc.
972 Daniel Goleman, Hrsg., Healing Emotions, Boston (Shambhala) 1997, S. 140.
973 Ashley Montagu, Touching: The Human Significance of the Skin, 3. Auflage, New York (Harper & Row) 1986, S. 272.
974 Ashley Montagu, Touching: The Human Significance of the Skin, 2. Auflage, New York (Harper & Row) 1978, S. 217.
975 Ebenda, S. 3.
976 Hypnosis and Suggestion, »Measurement of Hypnosis and Hypnotisability«, auf www.hypnosisandsuggestion.org/measurement.html.
977 Harris Dienstfrey, »The Aware Mind«, in Noetic Sciences Review, Nr. 21, 1992, S. 17, wie abgedruckt auf Knowledge Center, http://66.201.42.16/viewitem.php3?id=205&catid=32&kbid=ionsikc.
978 William J. Cromie, »Hypnosis Found to Alter the Brain: Subjects See Color Where None Exists«, in Harvard University Gazette, 21. August 2000, www.news.harvard.edu/gazette/2000/08.21/hypnosis.html.
979 Ebenda.
980 Harris Dienstfrey, »The Aware Mind«, in Noetic Sciences Review, Nr. 21, 1992, S. 17, wie abgedruckt auf Knowledge Center, http://66.201.42.16/viewitem.php3?id=205&catid=32&kbid=ionsikc.
981 John Sarno, The Mindbody Prescription: Healing the Body, Healing the Pain, New York (Warner Books) 1998, S. xx–xxi.
982 Peter A. Levine mit Ann Frederick, Waking the Tiger: Healing Trauma, Berkeley, Calif. (North Atlantic Books) 1997, S. 141.

983 John Sarno, The Mindbody Prescription: Healing the Body, Healing the Pain, New York (Warner Books) 1998, S. 49.
984 Institute of HeartMath, »Science of the Heart: Exploring the Role of the Heart in Human Performance«, www.heartmath.org/research/research-science-of-the-heart.html.
985 Ashley Montagu, Touching: The Human Significance of the Skin, 2. Auflage, New York (Harper & Row) 1978, S. 92.
986 Everett Gendler, Kommentar zu dem hbräischen Gebet »Nishmat Kol Chai,« in Kol Haneshamah (»Voice of the Soul«), 2. Auflage, Wyncote, Pa. (The Reconstructionist Press) 1995, S. 235.
987 Guy Brown, The Energy of Life: The Science of What Makes Our Minds and Bodies Work, New York (The Free Press) 1999, S. 190.
988 Ebenda.
989 Harris Dienstfrey, »The Aware Mind«, in Noetic Sciences Review, Nr. 21, 1992, S. 17, wie abgedruckt auf Knowledge Center, http://66.201.42.16/viewitem.php3?id=205&catid=32&kbid=ionsikc.
990 Kenneth Pelletier, »Between Mind and Body: Stress, Emotions, and Health«, in Mind-Body Medicine, hrsg. v. Daniel Goleman und Joel Gurin, Yonkers, N.Y. (Consumer Reports Books) 1993, S. 34.
991 Antonio R. Damasio, The Feeling of What Happens: Body and Emotion in the Making of Consciousness, New York (Harcourt, Brace & Co.) 1999, S. 50.
992 Mona Lisa Schulz, Awakening Intuition: Using Your Mind-Body Network for Insight and Healing, New York (Harmony Books) 1998, S. xiv.
993 Ebenda. S. 89–90.
994 Ebenda, S. 101.
995 Ebenda, S. 103.
996 Ebenda.
997 Gordon Rattray Taylor, The Natural History of the Mind, New York (E. P. Dutton) 1979, S. 143.
998 Julie Motz, Hands of Life, New York (Bantam Books) 1998, S. 104.
999 Joseph Chilton Pearce, Evolution's End: Claiming the Potential of Our Intelligence, New York (HarperSanFrancisco) 1992, S. 103–104; Claudia Bierwolf und andere, »Influence of Exogenous Atrial Natriuretic Peptide on the Pituitary-Adrenal Response to Corticotropin-Releasing Hormone and Vasopressin in Healthy Men«, in Journal of Clinical Endocrinology and Metabolism, Nr. 83 (4), 1998, S. 151–1157.
1000 Institute of HeartMath, »Science of the Heart: Exploring the Role of the Heart in Human Performance«, auf www.heartmath.org/research/research-science-of-the-heart.html.
1001 Paul Pearsall, The Heart's Code: Tapping the Wisdom and Power of Our Heart Energy, New York (Broadway Books) 1998.
1002 Ebenda, S. 8.
1003 Paul Pearsall, Gary Schwartz, und Linda Russek, »Changes in Heart Transplant Recipients that Parallel the Personalities of Their Donors«,

in Journal of Near-Death Studies, Nr. 20 (3), Frühjahr 2002, S. 191–206, wie abgedruckt auf der Website von Paul Pearsall, www.paulpearsall.com/info/press/3.html.

1004 Paul Pearsall, The Heart's Code: Tapping the Wisdom and Power of Our Heart Energy, New York (Broadway Books) 1998, S. 89.

1005 Paul Pearsall, Gary Schwartz, und Linda Russek, »Changes in Heart Transplant Recipients that Parallel the Personalities of Their Donors«, in Journal of Near-Death Studies, Nr. 20 (3), Frühjahr 2002, S. 191–206, wie abgedruckt auf der Website von Paul Pearsall, www.paulpearsall.com/info/press/3.html.

1006 Ebenda.

1007 Ebenda.

1008 Ebenda.

1009 Paul Pearsall, The Heart's Code: Tapping the Wisdom and Power of Our Heart Energy, New York (Broadway Books) 1998, S. 7.

1010 Louisa Young, The Book of the Heart, New York (Doubleday) 2003.

1011 Bruce Greyson, Department of Psychiatric Medicine, University of Virginia Health System, persönliche Korrespondenz mit dem Autor, 3. August 2001.

1012 Paul Pearsall, The Heart's Code: Tapping the Wisdom and Power of Our Heart Energy, New York (Broadway Books) 1998, S. 120.

1013 Louisa Young, The Book of the Heart, New York (Doubleday) 2003, S. 93.

1014 Ebenda, S. 90.

1015 Ebenda, S. 88–89.

1016 Paul Pearsall, The Heart's Code: Tapping the Wisdom and Power of Our Heart Energy, New York (Broadway Books) 1998, S. 87.

1017 Ebenda, S. 95–97.

1018 Louisa Young, The Book of the Heart, New York, (Doubleday) 2003, S. 94–95.

1019 Tri Giang Phan, und andere, »Passive Transfer of Nut Allergy After Liver Transplantation«, in Archives of Internal Medicine, Nr. 163 (2), 27. Januar 2003, S. 237–39.

1020 Mona Lisa Schulz, Awakening Intuition: Using Your Mind-Body Network for Insight and Healing, New York (Harmony Books) 1998, S. 88–89.

1021 Ebenda, S. 91.

1022 Ian Stevenson, »The Phenomenon of Claimed Memories of Previous Lives: Possible Interpretations and Importance«, in Medical Hypothese, Nr. 54 (4), 2000, S. 652–659.

1023 Ian Stevenson, »Phobias in Children Who Claim to Remember Previous Lives«, in Journal of Scientific Exploration 4 (2), 1991; S. 243–253.

1024 William Falk, Leitartikel in The Week, 2. Mai 2003, S. 5.

1025 Ian Stevenson, persönliche Korrespondenz Mit dem Autor, 19. Mai 2003.

1026 David Henry Feldman, Nature's Gambit: Child Prodigies and the

Development of Human Potential, New York (Basic Books) 1986, S. 193–194.
1027 Ebenda, S. 197.
1028 Ebenda, S. 199.
1029 Ebenda, S. 200.
1030 Ebenda, S. 201.
1031 Ebenda, S. 188, 191 und 200.
1032 Courtney Humphries, »Solving the Mystery of fMRI«, in Technology Review, Massachusetts Institute of Technology, 20. Juni 2008, www.technologyreview .com/Biotech/20986/?a=f; Deborah Halber, »MIT Unlocks Mystery Behind Brain Imaging«, (MIT Pressemitteilung), 19. Juni 2008, http://web.mit.edu/ newsoffice/2008/astrocytes-0619.html; Nikhil Swaminathan, »Mysterious Brain Cells Linked to Blood Flow«, in Scientific American, 20. Juni 2008, www.sciam.com/article.cfm?id=mysterious-brain-cells-li; »Star-Shaped Brain Cells Make Scans Possible«, 19. Juni 2008, HealthDay, www.healthday.com/Article .asp?AID=616613.
1033 »Interview with Robert O. Becker, M.D.«, in Bridges (International Society for the Study of Subtle Energies and Energy Medicine) Nr. 1 (3), Winter 1990, S. 5.
1034 Gordon Rattray Taylor, The Natural History of the Mind, New York (E. P. Dutton) 1979, S. 45.
1035 Guy Brown, The Energy of Life: The Science of What Makes Our Minds and Bodies Work, New York (The Free Press) 1999, S. 18.
1036 Ebenda, S. 20.
1037 »Thinking with Blood: A New View of Information Processing in the Brain«, McGovern Institute for Brain Research, Massachusetts Institute of Technology (Pressemitteilung), 11. Oktober 2007, http://web.mit.edu/MCGOVERN/html/News_and_Publications/2007_thinking_with_blood.shtml; Nikhil Swamnathan, »Blood Flow May Be Key Player in Neural Processing«, in Scientific American, 24. Januar 2008, www.sciam.com/article.cfm?id=blood-flow-may-be-key-player.
1038 Ulrich Frick und andere, »Comparison Perception of Singular Transcranial Magnetic Stimuli by Subjectively Electrosensitive Subjects and General Population Controls«, in Bioelectromagnetics, Nr. 26, 2005, S. 287–298; S. Liden, »Sensitivity to Electricity: A New Environmental Epidemic«, in Allergy, Nr. 51, 1996, S. 519–524.
1039 Sandra Stöckenius und Peter Brugger, »Perceived Electrosensitivity and Magical Ideation«, in Perceptual and Motor Skills, Nr. 90 (3), 2000, S. 899–900.
1040 Paul Martin, The Healing Mind: The Vital Links Between Brain and Behavior, Immunity and Disease, New York (St. Martin's Press) 1997, S. 99–100.
1041 Ebenda, S. 102.
1042 Ebenda, S. 104–105.

1043 Rachel Zelkowitz, »The Placebo Effect: Not All in Your Head«, in ScienceNow Daily News, American Association for the Advancement of Science, 2. Dezember 2008; Andy Coghlan, »A Placebo Can Work if You Have the Genes for It«, in New Scientist, 16. Dezember 2008, www.newscientist.com/article/mg20026854.900-first-placebo-gene-discovered.html?DCMP=OTC-rss&nsref=genetics.

1044 David Darling, Soul Search: A Scientist Explores the Afterlife, New York (Villard Books) 1995, S. 158.

1045 Nun ziehen die Jahre an mir vorüber in einem gleichmäßigen Rhythmus. Ich bin älter, als ich einmal war, doch jünger, als ich sein werde. Das ist nicht ungewöhnlich. Nein, es ist nicht merkwürdig. Veränderung folgt auf Veränderung, doch wir bleiben uns ziemlich gleich. Nach all diesen Veränderungen sind wir uns immer noch ziemlich gleich.

1046 Guy Brown, The Energy of Life: The Science of What Makes Our Minds and Bodies Work, New York (The Free Press) 1999, S. 67–68.

1047 Malcom Gladwell, Blink: The Power of Thinking Without Thinking, New York (Little, Brown and Co.) 2005, S. 225.

1048 Annabel Gillings, »Time Out of Mind«, BBC News, 23. February 2006, http://news.bbc.co.uk/2/hi/uk_news/magazine/4741340.stm.

1049 Guy Brown, The Energy of Life: The Science of What Makes Our Minds and Bodies Work, New York (The Free Press) 1999, S. 75.

1050 Ebenda, S. 68.

1051 A. M. Joost Meerloo, »The Time Sense in Psychiatry«, in The Voices of Time, hrsg. v. J. T. Fraser, New York (George Brazillier, Inc.) 1966, S. 250–251.

1052 John Cohen, »Subjective Time«, in The Voices of Time, hrsg. v. J. T. Fraser, New York (George Brazillier, Inc.) 1966, S. 257. Hudson Hoagland, »Some Biochemical Considerations of Time,« in The Voices of Time, hrsg. v. J. T. Fraser, New York (George Brazillier, Inc.) 1966, S. 321–322.

1053 Guy Brown, The Energy of Life: The Science of What Makes Our Minds and Bodies Work, New York (The Free Press) 1999, S. 72–73.

1054 Cornelius A. Benjamin, »Ideas of Time in the History of Philosophy,«, in The Voices of Time, hrsg. v. J. T. Fraser, New York (George Brazillier, Inc.) 1966.

1055 Ebenda, S. 13–14.

1056 Ebrenda, S. 13.

1057 Ebenda, S. 14.

1058 Ebenda, S. 22–23.

1059 J. T. Fraser, »Comments on Time and the Uncanny«, in The Voices of Time, hrsg. v. J. T. Fraser, New York (George Brazillier, Inc.) 1966, S. 254.

1060 Cornelius A. Benjamin, »Ideas of Time in the History of Philosophy«, in The Voices of Time, hrsg. v. J. T. Fraser, New York (George Brazillier, Inc.) 1966, S. 23.

1061 Ebenda, S. 23.
1062 Ebenda, S. 24.
1063 Ebenda, S. 25.
1064 Robert D. Stolorow, Trauma and Human Existence: Autobiographical, Psychoanalytic, and Philosophical Reflections, New York (The Analytic Press) 2007. S. 19.
1065 Ebenda, S. 20.
1066 Cornelius A. Benjamin, »Ideas of Time in the History of Philosophy«, in The Voices of Time, hrsg. v. J. T. Fraser, New York (George Brazillier, Inc.) 1966, S. 25.
1067 Ebenda.
1068 Guy Murchie, Music of the Spheres, Bd. II, The Microcosm, New York (Dover Publications, Inc.) 1967, S. 588.
1069 Ebenda, S. 589.
1070 Cornelius A. Benjamin, »Ideas of Time in the History of Philosophy«, in The Voices of Time, hrsg. v. J. T. Fraser, New York (George Brazillier, Inc.) 1966, S. 29.
1071 Robert L. Van de Castle, Our Dreaming Mind, New York (Ballantine Books) 1994, S. 408.
1072 Guy Brown, The Energy of Life: The Science of What Makes Our Minds and Bodies Work, New York (The Free Press) 1999, S. 114.
1073 A. M. Joost Meerloo, »The Time Sense in Psychiatry«, in The Voices of Time, hrsg. v. J. T. Fraser, New York (George Brazillier, Inc.) 1966, S. 247.
1074 John Cohen, »Subjective Time,« in The Voices of Time, hrsg. v. J. T. Fraser, New York (George Brazillier, Inc.) 1966, S. 270.
1075 Ebenda, S. 269.
1076 A. M. Joost Meerloo, »The Time Sense in Psychiatry«, in The Voices of Time, hrsg. v. J. T. Fraser, New York (George Brazillier, Inc.) 1966, S. 244.
1077 Robert Ornstein, The Psychology of Consciousness, New York (Arkana Penguin) 1996, S. 90–91.
1078 J. T. Fraser, »Comments on Time and the Uncanny«, in The Voices of Time, hrsg. v. J. T. Fraser, New York (George Brazillier, Inc.) 1966, S. 254-255.
1079 M. L. von Franz, »Time and Synchronicity in Analytic Psychology«, in The Voices of Time, hrsg. v. J. T. Fraser, New York (George Brazillier, Inc.) 1966, S. 221.
1080 Ebenda, S. 229.
1081 Ebenda, S. 226.
1082 Kenneth Ring, Heading Toward Omega, New York (William Morrow and Company) 1984, S. 105–107.
1083 Jacob Needleman, Time and the Soul, New York (Currency/Doubleday) 1998, S. 116.
1084 Stanislav Grof, Realms of the Human Unconscious, New York (The Viking Press) 1975, S. 46–47.

1085 Robert Ornstein, The Psychology of Consciousness, New York (Arkana Penguin) 1996, S. 132.
1086 A. M. Joost Meerloo, »The Time Sense in Psychiatry«, in The Voices of Time, hrsg. v. J. T. Fraser, New York (George Brazillier, Inc.) 1966, S. 242.
1087 Ebenda, S. 243 und 249.
1088 Ebenda, S. 246.
1089 Ashley Montagu, Touching: The Human Significance of the Skin, 2. Auflage, New York (Harper & Row) 1978), S. 206.
1090 John McCrone, »When a Second Lasts Forever«, in New Scientist, 1. November 1997, S. 52–56.
1091 Rhawn Joseph, The Naked Neuron: Evolution and the Languages of the Body and Brain, New York (Plenum Press) 1993, S. 345.
1092 Rachel Herz, »Emotion Experienced during Encoding Enhances Odor Retrieval Cue Effectiveness«, in American Journal of Psychology, Nr. 110, 1997, S. 489–505.
1093 Oliver Sacks, »When Music Heals Body and Soul«, in Parade, 31. März 2002, S. 5.
1094 Rhawn Joseph, The Naked Neuron: Evolution and the Languages of the Body and Brain, New York (Plenum Press) 1993, S. 42.
1095 Robert Lee Holtz, »The Song Remains the Same«, in Washington Post, 13. Dezember 2002.
1096 Sue Goetinck, »Scientists Examine How the Brain Responds to Music«, in The Greenville News, 4. September 1998.
1097 Michael Lemonick, »Music on the Brain«, in Time, 5. Juni 2000, S. 74–75; Thomas Verny, The Secret Life of the Unborn Child, New York (Dell Publishing Co.) 1981, S. 186.
1098 Robert Ornstein, The Psychology of Consciousness, New York (Arkana Penguin) 1996, S. 140–141.
1099 John Pierrakos, Core Energetics, Menocino, Calif. (LifeRhythm) 1987, S. 27.
1100 Jacob Needleman, Time and the Soul, New York (Currency/Doubleday) 1998, S. 23.
1101 J. Andrew Ross, »The Self: From Soul to Brain«, in Journal of Consciousness Studie, Nr. 10 (2), 2003, S. 67–85.
1102 Ebenda.
1103 American Association for the Advancement of Science, »Unconscious Decisions in the Brain«, EurekAlert!, 14. April 2008, www.eurekalert.org/pub_releases/2008-04/m-udi041408.php.
1104 J. Andrew Ross, »The Self: From Soul to Brain«, in Journal of Consciousness Studies, Nr. 10 (2), 2003, S. 67–85.
1105 J. Andrew Ross, »The Self: From Soul to Brain«, in Journal of Consciousness Studies, Nr. 10 (2), 2003, S. 67–85.
1106 Susan Blackmore, The Meme Machine, New York (Oxford University Press) 1999.

1107 David Darling, Soul Search: A Scientist Explores the Afterlife, New York (Villard Books) 1995, S. 134, 161–163 und 172.
1108 D. Alan Bensley, »Can Minds Leave Bodies? A Cognitive Science Perspective«, in Skeptical Inquirer, Nr. 27 (4), Juli–August 2003, S. 34–39 (Zitat der Arbeit von James Gibson).
1109 Edge, »A Self Worth Having: A Talk with Nicholas Humphrey«, auf www.edge.org/documents/archive/edge142.html.
1110 Jacob Needleman, Time and the Soul, New York (Currency/Doubleday) 1998, S. 132.
1111 Edward Hoffman, Visions of Innocence: Spiritual and Inspirational Experiences of Childhood, Boston (Shambhala) 1992.
1112 Marcia Angell, »Disease as a Reflection of the Psyche«, in New England Journal of Medicine, Nr. 312 (24), 1985, S. 1570–1572.
1113 Gary Stix, »Ultimate Self-Improvement«, in Scientific American, September 2003, S. 45.
1114 Barbara Strauch, The Primal Teen: What New Discoveries about the Teenage Brain Tell Us about Our Kids, New York (Doubleday) 2003, S. 140.
1115 Richard A. Blasband, »The Ordering of Random Events by Emotional Expression«, in Journal of Scientific Exploration, Nr. 14 (2), 2000, S. 195–216.
1116 ASW = Außersinnliche Wahrnehmung (Anm. d. Übers.)
1117 Gertrude R. Schmeidler and Lawrence LeShan, »An Aspect of Body Image Related to ESP Scores«, in Journal of the American Society for Psychical Research, Nr. 64 (2), 1970, S. 211–218.
1118 Douglas Richards, »Boundaries in the Mind and Subjective Interpersonal Psi«, in Journal of Parapsychology, Nr. 60, September 1996, S. 227–240.
1119 Caroline Watt, »What Makes a Good Psi Target?«, in Journal of Parapsychology, Nr. 60, März 1996, S. 25–41.
1120 Rachel Sanders, Michael Thalbourne und Peter Delin, »Transliminality and the Telepathic Transmission of Emotional States: An Exploratory Study«, in Journal of the American Society for Psychical Research, Nr. 94 (1), Januar–April 2000, S. 1–24; Jan Dalkvist und Joakim Westerlund, »Five Experiments on Telepathic Communication of Emotions«, in Journal of Parapsychology, Nr. 62, September 1998, S. 219–253.
1121 Dean Radin, »Time-Reversed Human Experience: Experimental Evidence and Implications«, Boundary Institute, 31. Juli 2000, www.boundary.org/articles/timereversed.pdf.
1122 Theo de Graaf, Joop Houtkooper und John Palmer, »Anticipatory Awareness of Emotionally Charged Targets by Individuals Who Went through Shocking Experiences: An Exploratory Study«, in Journal of Parapsychology, Nr. 65 (4), Dezember 2001.
1123 Rob Stein, »With New Findings, Neuroscientists Have a Hunch Intuition Makes Sense«, in Washington Post, 28. Februar 1997.

1124 Spacedog, »Infrasonic Experiment«, auf www.spacedog.biz/Infrasonic/experiment .htm.
1125 Jonathan Amos, »Organ Music ›Instills Religious Feelings‹«, BBC News Online, 8. September 2003, http://news.bbc.co.uk/2/hi/science/nature/3087674.stm; Spacedog, »Infrasonic Experiment,« www.spacedog.biz/Infrasonic/experiment .htm.
1126 Chris Arnot, »Ghost Buster«, in The Guardian, 11. Juli 2000, www.guardian .co.uk/Archive/Article/0,4273,4038891,00.html.
1127 J. L. Kirschvink, A. Kobayashi-Kirschvink und B. J. Woodford, »Magnetic Biomineralization in the Human Brain«, in Proceedings of the National Academy of Sciences, Nr. 89 (16), 15. August 1992, S. 7683–7687; R. Robin Baker, Janice G. Mather und John H. Kennaugh, »Magnetic Bones in Human Sinuses«, in Nature 301, 6. Januar 1983, S. 78–80, www.nature.com/nature/journal/v301/n5895/abs/301078a0.html.
1128 Mark S. George, »Stimulating the Brain«, in Scientific American, September 2003, S. 67–73.
1129 Was auf eine Verringerung der Erregung bzw. auf Entspannung hinweist. (Anm. d. Übers.)
1130 Paul Stevens, »Effects of 5-Second Exposure to a 50 mT, 20 Hz Magnetic Field on Skin Conductance and Ratings of Affect and Arousal«, in Bioelectromagnetics 22 (4), 2001, S. 219–223.
1131 Paul Stevens, persönliche Korrespondenz mit dem Autor, 12. März 2001.
1132 Marc Bekoff, The Emotional Lives of Animals, Novato, Calif. (New World Library) 2007. S. xiv.
1133 Ebenda, S. xiii–xiv.
1134 Ebenda, S. xvii.
1135 Raymond Bayless, Animal Ghosts, New York (University Books) 1970, S. 123.
1136 Sue Darroch, »Animal Apparitions«, ParaResearchers of Ontario, www.pararesearchers.org/Ghosts/animalghosts/animalghosts.html.
1137 Raymond Bayless, Animal Ghosts, New York (University Books) 1970, S. 103–104.
1138 Ebenda, S. 83.
1139 Will Storr, Will Storr vs. The Supernatural, New York (Harper) 2006, S. 206–207 und 210–211.
1140 Raymond Bayless, Animal Ghosts, New York (University Books) 1970, S. 105.
1141 Ebenda, S. 149.
1142 Matthew W. Fox, »The Nature of Compassion«, in The Smile of a Dolphin, hrsg. v. Marc Bekoff, New York (Discovery Books) 2000, S. 178.
1143 Ebenda.
1144 Jeffrey Moussaieff Masson and Susan McCarthy, When Elephants Weep, New York (Delacorte Press) 1995, S. xiii.

1145 Ebenda, S. xiv, 7, 14, 91, 93–96, 104, 113, 190, 213; Barbara Smuts, »Child of Mine«, in The Smile of a Dolphin, hrsg. v. Marc Bekoff, New York (Discovery Books) 2000, S. 151–153; Marc Bekoff, The Emotional Lives of Animals, Novato, Calif. (New World Library) 2007, S. 9, 11, 32, 41, 56; Jaak Panksepp, »The Rat Will Play«, in The Smile of a Dolphin, hrsg. v. Marc Bekoff, New York (Discovery Books) 2000, S. 146; Marc Bekoff, »Joy and Grief«, S. 114; Marek Spinka, »They Just Wanna Have Fun«, S. 157; Stephen M. Wise, Drawing the Line: Science and the Case for Animal Rights, Cambridge, Mass. (Perseus Books) 2002, S, 164–165.

1146 Jeffrey Moussaieff Masson und Susan McCarthy, When Elephants Weep, New York (Delacorte Press) 1995, S. 179–182, 185 und 191.

1147 Ebenda, S. 15, 16 und 18; Marc Bekoff, The Emotional Lives of Animals, Novato, Calif. (New World Library) 2007, S. 57; Jaak Panksepp, »The Chemistry of Caring«, in The Smile of a Dolphin, hrsg. v. Marc Bekoff, New York (Discovery Books) 2000, S. 59.

1148 Marc Bekoff, The Emotional Lives of Animals, Novato, Calif. (New World Library) 2007, S. 130.

1149 Ebenda, S. xx.

1150 Raymond Bayless, Animal Ghosts, New York (University Books) 1970, S. 18.

1151 Marc Bekoff, The Emotional Lives of Animals, Novato, Calif. (New World Library) 2007, S. 225.

1152 Raymond A. Moody, Life After Life: The Investigation of a Phenomenon–Survival of Bodily Death, New York (Bantam Books) 1977.

1153 D. Scott Rogo, »Analyzing the Phenomenon«, in Mind Beyond the Body, hrsg. v. D. Scott Rogo, New York (Penguin Books) 1978, S. 21–32.

1154 Ebenda, S. 31–32; John Palmer, »Consciousness Localized in Space Outside the Body«, in Mind Beyond the Body, hrsg. v. D. Scott Rogo, New York (Penguin Books) 1978, S. 37; Janet Mitchell, »Out of Body Vision«, in Mind Beyond the Body, hrsg. v. D. Scott Rogo, New York (Penguin Books) 1978, S. 155.

1155 D. Scott Rogo, »Experiential Aspects of Out-of-Body Experiences«, in Mind Beyond the Body, hrsg. v. D. Scott Rogo, New York (Penguin Books) 1978, 45–48.

1156 John Palmer, »Consciousness Localized in Space Outside the Body«, in Mind Beyond the Body, hrsg. v. D. Scott Rogo, New York (Penguin Books) 1978, S. 36.

1157 Ebenda, S. 35.

1158 D. Scott Rogo, »Analyzing the Phenomenon«, in Mind Beyond the Body, hrsg. v. D. Scott Rogo, New York (Penguin Books) 1978, S. 24–25.

1159 D. Scott Rogo, »Experiments with Blue Harary«, in Mind Beyond the Body, hrsg. v. D. Scott Rogo, New York (Penguin Books) 1978, S. 187.

1160 John Palmer, »Consciousness Localized in Space Outside the Body«, in Mind Beyond the Body, hrsg. v. D. Scott Rogo, New York (Penguin Books) 1978, S. 40.
1161 Lucien Landau, »An Unusual Out-of-the-Body Experience«, in Mind Beyond the Body, hrsg. v. D. Scott Rogo, New York (Penguin Books) 1978, S. 40.
1162 D. Scott Rogo, »Analyzing the Phenomenon«, in Mind Beyond the Body, hrsg. v. D. Scott Rogo, New York (Penguin Books) 1978, S. 21–22 und 26–27.
1163 D. Scott Rogo, »The Out-of-Body Experience: Some Personal Views and Reflections«, in Mind Beyond the Body, hrsg. v. D. Scott Rogo, New York (Penguin Books) 1978, S. 356.
1164 D. Scott Rogo, »Analyzing the Phenomenon«, in Mind Beyond the Body, hrsg. v. D. Scott Rogo, New York (Penguin Books) 1978, S. 29.
1165 John Palmer, »Consciousness Localized in Space Outside the Body«, in Mind Beyond the Body, hrsg. v. D. Scott Rogo, New York (Penguin Books) 1978, S. 36; Janet Mitchell, »Out of Body Vision«, in Mind Beyond the Body, hrsg. v. D. Scott Rogo, New York (Penguin Books) 1978, S. 158.
1166 D. Scott Rogo, »Can We Explain the Out-of-Body Experience? Conceptual Models«, in Mind Beyond the Body, hrsg. v. D. Scott Rogo, New York (Penguin Books) 1978, S. 320.
1167 D. Scott Rogo, »The Out-of-Body Experience: Some Personal Views and Reflections«, in Mind Beyond the Body, hrsg. v. D. Scott Rogo, New York (Penguin Books) 1978, S. 354.
1168 Russell Targ und Harold Puthoff, »Remote Viewing of Natural Targets«, in Mind Beyond the Body, hrsg. v. D. Scott Rogo, New York (Penguin Books) 1978, S. 219.
1169 Janet Mitchell, »Out of Body Vision«, in Mind Beyond the Body, hrsg. v. D. Scott Rogo, New York (Penguin Books) 1978, S. 161.
1170 American Association for the Advancement of Science, »Out-of-Body Experiences May Be Caused by Arousal System Disturbances in Brain«, EurekAlert!, 5. März 2007, www.eurekalert.org/pub_releases/2007-03/uok-oem030507.php.
1171 John Palmer, »ESP and Out-of-Body Experiences: An Experimental Approach«, in Mind Beyond the Body, hrsg. v. D. Scott Rogo, New York (Penguin Books) 1978, S. 193–194.
1172 D. Scott Rogo, »Experiential Aspects of Out-of-Body Experiences«, in Mind Beyond the Body, hrsg. v. D. Scott Rogo, New York (Penguin Books) 1978, S. 47.
1173 Michael Grosso, »Some Varieties of Out-of-Body Experience«, in Mind Beyond the Body, hrsg. v. D. Scott Rogo, New York (Penguin Books) 1978, S. 63–64.
1174 Michael Shermer, »Demon-Haunted Brain«, in Scientific American, 10. Februar 2003; Sharon Begley, »Religion and the Brain«, in Newsweek, 7. Mai 2001, S. 51–57.

1175 Ebenda.
1176 Tom Valeo, »Out-of-Body but in the Brain«, in BrainWork (Charles A. Dana Foundation) 16 (4), Juli–August 2006, S. 8.
1177 Mary Roach, Spook: Science Tackles the Afterlife, New York (W. W. Norton & Company) 2005, S. 266–267 und 284.
1178 Sarah Tippit, »Mind Over Matter«, Reuters, 28. Juni 2001, wie abgedruckt auf »Sci-Tech,« CBS News, www.cbsnews.com/stories/2001/06/28/tech/main298885 .shtml.
1179 Mary Roach, Spook: Science Tackles the Afterlife, New York (W. W. Norton & Company) 2005, S. 267 (Zitat von Pim van Lommel).
1180 Sharon Begley, »Searching for the God Within«, in Newsweek, 29. Januar 2001, S. 59.
1181 Sharon Begley, »Religion and the Brain«, in Newsweek, 7. Mai 2001, S. 51–57.
1182 Shankar Vedantam, »Near Proof for Near-Death?«, in Washington Post, 17. Dezember 2001, S. 11.
1183 Jeffrey Long and Paul Bernstein, »Dutch NDE Study Attracts Worldwide Attention«, International Association for Near-Death Studies, www.iands.org/research/important_studies/dutch_nde_study_attracts_worldwide_attention .html.
1184 Ebenda.
1185 Shankar Vedantam, »Near Proof for Near-Death?«, in Washington Post, 17. Dezember 2001, S. 11.
1186 Sharon Begley, »Searching for the God Within«, in Newsweek, 29. Januar 2001, S. 56.
1187 Kenneth Ring, The Omega Project, New York (Quill–William Morrow) 1992, S. 137, 144–146 und 156–159; Melvin Morse, »A Layman's Summary of My Past Research«, auf www.melvinmorse.com/e-pre.htm.
1188 Kenneth Ring, Heading Toward Omega, New York (William Morrow and Co.) 1984, S. 238; David Black, »Psychoanalytic and Psychophysiological Theories about the Out-of-Body Experience«, in in Mind Beyond the Body, hrsg. v. D. Scott Rogo, New York (Penguin Books) 1978, S. 332.
1189 P. M. H. Atwater, »Another Look at the Aftereffects of the Near-Death Experience«, auf www.cinemind.com/atwater/anotherlook.html.
1190 P. M. H. Atwater, »Brain Shift«, auf www.cinemind.com/atwater/brainshift.html.
1191 P. M. H. Atwater, Beyond the Light, New York (Birch Lane Press) 1994, S. 129–140.
1192 Kevin Nelson, persönliche Korrspondenz mit dem Autor, 12. Juli 2007.
1193 Kevin R. Nelson und andere, »Does the Arousal System Contribute to Near Death Experience?«, in Neurology, Nr. 66, 2006, S. 1003–1009.
1194 Jerry Adler, »Back from the Dead«, in Newsweek, 23. Juli 2007,

S. 49; Mary Roach, Spook: Science Tackles the Afterlife, New York (W. W. Norton & Company) 2005, S. 263–291.

1195 Oliver Sacks, »A Bolt from the Blue«, in The New Yorker, 23. Juli 2007, S. 38–42.

1196 Michael Grosso, »Some Varieties of Out-of-Body Experience«, in Mind Beyond the Body, hrsg. v. D. Scott Rogo, New York (Penguin Books) 1978, S. 52–69.

1197 Ebenda, S. 54–55.

1198 David Darling, Soul Search: A Scientist Explores the Afterlife, New York (Villard Books) 1995, S. 154–155 und 167–168.

1199 Michael Sabom, Recollections of Death: A Medical Investigation, New York (Harper & Row) 1982, S. 161; David Black, »Psychoanalytic and Psychophysiological Theories about the Out-of-Body Experience«, in Mind Beyond the Body, hrsg. v. D. Scott Rogo, New York (Penguin Books) 1978, S. 334.

1200 Michael Sabom, Recollections of Death: A Medical Investigation, New York (Harper & Row) 1982, S. 161.

1201 Bruce Greyson, »Increase in Psychic Phenomena Following Near-Death Experiences«, in Theta, Nr. 11 (2), Sommer 1983, S. 26–29.

1202 Michael Grosso, »Some Varieties of Out-of-Body Experience«, in Mind Beyond the Body, hrsg. v. D. Scott Rogo, New York (Penguin Books) 1978, S. 60.

1203 Ebenda, S. 66–67.

1204 Ebenda, S. 67.

1205 Lynne Levitan und Stephen LaBerge, »Out-of-Body Experiences and Lucid Dreams«, in Nightlight 3 (2–3), 1991, www.lucidity.com/NL32.OBEandLD.html.

1206 Emilio Tiberi, »Extrasomatic Emotions«, in Journal of Near-Death Studies, Nr. 11 (3), Frühjahr 1993; S. 149–170.

1207 Sarah Boseley, »Near-Death Visions Baffle Doctors«, in The Guardian, 14. Dezember 2001, www.guardian.co.uk/uk/2001/dec/14/health.medicalscience.

1208 Raymond Moody und Paul Perry, Reunions: Visionary Encounters with Departed Loved Ones, New York (Villard Books) 1993, S. 145.

1209 P. M. H. Atwater, persönliche Korrespondenz mit dem Autor, 25. Juli 2007.

1210 Oliver Sacks, »A Bolt from the Blue«, in The New Yorker, 23. Juli 2007, S. 38–42.

1211 Mary Roach, Spook: Science Tackles the Afterlife, New York (W. W. Norton & Company) 2005, S. 204.

1212 Oliver Sacks, »A Bolt from the Blue«, in The New Yorker, 23. Juli 2007, S. 41.

1213 Michael Shallis, The Electric Connection, New York (New Amsterdam Books) 1988, S. 192.

1214 Michael Shermer, »Demon-Haunted Brain«, in Scientific American, 10. Februar 2003.

1215 Piero Scaruffi, »Thymos: Studies on Consciousness, Cognition and Life«, www .thymos.com/science/aab.html.
1216 Science Daily, »Rejection Really Hurts, UCLA Psychologists Find«, 10. Oktober 2003, www.sciencedaily.com/releases/2003/10/031010074045.htm.
1217 Laura Nelson, »I Feel Your Pain«, in Nature, 20. Februar 2004, wie abgedruckt auf BioEd Online, Baylor College of Medicine, www.bioedonline.org/news/news-print.cfm?art=790.
1218 Louisa Young, The Book of the Heart, New York (Doubleday) 2003, S. 87.
1219 Gabor Maté, »The Healing Force Within«, in Vancouver Sun, 8. April 2003.
1220 Margaret Gunning, »January Interview – Gabor Maté«, in January, April 2003, www.januarymagazine.com/profiles/gmate.html.
1221 Marc Kaufman, »A Meeting of Minds«, in Washington Post, 21. September 2003.
1222 Ebenda.
1223 Ebenda.
1224 Steven Johnson, »The Brain + Emotions: Fear«, in Discover, März 2003, S. 35.
1225 Richard Dawkins, »Eulogy for Douglas Adams«, 17. September 2001, auf www.edge.org/documents/adams_index.html.
1226 John Horgan, Rational Mysticism, Boston (Houghton Mifflin Company) 2003, S. 103.
1227 Brain Connection, »Brain Facts«, auf www.brainconnection.com/library/ ?main=explorehome/brain-facts.
1228 Paul Pearsall, The Heart's Code: Tapping the Wisdom and Power of Our Heart Energy, New York (Broadway Books) 1998, S. 9, 15 und 55.
1229 Francis Crick, The Astonishing Hypothesis: The Scientific Search for the Soul, New York (Charles Scribner's Sons) 1994.
1230 Rush W. Dozier, Fear Itself: The Origin and Nature of the Powerful Emotion That Shapes Our Lives and Our World, New York (St. Martin's Press) 1998, S. 31.
1231 Carl Zimmer, Soul Made Flesh: The Discovery of the Brain – and How It Changed the World, New York (The Free Press) 2004, S. 265–266 und 287.
1232 Ebenda, S. 7.
1233 Louisa Young, The Book of the Heart, New York (Doubleday) 200, S. 36.
1234 Seven Johnson, »The Brain + Emotions: Love«, in Discover, Mai 2003, S. 72.
1235 Daniel Amen, Healing the Hardware of the Soul, New York (The Free Press) 2002; Daniel Amen, Change Your Brain, Change Your Life, New York (Three Rivers Press) 1999, S. 4.
1236 Alexander Lowen, Pleasure: A Creative Approach to Life, New York (Penguin Books) 1970, S. 120–121.

1237 Diane Ackerman, A Natural History of the Senses, New York (Random House) 1990, S. xix und 307.
1238 Malcolm Jeeves, »Neuroscience and the Soul«, in Woodstock Report, Nr. 53, März 1998, http://woodstock.georgetown.edu/publications/report/r-fea53a.htm (Aussage während einer vom Woodstock Theological Center und dem Georgetown University Center for the Study of Science and Religion gemeinsam organisierten Konferenz).
1239 Paul Shepard, Nature and Madness, Athens, Ga. (University of Georgia Press) 1982, S. xiii.
1240 Richard Louv, The Diane Rehm Show, National Public Radio, 2. Januar 2006, http://wamu.org/programs/dr/06/01/02.php (in eines Diskussion über Louvs Buch, Last Child in the Woods: Saving our Children from Nature-Deficit Disorder).
1241 Edward O. Wilson, Biophilia, Boston (Harvard University Press) 1984.
1242 Andrew I. Wolff und William H. Frishman, »Animal-Assisted Therapy and Cardiovascular Disease«, in Complementary and Integrative Therapies for Cardiovascular Disease, 3. Auflage, hrsg. v. William H. Frishman, Michael I. Weintraub, und Marc S. Micozzi, St. Louis, Mo. (Elsevier Mosby) 2005. S. 362–368; Emory University Health Sciences Center, »Emory Scientist Reports Nature Contact May Heal Humans«, auf Science Blog, März 2001, www.scienceblog .com/community/older/2001/B/200112037.html.
1243 Stephen R. Kellert, Kinship to Mastery: Biophilia in Human Evolution and Development, Washington, D.C. (Island Press) 1997, S. 116–117 (in einer Diskussion der Werks von Roger Ulrich).
1244 Howard Frumkin und Richard Louv, »The Powerful Link between Conserving Land and Preserving Health«, in Land Trust Alliance Special Anniversary Report, Children & Nature Network, 1. Juli 2007, www.childrenandnature .org/news/detail/the_powerful_link_between_conserving_land_and_ preserving_health.
1245 Emory University Health Sciences Center, »Emory Scientist Reports Nature Contact May Heal Humans«, März 2001, www.scienceblog.com/community/older/2001/B/200112037.html.
1246 American Institute of Architects, »Biophilia in Practice: Buildings that Connect People with Nature«, auf www.aia.org/nwsltr_cote.cfm?pagename=cote_a_ 200608_biophilia (ursprünglich veröffentlicht in Environmental Building News, 1. Juli 2006).
1247 Ebenda, unter Zitierung der Expertin für Bürodesign Judith Heerwagen.
1248 Howard Frumkin und Richard Louv, »The Powerful Link between Conserving Land and Preserving Health«, in Land Trust Alliance Special Anniversary Report, Children & Nature Network, 1. Juli 2007, www.childrenandnature .org/news/detail/the_powerful_link_between_conserving_land_and_ preserving_health.

1249 Antonio R. Damasio, Descartes' Error: Emotion, Reason, and the Human Brain, New York (G. P. Putnam's Sons) 1994, S. xvi.
1250 Edward O. Wilson, Biophilia, Boston (Harvard University Press) 1984, S. 139.
1251 Stephen R. Kellert, Kinship to Mastery: Biophilia in Human Evolution and Development, Washington, D.C. (Island Press) 1997, S. 1.
1252 James Hillman, »A Psyche the Size of the Earth: A Psychological Foreword,« in Ecopsychology: Restoring the Earth, Healing the Mind, hrsg. v. Theodore Roszak, Mary E. Gomes und Allan D. Kanner, San Francisco (Sierra Club Books) 1995, S. xvii–xxiii.
1253 Chellis Glendinning, »Technology, Trauma, and the Wild«, in Ecopsychology: Restoring the Earth, Healing the Mind, hrsg. v. Theodore Roszak, Mary E. Gomes und Allan D. Kanner, San Francisco (Sierra Club Books) 1995, S. 45.
1254 Anita Barrows, »The Ecopsychology of Child Development«, in Ecopsychology: Restoring the Earth, Healing the Mind, hrsg. v. Theodore Roszak, Mary E. Gomes und Allan D. Kanner, San Francisco (Sierra Club Books) 1995, S. 101–110; Laura Sewell, »The Skill of Ecological Perception«, in Ecopsychology: Restoring the Earth, Healing the Mind, hrsg. v. Theodore Roszak, Mary E. Gomes und Allan D. Kanner, San Francisco (Sierra Club Books) 1995, S. 201–215.
1255 Miriam Greenspan, Healing through the Dark Emotions: The Wisdom of Grief, Fear, and Despair, Boston (Shambhala) 2003, S. 219 und 231.
1256 Laura Sewall, »The Skill of Ecological Perception«, in Ecopsychology: Restoring the Earth, Healing the Mind, hrsg. v. Theodore Roszak, Mary E. Gomes und Allan D. Kanner, San Francisco (Sierra Club Books) 1995, S. 214.
1257 Miriam Greenspan, Healing through the Dark Emotions: The Wisdom of Grief, Fear, and Despair, Boston (Shambhala) 2003, S. 231.
1258 Ebenda, S. 211–213.
1259 David Abram, »The Ecology of Magic,« in Ecopsychology: Restoring the Earth, Healing the Mind, hrsg. v. Theodore Roszak, Mary E. Gomes und Allan D. Kanner, San Francisco (Sierra Club Books) 1995, S. 315.
1260 »A Vote for Neuroethics«, in Scientific American, September 2003, S. 13 (Einleitung zur Sonderausgabe).
1261 Nicholas Carr, »Is Google Making Us Stupid?«, in The Atlantic, Juli/August 2008, S. 56–63.
1262 Margaret Wertheim, »Philosophy in the Flesh – A Talk with George Lakoff«, Reality Club (online forum), 12. April 1999, www.edge.org/discourse/lakoff .html.
1263 Stacey Burling, »More Talk, Fewer Pills, Says Local Psychiatrist«, in Philadelphia Inquirer, 3. Juni 2002.
1264 Joseph Chilton Pearce, Evolution's End, New York (HarperSanFrancisco) 1992, S. xix.

1265 Während »psychich« im Deutschen »die Psyche betreffend« bedeutet, hat das englische Wort psychic im allgemeinen Sprachgebrauch neben dieser vor allem die Bedeutung von »übernatürlich«, »übersinnlich«, »medial«. (Anm. d. Übers.)

1266 P. M. H. Atwater, Children of the New Millennium, New York (Crown Publishing Group) 1999; William Stillman, Autism and the God Connection, Naperville Ill. (Sourcebooks) 2006.

1267 Robert Ornstein, The Psychology of Consciousness, New York (Penguin/Arkana) 1996, S. 2–3.

1268 Susan Blackmore, »Why Psi Tells Us Nothing about Consciousness«, www.susanblackmore.co.uk/conferences/tucson96.html (Vortrag auf der zweiten »Toward a Science of Consciousness«-Konferenz, Center for Consciousness Studies, University of Arizona–Tucson, 13. April 1996.

1269 Louisa Young, The Book of the Heart, New York (Doubleday) 2003, S. 98.

1270 »Kathleen Noble: Interview by Douglas Eby«, auf Talent Development Resources, http://talentdevelop.com/interviews/KNoble.html.

1271 Jerre Levy, persönliche Korrespondenz mit dem Autor, 2. April 2003.

1272 Francis Crick, The Astonishing Hypothesis: The Scientific Search for the Soul, New York (Charles Scribner's Sons) 1994, S. 263.

PERSONENREGISTER

STICHWORTREGISTER